U0203347

新编内科疾病综合治疗

主编 朱言芳 薛嘉宁 赵启文
王香 陈浩 张 杰 葛小波
热娜古丽·斯迪克

上海科学技术文献出版社
Shanghai Scientific and Technological Literature Press

图书在版编目（CIP）数据

新编内科疾病综合治疗 / 朱言芳等主编. -- 上海：
上海科学技术文献出版社，2024. -- ISBN 978-7-5439
-9130-9

Ⅰ. R505
中国国家版本馆CIP数据核字第2024KR9519号

组稿编辑：张　树
责任编辑：王　珺
封面设计：宗　宁

新编内科疾病综合治疗

XINBIAN NEIKE JIBING ZONGHE ZHILIAO

主　　编：朱言芳　薛嘉宁　赵启文　张　杰　葛小波
　　　　　王　香　陈　浩　热娜古丽·斯迪克
出版发行：上海科学技术文献出版社
地　　址：上海市长乐路746号
邮政编码：200040
经　　销：全国新华书店
印　　刷：山东麦德森文化传媒有限公司
开　　本：787mm×1092mm　1/16
印　　张：19.5
字　　数：512千字
版　　次：2024年6月第1版　2024年6月第1次印刷
书　　号：ISBN 978-7-5439-9130-9
定　　价：200.00元

编委会

主 编

朱言芳 薛嘉宁 赵启文 张 杰 葛小波
王 香 陈 浩 热娜古丽·斯迪克

副主编

孙亚男 王 鑫 刘 斌 梁 颖 苗发敏
楚娟娟 王艳青 徐启兰

编 委（按姓氏笔画排序）

王 香（山东省淄博市沂源县中西医结合医院）

王 鑫（齐河县中医院）

王艳青（冠县辛集中心卫生院）

朱言芳（枣庄市山亭区人民医院）

刘 斌（齐河县中医院）

孙亚男（东平县第一人民医院）

张 杰（庆云县人民医院）

陈 浩（庆云县人民医院）

苗发敏（曹县青岗集镇卫生院）

赵启文（山东省枣庄市山亭区水泉镇卫生院）

热娜古丽·斯迪克（新疆医科大学第五附属医院）

徐启兰（滦南县中医院）

梁 颖（中国人民解放军联勤保障部队第九六七医院）

葛小波（微山县微山湖医院）

楚娟娟（菏泽市牡丹人民医院）

薛嘉宁（滕州市中心人民医院）

前 言
FOREWORD

　　内科学是一门对医学科学发展具有重要影响性的临床医学学科,其涉及面广、综合性强,是现代医学的重要组成部分。在我国经济和社会迅速发展的同时,大气污染与人们生活方式不健康现象日益突出,使内科疾病的发病率呈逐渐上升趋势。内科疾病给居民和社会带来的经济负担,已成为重大公共卫生问题。

　　伴随着基础医学和分子生物学的飞速发展,常见内科疾病的诊断方法与治疗手段得到了不断改善和提高。为帮助广大临床医师形成严谨、缜密的临床诊疗思维,提高对临床内科疾病的诊疗水平,编者们编写了这本《新编内科疾病综合治疗》。

　　编者们根据临床需要,结合自身临床实践经验,对内科常见疾病及多发疾病进行了较为全面论述。首先介绍了内科学绪论、内科常用诊断方法;然后重点介绍了神经内科、心内科、呼吸内科等各科室疾病的综合治疗,包括病因、发病机制、临床表现、诊断方法和防治手段等内容。本书条理清楚、语言精炼,理论知识与临床实际紧密结合,并罗列了当前国内外临床内科学发展的新理论、新方法和新技术。本书不仅可作为内科医师科学、规范、合理地进行临床诊治的参考用书,还可作为在校医学生的学习参考材料。

　　由于编写时间仓促,再加上编者们的编写水平有限,本书难免存在错误及不足之处。在此,恳请广大读者见谅,并给予批评指正。编者们将更好地总结经验,待再版时修正,以达到提高内科医务人员诊疗水平的目的。

《新编内科疾病综合治疗》编委会

2024 年 3 月

目 录
CONTENTS

1

第一章

绪　论

第一节　医学的发展历程与组成

一、医学的发展历程

人类自诞生之日起,便开始了与疾病斗争、共存的漫漫长路。医学作为探索疾病发生和发展规律、研究其预防和诊疗对策的科学,是人类抵御疾病、维护健康的重要手段,可以称得上最古老的科学,贯穿于人类发展的历史长河。从古至今,自然和社会环境不断演变,医学也在不断发展,这其中受到各时期生产力和生产关系的影响,也与社会整体科技水平的进步以及哲学思想、文化艺术的发展密切相关。

原始社会火的使用对卫生和防病有重要意义。随后社会分工的发展促使了"医师"职业的产生,被西方尊为"医学之父"的古希腊医师希波克拉底便是其中的典型代表,他撰写的众多医学论著为西方医学的发展奠定了基础,希波克拉底誓言更是广为流传。中世纪的欧洲曾出现大规模的传染病流行,经过严格隔离才停止蔓延,这也促进了"医院"的设立。文艺复兴后的近代西方医学经过 16~17 世纪的奠基、18 世纪的系统分类、19 世纪的进一步深化和细化,到 20 世纪伴随现代科学技术与理念的飞跃,发展成为现代医学。

我国的医学发展史既包含了东方科技与文化发展的特色,形成了独特的理论框架,又受到近现代西方医学的影响,呈现出复杂多样的状态。我国最初的医学文字多见于卜筮资料中,至春秋战国时期,医学开始具备了更鲜明的科学性和实用性,并出现了临床医学的分科,早期中国医学的经典著作《黄帝内经》便成书于这一时期。在秦汉和隋唐年代我国医学发展经历了两个高峰,涌现出《伤寒杂病论》《神农本草经》等对后世影响深远的医学和药学著作。之后在民族文化融合的背景下,我国传统医学呈现出多元化的特点。至近当代,受西学东渐的影响,传统医学和西方医学在我国并存发展。随着科学技术的不断进步,我国现代医学的面貌日新月异,建立在科学研究基础上的医学理论和策略不断更新和改进。可以说,现代医学不仅仅是一门防病治病的学科,更是集医学研究和疾病防治于一体,涵盖科学、哲学、人文、伦理等的重要学科。

二、医学的组成

现代医学大体可以分为基础医学、临床医学及预防医学等几大部分。基础医学是研究人的

1

生命和疾病本质及其规律的自然科学,主要采用实验手段,所研究的各种规律为其他应用医学所遵循,堪称现代医学的基础。预防医学以人群为研究对象,主要探索疾病在人群中的发生、发展和流行规律及其预防措施,帮助制定公共卫生策略,以达到预防疾病和增进健康的目的。临床医学是研究人体疾病发生、发展规律及其临床表现、诊断、治疗和预后的科学,其直接面对疾病和患者,是医学中侧重实践活动的部分。临床医学与基础医学、预防医学相辅相成。临床医学从临床实践中发现问题,基础医学在实验中探索问题的本质,进而找到解决问题的方法并反馈应用到临床实践中,这种"从病床旁到实验台再到病床旁"的关系催生了一种新的医学概念即转化医学。对比临床医学与预防医学,前者侧重医治患者于既病之后,强调治疗的个体化;后者着重预防疾病于未病之前,突出疾病在人群中的整体防控,属于"公共卫生"的范畴。

内科学是临床医学的重要组成部分,其涉及面广,整体性强,所论述的内容在临床医学整体的理论和实践中有普遍意义,可谓临床医学各学科的基础。内科学研究人体各系统疾病的诊治规律和策略,特色是诊断和治疗方法的非创伤性(体格检查、实验室和器械检查、药物治疗等)或微创伤性(内镜下诊断和治疗、介入诊断和治疗等)。随着时间的推移,内科学所涵盖的研究和诊治范围不断拓展。广度上,内科学在传统普通内科学的基础上不断拓宽,尤其是 20 世纪 50 年代以后,新的亚专科不断涌现,包括呼吸病学、心血管病学、消化病学、肾病学、血液病学、内分泌病和营养代谢病学、风湿病学、神经病学、传染病学、精神病学、老年医学等。专科化是医学进步的体现,有利于深入研究疾病、提高诊治水平,但是也要看到,分科过细有时会影响疾病的综合防治,对临床医师来讲,过早专科化也不利于年轻医师的全面成长。因此,在发展专科医学的同时,国内外也开始注重全科医学的建设,医师在学习和临床实践中仍应具备大局观和整体观。深度上,内科学早已不满足仅通过"视、触、叩、听"对疾病获得的表面认识,影像学、实验室检验以及微创检查技术的飞速发展催生了多样化的辅助检查手段,大大提高了疾病诊断的准确性和及时性;同时,伴随着对各种疾病机制认识的不断深入以及新技术的发明,相应的治疗新手段层出不穷,介入治疗、内镜下治疗、免疫治疗、靶向治疗甚至基因治疗使治疗策略丰富多样。进入 21 世纪,在基础医学、生物学、物理学、化学、统计学、信息和网络技术等飞速发展的基础上,在全球疾病谱改变的背景下,内科学乃至临床医学也在持续变革,其内容将会不断更新和深入,以应对防治疾病、维护健康任务带来的新挑战。

(赵启文)

第二节　内科学的发展

一、疾病谱演变

20 世纪上半叶之前,威胁人类生命的最主要疾病是传染性疾病。历史上曾出现多次鼠疫、霍乱等急性重大传染病大流行,其传染性强、流行面广、迅速致命的特点曾造成亿万人死亡。慢性传染病如疟疾、结核等也给人类造成了持续、巨大的生命和财产损失。因此,早期内科学面临的是以传染性疾病占主要地位的疾病模式。随着医学的不断进步,针对传染病的预防和治疗手段层出不穷,各种疫苗、抗生素及化学药物的出现使大部分传染病得到了控制,甚至于 1979 年宣布天花在全球范围内被消灭。虽然传染病在一定程度上得到了有效防控,但新的全球健康问题随之而来,那就是与社会和自然环境变迁、人类寿命延长、生活水平提高、不良生活方式泛滥及心理行为密切相关的心脑血管疾病、恶性肿瘤及其他慢性病。世界卫生组织公布的数据显示,2012 年全世界估计 5 600 万人死亡,其中 68% 由非传染性疾病导致,比 2000 年的 60% 升高了 8%,四类主要非传染性疾病分别为心血管疾病、肿瘤、糖尿病及慢性肺部疾病;从具体病种来看,目前全球范围造成死亡的三大最主要疾病依次是缺血性心脏病、脑卒中及慢性阻塞性肺疾病。因此,与慢性非传染性疾病的斗争成为当前医学及内科学的首要任务。

然而,近年来先后有严重急性呼吸综合征(severe acute respiratory syndrome,SARS)、人感染禽流感、埃博拉病毒、寨卡病毒等在全球或者局部地区暴发流行,艾滋病、结核病等仍然位列当前全球致死主要病因之列,这都给我们的卫生工作敲响警钟:尽管全球疾病谱已转变为慢性非传染性疾病占主要地位,但是对传染性疾病的防控工作仍不能放松,而且还要不断加强。面对这些挑战,内科学任重而道远。

二、医学模式的变迁

医学模式是医学发展和实践活动中逐渐形成的观察和处理医学领域相关问题的基本思想和基本方法,是人们看待和研究医学问题时所遵循的总的原则,反映了特定时期人们认识健康和疾病及其相互关系的哲学观点,影响着这一时期整体医学工作的思维和行为方式。伴随科技文化的不断发展及疾病谱的演变,医学模式也发生了深刻变化。从远古时代到 20 世纪 70 年代以前,人类先后经历了神灵主义的医学模式、自然哲学的医学模式、机械论的医学模式及生物医学模式。

生物医学模式极大促进了现代医学的发展,使人们对疾病的认识越加深入,对疾病的预防和治疗更加有效。但是,这一模式本身的缺陷也不断暴露,尤其是"心身二元论"的观点使人们忽视了人的生理、心理及诸多社会环境因素之间的关系和影响,致使诸多疾病仅从生物学角度难以解释,单纯依靠生物学手段也难以达到理想疗效。在此背景下,美国 George L.Engel 教授于 1977 年在《科学》杂志撰文,评价了传统生物医学模式的局限性,提出应该用"生物-心理-社会医学模式"取代生物医学模式,标志着医学模式发展进入新纪元。在生物-心理-社会医学模式中看待健康与疾病问题,既要考虑患者自身的生物学特性,还要充分考虑有关的心理因素及社会环境的影响;医疗工作从以疾病为主导转变为以健康为主导,从以医疗机构为基础转变为以社会为基础,从主要依靠医护人员和医学科技转变为需要全社会、多学科共同参与;卫生保健不仅面向个体更要面向群体,疾病防治的重点不仅是躯体疾病,也要重视与心理、社会和环境因素密切相关的疾病。新的医学模式的提出和建立使医疗工作发生了从局部到全身、从个体到群体、从医病到医人、从生物医学到生物-心理-社会整体医学的跨越,这对包括内科学在内的整个医学领域的发展都具有重要的理论和指导意义。

内科学作为医学的重要部分,临床工作中已经充分展现了生物-心理-社会医学模式的影响。例如,部分心血管病患者可能容易合并精神心理方面的问题,应激、焦虑等又会增加心血管事件的发生,因此在对待心血管病患者时,除了检查患者的心脏,还要注意了解其心理。消化性溃疡的发生也被认为与心理和社会因素密切相关,在临床药物治疗的基础上辅以适当的心理疏导和社会支持,可能取得更好的疗效。我们处在科学、技术、思想不断变革的时代,可以预见,未来的医学模式也不会一成不变,医师应该始终保持发展的眼光,并不断探寻每一个时期最合适的医学模式。

三、生命科学、临床流行病学的发展对内科学的促进作用

在过去的数十年,得益于生命科学的飞跃及临床流行病学的创立、发展,我们对人类自身生命本质的认识,对疾病发生、发展规律的理解,对疾病预防、诊断和治疗手段的探索,都在不断进步。

基础医学研究的进步使越来越多内科疾病的病因和发病机制得到阐明,进而丰富了治疗手段。例如,心脏重构和神经内分泌系统不适当激活机制的发现使人们对心力衰竭的认识不止停留在血流动力学异常的层面,进而大大促进了血管紧张素转化酶抑制剂、β受体阻滞剂等药物在心力衰竭中的应用,使射血分数降低的心力衰竭患者的预后得到了一定程度的改善;幽门螺杆菌与消化性溃疡关系的阐明也是内科疾病病因与机制研究取得突破的典型案例,根除幽门螺杆菌也成为当下消化性溃疡治疗方案的重点;分子生物学的发展也使对异常血红蛋白病的认识从过去的遗传病发展到现在的血红蛋白分子病,同时也使血红蛋白病的产前和基因诊断得以在临床实施。

在内科疾病诊断技术的发展中,细胞和分子生物学扮演了重要角色。高效液相层析、放射免疫和免疫放射测量、酶学检查技术、酶联免疫吸附测定、聚合酶链反应、生物芯片等技术的建立,使测定体液或组织中的微量物质、免疫抗体、微生物 DNA 或 RNA 等成为可能,大大提高了疾病诊断的敏感度和特异度。例如,高敏肌钙蛋白的测定使急性心肌梗死的诊断时间大大缩短,血乙型肝炎病毒 DNA 载量的测定为慢性乙型肝炎的治疗提供了重要参考等。医学、生命科学与物理学、化学、数学、机械工程等多学科交叉研究促成了多排螺旋计算断层扫描(CT)、磁共振成像(MRI)、正电子发射断层成像(positron emission tomography,PET)等辅助检查技术的开发和应用,使疾病的影像诊断条件发生了翻天覆地的改变,尤其是 PET 及正电子发射计算机体层显像(PET-CT)的问世,使肿瘤性疾病和部分心脑血管疾病在解剖和功能层面得到早期、快速、全面、准确的诊断,具有重大的临床意义。在细胞分子水平上针对致癌位点(特定蛋白或基因)设计的分子靶向治疗使肿瘤化学药物治疗具有了更强的针对性和更好的效果,反映了肿瘤治疗理念的根本性转变,开创了肿瘤药物治疗的新局面,在内科药物治疗史上具有划时代的意义。新近问世的 CRISPR-Cas9 基因编辑技术不但对生命科学研究中各种动物模型的构建提供了极大便利,而且医师和科学家也开始尝试将这种最新的技术应用到人类疾病的诊治中。

启动于 1990 年、由多国科学家合作开展、被誉为生命科学"登月计划"的人类基因组计划(human genome project,HGP)是一项里程碑式的工作。通过长达 13 年的探索,HGP 测序了人类基因组三十亿碱基对,为探索生命奥秘迈出了重要一步。借助 HGP 的成果,我们可以了解基因如何在决定人类生长、发育、衰老、患病中发挥作用,从基因水平发现或者更深入认识一批遗传性疾病或与遗传有关的疾病,使基因诊断、基因治疗及基于基因组信息的疾病识别、人群预防、危险因素干预等成为现实。作为 DNA 双螺旋结构提出者(之一)及 HGP 主要领导者的 James D. Watson 教授于 2015 年在《自然》杂志撰文回顾 HGP 及大生物学过去的 25 年,认为 HGP 不仅大力推动了生物医学研究的发展,还开启了科学探索的新途径,HGP 迄今仍在不断启发新的大规模医学与生命科学项目的探索,来源于 HGP 的六条重要经验在其中起到了重要作用,这些经验包括:通力合作、数据分享最大化、有计划地分析数据、优先发展技术、追踪研究进展带来的社会影响、大胆而灵活。这些经验对于当下我们内科学相关研究的开展同样值得借鉴。

与生命科学类似,临床流行病学的建立和发展也极大改变了内科学的面貌。临床流行病学

于 20 世纪 70 年代开始兴起,是建立在临床医学基础上的一门关于临床研究的设计、测量和评价的方法学,以患病群体为研究对象,将流行病学、统计学、临床经济学及医学社会学的原理和方法结合在一起探索疾病的病因、诊断、治疗和预后的规律。临床流行病学的发展反映了当代医学模式的转变,也促进了临床决策的科学化。医疗活动是一个不断决策的过程。既往医师决策主要依靠个人经验,但是经验决策的局限在于容易以偏概全和过于主观。例如,心脏科医师曾经一直认为 β 受体阻滞剂具有负性肌力作用而将其禁用于慢性心力衰竭的治疗,这种片面的认识直到 20 世纪 90 年代末三个经典的临床试验结果相继公布才被扭转,因为这三项大规模的研究一致证实 β 受体阻滞剂能够降低慢性心力衰竭患者的死亡率。这看似有悖常理的结论改变了慢性心力衰竭治疗的历史,β 受体阻滞剂作为能够明确改善心力衰竭患者预后的药物被写入国内外指南,成为以临床流行病学和循证医学为基础的"科学决策"代替"经验决策"的经典案例。所谓科学的临床决策,就是为了解决临床诊疗过程中遇到的各种问题,根据国内外医学科学的最新进展,在充分评价不同诊断或治疗方案的风险和收益之后做出对患者相对获益更多的选择。这其中蕴含了循证医学的概念。21 世纪的临床医学被认为是循证医学的时代,"任何医疗干预都应建立在新近最佳科学研究结果的基础上"这一核心思想已经深入人心,各种指南文件在疾病的诊疗中开始发挥巨大作用。需要注意的是,在临床实践中医师的个人经验并非不再重要,而是要与科学证据结合起来以使患者得到最佳的诊治。

四、微创、介入理念和技术为内科学带来的变革

内科学发展至今,已经不再是单纯依靠药物的传统学科,介入技术、内镜技术等掀开了"微创内科学"崭新的一页,其以创伤小、疗效好、风险低、康复快等优点,快速发展为与药物治疗、外科手术并驾齐驱的三大治疗手段之一,越来越多的内科疾病在微创手段的干预下得到了理想的诊断和治疗。心血管内科是成功运用微创介入诊疗技术的典范。1929 年德国 Werner Forssmann 医师在 X 线透视下通过自己的肘部静脉亲手成功将导管置入右心房,从此拉开了介入心脏病学时代的序幕,他也因为这一创举荣获 1956 年诺贝尔生理学与医学奖。之后,介入心脏病学蓬勃发展:1977 年进行了世界首例经皮冠状动脉成形术,1986 年开展了世界首例冠状动脉支架植入术,2002 年药物洗脱支架应用于临床,2006 年完全可降解支架问世;此外,心律失常射频消融术、心脏起搏器植入术、先天性心脏病介入封堵术也都已广泛开展。当下,心脏介入治疗已经进入了后冠脉介入时代,新的技术不断涌现,包括经皮心脏瓣膜介入治疗、经皮左心耳封堵术、经皮左心室重建术、经皮肾动脉交感神经消融术等。心血管微创介入技术的发展解决了诸多既往单靠药物难以解决的临床问题,甚至某些外科认为的手术禁区,如今也可以尝试利用内科介入技术使难题迎刃而解。

此外,呼吸内科、消化内科等也都已经广泛开展微创诊疗。例如,纤维支气管镜在呼吸系统领域的应用已不再限于肺癌的诊断,在肺部感染、肺不张、弥漫性肺疾病及呼吸急诊中也得到广泛应用;支气管内超声将支气管镜与超声系统相结合弥补了肉眼的不足。消化内科内镜技术飞速发展,经历了硬式内镜、纤维内镜到目前的电子内镜三个阶段,在消化系统疾病的诊治中发挥了重要作用。微创介入理念和技术的兴起、发展是现代内科学变革的一个缩影,可以预见未来这仍将是内科学发展的重要方向。

(朱言芳)

第三节　内科学的机遇与挑战

一、转化医学、整合医学的兴起给内科学带来新的机遇

　　过去半个多世纪，生命科学发展迅速，解答了人类关于自身的诸多不解，政府在政策和经济上的鼓励和资助在其中起到了重要的支撑作用。20 世纪末，美国国立卫生研究院每年支出的研究经费就高达 200 多亿美元。但是，生命科学和基础医学的飞跃，与疾病得到解决之间仍然存在巨大的沟壑，如何将实验室中尖端的科研成果转变为临床上疾病诊治的工具，成为新时期医师和科学家需要着重研究的问题。在这个背景下，转化医学的概念应运而生。转化医学并不是狭义的单一学科，而是一种理念、一个平台，重点在于从临床到实验室、再从实验室到临床，强调实验室科研成果的临床转化，联合基础医学研究者、医师、企业甚至政府，利用来源于临床的问题促进实验室更深入全面解析疾病，并进一步帮助实验室研究成果转化为临床应用的产品与技术，最终目的是促进基础研究、提高医疗水平、解决健康问题。药物研发、分子诊断、医疗器械、生物标志物、样本库等都属于转化医学的范畴。尽管转化医学的概念近年来才提出，但是转化医学的思想和行为由来已久。例如，从 20 世纪 20 年代加拿大 Frederick Grant Banting 教授发现胰岛素，到 20 世纪 50 年代英国 Frederick Sanger 教授确定了胰岛素的完整氨基酸序列结构，到 20 世纪 60 年代我国科学家在世界上首次人工合成牛胰岛素，再到当前多种胰岛素制剂在临床糖尿病治疗上的广泛应用，胰岛素近百年的发展史其实也是践行转化医学的一个缩影。在坚持医学基础研究的同时，注重研究成果的临床转化，这是对新时期医学及内科学的要求，同时也带来了学科发展的新机遇。

　　当前医学处在专科化的时期，内科学、外科学等都细化成诸多专科。专科化使疾病的诊疗越来越精细，但是也带来很多局限性，医师往往只看到"病"，不能看到"人"；只关注某一个器官，忽视了人的整体性。古人云"天下大势，分久必合，合久必分"，在内科学的实践中，我们也应该重视"分中有合、合中有分"，使专科化与整体性和谐并存，这也是整体整合医学（holistic integrative medicine，简称整合医学）的观点。整合医学指在理念上实现医学整体和局部的统一，在策略上以患者为核心，在实践上将各种防治手段有机融合。它将医学各领域最先进的知识理论和临床各专科最有效的实践经验有机结合，并根据社会、环境、心理等因素进行调整，使之成为更加适合人体健康和疾病防治的新的医学体系。医学模式由最初的神灵主义变迁为今天的生物-心理-社会医学模式，经历的其实也是"整体-局部-整体"的过程，整合医学也是新的医学模式的要求。内科学的临床实践也需要整合医学思想的指导，不但实现内科学各专科之间相互交流、协作诊治，还要注重与外科、心理医学科等其他学科的沟通合作。目前很多医院已经在开展的多学科综合诊疗的模式（multi-disciplinary team，MDT）其实也是顺应整合医学潮流而产生的新的工作模式。从广义上讲，整合医学强调的是整体观、整合观和医学观，要求的是将生物因素、社会环境因素、心理因素整合，将最先进的科学发现、科学证据与最有效的临床经验整合，将自然科学的思维方式与医学哲学的思考方式整合。具体地讲，是把数据证据还原成事实，把认识共识提升成经验，把技术艺术凝练成医术，然后在事实、经验、医术这个层面反复实践，实践出真知，最后不断形

成新的医学知识体系。整合医学不是一种实体医学,而是一种认识论、方法学,通过整合医学可以不断形成或完善新的医学知识体系。由于自然在变,社会在变,医学对人体的认识在积累,人类对健康的需求在增加,所以整合医学或医学整合是一个永恒的主题。整合医学的兴起和发展对内科学提出了新的要求,也必将会促进内科学的发展。

二、信息化、大数据与精准医疗背景下的内科学

处在信息时代的今天,信息化、网络化、数字化已经渗透到医学的各个领域,使传统医学的理论、思想、方法和模式发生了极大转变,为医学的发展不断注入新的内容与活力。当下我们的日常医疗活动中到处都有网络和信息技术的身影,包括移动医疗、远程医疗、电子病历、医疗信息数据平台、智能可穿戴医疗产品、信息化服务等,信息化、数字化武装下的医学和内科学的发展比以往任何一个历史阶段都迅速。同时不容忽视的是,在网络和信息技术的影响下内科学面临的挑战和机遇并存。我们应该注意到信息和技术资源享有的地域性差异导致的医疗资源分配不均和医疗质量参差不齐,注意到医学信息与网络环境的污染问题及由虚假医学信息传播导致的社会问题,注意到网络化和信息化带来的医学伦理问题等。

互联网、云计算、超强生物传感器、基因测序等创造性技术喷涌而出,我们已不可避免地身处"大数据"时代。从人类文明萌芽到公元2003年,整个人类文明记录在案的数据量一共有5 EB。而今天,全世界两天就能产生5 EB的新增数据。生物与医学领域可能是下一轮更大的数据海啸发源地。例如,每位接受基因测序的人将产生约2 400亿字节的数据,截至2011年,已有3 000~10 000人接受了完整DNA测序,随着测量费用的走低,愿意接受DNA测序的人群会飞速增长,随之基因数据库的容量将呈指数级增长。再如,越来越多的人佩戴可穿戴的医疗设备,持续发送个体生理数据,他们通过移动终端互动、下达指令、发送照片、在线视频甚至预约诊疗,这些活动的同时产生了大量的数据。同时环境中也存在智慧网络,交通、气候、水、能源等被实时监测,并不断被上传至云数据端。这些来源多样、类型繁多、容量巨大、具有潜在价值的数据群称为"大数据"。大数据好似"未来的石油",不加以挖掘利用,则永远沉睡于地下,但如果掌握了有效技术对它们进行开发,大数据将变得价值连城。在医学的方方面面,包括临床研究分析、临床决策制订、疾病转归预测、个体化治疗、医疗质量管控等,大数据的分析和应用都将发挥巨大的作用。大数据时代医师的日常诊疗已伴随产生大量患者信息数据,如果与他们的基因组学和其他个人资料相结合,利用信息分析技术,完全可以产生具有相当价值的医学信息,甚至可以部分替代传统的医学研究模式。

与大数据相对应的是"精准医学计划"。大数据的特点是全部数据,而非随机取样;反映的是宏观大体方向,缺乏适当的微观精确度;庞大繁杂的数据之间更多的是相关关系,而不是科学研究中更喜欢的因果关系。在这种背景下,西方和我国都开始倡导实施精准医学计划,旨在大数据时代注重个体化医学研究,强调依据个人信息(如基因信息)为肿瘤及其他疾病患者制定个体医疗方案。狭义的精准医学指"按照基因匹配治疗方法",而广义的精准医学则可以认为是"集合现代科技手段与传统医学方法,科学认知人体功能和疾病本质,以最有效、最安全、最经济的医疗服务获取个体和社会健康效益最大化的新型医疗"。

精准医疗第一步是精准诊断。采集患者的个人情况、临床信息、生物样本,再通过基因测序、遗传学分析,进一步收集患者分子层面信息。除了传统的DNA、RNA、染色体检测,目前还不断出现新型基因组学标志物,包括表达谱、小RNA、表观遗传修饰、全基因组DNA序列、全外显子

组 DNA 序列、蛋白质组、代谢组检测等。这些标志物深入不同维度,反映不同层面组学信息,帮助科研人员和临床医师更全面、深入、精确定位疾病的组学缺陷。第二步是精准治疗。对患者所有信息进行整合并分析,制定符合个体的治疗方案。尤其在分子层面,针对疾病的基因突变靶标,给予针对性治疗药物进行"精确打击"。精准医疗,在一定程度上可以理解为更为精确的个体化治疗,其在内科学的各个专业领域都是适合的,如肿瘤性疾病的基因诊断和靶向治疗,心血管疾病患者抗栓治疗前相关基因检测及针对性选择药物等。虽然精准医学概念提出的时间并不长,但是国家已经在政策层面给予了高度重视和支持,以此为契机,内科学各学科可以探索适合自身的精准之路,在大数据时代做到有的放矢,为个体化的患者带来个体化的诊治策略与受益。

（张　杰）

第四节　内科学的医学人文

一、如何学好内科学、做好内科医师

古人云"不为良相,便为良医"。先哲把医师视为为怀怜悯之心救济天下的圣人形象。当今社会,医师也要以患者利益为最重,全心全意为人民服务。

内科医师要精通医术,储备扎实的内科学理论知识和实践技能。内科学包含人体各系统和各种疾病的病因、发病机制、临床表现、诊断、治疗与预防,是整个临床医学的基础。临床医师要高度重视基础知识和技能的学习,学习过程中要善于抓住要点,总结归纳,并与临床实践紧密结合,按照"理论-实践-再理论-再实践"的认识论,不断深化对知识体系的整体把握。临床医师还要善于从多元化信息资源途径获取循证医学的证据,持续学习不断更新的疾病相关诊疗指南,掌握基于循证医学的临床诊断和治疗技术。

内科医师要培养临床思维,掌握医学科学思维方法。临床思维指临床医师在诊治疾病的过程中,对病例进行信息获取、分析推理、判断决策、处理治疗、分析疗效的思维活动方式与过程。它包括医师与患者沟通—获取病史和患者体征—分析与判断患者病情—根据循证医学指南证据与患者个体情况进行匹配和个体化分析—医疗方案制定与实施—治疗效果评价—根据前一轮治疗效果的反馈对下一轮治疗方案进行调整,如此形成诊疗循环。临床思维是科学与经验相结合的实践性智慧,通过反思总结每一个病例,在临床实践中不断积累得来的。

内科医师要拓宽视野,掌握医学的科学与艺术。随着人类科学的进步,生命科学出现细胞学、基因学等重大突破,从基因图谱到多脏器联合移植,甚至人工器官替代,医学似乎无所不能。虽然借助新药物、新仪器、新技术,医师增加了对抗疾病的利器,但医师不应成为高科技的附属品,医学的最终目标是呵护健康、解除病痛。医师面对患者,需要语言的交流、细致的检查,不仅为全面采集病史,也传达对患者的关怀。综合运用医学科学知识、社会知识、丰富的临床经验进行综合判断与决策,这不仅仅是一种逻辑推理判断,甚至包括直觉与顿悟判断。这也就是被人们赞誉的"医学的科学与艺术"的境界。

二、内科诊疗中的医患沟通

美国萨拉纳克湖畔长眠着一位医师 E.L.Trudean，他的墓志铭是这样一句话：有时去治愈，常常去帮助，总是去安慰(To cure sometimes,to relieve often,to comfort always)。这句话穿越百年，仍被许多医师奉为座右铭，勾勒出医患沟通时医师的形象。

内科医师对患者进行诊疗的过程寄托了医患双方的期望。患者期望解除病痛并得到关怀，医师期望找到病因并对症下药。良好的医患沟通是诊治疾病的前提。但是当医患双方的期望有冲突时，医患沟通就会产生不和谐。医患沟通的基础是双方对医学的期望一致。面对老年病、慢性病的不断增加，新型感染性疾病的卷土重来，大量遗传性疾病的束手无策，医学行为的目的开始得到反思。20 世纪 90 年代，美国哈斯廷斯中心开展了全球性的医学目的讨论，结论是临床医学定位为治愈疾病是不全面的，很多疾病无法治愈，应该包括照顾、关爱与呵护。医患双方都应该对此有所了解。

随着人类对医学认知的变化，医患沟通曾经历了很多模式。我国传统医学强调"医患相得"，《素问》曰"病为本，工为标，标本不得，邪气不服"，意为患者和疾病是根本，医师和医疗技术为辅助，两者相得，疾病才能得以治疗。《类经》也曾记载"病与工相得，则情能相浃，才能胜利，庶乎得济而病无不愈？"，意思是说医患之间相互信任，充分沟通，相互合作，疾病治疗才能取得疗效。近年来，"以患者为中心"的协作医疗模式越来越受到认可，在互信基础上，医师给予患者人文关怀，并提出专业建议和看法，得到患者的合作，共同参与医疗过程，从而使疾病得到治疗，使患者得到慰藉。

三、正确认识内科各专科与普通内科的关系

现代内科学的专科化、专业化程度已经非常高，尤其是三级医院基本实现了专科设置，这是内科学以及临床医学发展的必然结果。然而，内科专科的完善和发展也触发了传统意义上的普通内科是否需要继续存在的讨论，为此《中华内科杂志》曾特辟专题，在 2007 年的中华医学会第十一届全国内科学术会议上也专门对此进行了探讨，最后号召"通过大内科领域学科交叉，促进大内科学科发展，提高内科医师综合素质"。部分医院也因此专门重设了普通内科。的确，普通内科是内科医师成才的基础，过度专科化一定程度上削弱了医师整体看待患者与疾病的能力。因此，我们应该辨证看待普通内科与内科专科的关系，明确专科医师的成长应该建立在普通内科的培养基础之上。2013 年，我国正式启动了新的住院医师规范化培训制度，要求医学毕业生首先参加内科学、外科学等一级学科的临床规范化培训。例如内科医师在培训期间需要在内科各专科以及相关的影像、心电图、公共卫生等学科进行轮转培训，这种全面的学习对年轻内科医师的成长是大有裨益的，保证了未来专科医师不仅对自己的专业领域术业专攻，而且对人体其他系统疾病也有充分认识。这在一定程度上是对"机械还原论"的反思，是对"精"与"博"的平衡，也是对患者作为生命整体的一种尊重。

（陈　浩）

第二章

内科常用诊断方法

第一节 实验诊断

实验诊断是利用现代医学科学知识,通过物理、化学、生物和免疫学等实验方法,对离体标本如体液(血、组织液、脑脊液等)、分泌物(唾液、胃液等)、排泄物(痰、汗、尿、粪便等)和脱落物(脱落细胞、组织等)进行检查,研究机体的生理和病理性变化,并据以推断病因、发病机制和病情的严重程度,可为确定诊断、制订治疗方案、进行疗效观察及做出预后估计等方面提供实验依据。随着新技术、新方法在实验诊断中的应用,临床检查项目日益增多,敏感性、特异性和准确性也显著提高,并已发展为一门独立的医学学科——实验诊断学。

实验诊断虽然在临床诊断中占重要地位,但由于受标本收集、技术操作和仪器设备等因素的影响,加上个体差异及疾病对实验的反应不尽相同,其结果必须结合临床,予以正确的分析与判断,才能取得有价值的诊断资料。

一、实验诊断的主要内容

实验诊断的主要内容包括以下方面。

(一)临床一般检查

对血、尿、便、痰、骨髓、脑脊液、胸腔积液、腹水及各种穿刺液、分泌物和引流物的常规性检查,包括物理学检查、化学检查及显微镜检查等。

(二)临床血液学检查

临床血液学检查包括贫血的检查、血沉、血型鉴定、白细胞化学染色、白血病免疫分型、出血及凝血机制障碍等检查。

(三)临床生物化学检查

临床生物化学检查包括血电解质和微量元素、血糖、血脂及脂蛋白、血白蛋白质及蛋白电泳、激素及内分泌检查、肝肾功能检查、酶学检查、卟啉和卟啉前体检查、血液酸碱度检查和血气分析等。

(四)临床免疫学检查

临床免疫学检查包括各种免疫功能、临床血清学及病毒性肝炎的免疫学检查等。

（五）临床微生物学检查

临床微生物学检查包括各类致病性及条件致病性微生物的形态、染色、培养、生物化学反应、对药物的敏感性及动物试验等。

（六）临床寄生虫学检查

临床寄生虫学检查包括血液寄生虫、包虫血清学检查、日本血吸虫检查及肠道寄生虫检查等。

（七）临床治疗药物监测

临床治疗药物监测包括毒物检测及药物浓度监测等。

（八）临床遗传学检查

临床遗传学检查主要指染色体检查，包括染色体镜下形态结构的识别检查、核型分析、带型分析等。随着现代科学技术的发展，放射性核素标记、自动化分析仪、电子计算机和激光等技术在实验领域中的广泛应用，疾病的诊断水平有了明显提高，今后实验诊断在医学中将显示更大的作用。

二、实验诊断的价值

实验诊断是运用基础医学、医用电子学等理论和技术直接为临床医学服务，随着医学模式的转变，实验诊断也增加了为预防医学服务的项目。目前，实验室检查已成为临床诊断不可缺少的依据，对临床诊断和鉴别诊断都具有决定性意义。此外，实验诊断可以帮助了解社会卫生状况及人群健康状况，为制订卫生条例和法规、设置卫生机构等方面提供基础性资料；帮助发现遗传性疾病、传染性疾病及各种潜在性疾病和损害人体健康的各种有害因素；进行流行病学调查和流行病发病趋势的估计；进行食物中毒致病因素的调查等。以上项目都需要进行有关的实验项目才能予以确定。实验诊断对提供个人健康资料也起重要作用，定期健康检查中的实验项目，如血脂检查、肝功能检查、乙型肝炎抗原和抗体检查、癌胚抗原检查及有关项目的实验检查，为个人的健康状况提供重要资料，可作为个人健康和生活指导的依据。

三、标本收集

标本是实验诊断检查的对象，检验结果的准确与否，与采集标本、转送标本及标本的保管是否得当有密切关系。标本采集后应及时送检，尤其排泄物、分泌物和穿刺物等类标本对时间的要求更为严格，不能立即送检时，应对标本做适当处理，如将血清或血浆分离后，置于 4 ℃冰箱内保存等，以避免影响实验结果的准确性。

（一）血标本采集

血液成分受机体代谢和生物钟的影响较大，因此血标本的采集时间一般都有严格规定和要求，如血液化学检查多在空腹采集，空腹血是指采血前应禁食 8～12 小时，可在晨起或饭前采血，禁食时间不仅可直接影响测定的吸光度，也可以改变血液成分，影响测定结果。饥饿过度也会影响血液内某些成分的浓度。功能检查如葡萄糖耐量试验等都应按限定时间采集标本；急诊标本则应根据病情需要随时采集标本，如急性心肌梗死时心肌酶的测定等。

血标本依据检查项目不同又可分为全血、血浆和血清 3 种。采集全血和血浆标本时，应根据需要加入相应的抗凝剂，如草酸钾和草酸钠，常用于酶学检查以外的各种生化检查，枸橼酸钠常用于血沉检查等。肝素可抑制凝血酶原转化为凝血酶，除某些凝血机制的检查外，应用甚广，采集血标本的容器一定要干燥、洁净，抽血用的注射器内芯也应干燥无水，否则会出现溶血现象，影响检查结果。采集标本做细菌培养时应严格按无菌操作要求进行。

(二)尿液标本收集

尿的性状和成分不仅可直接反映泌尿系统有无器质性或功能性改变,也可反映身体其他系统的病变,如尿胆红素、尿胆素、淀粉酶、糖、血红蛋白测定等。做定性检查时可随时留取新鲜尿液,但以晨起第一次排出的尿最佳,因为此时的尿液较浓缩,比重高,有形成分形态的保持较为完整。进行功能试验时应按项目要求按时留取尿液。留取 24 小时尿液时,标本瓶中应加入防腐剂,如检查细胞、管型等有形成分时,每 100 mL 尿液中可加入 40% 甲醛约 0.5 mL,以防止细菌生长。

(三)粪便标本收集

粪便是消化道排出的废物,其主要成分为食物残渣、水分和肠道细菌。消化系统各脏器的功能状态及病变都可影响粪便的性状和组成。检查粪便中有无炎性成分、出血和寄生虫感染等,可判断消化系统的病变状态,协助消化道恶性肿瘤的诊断。采取标本时宜用新鲜排出的粪便,选取有脓、血、黏液等成分的部分。一般检查留少量粪便即可,容器一般用涂蜡纸盒。检查蛲虫时,应于夜间 11 时左右,用比载片略小的透明胶带或薄玻片由肛门粘取或刮取,贴于玻片上检查。

四、影响实验诊断的因素

实验结果的正确与否对临床诊断极为重要,但在实际工作中,由于多种因素的影响,测得值与实际值有时不完全相符。因此,在应用实验结果时,必须密切结合患者的临床表现和其他资料,正确判断其临床意义。影响实验诊断的常见因素有以下几方面。

(一)非疾病因素的影响

多数实验,尤其是血液化学检查,一般多需要空腹取血,例如,高脂肪饮食后甘油三酯较空腹可升高10 倍之多;高糖饮食后血糖迅速升高,3 小时后才能恢复正常等。此外,体力活动也可引起血液成分的改变,如轻度活动可引起血糖升高,继之以皮质醇及胰岛素的上升;许多与肌肉有关的酶,如 CK、LDH、AST 在运动后都可以出现不同程度的增加。

(二)技术误差的影响

实验分析过程是一个复杂的过程,其中任何一个环节稍有误差,即可影响结果的准确性。因此实验室必须有一系列质量控制措施,涉及实验的每一步骤,包括实验方法、对实验干扰因素的控制、试剂质量、标准物质质量、仪器设备的标定、结果计算、人员素质、是否严格按照预定步骤进行操作等。技术误差在日常工作中常难以避免,当医师遇到实验结果与临床表现不符或二次实验结果误差过大时,应及时与化验室联系,必要时进行重复检查,以避免技术误差对实验结果的影响。

(三)药物影响

药物对血液、尿液等成分的影响是一个极其复杂的问题。药物可以使某些物质在体内的代谢发生变化,也可以干扰测定中的化学反应。因此医师在进行某项化验时,必须事先停服某种药物,才能得到准确结果。如应用青霉素,可使 AST 及 CK 升高,频繁注射时,后者可升高达5 倍之多。有些药物虽不直接影响反应,但其颜色、理化性质与被测物质接近也能影响结果。细菌培养时常因应用大剂量抗生素而出现假阴性。有些药物损伤组织或脏器引起功能变化,如药物性肝炎及药物性肾功能障碍等,临床医师应予以注意。

(四)止血带对实验结果的影响

止血带的压迫可使静脉扩张、淤血,止血带压迫处液体可由血管内漏出,这些变化都会影响血液成分的变化。如用止血带 1 分钟血浆白蛋白可增加 6％,用止血带 3 分钟后可使胆红素等成分增加 5％或更多,因此在采血时尽量缩短使用止血带的时间。

(五)生理性影响

可以表现为个体自身、个体间、人群和地区之间的差异。这些因素有遗传、生活和环境、时间、性别及月经、妊娠、月经周期等。但它们对检验的影响大小不一,一般只引起正常范围内的波动,这些波动多数有一定规律性,检查项目不同,变化幅度也各有不同,但有时也可超出生理界限。

(六)实验诊断的正常值

实验诊断的首要步骤是判定被检标本的检测值是否正常,为此各项检查都应有判定的标准,即正常范围或简称正常值或参考值。定性试验的结果一般以阴性或阳性反应表示。用物理量表达的试验,其结果必须有明确的数值,一般采用法定计量单位。

机体生理成分的正常值都是通过统计方法得来的,病理性产物或非生理性成分的出现均属异常,故无正常值可言。但随着人们对机体认识的深化,检查方法与手段的改进,以及试验灵敏度的提高,过去认为正常人体内没有的物质或病理性产物,现在发现也有微量存在,从而成为人体固有的生理成分,如某些微量元素、胎儿甲种球蛋白等。

用以区别正常或异常的准则及假设是很重要的,首先要假设所有参加正常值测定的人都是健康者,其次要假设所有试验结果都是正态而非偏态分布。绝大多数项目结果高或低于正常值都有临床意义,少数项目仅单侧(即高或低值)有临床价值。

绝大多数正常人的测定值都在正常值范围内。一般都选用±2SD(标准差)作为正常范围,此范围能包括 95％正常人的测定值,还有 5％正常人属异常结果,即可高于或低于正常值。

现在所用的正常值都是人群正常值,不是个体正常值,所以有些人的某些项目用人群正常值衡量可能低于正常范围,但对某些个人来说并非异常,在个人连续健康检查或日常检查中可获得相应项目的个人正常值,用它衡量此人患病时的检查结果,其临床意义更为确切。

临床上常出现略高或略低于正常值的结果,它可能属于 5％的正常人,也可能是异常值,称为限界值。判定其意义时首先应排除技术误差、标本处理不当、生理过度影响和药物干扰等因素,然后再分析其临床意义,这对及时发现早期、隐匿型及潜伏期患者很有意义。

五、实验诊断的发展及趋势

近代医学发展十分迅速,基础医学尤其是免疫学及分子生物学一系列突破性的进展已在临床医学领域产生了深刻的影响。随着科学技术的飞速发展,实验诊断方法的改进和设备更新的速度很快,实验诊断学的内容不断充实、拓宽和深化。实验诊断总的发展方向是检测准确、快速、简便和实用,目前已具有以下几个主要特点:

(1)以自动化检测取代手工操作,现在多数仪器都由微机控制,编有固定或可变程序,不但精密度、准确度均进一步提高,且工作效率快捷,能满足日益增长的临床需要。

(2)普遍实现了微量化检测,用很少标本便可获得众多的参数。

(3)一些近代技术如分子生物学的 PCR、基因诊断及流式细胞术等均已用于实验诊断领域。

(4)仪器专业化,检验组合配套。根据临床工作需要,将有关的项目组合配套,已设计出专业性较高的检测仪器。如血细胞检查仪能将血细胞检查的主要项目一次测出,最多可达 20 余项。

自动生化仪能将 24～32 项生化项目一次测出,极大地减轻了实验室的工作负荷。

（5）普遍建立了质量保证制度,使检验质量经常处于客观监测状态,同时不断提高检验人员的素质,保证检验质量。今后我国将分别使用更为先进的检验方法与国际接轨。

（薛嘉宁）

第二节　超声诊断

超声诊断是利用超声在人体各种组织内的传播特性不同,在其接触面(又称界面)上产生反射,形成各种回波图像,根据图像的特征对生理、病理情况做出判别的诊断方法。超声诊断无损伤,检查方便,图像直观,诊断快速,深受临床医师和患者的欢迎。20 世纪 80 年代以来,随着电子技术的发展和仪器的不断改进,特别是 B 型灰阶超声的问世,使超声显像技术得到很大提高,在临床上发挥了更大作用,成为现代化医院中必不可少的诊断手段。目前,超声显像与包括计算机体层扫描在内的放射学检查、放射性核素扫描和磁共振成像被认为是现代医学的四大影像诊断技术。

目前,各类具有先进水平的超声显像仪,普遍采用了振幅灰阶编码技术、数字扫查转换器和电子动态聚焦系统等新技术,加快了成像速度,改善了分辨率,使图像质量大为提高。其他新型的超声成像系统如 C 型、F 型、D 型的显示技术,超声CT,电视显示超声透视机,超声全息显像也相继出现。

一、超声诊断原理

超声是频率在 20 000 Hz 以上,超过人耳听阈的声波。超声诊断是利用超声的某些物理特性,使用不同类型的仪器,通过信号检验方法,用波型、曲线或影像形式显示出来,以诊断人体器质性及某些功能性疾病。目前常用的是反射法,主要依据超声的良好指向性和与光相似的反射性、折射性及多普勒效应等物理特性,将超声发射到体内,当其在组织中传播,遇到声阻抗不同的界面时,即发生反射。由于各种正常和疾病组织、器官对超声的吸收、界面形态和活动状态的不同及超声在液体、固体及气体介质中,由于传播速度不同,所产生的反射规律也不同,反射的"声能"也各异,在断面图像上形成明暗不同的回声区域。对这些由超声反射构成的图像,结合生理学和病理学知识,进行分析,即可对疾病的部位、性质和它引起的功能障碍做出判断。所以超声诊断的原理就是超声利用界面声反射成像的原理。界面反射是超声诊断的基础。超声诊断所用的频率一般为 1～10 MHz。小于 1 MHz 的超声波,其波长较长,分辨率较差,不能用于诊断。从理论上讲,频率越高,波长越短,分辨率越好,对疾病诊断更有利。但由于频率越高,超声波在组织内衰减越大,不利于做深部组织检查。此外,发射频率由探头晶体厚度决定,频率越高,晶体愈薄,以目前普遍采用的压电陶瓷作晶体,很难做出超过 10 MHz 的探头。超声诊断常用频率只有 2.25 MHz、3 MHz、3.5 MHz、5 MHz 和 7.5 MHz 等几种,此时在软组织中超声的波长为0.2～0.7 mm。超声在介质中传播时本身携带能量。声强的大小对超声诊断极为重要。只有当超声强度很小时,它对人体才是安全的;当超声强度超过一定限度时,它对人体组织也会产生损害。目前国际上对超声诊断的安全阈值剂量尚未获得一致认识,但一般认为小于 $10 \ mW/cm^2$ 的诊断超声强度对人体是安全的。

二、超声诊断仪器分类

超声诊断仪的型号很多,但基本可以分为 A 型、B 型、M 型和 D 型四种。

(一)A 型超声诊断仪

A 型超声诊断仪为振幅调制型。用单晶片探头产生单条声束在人体组织中传播,遇到声学界面所产生的一系列反射回声,在示波屏时间轴上以振幅高低表达,示波屏 X 轴表示人体组织的深浅,Y 轴表示振幅的高低,即界面反射的强弱。A 型超声诊断仪主要依据波幅高低、波形、波的密度和活跃度作为诊断疾病的基础。A 型超声诊断仪属于一维显示,不能形成直观图像,只可用于探测界面距离、脏器径值及病变的物理特性。现除用于胸腔积液、腹水定位的诊断外,已基本被 B 超诊断仪所取代。

(二)B 超诊断仪

B 超诊断仪是目前临床应用最普遍的超声诊断仪,是从 A 型超声诊断仪的基础上发展起来的,为辉度调制型,即以不同辉度的光点表示界面反射信号的强弱。反射强则亮,反射弱则暗。声束顺序扫描(线形或扇形扫描)脏器时,反射光点群按次序分布成切面声像图,故可显示脏器的二维切面图像。当成像速度大于每秒 24 幅时,即可显示脏器的活动状态,称为实时显像。B 超诊断是目前临床应用最广的超声诊断法,几乎涉及临床所有学科,用于肝、脾、胆、胰、胃肠、肾、肾上腺、膀胱、前列腺、女性生殖系统、腹腔和腹膜后等部位疾病的诊断;颅脑、眼及眼眶、颌面、颈部、甲状腺、咽喉、乳腺、纵隔、胸膜、肺及头、颈、胸部疾病的诊断;先天性心脏病、风湿性心脏病、冠心病、心肌炎等心血管疾病的诊断。

(三)M 型超声诊断仪

M 型超声诊断仪是在 A 型超声诊断仪基础上改造而成的一种用于诊断活动器官的超声诊断仪,为活动显示型,也属于辉度调制型。在 B 超扫描加入慢扫描锯齿波,使反射光点从左向右移动扫描。在 M 型显示中,X 轴为光点慢扫描时间,可显示一段时间内的超声及其他生理参数的曲线,Y 轴代表声束传播的深度和组织活动的幅度。从光点的移动可观察被探测物体的深度及活动状况,主要用于心脏及大血管的探查,称为 M 型超声心动图。M 型超声诊断仪于20 世纪60 年代开始应用于临床,70 年代初在临床普及,对各种心脏疾病,尤其是心脏瓣膜病具有重要临床诊断价值。

(四)D 型超声诊断仪

D 型超声诊断仪是各种超声多普勒诊断仪的总称,都利用多普勒效应,显示探头与被探测物体之间相对运动产生的多普勒频移。当声源和接收器之间发生相对运动时,接收器接收到的声波频率与声源发射频率之间存在一个频率的偏移,简称频移,这种现象称为多普勒效应。在对人体做超声检查时,血液中红细胞的散射构成了超声多普勒频移信号的主要组成部分,血流方向朝向换能器时产生正性频移,即频移向上,当血流背离换能器而去时,产生负性频移,频移向下。这就是各种 D 型诊断仪的基本原理,主要有具有距离选通功能的脉冲式多普勒和不具备距离选通的连续多普勒两种基本方式。D 型超声诊断仪主要用于心脏、大血管及脏器内血管的血流动力学状态的检测,特别适合于观察瓣膜病及先天性心脏病的反流及分流情况。

(五)彩色多普勒血流显像仪

彩色多普勒血流显像仪(CDH)是 20 世纪 80 年代中期发展起来的新型超声多普勒诊断仪,

其最大特点在于探头在扫描时,不断从每条声束线的多个水平提取多普勒频移信息,经过彩色编码处理,在显示器上显示二维彩色多普勒血流图像。通常将血流色彩规定为朝向探头方向的血流为红色,背离探头方向的血流为蓝色,以色彩的亮度来表示速度的大小,而以红蓝混合的杂乱色彩表示血流出现湍流时血流方向的不一致。因此,它可以实时显示血流信号的空间信息,对于奇异方向和多个部位的血流异常具有独特的诊断能力。进行彩色多普勒血流显像检查时,借助二维超声图像,可观察心脏解剖结构,了解腔室大小、血管走向、瓣膜形态及连续关系等,通过彩色多普勒图像可观察心内血流的方向、速度、有无反流与分流等,两者互相结合,图像直观,检查快速易行,结果比较可靠,其准确率甚至可高于心导管检查。

除上述五种超声诊断仪外,还有超声电子计算机体层成像(US-CT)、超声显微镜和超声全息照相等多种新的超声成像设备正在研制或发展过程中,其中与 US-CT 十分接近的超声全景扫描已在临床正式投入使用。

三、介入性超声

介入性超声是指在实时超声引导下,将穿刺针、导管等插入体内,或将特殊探头置入体内进行各种诊疗操作。这项技术经历了 20 多年的反复研究和实践,形成了现代超声医学的一个新分支。由于该技术具有安全、简便、效果好、费用低、不受放射线辐射影响等优点,迅速普及,在临床各种疾病的诊治中占有重要位置。

介入性超声与介入性放射学科有着密切的联系。在目前临床开展的介入性放射学项目中,部分可由介入性超声替代,部分则可由两者配合完成,互相取长补短。

(一)临床分类

在临床上可分为以下几类。

1.超声引导下经皮穿刺

这类技术在临床上应用的时间最久,范围也最广,其中许多项目已经普及,即应用实时超声特制的探头,直接在超声监视下,将穿刺针从探头缝隙中,经皮肤向各种脏器和组织进行穿刺,吸取细胞或组织进行诊断。

2.体腔内超声

体腔内超声起初应用于泌尿系统疾病检查,如经直肠的前列腺和经尿道的膀胱超声检查等。目前,除上述两项检查外,还有经食管、经胃和十二指肠、经阴道及经血管腔等多种途径。进行这几种体腔内超声检查时,由于可以将超声探头通过体腔,直接放在病灶处,减少了周围脏器的干扰,分辨率高,从而提高了超声的诊断水平,同时也可在超声引导下,进行穿刺诊断。

3.手术中超声

手术中超声在神经外科、泌尿外科和心胸外科的应用较多,其中主要特点为可准确定位、穿刺或活检,确定病灶的位置、范围、与周围血管或脏器的关系,以利于手术的顺利进行。

4.子宫内胎儿介入性超声

对围产医学、计划生育有重要作用。

(二)应用领域

目前已经广泛应用于临床,几乎与所有临床学科有关,涉及的主要学科有内科、外科、妇产科、小儿科等。在内科领域方面主要应用于以下目的。

1.为实验室检查获取标本

如超声引导下的心包穿刺、心包活检和心包胸膜开窗术,对部分心包炎、心包肿瘤的病因和病理诊断有重要意义;心内膜心肌活检可对确定心内膜、心肌病变提供临床参考;超声引导下细针穿刺对胃肠肿块的确诊具有很高的实用价值,对内镜检查有困难的中晚期胃肠道肿瘤患者也是一种较为理想的获取病理诊断的方法;对于回盲部及升结肠病变,纤维肠镜往往难以达到其位置,超声导向则不受上述因素限制,能迅速做出诊断。

2.开展各种造影

如左心系统声学造影诊断心内左向右分流有较高的敏感性和特异性,尤其对小的室间隔缺损的确诊有较高价值;从主动脉根部注入声学造影剂进行心肌灌注造影对诊断冠心病也有一定意义;超声导向经皮经肝胆管穿刺、门静脉穿刺和经皮肾盂穿刺,注入造影剂进行 X 线造影检查等。

3.获得高分辨率的声像图

通过各种体腔内探头或术中超声,显示更清晰的超声图像和体表探头不能检出的病变,如通过食管探头显示左心耳的附壁血栓和主动脉夹层动脉瘤,通过血管内超声,可清楚显示血管壁的微细病变,包括管腔的形状与大小,管壁厚度与病理特征,还可用于动脉粥样硬化斑块的显像及构成成分分析;将导管插入心腔内的不同水平,可获得高清晰度的显像,用以观察心内膜、心瓣膜等疾病及心腔内起搏器的情况等。目前,血管内超声的应用仅限于诊断,尚不能同时进行治疗。

心肌造影超声心动图(MCE)是一种将常规二维超声心动图与声学造影剂相结合而产生的一种检测心肌微循环的新技术,与血管内超声(IVUS)、经食管超声(TEE)、三维超声(3DE)、组织多普勒显像(TDI)等一样,是近年来心脏超声研究领域中发展异常迅速的课题之一。同时MCE用于冠状动脉疾病的诊断,既是声学造影史上又是冠状动脉疾病诊断方法学上的重大进步。

目前超声诊断已普及全身各个系统,为现今临床诊断最常用的无创性检查手段。今后超声诊断随着现代各种技术的相互渗透和促进,必将有更新的发展。

(薛嘉宁)

第三节　影　像　诊　断

医学影像学包括传统的 X 射线诊断学、计算机断层扫描(CT)、磁共振成像(MRI)、数字减影血管造影(DSA)和介入放射学等。这些新检查技术的应用,使人体器官和组织的影像更为精细,使疾病的诊断水平有了空前的提高。现代医学影像诊断技术在临床工作中已越来越受到广大医务工作者的重视,并且已成为一种不可缺少的、极为重要的诊断手段。

一、X 线诊断

X线诊断是利用 X 线的特性,通过透视或摄影的方法,使人体内部结构或器官在X线荧光屏或胶片上形成影像,从而了解人体解剖和生理功能状况及病理变化。X 线诊断在影像诊断学中应用最早,传统的 X 线检查曾对临床疾病的诊断起过重要作用,并一直沿用至今。

X 线检查可分为一般检查、特殊检查和造影检查 3 种。一般检查是 X 线检查中最基本的检查方法,包括透视和摄影,在临床上应用最多。透视应用最广的部位是胸部和胃肠道,其次应用于大的骨折、脱臼及异物的检查等。目前,X线透视利用影像增强器已可在亮室内进行,若加上X线电视系统可做电视透视。X线摄片是临床使用的重要检查方法之一,可用于人体各个部位,常用的体位有正位、侧位,必要时还可采用斜位、前弓位和切线位等,以充分显示病变。摄影能显示人体的细微结构和厚而致密的组织。数字化摄影是照相经电子计算机处理后,再将图像用多幅照相机照到胶片上,显示的图像层次比普通X线照片多,但设备价格昂贵,目前尚未能在临床广泛使用。特殊检查包括断层摄影、荧光缩影、放大摄影、高千伏摄影及记波摄影等。造影检查是把造影剂注入所要检查的器官或其周围,使之产生对比显影,以达到检查和诊断的目的。

X线检查目前仍在临床广泛使用,对疾病的诊断起重要作用,但传统的X线检查对人体病理变化的反应不够灵敏,对体内各种组织的密度分辨力较差,对内脏肿瘤的发现受一定限制。此外,常规X线检查只能显示脏器的纵轴平面投影,不能做横轴的平面投影,对较小的肿瘤、轻度炎症、组织水肿及少量出血等常不能清楚显示。X线诊断是以X线影像为根据的,因此X线照片的质量应合乎要求才能做出正确诊断。阅片时对所见的X线表现首先应确定其为正常、正常变异或病理异常。如为病理异常则应明确其解剖部位和病理性质,做出相应的X线诊断。值得注意的是,影像学表现只是体内病理改变在照片上的反映。有时不同的病理改变可有相同或类似的影像学表现,所以在作X线诊断时一定要密切结合临床,才能做出正确的诊断。

二、CT

CT是电子计算机技术和X线扫描技术相结合的一种影像学诊断方法,基本原理是当X线通过人体某一层面时,部分光子被吸收,X线强度因而衰减,剩余的光子被位于人体对侧的探测器吸收,探测器将所接收的光信号转换为电的信号,输送到电子计算机进行运算处理,获得每个像素的线性吸收系数,然后重建图像,由阴极射线管显示出来,供医师分析诊断。

自从1971年世界上第一代CT机问世以来,其发展非常迅速,近年来,由于CT机的设计、制造、软件功能及X线技术的快速发展,CT扫描无论从速度、分辨率等方面均在明显提高,近年来还出现了三维成像、螺旋扫描等新技术,从而使CT的应用范围更加广泛。

根据采用X线束、探测器、扫描方式和所需扫描时间长短的不同,CT可被划分为第1~5代的不同机种。第一代和第二代CT用于头颅照射,它们扫描所需时间分别为5分钟和1分钟。第三代以后的CT可应用于全身照射,所需扫描时间第三代为10秒而第四代为1秒。为了提高心血管检查的效率,现在又设计出第五代CT,又称心血管CT,此机可在1秒时间内得到17~20个图像,适用于心血管动态扫描。

CT图像具有比常规X线照片高10倍以上的密度分辨率,可以反映出普通X线检查看不到的病变。例如,普通X线照片不能显示脑内出血灶,在CT图像上却可显示出来。临床上往往不易区分脑出血或脑梗死,CT也可明确鉴别出这两种疾病。CT对颅脑其他疾病也有较高的诊断价值,诸如外伤、感染、脑血管疾病、先天畸形、肿瘤等,CT均为首选的检查方法。对肝、胰、脾、肾等实质脏器疾病,特别是占位性病变,CT也有较高的阳性诊断率,若与B超检查配合使用,可达到更高的诊断率。CT对五官、盆腔、脊柱、四肢、纵隔等部位疾病的诊断也有其独到之处;对肺及胃肠道疾病的诊断也可起到补充作用。

CT的特殊技术包括以下几项。

(一)增强扫描

扫描前静脉注射有机碘制剂(如泛影葡胺),药物可通过血液循环到达病变部位,增加了病变部位血管和周围组织的对比度,使病变的显示更为清晰。

(二)动态扫描

观察造影剂在组织内的变化情况,有助于鉴别诊断。

(三)高分辨率薄层扫描(HRCT)

常规 CT 由于层面较厚部分容积效应的干扰,某些征象显示不够清楚,而高分辨率薄层 CT 的层面较薄,可以利用原有的投影数据,用特殊程序,重建出局部高分辨图像,常用于肺部微小结节的显示,并可辨认肺小叶的核心结构和间隔结构。

(四)超速 CT(UFCT)

近年来,UFCT 的出现为我们提供了早期检测冠心病的无创性方法。

(五)CT 造影

在某些传统造影技术操作,如胆管、泌尿道、脊髓、脑室等造影后,再进行 CT 扫描,可以进一步提高诊断率。

(六)介入性 CT

介入性 CT 即在 CT 引导下进行穿刺、引流及活组织检查等介入性诊断。

(七)电子束 CT(EBCT)

电子束 CT 是继螺旋 CT、MRI 之后又一新型医学影像系统,是目前世界上最快的断层扫描装置。EBCT 在心血管病的诊断中具有很大潜力。

CT 的发明是医学史上,特别是影像诊断学上有划时代意义,很快推广使用到全身各个系统。CT 机的不断改进,使扫描时间缩短,扫描层厚度不断变薄,影像越来越清晰。技术本身目前基本已达到成熟阶段,将来的发展主要在简化结构、降低成本上下功夫,使 CT 成为现代化医院不可缺少的常规影像学检查设备。

三、MRI

MRI 是利用人体组织中某种原子核的磁共振现象,将所得的射频信号经过电子计算机处理,重建出人体某一层面的图像,并据此做出诊断。MRI 对器官及组织影像的对比度和敏感性比 CT 高,可显示一些在 CT 上不能显示的病变,如肝癌周围的子灶、脑白质轻度变性、较小的脑肿瘤等。对神经系统和血管系统疾病的诊断也比 CT 略胜一筹,因此在临床上常使用于以下情况。

(一)头部

MRI 可清晰分辨脑灰质和白质,对多发性硬化等一类脱髓鞘病的显示较 CT 清楚,但对脑外伤、脑出血、脑梗死、脑肿瘤等的显示与 CT 类似。硬膜下血肿、脑梗死或脑肿瘤的早期,MRI 的显示优于 CT,但 MRI 对钙化和脑膜瘤的显示不好。脑干及小脑病变的显示,MRI 图像没有伪影,是首选检查的方法。

(二)脊柱

MRI 不需要造影剂即能清晰区分脊髓、硬膜囊和硬膜外脂肪。MRI 对肿瘤、脊髓空洞症、脱髓鞘病变等疾病均有较高诊断价值,对脊椎外伤引起的骨折或脱位,MRI 的显示不如常规 X 线片或 CT,但能较好地观察脊髓损伤情况。MRI 显示椎间盘也较好,可以分辨纤维环和髓核,特别是矢状面图像,可以同时显示多个椎间盘突出。

(三)四肢

骨皮质为无信号区,骨髓腔在 T_1 加权像上为高强信号。MRI 对骨质本身病变显示不如

X 线片或 CT,但对软组织及肌肉病变、肿瘤及炎症都能清晰显示,特别对早期急性骨髓炎,MRI 是一种灵敏度很高的检查方法。此外,MRI 也是检查膝关节半月板病变的首选方法。

(四)盆腔

对直肠及泌尿生殖系统的检查,MRI 优于 CT。MRI 无辐射损害,特别适用于孕妇及胎儿检查。

(五)肺部

MRI 对肺部的检查不如常规胸部 X 线片及 CT,但对纵隔的检查则优于 CT,MRI 不需要使用造影剂即可对纵隔和肺门部位的血管和肿大淋巴结做出鉴别。

(六)心血管

MRI 采用心电门控技术,可显示心肌和心腔病变,还可计算出一些心脏血流指数,是很有价值的心血管检查技术。在后天性心脏病方面,MRI 可对急性心肌梗死和慢性心肌梗死做出鉴别,并可显示残余的正常心肌,可帮助确定能否做冠状动脉搭桥手术。MRI 可以准确地判断有无肥厚性心肌病,病变的范围和程度,对充血性心肌病可显示心室扩大程度,并可发现肥厚性心肌病的某些变异类型。MRI 还能对心包膜增厚及少量心包积液做出判断,并能区分血性还是其他成分的液体。心电门控 MRI 不用对比剂即可清楚地显示主动脉的解剖结构、病变大小和范围,有无血栓、管腔扩张或狭窄及与邻近血管的关系,可以完全取代 B 超显像和 CT。心电门控 MRI 对先天性心脏病解剖畸形的诊断率已达 80% 以上,而且能够对左向右分流的先心病提供生理性信息。但 MRI 瓣膜病变的分辨率仍不够理想,因此瓣膜病变(如关闭不全)仍需主动脉造影或左室造影。

(七)腹部

腹部 MRI 主要用于肝、胰、脾、肾等实质脏器,但其总的效果不如 CT。

在磁共振成像时,脂肪组织呈白色强信号,而血管图像由于有血液流空效应呈现黑色低信号,因而它能全面地观察病变与其周围的关系,明确其范围。目前,MRI 存在的问题是扫描时间长。进一步提高成像速度,并获得更为大量的信息是今后需要探讨的问题。

磁共振血管造影(MRA)是磁共振发展的又一个里程碑,但由于 MRI 技术中尚存在着血液流动的涡流和湍流,易造成信号丢失,在评价其结果时可导致扩大狭窄程度,所以目前仅被用于随诊待查或病例筛选。磁共振频谱(MRS)、频谱成像(MRSI)、弥散加权成像(DWI)和灌注成像(PI)的研究虽有进展,但还未普遍应用于临床。

四、数字减影血管造影(DSA)

DSA 是由电子计算机进行影像处理的 X 线诊断技术,是电子计算机与常规血管造影相结合的数字减影的血管造影。它把血管造影的影像数字化,通过数字化处理、再成像等过程显示血管系统。减影像是指把没有注射造影剂的图像与有造影剂的图像相减后所得的图像,减影过程是图像经模-数转换器数字化后在电子计算机内进行的,减影相数字化后,数-模转换器把数字信号变成模拟信号,在输入监视器屏幕上出现实时图像。

常规血管造影具有操作简便,成功率高,受检者痛苦较少,并可通过导管到达全身任何部位的血管,从而能进行选择性血管造影等优点。但常规血管造影的创伤性较大,需要注射较多量浓度较高的造影剂,胶片的消耗量也较大,且不能进行实时显示,对老弱者及小儿仍有禁忌。

DSA 的主要优点是可以直接通过肘静脉注射造影剂,造影剂经过上腔静脉到右心,然后经过肺内小循环至左心室,再到全身循环。造影剂也可经导管法输入,导管可经肘静脉或股静脉插入,然后将导管顶端置于上、下腔静脉或右心房内注入造影剂。由于采用了电子增强技术和计算机处理,可以使四肢末梢动脉及腹腔动脉显影。目前,DSA已从静脉法进一步发展到动脉插管法,即经股动脉或腋动脉插入导管,将导管顶端置于主动脉或靶血管注入造影剂。此外,还可将导管插入有关心腔内注入造影剂做心腔造影。由于动脉法造影图像的清晰度一般优于静脉法,所以在临床上应用较多。与常规血管造影相比较,DSA的对比度分辨率较高,造影剂浓度达到5%即可显影,而常规血管造影时,造影剂的浓度要达到30%～40%时才能显影,因此减少了用药量和患者的不良反应;DSA可减少血管以外的背景,尤其使与骨骼重叠的血管能清楚显示;DSA由于造影剂用量小,浓度低,可选用较细的导管,损伤小,比较安全,对肝、肾功能的影响也较常规血管造影为少。此外,DSA可节省时间,甚至可不需住院,在门诊进行检查。

DSA的不足之处是移动伪影较多,伪影来自患者的不自主动作,如吞咽、呼吸、心跳、血管搏动、肠蠕动等均可导致伪影,影响减影效果。此外,DSA对较小血管的显示尚不及常规动脉造影清晰,但至少可以作为常规动脉造影的筛选性检查,并可代替相当一部分常规血管造影。DSA的发展方向是达到和超过常规动脉造影的分辨能力,减少造影剂用量,减少对患者的辐射性损伤。

（赵启文）

第三章

神经内科疾病的综合治疗

第一节 脊神经疾病

脊神经疾病是指各种原因引起的脊神经支配区的疾病。主要临床表现是按照受损神经支配区分布的运动、感觉和自主神经功能障碍。根据病因分为外伤、卡压、感染、中毒、营养障碍、遗传等;根据损伤范围分为单神经病、多发神经病等。

一、单神经病

(一)定义
单神经病是单一神经受损产生与该神经分布一致的运动、感觉功能缺失症状和体征。

(二)病因和发病机制
单神经病可因局部性原因或全身性原因引起。局部性原因主要有急性创伤、缺血、机械性卡压、高温、电击和射线损伤等。全身性原因可为代谢性疾病和中毒,在这种情况下,神经对局部压迫更为敏感,受压后更易出现神经损害。

周围神经卡压综合征是指周围神经经过某些解剖上的特定部位受到卡压,如经过肌肉的腱性起点、穿过肌肉、绕过骨性隆起,或经过骨纤维鞘管及异常纤维束带处,因这些部位较硬韧,神经在这些部位反复摩擦造成局部水肿等炎症反应,引起血液循环障碍,发生髓鞘脱失,造成不同程度的感觉及运动功能障碍。

(三)临床表现及治疗
1.正中神经麻痹

正中神经由来自 $C_5 \sim T_1$ 的纤维组成,沿肱二头肌内侧沟伴肱动脉下降至前臂之后分支,支配旋前圆肌、桡侧腕屈肌、各指屈肌、掌长肌、拇对掌肌及拇短展肌。

正中神经的常见损伤原因是肘前区静脉注射时,药物外渗引起软组织损伤,肱骨或前臂骨折或腕部割伤,或腕管综合征的卡压所致。正中神经受损部位不同,表现不同:①正中神经受损部位在上臂时,前臂不能旋前,桡侧 3 个手指屈曲功能丧失,握拳无力,拇指不能对掌、外展。鱼际肌出现萎缩后手掌平坦,拇指紧靠示指而状如猿手。掌心、鱼际、桡侧 3 个半手指掌面和 2、3 指末节背面的皮肤感觉减退或丧失。由于正中神经富含自主神经纤维,损害后常出现灼性神经痛。②当损伤位于前臂中下部时,运动障碍仅有拇指的外展、屈曲与对指功能丧失。③腕管综合征:是临床上最常见的正中神经损害。正中神经在腕部经由腕骨与腕横韧带围成的骨纤维通道——腕管,到达手部。多见于中年女性,右侧多见。手和腕长期过度使用引起腕横韧带及内容肌腱慢性损伤性炎症,使管腔狭窄,导致正中神经受压,产生桡侧手掌及桡侧3个半指的疼痛、麻木、感觉减退、手指运动无力和鱼际肌麻痹、萎缩。腕管掌侧卡压点有压痛及放射痛,疼痛可放射到前臂甚至肩部。甩手后疼痛减轻或消失是其特点,有鉴别诊断价值。治疗轻症采用局部夹板固定制动,服用非甾体抗炎药,配合腕管内注射泼尼松龙可有效缓解症状;严重者需手术离断腕横韧带以解除正中神经受压。

2.尺神经麻痹

尺神经由 $C_7 \sim T_1$ 的纤维组成,初在肱动脉内侧下行,继而向后下进入尺神经沟,再沿前臂掌面尺侧下行,主要支配尺侧腕屈肌、指深屈肌尺侧半、小鱼际肌、拇收肌与骨间肌,还支配手掌面1个半指,背面2个半指的皮肤感觉。

尺神经损伤可由于腕、肘部外伤,尺骨鹰嘴部骨折、肘部受压等所致。尺神经损伤的主要表现如下。①运动障碍:手部小肌肉的运动丧失,精细动作困难;屈腕能力减弱并向桡侧偏斜;拇指不能内收,其余各指不能内收和外展;多数手肌萎缩,小鱼际平坦,骨间肌萎缩,骨间隙加深。拇指以外和各掌指关节过伸,第4、5指的指间关节弯曲,形成"爪形手"。②感觉障碍:以小指感觉减退或丧失最明显。

尺神经在肘管内受压的临床表现称为肘管综合征。肘管是由肱骨内上髁、尺骨鹰嘴和肘内侧韧带构成的纤维-骨性管道,其管腔狭窄,屈肘时内容积更小,加之位置浅表,尺神经易于此处受到嵌压。主要表现小指及环指尺侧感觉障碍,小肌肉萎缩,肘关节活动受限,肘部尺神经增粗及肘内侧压痛等。

腕部尺管内有尺神经和尺动、静脉通过,尺神经在其内受压引起"尺管综合征"。病因以腱鞘囊肿最多,常见于需要长期用手根部尺侧重压或叩击工具的职业人员和长时间手持鼠标操作电脑者。若尺神经浅支受累可引起尺神经支配区感觉障碍;深支卡压可致手的内侧肌萎缩,无力,手深部胀痛和灼痛,夜间痛显著,拇指内收及其他四指收展无力,环指、小指可表现为爪形畸形,夹纸试验阳性。以上症状极易与肘部尺管综合征相混淆,可检查小指掌背侧感觉,如小指背侧感觉正常,可以排除肘部尺神经压迫,因为手背皮支是在尺神经进入腕部尺管之前分出的。治疗主要包括关节制动、应用非甾体抗炎药及手术减压。

3.桡神经麻痹

桡神经源自 $C_5 \sim C_8$ 神经根,行于腋动脉后方,继而与肱深动脉伴行入桡神经沟,转向外下至肱骨外上髁上方,于肱桡肌与肱肌间分为浅、深两终支分布于前臂及手背。所支配各肌的主要功能是伸肘、伸腕及伸指。由于其位置浅表,是臂丛神经中最易受损的神经。

桡神经损伤的常见病因是骨折、外伤、炎症或睡眠时以手代枕手术中上肢长时间外展和受压上肢被缚过紧等。近年来,醉酒深睡导致的桡神经受压损伤发病率有所增加。桡神经损伤的典型表现是腕下垂,但受损伤部位不同,症状也有差异:①高位损伤时上肢所有伸肌瘫痪,肘关节、腕关节和掌指关节均不能伸直;上肢伸直的情况下前臂不能旋后,手呈旋前位,垂腕至腕关节不能固定,因而握力减弱;②在上臂中1/3以下损伤时,伸肘功能保留;③在前臂上部损伤时伸肘、伸腕功能保留;④前臂中1/3以下损伤时,仅出现伸指功能丧失而无垂腕;⑤腕关节部损伤时仅出现感觉障碍。桡神经损伤的感觉障碍一般轻微,多仅限于手的虎口区,其他部位因邻近神经的重叠支配而无明显症状。

4.腓总神经麻痹

腓总神经源自 L_4~S_3 神经根,在大腿下 1/3 从坐骨神经分出,是坐骨神经的两个主要分支之一。其下行至腓骨头处转向前方,分出腓肠外侧皮神经,支配小腿外侧面感觉,在腓骨颈前分为腓深和腓浅神经,前者支配胫骨前肌、踇长伸肌、踇短伸肌和趾短伸肌,后者支配腓骨长肌和腓骨短肌及足背 2~5 趾背面皮肤。在腓骨颈外侧,腓总神经位置浅表,又贴近骨面,因而最易受损。

腓总神经麻痹的最常见原因为各种原因的压迫,也可因腓骨头或腓骨颈部外伤、骨折等引起;糖尿病、感染、乙醇中毒和铅中毒也是致病的原因。临床表现包括足与足趾不能背屈,足下垂并稍内翻,行走时为使下垂的足尖抬离地面而用力抬高患肢,并以足尖先着地呈跨阈步态。不能用足跟站立和行走,感觉障碍在小腿前外侧和足背。

5.胫神经麻痹

胫神经由 L_4~S_3 神经根组成。在腘窝上角自坐骨神经分出,在小腿后方下行达内踝后方,在屈肌支持带深面踝管内,分为足底内、外侧两终末支,支配腓肠肌、比目鱼肌、腘窝、跖肌、趾长屈肌和踇长屈肌及足底的所有短肌。其感觉分支分布于小腿下 1/3 后侧与足底皮肤。

胫神经麻痹多为药物、乙醇中毒,糖尿病等引起,也见于局部囊肿压迫及小腿损伤。主要表现是足与足趾不能屈曲,不能用足尖站立和行走,感觉障碍主要在足底。当胫神经及其终末支在踝管处受压时可引起特征性表现——足与踝部疼痛及足底部感觉减退,称为"踝管综合征"。其病因包括穿鞋不当、石膏固定过紧、局部损伤后继发的创伤性纤维化及腱鞘囊肿等。

6.臂丛神经痛

臂丛由 C_5~T_1 脊神经的前支组成,包含运动、感觉和自主神经纤维,主要支配上肢的运动和感觉。臂丛神经痛是由多种病因引起的臂丛支配区以疼痛、肌无力和肌萎缩为主要表现的综合征。常见的病因是臂丛神经炎、神经根型颈椎病、颈椎间盘突出、颈椎及椎管内肿瘤、胸廓出口综合征、肺尖部肿瘤及臂丛神经外伤。

(1)臂丛神经炎:也称为原发性臂丛神经病或神经痛性肌萎缩,多见于成人,男性多于女性。半数患者有前驱感染史,如上呼吸道感染、流感样症状,或接受免疫治疗,或接受外科手术。因而多数学者认为这是一种变态反应性疾病。少数患者有家族史。

本病起病呈急性或亚急性,主要是肩胛部和上肢的剧烈疼痛,常持续数小时至2周,肩与上肢的活动可明显加重疼痛,而后逐渐减轻,但肌肉无力则逐渐加重,在 2~3 周时达高峰。肌无力多限于肩胛骨区和上臂近端,臂丛完全损害者少见。数周后肌肉有不同程度的萎缩及皮肤感觉障碍。部分患者双侧臂丛受累。急性期治疗可用糖皮质激素,如口服泼尼松 20~40 mg/d,连用 1~2 周或静脉滴注地塞米松 5~10 mg/d,待病情好转后逐渐减量。可口服非甾体解热止痛剂,也可应用物理疗法或局部封闭疗法止痛。恢复期注意患肢功能锻炼,给予促进神经细胞代谢药物及针灸等。90%患者在 3 年内康复。

(2)神经根型颈椎病:是继发性臂丛神经病最常见的病因,因椎间盘退行性变及椎体骨质增生性病变,压迫颈神经根和/或脊髓导致的临床综合征,表现为颈痛及强迫头位、臂丛神经痛及脊髓压迫症状,可单独或先后合并出现,其中臂丛神经痛最常见。

颈椎病多在 40~50 岁起病,男性较多见,病程缓慢,常反复发作。表现为 C_5~C_7 神经根受压引起臂丛神经痛,压迫运动神经根产生肌痛性疼痛,根性痛表现为发麻或触电样疼痛,位于上肢远端,与神经根支配节段分布一致,相应区域可有感觉减退。肌痛性疼痛常在上肢近端、肩部和/或肩胛等区域,表现持续性钝痛和/或短暂的深部钻刺样不适感,许多患者因疼痛引起肩部运动受限,病程较长可导致凝肩,肩部附近常有肌腱压痛,肱二头肌、肱三头肌反射可减低。颈椎X线侧位片可见生理前凸消失,椎间隙变窄,斜位片可见椎间孔变小狭窄。颈椎CT或MRI可较清晰地显示神经根与周围解剖结构的关系,可为诊断与鉴别诊断提供重要依据。肌电图检查有助于确定根性受损的诊断,同侧椎旁肌可出现失神经支配现象。根据以上临床表现和辅助检查,神经根型颈椎病不难诊断,但需注意与周围神经卡压综合征相鉴别。

颈椎病引起的神经根损害大多数采用非手术综合治疗即可缓解,需注意平卧时枕头不宜过高,避免颈部过伸、过屈,不宜使头位固定在某一位置,时间太久等。局部理疗、针灸等措施,颈椎牵引及用颈托支架或吊带牵引以减少颈部活动,均有助于减轻病情及促进功能恢复。药物治疗可以口服非甾体消炎止痛药。疼痛较重者,可用局部麻醉剂加醋酸泼尼松龙 25 mg 在压痛点局部注射。有以下情况可考虑手术治疗:①临床与放射学证据提示伴有脊髓病变;②经适当地综合治疗疼痛不缓解;③受损神经根支配的肌群呈进行性无力。

(3)胸廓出口综合征:是指一组臂丛和锁骨下血管在由第一肋骨所形成的胸腔出口处遭受压迫所致的综合征,是臂丛神经受卡压的常见原因。在此部位可能产生致压作用的既有骨性的,如颈肋、第1肋;也有软组织性的,如前斜角肌、中斜角肌、锁骨下肌及连接颈肋和第1肋的纤维束带等。主要表现为患侧颈肩部疼痛不适,由于臂丛下干受压出现尺神经分布区麻木、疼痛,并向前臂及手部尺侧放射,小鱼际肌及骨间肌萎缩或瘫痪,有时累及正中神经可致动作失调,持物易落等,当同时伴锁骨下动脉受压时,可出现肢体怕冷、发凉,上举时苍白,脉细触摸不到等表现。检查发现患侧锁骨上区饱满,可触及前斜角肌紧张。存在颈肋时锁骨上窝可消失,触之有隆起感,并出现压痛及放射痛。过度外展试验阳性。但此征必须注意与颈椎疾病相鉴别。

7.肋间神经痛

肋间神经痛是肋间神经支配区的疼痛。原发性者罕见,继发性者可见于邻近组织感染(如胸椎结核、胸膜炎、肺炎)、外伤、肿瘤(如肺癌、纵隔肿瘤、脊髓肿瘤)、胸椎退行性变、肋骨骨折等。带状疱疹病毒感染也是常见原因。临床特点:①由后向前沿一个或多个肋间呈半环形的放射性疼痛;②呼吸、咳嗽、打喷嚏、打哈欠或脊柱活动时疼痛加剧;③相应肋骨边缘压痛;④局部皮肤感觉减退或过敏。水疱带状疱疹病毒引起者发病数天内在患处出现带状疱疹。胸部与胸椎影像学检查、腰穿检查可提示继发性肋间神经痛的部分病因。

治疗原则如下。①病因治疗:继发于带状疱疹者给予抗病毒治疗,如用阿昔洛韦 5～10 mg/kg 静脉滴注,8 小时 1 次;肿瘤、骨折等病因者按其治疗原则行手术、化学药物治疗及放射治疗(简称放疗)。②镇静止痛:可用地西泮类药物、布洛芬、双氯芬酸等药物。③B族维生素与血管扩张药物,如维生素 B_1、维生素 B_{12}、烟酸、地巴唑。④理疗:可改善局部血液循环,促进病变组织恢复,但结核和肿瘤病患者不宜使用。⑤局部麻醉药行相应神经的封闭治疗。

8.股外侧皮神经病

股外侧皮神经病也称为感觉异常性股痛,是临床最常见的皮神经炎。股外侧皮神经由 L_2～L_3 脊神经后根组成,是纯感觉神经,分布于股前外侧皮肤。

股外侧皮神经病的主要病因是受压与外伤,长期用硬质腰带或盆腔肿瘤、妊娠子宫等均是可能的因素。其他,如感染、糖尿病、乙醇及药物中毒、动脉硬化等也是常见病因。临床表现为本病男性多于女性,起病可急可缓,多为单侧;大腿前外侧面皮肤感觉异常,包括麻木、针刺样疼痛、烧灼感,可有局部感觉过敏。行走、站立症状加重;查体可有髂前上棘内侧或其下方的压痛点,股外侧皮肤可有限局性感觉减退或缺失。对症状持续者应结合其他专业的检查及盆腔 X 线检查,以明确病因。

治疗除针对病因外,可给予口服 B 族维生素,也可给予止痛药物。局部理疗、封闭也有疗效。疼痛严重者可手术切开压迫神经的阔筋膜或腹股沟韧带。

9.坐骨神经痛

坐骨神经痛是沿着坐骨神经通路及其分布区域内以疼痛为主的综合征。坐骨神经是人体中最长的神经,由 L_4~S_3 的脊神经前支组成,在腘窝上角附近分为胫神经和腓总神经,支配大腿后侧和小腿肌群,并传递小腿与足部的皮肤感觉。

坐骨神经痛有原发性和继发性两类,原发性坐骨神经痛也称为坐骨神经炎,为感染或中毒等原因损害坐骨神经引起。继发性者临床更为多见,是因坐骨神经通路受病变的压迫或刺激所致。根据发病部位可分为根性、丛性和干性。根性坐骨神经痛病变主要在椎管内及脊椎,如腰椎间盘突出、椎管内肿瘤、脊椎骨结核与骨肿瘤,腰椎黄韧带肥厚、粘连性脊髓蛛网膜炎等;丛性、干性坐骨神经痛的病变主要在椎管外,常为腰骶神经丛及神经干邻近组织病变,如骶髂关节炎、盆腔疾病(肿瘤、子宫附件炎)、妊娠子宫压迫、臀部药物注射位置不当及梨状肌病变造成的坐骨神经卡压等。

临床表现:①青壮年男性多见,急性或亚急性起病。②沿坐骨神经走行区的疼痛,自腰部、臀部向大腿后侧、小腿后外侧和足部放射,呈持续性钝痛并阵发性加剧,也有呈刀割样或烧灼样疼痛者,夜间疼痛加剧。③患者为减轻疼痛,常采取特殊姿势:卧位时卧向健侧,患侧下肢屈曲;平卧位欲坐起时先使患侧下肢屈曲;坐下时以健侧臀部着力;站立时腰部屈曲,患侧屈髋屈膝,足尖着地;俯身拾物时,先屈曲患侧膝关节。以上动作均是为避免坐骨神经受牵拉而诱发疼痛加重所采取的强迫姿势。④直腿抬高试验(Lasègue 征)阳性。⑤根性坐骨神经痛以腰骶部疼痛明显,在咳嗽、打喷嚏和排便用力等产生 Valsalva 动作的状态时疼痛加重。在 L_4、L_5 棘突旁有明显压痛,于坐骨神经干走行区的臀点、股后点、腓点及踝点可有轻压痛;丛性坐骨神经痛以骶部疼痛明显,疼痛除沿坐骨神经放射外,还可放射至股前及会阴部,于坐骨神经干走行区各点压痛明显;干性坐骨神经痛以臀部以下疼痛为特点,沿坐骨神经干走行区各点压痛明显。⑥神经系统检查可有轻微体征,如患侧臀肌松弛、小腿轻度肌萎缩,踝反射减弱或消失。小腿外侧与足背外侧可有轻微感觉减退。辅助检查的主要目的是寻找病因,包括腰骶部 X 线、腰部脊柱 CT、MRI 等影像学检查;脑脊液常规、生化及动力学检查;肌电图与神经传导速度测定等。

坐骨神经痛的诊断根据疼痛的分布区域、加重的诱因、减痛的姿势、压痛部位、Lasègue 征阳性及踝反射改变一般无困难,同时应注意区分是神经根还是神经干受损。诊断中的重点是明确病因,应详细询问病史,全面进行体格检查,注意体内是否存在感染病灶,重点检查脊柱、骶髂关节、髋关节及盆腔内组织的情况,针对性地进行有关辅助检查。鉴别诊断主要区别局部软组织病变引起的腰、臀及下肢疼痛,如腰肌劳损、急性肌纤维组织炎、髋关节病变引起的局部疼痛。

治疗首先应针对病因。如局部占位病变者,应尽早手术治疗。结核感染患者需抗结核治疗,引起腰椎间盘突出者大多数经非手术治疗可获缓解。对症处理包括以下几种:①卧硬板床休息;②应用消炎止痛药物,如布洛芬;③B 族维生素;④局部封闭;⑤局部理疗可用于肺结核、肿瘤的患者;⑥在无禁忌的前提下可短期口服或静脉应用糖皮质激素治疗。

二、多发性神经病

(一)定义

多发性神经病曾称作末梢神经炎,是由不同病因引起的,以四肢末端对称性感觉、运动和自主神经功能障碍为主要表现的临床综合征。

(二)病因及病理

引起本病的病因都是全身性的。

1.代谢障碍与营养缺乏

糖尿病、尿毒症、血卟啉病、淀粉样变性等疾病由于代谢产物在体内的异常蓄积或神经滋养血管受损均可引起神经功能障碍;妊娠、慢性胃肠道疾病或胃肠切除术后,长期酗酒、营养不良等均可因维持神经功能所需的营养物质缺乏而致病。

2.各类毒物中毒

(1)药物:呋喃唑酮、呋喃西林、异烟肼、乙胺丁醇、甲硝唑、氯霉素、链霉素、胺碘酮、甲巯咪唑、丙米嗪、长春新碱、顺铂等。

(2)工业毒物:丙烯酰胺、四氯化碳、三氯乙烯、二硫化碳、正己烷、有机磷和有机氯农药、砷制剂、菊酯类农药等。

(3)重金属:铅、汞、铊、铂、锑等。

(4)生物毒素:白喉、伤寒、钩端螺旋体病等。

3.遗传性疾病

遗传性疾病有遗传性运动感觉性神经病(hereditary motor sensory neuropathy,HMSN)、遗传性共济失调性多发性神经病(Refsum病)、遗传性淀粉样变性神经病、异染色性脑白质营养不良等。

4.结缔组织病

结缔组织病有在系统性红斑狼疮、结节性多动脉炎、类风湿关节炎、硬皮病和结节病,多发性神经病是疾病表现的组成部分,多因血管炎而致病。

5.其他

恶性肿瘤、麻风病、莱姆病与POEMS综合征等出现多发性神经病的机制与致病因子引起自身免疫反应有关。

病理改变无病因特异性,主要为轴突变性与节段性脱髓鞘,以轴突变性更为多见。通常轴突变性从远端开始,向近端发展,即逆死或称为远端轴突病。

(三)临床表现

多发性神经病可发生于任何年龄。由于病因不同,起病可表现为急性和慢性过程,部分患者呈缓解-复发的病程。常在数周至数月达到高峰。主要症状、体征如下。

1.感觉障碍

感觉障碍为肢体远端对称性感觉异常和深浅感觉缺失,呈手套袜子形分布。感觉异常可表现为刺痛、灼痛、蚁行感、麻木感等,常有感觉过敏。

2.运动障碍

肢体远端不同程度肌力减弱,呈对称性分布,肌张力减低。病程长者可有肌肉萎缩,常发生于骨间肌、蚓状肌、鱼际肌和小鱼际肌、胫前肌和腓骨肌。可有垂腕、垂足和跨阈步态。

3.腱反射减低或消失

以踝反射明显且较膝反射减低出现更早。上肢的桡骨膜、肱二头肌、肱三头肌反射也可减低或消失。

4.自主神经功能障碍

肢体远端皮肤变薄、干燥、苍白或发绀,皮温低。

由于病因不同,临床表现也略有不同,后面将分述部分常见的多发性神经病。

(四)辅助检查

1.电生理检查

肌电图与神经传导速度测定可鉴别神经源性损害与肌源性损害,鉴别轴突病变与节段性脱髓鞘,也可用于疗效观察及随访。轴突变性主要表现为运动诱发波幅的降低和失神经支配肌电图表现,脱髓鞘则主要表现神经传导速度减慢。

2.血生化检测

重点注意检查血糖、尿素氮、肌酐、T_3、T_4、维生素 B_{12} 等代谢物质及激素水平。可疑毒物中毒者需做相应的毒理学测定。

3.免疫检查

对疑有自身免疫性疾病者可做自身抗体系列检查,疑有生物性致病因子感染者,应做病原体或相应抗体测定。

4.脑脊液常规与生化检查

检查结果显示大多正常,偶有蛋白增高。

5.神经活组织检查

疑为遗传性疾病者可行周围神经活组织检查,可提供重要的诊断证据。

(五)诊断与鉴别诊断

根据四肢远端对称性运动、感觉和自主神经功能障碍可诊断。但应进一步寻找病因,这主要依靠详细的病史、病程特点、伴随症状和辅助检查结果。亚急性联合变性的发病早期表现与本病相似,应注意鉴别。该病的早期症状为四肢末端对称性感觉异常,如刺痛、麻木、烧灼感,感觉减退呈手套袜子形分布,随病情进展逐渐出现双下肢软弱无力,步态不稳,双手动作笨拙等。早期巴宾斯基征可为阴性,随病情进展转为阳性。深感觉性共济失调是其临床特点之一。肌张力增高、腱反射亢进、锥体束征阳性及深感觉性共济失调是区别于多发性神经病的主要鉴别点。

(六)治疗

1.病因治疗

(1)中毒性多发性神经病治疗原则:应尽快停止与毒物的接触,补液、应用解毒剂,促进体内毒物的清除;药物引起者应停药,异烟肼引起者如神经病变不重,可在应用大量维生素 B_6 治疗时继续使用。重金属砷中毒可应用二巯丙醇 3 mg/kg,肌内注射,4~6 小时 1 次,2 天后改为 2 次/天,连用 10 天;铅中毒用二巯丁二钠 1 g/d,加入 5% 葡萄糖液 500 mL 静脉滴注,5~7 天为 1 个疗程,可重复 2~3 个疗程;也可用依地酸钙钠 1 g/d,稀释后静脉滴注,3~4 天为 1 个疗程,停 2 天后重复应用,一般可用 3~4 个疗程。

(2)营养缺乏与代谢性多发性神经病治疗原则:积极治疗原发病,糖尿病应严格控制血糖;尿毒症可血液透析或肾移植;黏液性水肿用甲状腺素有效;肿瘤所致者可用手术、化学治疗(简称化疗)、放疗等手段治疗;麻风性神经病可用砜类药物治疗;与自身免疫性疾病相关者需采用激素、免疫球蛋白治疗或血浆置换疗法。

2.药物治疗

(1)糖皮质激素:泼尼松 10 mg,3 次/天口服;地塞米松 0.75 mg,3 次/天口服,7 天后逐渐减量,1 个月为 1 个疗程。重症患者也可用地塞米松 10～20 mg/d,静脉滴注,连续 2 周后改为口服。

(2)B 族维生素药物及其他营养神经药物:补充水溶性维生素如维生素 B_1、甲钴胺或氰钴胺、维生素 B_6,适用于 B 族维生素缺乏及大部分原因引起的周围神经病,重症患者可合用辅酶 A、ATP 及神经生长因子等。

3.一般治疗

急性期应卧床休息;加强营养,调节饮食,多摄入富含维生素的蔬菜、水果、奶类、豆制品等;疼痛明显者可用各种止痛剂,严重者可用卡马西平或苯妥英钠;对重症患者须加强护理,四肢瘫痪的患者应定期翻身,维持肢体的功能位,预防瘫痪肢体的挛缩和畸形;恢复期可增加理疗、康复训练及针灸等综合治疗手段。

(七)几种常见多发性神经病的临床表现

1.糖尿病性周围神经病(diabetic neuropathy,DNP)

DNP 是糖尿病的代谢障碍导致的周围神经病,此组病变是糖尿病最常见和最复杂的并发症。超过 50% 的糖尿病患者有糖尿病神经病变,最常见的是慢性感觉运动性的对称性 DNP 和糖尿病自主神经病变。以下主要介绍慢性感觉运动性的对称性糖尿病周围神经病变。

(1)临床分类:美国糖尿病学会(ADA)推荐将糖尿病神经病变分为以下几类。

全身对称性多发神经病变。①急性感觉性神经病变:少见,主要见于急性并发症(如酮症酸中毒)或血糖急剧波动时,在胰岛素治疗时因血糖变化过大引起的特殊情况称为胰岛素性神经病变。急性感觉性神经病变的特点是症状严重,但往往无阳性的客观检查指标和体征。②慢性感觉运动性 DNP:是糖尿病神经病变最常见类型。常见症状有烧灼样疼痛、电击或刀刺疼、麻木、感觉过敏和深部肌肉痛等,以下肢多见,夜间加剧。

局灶或多局灶神经病变:或称为单神经病变,主要累及正中神经、尺神经、桡神经和第Ⅲ、Ⅳ、Ⅵ、Ⅶ对脑神经。病因为微小血管梗死,大多数会在数月后自愈。

糖尿病自主神经病变:常见症状有静息时心动过速、运动耐受降低、直立性低血压、性功能低下、低血糖时缺乏自主神经反应等,有较高的致死率。

(2)病因及发病机制如下。

微血管病变学说:血糖过高及代谢障碍可能导致神经小动脉内膜及毛细血管基底膜增厚,血管内皮细胞增生。管壁内脂肪和多糖类沉积使管腔狭窄,血液黏滞度增高使血管易被纤维蛋白与血小板聚集堵塞,引起神经纤维缺血、营养障碍及神经变性等。

生化和代谢异常学说:①糖尿病患者体内持续高血糖抑制钠依赖性肌醇转运,使神经组织磷脂酰肌醇和神经磷酸肌醇代谢紊乱,磷酸肌醇减少,Na^+-K^+-ATP酶活性降低,引起轴索变性、运动神经传导速度减慢;②在胰岛素不足的情况下,葡萄糖在醛糖还原酶作用下转化为山梨醇和果糖,神经组织内山梨醇、果糖含量增高和大量沉积,使细胞内渗透压增高,导致神经节段性脱髓鞘;③施万细胞髓鞘蛋白合成障碍,轴索内逆向转运减少导致周围神经远端轴索变性。

(3)临床表现:本病表现为感觉、运动、自主神经功能障碍,通常感觉障碍较突出,如出现四肢末端自发性疼痛呈隐痛、刺痛、灼痛,可伴有麻木、蚁行感,夜间症状更重,影响睡眠。症状以下肢更多见。也可出现肢体远端对称性感觉消失、营养不良性足跖溃疡、沙尔科关节。肢体无力通常较轻。查体可有手套袜套样痛觉障碍,部分患者振动觉与关节位置觉消失。瞳孔和泪腺功能异常,瞳孔缩小及光反射减弱,瞳孔光反射潜伏期延长可作为糖尿病性自主神经病的早期诊断指标。发汗和血管反射异常,常见腰部以下少汗或无汗,足底皮肤干燥无汗,头部、躯干上部大汗淋漓,可出现胃肠蠕动减慢、恶心、呕吐、尿便失禁,以及阳痿、弛缓性膀胱,逼尿肌无力和残余尿增多易导致尿路感染。50%慢性 DNP 患者无症状,10%～20%的患者存在轻微的症状。诊断DNP 不能单凭一个简单的症状、体征,至少需要两项不正常表现(症状、体征、神经传导异常、感觉和自主神经的定量检查异常)。

(4)治疗方法如下。

控制血糖:用胰岛素严格控制血糖可以延迟发生糖尿病神经病变,但过量应用胰岛素可引起反复低血糖及痛性神经病。近年来研究发现,长期慢性高血糖的患者,当血糖戏剧性下降且伴有糖化血红蛋白突然降低时,患者会出现糖尿病神经病变,或原有症状加重,应该寻找最佳的血糖控制速度,在合理的时间窗内以适当的速度降低糖化血红蛋白。

病因治疗。①营养神经药物:甲钴胺是蛋氨酸合成酶辅酶,促进细胞内核酸、蛋白和脂质的合成,从而修复受损的神经组织,并促进髓鞘形成和轴突再生,临床证实可改善 DNP 的症状。轻者可口服,每次 500 mg,3 次/天;重者肌内注射,500 μg/d,两周或更长为 1 个疗程。神经节苷脂是神经细胞膜正常组分,40 mg 肌内注射,每周注射 5 天,共 6 周。②改善神经血液微循环药物:前列腺素 E_1 及其类似物可增加神经内膜血流,如前列地尔 10 μg 静脉注射,2 次/天,10 天为1 个疗程。血管紧张素转换酶抑制剂和钙通道阻滞剂等可增加神经血流量及神经内毛细血管密度,改善神经缺血、缺氧。阿司匹林、噻氯匹定等具有抗血小板聚集及血管扩张作用。③抗氧化药物:α-硫辛酸可增加周围神经血流量,改善血供;清除自由基,减少自由基对神经损伤;减少山梨醇,避免神经纤维水肿、坏死;促进神经元生长,减少神经功能病变。④中药:很多具有抗凝、扩血管、降低血小板黏附性作用的活血化瘀类中药,如川芎嗪、复方丹参、葛根素、刺五加等。

疼痛治疗。①抗惊厥药物:主要有苯妥英和卡马西平,但疗效不理想。目前广泛应用的是加巴喷丁,需注意不良反应的发生。拉莫三嗪是谷氨酸受体阻滞剂,起始剂量为 25 mg/d,逐渐加至最大维持剂量 400 mg/d,可有效改善 DNP 的症状,且不良反应少,安全性好。②三环类抗抑郁药:如丙米嗪、阿米替林通常有效,常规剂量 50～150 mg/d,但可加重直立性低血压;5-羟色胺再摄取抑制剂舍曲林、氟西汀等耐受性较好。

预防糖尿病性神经病并发症糖尿病足给予足部护理,感觉缺失的患者应注意保护,以防发生足部无痛性溃疡。

2.尿毒症性多发性神经病

尿毒症性多发性神经病是慢性肾衰竭最常见并发症。病因尚不清楚,可能与甲基胍嘧啶、肌醇等毒素聚集有关。表现为无痛性、进展性和对称性感觉运动麻痹,通常先累及下肢,然后累及上肢。有些患者最初出现足部烧灼样感觉障碍或下肢蚁走感、瘙痒感,症状在夜间加重,活动时减轻,颇似不安腿综合征。病情继续进展则出现双下肢麻木、感觉缺失、肌力减弱,严重者可有四肢远端肌肉萎缩。神经病变通常在数月内缓慢进展,偶可为亚急性。经长期血液透析后,神经病变的症状和体征可趋于稳定,但仍有少数患者病情进展加快。患者成功接受肾脏移植后,通常经 6～12 个月周围神经功能可望得到完全恢复。

3.营养缺乏性多发性神经病

消化系统疾病引起的吸收功能障碍、长期酗酒、剧烈的妊娠呕吐、慢性消耗性疾病、甲状腺功能亢进症等导致营养缺乏，主要是维生素 B_1 的缺乏。表现为两腿沉重感、腓肠肌压痛或痛性痉挛。可有双足踝部刺痛、灼痛及蚁行感，呈袜套样改变。病情进展可出现小腿肌肉无力，表现为垂足，行走时呈跨阈步态。腱反射早期亢进，后期减弱或消失。

乙醇营养障碍性神经病是长期大量酗酒导致营养障碍，引起慢性对称性感觉运动性多发性神经病。与 B 族维生素尤其是维生素 B_1 的缺乏有关。慢性乙醇中毒患者起病缓慢，症状及体征下肢较上肢重，以感觉障碍为主，深感觉常常受累，表现为双足踝部灼痛、刺痛及蚁行感，呈袜套样改变，部分患者腓肠肌压痛较明显，下肢位置觉、振动觉减退或消失，出现走路踩棉花感和共济失调等。传导深感觉的神经纤维对慢性乙醇毒性较敏感，其受累引起的振动觉的改变可出现在没有临床症状的长期饮酒的人群中。运动神经受累较晚，表现为下肢末端无力，腱反射减弱或消失，跟腱反射改变比膝反射早，病变严重者可有肌萎缩。偶有患者出现脑神经受损，如动眼、外展及前庭神经损害，也可有自主神经调节功能异常。电生理检查，运动神经传导速度（MCV）、感觉神经传导速度（SCV）可有不同程度减慢。本病应于戒酒同时补充大剂量 B 族维生素，症状及体征可有缓解。

4.呋喃类药物中毒

常见的呋喃类药物有呋喃唑酮、呋喃妥因等。肾功能障碍者可因血药浓度增高而发病。症状常在用药后 5～14 天出现，首先表现为肢体远端感觉异常、感觉减退和肢端疼痛。肢端皮肤多汗，可有色素沉着。肌肉无力与肌萎缩相对轻微。应用此类药物时应密切观察周围神经症状。尤应注意不可超过正常剂量及长时间使用此类药物。

5.异烟肼中毒

本病多发生于长期服用异烟肼的患者。临床表现以双下肢远端感觉异常和感觉缺失为主，可有肌力减弱与腱反射消失。其发病机制与异烟肼干扰维生素 B_6 的正常代谢有关。病情严重者应停药，服用维生素 B_6。异烟肼引起者如神经病变不重，可在应用维生素 B_6 治疗时继续服用异烟肼。

6.正己烷中毒性周围神经病

正己烷是一种常用工业有机溶剂，用于工业粘胶配制、油脂萃取、制鞋等多个行业。作业人员长期接触低浓度正己烷且缺乏有效地防护可诱发正己烷中毒性周围神经病。其发病机制可能与轴索骨架蛋白、能量代谢障碍及神经生长因子信号转导通路等有关。

本病潜伏期 8 个月，接触程度高时潜伏期较短。前驱症状有头痛、头昏、食欲缺乏、体重减轻等，然后四肢远端缓慢出现上行性的感觉障碍和运动障碍，表现为四肢末端麻木、触电样、蚁走样或"胀大变厚"感，肢体远端痛、触觉减弱或消失、音叉振动觉减弱或消失。多数患者出现肌腱反射减弱或消失，跟腱反射异常出现最早。肌力减退多见于下肢，患者行走呈跨阈步态。可以出现肌萎缩，以鱼际肌和掌骨间肌萎缩最常见，部分患者伴小腿及前臂肌群萎缩。可伴有自主神经功能障碍，如心率增快和手足湿冷等。偶有患者出现眼底异常和视力障碍。神经肌电图检查即可显示神经源性损害，潜伏期减慢、波幅下降、MCV 及 SCV 减慢，可呈典型失神经支配现象，表明损伤主要在轴索。病理检查也发现损害以轴索肿胀和轴索变性为特征。

正己烷在体内主要代谢产物之一为 2,5-己二酮，其尿中浓度只反映人体近期接触正己烷的程度，不能作为慢性正己烷中毒的诊断依据。慢性正己烷中毒的诊断应结合接触史、临床表现和神经肌电图结果。治疗应用 B 族维生素、神经生长因子,辅以理疗和四肢运动功能锻炼等,多数患者可以痊愈。部分患者脱离接触后 3～4 个月病情仍继续恶化,然后进入恢复。该病病程长达数月或 1 年以上。

7.POEMS 综合征

POEMS 综合征是一组以多发性周围神经病和单克隆浆细胞增生为主要表现的临床综合征。病名由 5 种常见临床表现的英文字头组成,即多发性神经病、脏器肿大、内分泌病、M 蛋白和皮肤损害。多中年以后起病,男性较多见。起病隐袭、进展慢。依照症状、体征出现频率可有下列表现:①慢性进行性感觉运动性多神经病,脑脊液蛋白含量增高。②皮肤改变:因色素沉着变黑,并有皮肤增厚与多毛。③内分泌改变:男性出现阳痿、女性化乳房,女性出现闭经、痛性乳房增大和溢乳,可合并糖尿病。④内脏肿大:肝、脾大,周围淋巴结肿大。⑤水肿:视盘水肿;胸腔积液、腹水、下肢指凹性水肿。⑥异常球蛋白血症:血白蛋白电泳出现 M 蛋白,尿检可有本周蛋白。⑦骨骼改变:可在脊柱、骨盆、肋骨及肢体近端发现骨硬化性改变,为本病影像学特征,也可有溶骨性病变,骨髓检查可见浆细胞增多或骨髓瘤。⑧低热、多汗、杵状指。治疗用皮质激素、免疫抑制剂,近期对水肿、内脏肿大、内分泌改变等效果较好,但周围神经损害改善不明显,骨髓瘤的化疗＋放疗、手术切除,各症状可有所改善。

(朱言芳)

第二节　脑神经疾病

一、面神经炎

面神经炎也称特发性面神经麻痹或 Bell 麻痹,是最常见面神经疾病,可能因茎乳孔内面神经非特异性炎症导致周围性面瘫。年发病率 23/10 万,男女发病率相近,任何年龄均可发病,无明显季节性。

(一)病因及病理

面神经炎病因未完全阐明。骨性面神经管仅能容纳面神经通过,面神经一旦发生缺血、水肿,必然导致面神经受压。诱发因素可为风寒、病毒感染(单纯疱疹病毒、水痘带状疱疹病毒、巨细胞病毒、EB 病毒、腮腺炎病毒与人类疱疹病毒 6)及自主神经功能不稳,局部神经营养血管痉挛导致神经缺血水肿,也可为吉兰-巴雷综合征体征之一。单侧的、临床的、免疫学的、血清学的和组织病理学的发现通常提示在膝状神经节内的单纯疱疹病毒(HSV)的再活化是面神经炎的主要病因。Burgess 等在一例 Bell 麻痹发病6周后死亡老年男性膝状神经节鉴定出 HSV 染色体组,Murakami 等在 14 例 Bell 麻痹患者神经减压术时,抽取面神经的神经内膜液,用聚合酶链反应(PCR)扩增病毒基因组序列,11 例患者面神经及膝状神经节鉴定出 HSV-I 抗原,并在小鼠耳和舌上接种 HSV 产生面瘫。因此,有的学者建议,特发性面神经麻痹应称为单纯疱疹性面神经麻痹或疱疹性面神经麻痹。

有学者发现女性妊娠 7～9 个月时,特别是产前、产后 2 周发病率可增加3倍,有些面神经麻痹女性患者每次妊娠都可复发,但许多学者未发现妊娠的影响。也有学者认为,糖尿病和高血压患者可能较正常人群易感。

目前资料显示,面神经炎早期病理改变为神经水肿和脱髓鞘,严重者可出现轴索变性。

(二)临床表现

(1)本病通常急性起病,约半数病例面神经麻痹在 48 小时内达到严重程度,所有病例 5 天内达到高峰。部分患者麻痹前 1～2 天患侧耳后持续疼痛和乳突部压痛,主要表现患侧面部表情肌瘫痪,额纹消失,不能皱额蹙眉,眼裂不能闭合或闭合不全,闭眼时眼球向上外方转动,显露白色巩膜,称为 Bell 征;鼻唇沟变浅、口角下垂,露齿时口角偏向健侧,口轮匝肌瘫痪,鼓气或吹口哨漏气,颊肌瘫痪,食物滞留于患侧齿颊间;少数患者出现三叉神经 1～2 个分支感觉减退。多为单侧性,双侧多见于吉兰-巴雷综合征。

(2)鼓索以上面神经病变出现同侧舌前 2/3 味觉丧失;发出镫骨肌支以上受损时出现同侧舌前 2/3 味觉丧失和听觉过敏;膝状神经节病变除周围性面瘫、舌前 2/3 味觉障碍和听觉过敏,可有患侧乳突部疼痛、耳郭和外耳道感觉减退、外耳道或鼓膜疱疹等,称 Hunt 综合征。

(三)诊断及鉴别诊断

1.诊断

根据急性起病周围性面瘫,伴舌前 2/3 味觉障碍、听觉过敏、耳郭及外耳道感觉减退、患侧乳突部疼痛等。

2.鉴别诊断

面神经炎须注意与下列疾病鉴别。

(1)吉兰-巴雷综合征:多为双侧性周围性面瘫,伴四肢对称性弛缓性瘫,脑脊液(CSF)蛋白-细胞分离等。

(2)耳源性面神经麻痹:常继发于中耳炎、迷路炎及乳突炎等,或由腮腺炎、颌面部肿瘤、下颌化脓性淋巴结炎等引起,常有明确原发病史及症状。

(3)莱姆病:常见单侧或双侧面神经麻痹,但可累及其他脑神经。

(4)颅后窝肿瘤或脑膜炎:周围性面瘫多起病缓慢,有原发病史及其他脑神经受损表现。

(5)面神经炎周围性面瘫须与核上(中枢)性面瘫鉴别,核上性面瘫额肌和眼轮匝肌不受累或较轻,可有情感性和自主性面部运动分离,常伴肢体瘫或失语(主侧半球病变),皮质侧裂周围区发育畸形也可见双侧面瘫和咽部麻痹,见于假性延髓性麻痹。

(四)辅助检查

脑脊液检查单个核细胞(MNC)可轻度增加。增强 MRI 可显示 Bell 麻痹的面神经。肌电图检查可有效鉴别暂时神经传导障碍与病理阻断,如 10 天后出现去神经支配证据,可预测恢复过程时间较长(平均 3 个月)。神经开始恢复常需 2 年或更长时间,且常不完全。

(五)治疗

治疗原则是改善局部血液循环,减轻面神经水肿,缓解神经受压,促进神经功能恢复。

(1)急性期尽早应用皮质类固醇,如地塞米松 10～20 mg/d,7～10 天为 1 个疗程;或泼尼松 1 mg/(kg·d),顿服或分 2 次口服,连续 5 天,以后 7～10 天逐渐减量。

(2)Hunt 综合征可口服阿昔洛韦 5 mg/kg,每天 5～6 次,连服 7～10 天。

(3)B 族维生素可促进神经髓鞘恢复,维生素 B_1 100 mg、维生素 B_{12} 500 μg,肌内注射。

(4)巴氯芬可减低肌张力,改善局部循环,从小剂量 5 mg 开始口服,每天2～3 次,逐渐增量至 30～40 mg/d。个别患者不能耐受恶心、呕吐和嗜睡等不良反应。

（5）急性期在茎乳孔附近可行超短波透热疗法、红外线照射或局部热敷等，以改善局部循环，消除神经水肿。恢复期可用碘离子透入疗法、针刺或电针治疗等。

（6）患侧面肌稍能活动，应尽早开始功能训练和康复治疗，对着镜子皱眉、举额、闭眼、露齿、鼓腮和吹口哨等，每天数次，每次 10～15 分钟，辅以面肌按摩。

（7）手术疗法适用于 Bell 麻痹 2 年未恢复者，可行面神经-副神经、面神经-舌下神经或面神经-膈神经吻合术，疗效尚难肯定，只适宜严重病例，严重面瘫患者可做整容手术。

（8）患者不能闭眼、瞬目使角膜长期暴露，易发生感染，可戴眼罩防护，用左氧氟沙星眼药水及重组牛碱性成纤维细胞生长因子（贝复舒）滴眼剂等预防感染和保护眼角膜。

二、三叉神经痛

三叉神经痛是原因不明的三叉神经分布区短暂反复发作性剧痛，又称特发性三叉神经痛，Cushing 称为痛性抽搐。根据病因可分为特发性和继发性，继发性病因包括桥小脑角肿瘤，胆脂瘤、听神经瘤、脑膜瘤和动脉瘤等多见，以及三叉神经节肿瘤、脊索瘤、垂体瘤长入麦氏囊、颅底恶性肿瘤（如鼻咽癌、其他转移癌）、血管畸形、蛛网膜炎和多发性硬化等。古代的人们就认识这种疾病，Arateus 在公元前 1 世纪，以后 Lock、Andre、Fothergill 等曾分别描述此病。年发病率为 4.3/10 万，女性高于男性（3∶2），成年及老年人多见，40 岁以上患病占 70%～80%；特发性发病年龄为 52～58 岁，症状性发病年龄为 30～35 岁。

（一）病因及发病机制

本病病因和发病机制尚不清楚，根据临床观察及动物实验认为有两种病因。

1.中枢性病因

Penfield 等认为，三叉神经痛是周围性痫样放电，为一种感觉性癫痫样发作，发放部位可能在三叉神经脊束核。也有认为病因可能在脑干，轻微刺激面部触发点，刺激可在脑干内迅速"叠加"，引起一次疼痛发作。本病突然发作、持续时间短、有触发点、抗癫痫药治疗有效、疼痛发作时在中脑可记录到局灶性痫样放电等特征，均支持中枢性病因设想。但尚不能解释许多临床现象，如大多数病例仅单侧疼痛，疼痛发作仅局限于一支或两支范围长期不发展，脑干病变（如肿瘤等）并不产生三叉神经痛，长期发作而无神经体征等。

2.周围性病因

周围性病因是指半月神经节到脑桥间后根部分病变。1920 年 Cushing 发现肿瘤压迫后根产生三叉神经痛，后来许多神经外科医师手术时发现各种压迫性病因，如胆脂瘤、脑膜瘤、听神经瘤、血管畸形、患侧岩嵴较高、蛛网膜炎及血管等均可促发三叉神经痛。Jennetta 提出，90% 以上此病患者在三叉神经脑桥入口处有扭曲血管压迫三叉神经根，引起局部脱髓鞘。85% 的压迫血管为动脉，如小脑上动脉、小脑前下动脉等，少数为静脉或动脉与静脉共同受压。Gardner 等推测脱髓鞘局部可能产生异位冲动，相邻纤维间产生短路或伪突触形成和传递，轻微触觉刺激通过"短路"传入中枢，中枢传出冲动亦通过"短路"传入，如此很快叠加导致三叉神经痛发作。近年来三叉神经血管减压术获得良好效果，使人们普遍接受周围性病因理论。Kerr 认为，中枢性与周围性因素并存，病变在周围部，发病机制在中枢部。

（二）病理

以往认为特发性三叉神经痛无特殊病理改变，近年来开展三叉神经感觉根切断术，活检发现神经节细胞消失、炎性细胞浸润、神经纤维脱髓鞘或髓鞘增厚、轴突变细或消失等，部分患者发现颅后窝小异常血管团压迫三叉神经根或延髓外侧面,手术解除压迫可缓解或治愈。病理变化表现节细胞轴突有不规则球状茎块,是髓鞘不正常染色形成,常沿神经束分布,发生在相邻束上。受损髓鞘明显增厚,失去原有层次结构,外层神经鞘膜破裂,髓鞘自破裂口挤出,有的碎裂成椭圆形颗粒,甚至呈粉末状;轴突扭曲不规则,节段性断裂或完全消失,轴浆改变可见 Ranvier 结附近集结大量线粒体。无髓鞘纤维也退行性变,但神经鞘膜细胞外层保持正常,神经节细胞附近卫星细胞胞质内常有空泡出现。

(三)临床表现

1.一般表现

三叉神经痛高龄患者较为常见,女多于男。

本病通常限于一或两支分布区,第2、3支多见。发作多为一侧性,仅少数(5%以下)为双侧性,先从一侧开始。疼痛多自上颌支或下颌支开始,以后可扩散为两支,眼支起病少见,两支同时发病以2、3支常见,3支同时受累罕见。下颌支受累最多(约60%),多由下颌犬齿部开始,向后上放射至耳深部或下颌关节处,少数可呈相反方向放射,局限于下颌支范围内;上颌支次之(约30%),由鼻孔处开始,放射至眼眶内、外缘,有时扩散至眼支区产生眼部疼痛。

2.发作特点

(1)常无预兆,骤然发生,突然停止,每次发作数秒至1~2分钟,面颊、上下颌及舌部最明显,口角、鼻翼、颊部和舌部为敏感区,轻触可诱发。

(2)患者常述剧烈电击样、针刺样、刀割样或撕裂样疼痛,发作时常以手掌或毛巾紧按患侧面部或用力擦面部减轻疼痛,极少数病例发作前或发作时伴咀嚼动作,严重者伴偏侧面肌痉挛。

(3)通常早期发作次数较少,间歇期较长,可数天一次,以后发作逐渐频繁,甚至数分钟发作一次,终日不止。

(4)病程可呈周期性,发作期可为数天、数周或数月不等,缓解期如常人,可达数年,少数仍有烧灼感,夜间发作较轻或停止,严重者昼夜发作,夜不成寐或睡后痛醒;病程愈长,通常发作愈频繁愈重,很少自愈;部分病例发作周期似与气候有关,春、冬季易发病。

(5)可有扳机点或触发点,上下唇、鼻翼、口角、门齿或犬齿、齿根、颊和舌等部位特别敏感,稍触及即可诱发疼痛,刺激上唇外1/3、鼻翼、上门齿和颊部等扳机点可诱发上颌支发作,饮冷或热水、擤鼻涕、刷牙、洗脸和剃须等可诱发,严重影响患者生活,患者常不敢进食、大声说话或洗脸等;咀嚼、呵欠、讲话、冷或热水刺激下犬齿可诱发下颌支发作,皮肤扳机点较少诱发;可合并舌咽神经痛,发作时间数秒至1~2分钟。

(6)有时伴面部发红、皮温增高、结膜充血、流泪、唾液分泌增多、鼻黏膜充血及流涕等。

3.神经系统检查

一般无阳性体征,患者因恐惧疼痛发作而不敢洗脸、剃须、刷牙和进食,表现面部、口腔卫生很差,全身营养不良,面色憔悴,精神抑郁及情绪低落等。慢性患者可发生面部营养障碍,如局部皮肤粗糙、眉毛脱落、角膜水肿混浊、麻痹性角膜炎、虹膜脱出及白内障、咬肌萎缩等,局部触痛觉轻度减退,封闭治疗者面部感觉可减退。

4.前三叉神经痛

前三叉神经痛偶发,最终注定要发展为三叉神经痛的患者可能有牙痛或鼻窦炎特点的前驱性疼痛,持续长达数小时。疼痛可被下颌运动、饮冷或热饮料所诱发,然后在数天甚至数年后在同一区域发生典型的三叉神经痛。

(四)诊断及鉴别诊断

1.诊断

典型特发性三叉神经痛诊断根据疼痛发作部位、性质、面部扳机点及神经系统无阳性体征等,多数病例卡马西平或苯妥英钠治疗有效,有助于确诊。

2.鉴别诊断

本病须注意与以下疾病鉴别。

(1)继发性三叉神经痛:发作特点与特发性相似,发病年龄较小,表现三叉神经麻痹如面部感觉减退、角膜反射迟钝等,伴持续性疼痛;常合并其他脑神经麻痹,可因多发性硬化、延髓空洞症、原发性或转移性颅底肿瘤所致。

(2)牙痛:牙痛一般呈持续钝痛,局限于牙龈部,进食冷、热食物加剧。X线检查可发现龋齿等牙病、埋伏牙及肿瘤等,有的患者拔牙后仍然疼痛才确诊。

(3)舌咽神经痛:较少见,常见于年轻妇女,性质与三叉神经痛相似,每次持续数秒至1分钟,位于扁桃体、舌根、咽及耳道深部,吞咽、讲话、打呵欠和咳嗽等常可诱发。咽喉、舌根和扁桃体窝可有触发点,用4%可卡因、1%丁卡因等喷涂,如能止痛可确诊。

(4)蝶腭神经痛:较少见,疼痛呈剧烈烧灼样、刀割样或钻样,位于鼻根后方、颧部、上颌、上腭及牙龈部,常累及同侧眼眶,疼痛向额、颞、枕和耳部等处放射,可伴患侧鼻黏膜充血、鼻塞、流泪。每天发作数次至数十次,每次持续数分钟至数小时,无扳机点。蝶腭神经节封闭有效。

(5)三叉神经炎:可因流感、上颌窦炎、额窦炎、下颌骨髓炎、伤寒、疟疾、糖尿病、痛风、乙醇中毒、铅中毒、食物中毒等引起,疼痛呈持续性,压迫可加剧,三叉神经区可有感觉减退或过敏,可伴运动支功能障碍。

(6)鼻窦炎:局部持续钝痛,可有发热、流脓涕、白细胞计数增高和局部压痛等炎症表现,鼻腔检查及X线检查可确诊。

(7)非典型性面痛:见于抑郁症及人格障碍患者,疼痛部位模糊不定,深在、弥散和不易定位,常为双侧,无触痛点。情绪是唯一加重疼痛因素。

(8)颞下颌关节病:咀嚼时疼痛,颞下颌关节局部压痛明显。

(五)治疗

特发性三叉神经痛首选药物治疗,无效或失效时考虑其他疗法。继发性三叉神经痛应针对病因治疗。

1.药物治疗

(1)卡马西平:为首选药物,作用于网状结构-丘脑系统,抑制三叉神经脊束核-丘脑系统病理性多神经元反射,有效率70%～80%。首次剂量0.1 g,每天2次,每天增加0.1 g,至疼痛停止,最大剂量1.2 g/d;减轻后可试验逐渐减量,用最小有效维持量,通常为0.6～0.8 g/d。妊娠妇女忌用,不良反应有头晕、嗜睡、口干、恶心、消化不良及步态不稳等,多可消失,偶有皮疹、血白细胞计数一过性减少,停药后可恢复;出现共济失调、复视、再生障碍性贫血、肝功能损害、心绞痛及精神症状等,须立即停药。无效者与苯妥英钠合用可能有效。

(2)苯妥英钠:显著抑制突触传导或可提高痛阈,0.1 g口服,每天3次,无效时可每天加量0.05 g,数天后加至0.6 g/d,疗效达54%～70%。疗效不显著时可辅用氯普芬、苯巴比妥、氯氮䓬等。

(3)氯硝西泮:以上两药无效时可试用,6～8 mg/d口服,40%～50%的患者可完全控制发作,25％明显缓解。不良反应为嗜睡、步态不稳,老年患者偶见短暂精神错乱,停药后可消失。

(4)七叶莲:木通科野木瓜属,又名假荔枝,止痛效果约达 60％。0.4 g 口服,每天 3 次;或 2 mL 肌内注射,每天 1～2 次。可先用针剂,疼痛减轻后改用口服。无严重不良反应,少数患者口干、腹部不适、食欲减退、轻微头昏等,停药可恢复。与苯妥英钠、卡马西平合用可提高疗效。

(5)巴氯芬:可试用,有效率约 70％,其余 30％不能耐受不良反应。自 5 mg 开始,每天 2 次,用量达 20～30 mg/d。不良反应有恶心、呕吐和嗜睡等。

(6)大剂量维生素 B_{12}:1 000 μg,肌内注射,每周 2～3 次,4～8 周为 1 个疗程,部分患者可缓解,机制不清。无不良反应,偶有一过性头晕、全身瘙痒及复视等。复发时可给予以前的疗效剂量。可试用三叉神经分支注射,注射前先行普鲁卡因局部麻醉,眼支注射眶上神经,上颌支注射眶下神经,下颌支注射下颌神经,剂量 250 g。

(7)匹莫齐特:文献报道,48 例药物治疗无效的难治性三叉神经痛患者,用匹莫齐特治疗有效。通常第 1～4 天剂量 4 mg/d,第 5～9 天 6 mg/d,第 10～14 天 8 mg/d,第 14 天后 12 mg/d,均分 2 次口服。不良反应包括手颤、记忆力减退、睡眠中出现肢体不随意抖动等,出现率高达 83.3％,多发生于治疗后 4～6 周。

2.无水乙醇或甘油封闭疗法

其适合服药无效者,在神经分支或半月神经节注药阻断传导,无水乙醇注射疗效较短,甘油注射疗效较长,甘油是高黏度神经化学破坏剂,注射后逐渐破坏感觉神经细胞,数小时至数天方能止痛。不良反应为注射区感觉缺失。可采取以下方式:①周围支封闭,在眶下、眶上、上颌、下颌神经分支处局部麻醉,注入无水乙醇 0.3～0.5 mL,疗效期短(一般 1～6 个月),除眶上神经封闭现已少用。②半月神经节封闭,注射药物破坏节内感觉神经细胞,疗效较持久,但注射技术较难,CT 监视下注射可提高成功率。

3.经皮半月神经节射频电凝疗法

在 X 线或 CT 导向下将射频电极针经皮插入半月神经节,通电加热至 65～75 ℃,维持 1 分钟,选择性破坏半月节后无髓鞘痛温觉传导 A 和 C 细纤维,保留有髓鞘触觉传导 Aα、β 粗纤维,疗效达 90％以上;适于年老患者及系统疾病不能耐受手术患者;约 20％患者出现并发症,如面部感觉异常、角膜炎、咬肌无力、复视、带状疱疹等;长期随访复发率 21％～28％,重复应用有效。

三、面肌痉挛

(一)定义
面肌痉挛又称面肌抽搐,以一侧面肌阵发性不自主抽动为表现。

(二)病因
本病病因未明,导致面肌痉挛的异常神经冲动可能来自面神经通路的某个部位受到压迫而发生的水肿、脱髓鞘等改变,病变处纤维"短路"形成异常兴奋。部分患者在面神经近脑干部分受邻近血管的压迫,以小脑后下动脉和小脑前下动脉最多见。还可因为邻近面神经的肿瘤、颅内感染、血管瘤等累及面神经而引起。少数病例是面神经炎的后遗症。

(三)临床表现
本病在中年以后发病,女性多于男性。痉挛多是首先从一侧眼轮匝肌的阵发性抽搐开始,逐渐向口角、整个面肌扩展,重者眼轮匝肌抽动使睁眼困难。每次抽动数秒至数分钟。随病程延长,抽搐持续的时间逐渐延长,间歇期缩短。说话、进食或精神紧张、情绪激动可诱发症状加剧,入睡后抽搐停止。不经治疗很少自发缓解。神经系统检查,原发性者无阳性体征。但继发于肿瘤、炎症、血管瘤的多伴有其他神经症状和体征。

(四)辅助检查

肌电图于受累侧面肌可记录到同步阵发性高频率发放的动作电位。伴有其他神经系统受累表现者应做头部 X 线、CT 或 MRI 检查,以明确病因。与局部性痫性发作鉴别困难时应做脑电图检查。

(五)诊断与鉴别诊断

本病以单侧发作性面部表情的同步性痉挛为特点,神经系统检查无其他阳性体征,可诊断。但应除外以下疾病。

1.习惯性眼睑痉挛

习惯性眼睑痉挛为习惯性面肌抽动的一种表现形式,多见于儿童及青壮年,为短暂的眼睑或面部肌肉收缩,常为双侧,可由意志暂时控制。其发病与精神因素有关。脑电图、肌电图均正常,抽动时肌电图所见与正常的肌肉主动收缩波形一致。

2.局限性运动性癫痫

本病面肌抽搐幅度较大,多同时伴有颈部肌肉、上肢或偏身的抽搐。脑电图可有癫痫波发放,CT 或 MRI 检查可有阳性发现。

3.癔症性眼睑痉挛

本病常见于女性患者,多局限于双侧眼睑肌,下部面肌不受累。可伴有其他癔症症状,其发生、消失与暗示有关。

4.颅内肿瘤、炎症、血管瘤

本病伴有同侧面部感觉障碍、听力障碍、偏身或四肢肌力减低、锥体束征阳性等体征时,应考虑由颅内肿瘤、炎症、血管瘤等疾病所致。

(六)治疗

1.病因治疗

病因明确者应针对病因积极治疗。

2.药物治疗

(1)可用抗癫痫药、镇静药,如卡马西平 0.1 g,每天 2 次开始,渐增量至 0.2 g,每天 3 次,或苯妥英 0.1 g,每天 3 次,或地西泮 2.5 mg,每天 3 次。也可试用巴氯芬和加巴喷丁等口服。

(2)近年来发展的 A 型肉毒毒素,其作用机制是选择性作用于外周胆碱能神经末梢的突触前膜,抑制乙酰胆碱囊泡的量子性释放,使肌肉收缩力减弱,缓解肌肉痉挛,注射部位常为眼轮匝肌、颊肌、颧大小肌和颈肌。多数报道有效率在 90% 以上,并发症主要是面瘫和暴露性角膜炎,效果维持 3～6 个月,可重复注射。

3.理疗

可选用直流电钙离子透入疗法、红外线疗法或平流电刺激等。

4.面神经干阻滞

以 50% 乙醇封闭面神经分支或茎乳孔内面神经主干。也有报道用地西泮在上述部位进行面神经封闭者。接受这种治疗后,均有不同程度的面瘫,需要 3～5 个月才恢复。

(朱言芳)

第三节 蛛网膜下腔出血

蛛网膜下腔出血(subarachnoid hemorrhage,SAH)是指脑表面或脑底部的血管自发破裂,血液流入蛛网膜下腔,伴或不伴颅内其他部位出血的一种急性脑血管疾病。本病可分为原发性、继发性和外伤性。原发性 SAH 是指脑表面或脑底部的血管破裂出血,血液直接或基本直接流入蛛网膜下腔所致,称特发性蛛网膜下腔出血或自发性蛛网膜下腔出血(idiopathic subarachnoid hemorrhage,ISAH),占急性脑血管疾病的 15% 左右,是神经科常见急症之一;继发性 SAH 则为脑实质内、脑室、硬脑膜外或硬脑膜下的血管破裂出血,血液穿破脑组织进入脑室或蛛网膜下腔者;外伤引起的概称外伤性 SAH,常伴发于脑挫裂伤。SAH 临床表现为急骤起病的剧烈头痛、呕吐、精神或意识障碍、脑膜刺激征和血性脑脊液。SAH 的年发病率世界各国各不相同,中国约为 5/10 万,美国为 6/10 万~16/10 万,德国约为 10/10 万,芬兰约为 25/10 万,日本约为 25/10 万。

一、病因与发病机制

(一)病因

SAH 的病因很多,以动脉瘤为最常见,包括先天性动脉瘤、高血压动脉硬化性动脉瘤、夹层动脉瘤和感染性动脉瘤等,其他如脑血管畸形、脑底异常血管网、结缔组织病、脑血管炎等。75%~85% 的非外伤性 SAH 患者为颅内动脉瘤破裂出血,其中,先天性动脉瘤发病多见于中青年;高血压动脉硬化性动脉瘤为梭形动脉瘤,约占 13%,多见于老年人。脑血管畸形占第 2 位,以动静脉畸形最常见,约占 15%,常见于青壮年。其他如烟雾病、感染性动脉瘤、颅内肿瘤、结缔组织病、垂体卒中、脑血管炎、血液病及凝血障碍性疾病、妊娠并发症等均可引起 SAH。近年来发现约 15% 的 ISAH 患者病因不清,即使 DSA 检查也未能发现 SAH 的病因。

1.动脉瘤

近年来,对先天性动脉瘤与分子遗传学的多个研究支持 I 型胶原蛋白 α_2 链基因(COLIA$_2$)和弹力蛋白基因(FLN)是先天性动脉瘤最大的候补基因。颅内动脉瘤好发于 Willis 环及其主要分支的血管分叉处,其中位于前循环颈内动脉系统者约占 85%,位于后循环基底动脉系统者约占 15%。对此类动脉瘤的研究证实,血管壁的最大压力来自沿血流方向上的血管分叉处的尖部。随着年龄增长,在血压增高、动脉瘤增大,更由于血流湍流冲击和各种危险因素的综合因素作用下,出血的可能性也随之增大。颅内动脉瘤体积的大小与有无蛛网膜下腔出血相关,直径 <3 mm 的动脉瘤,SAH 的风险小;直径 >5 mm 的动脉瘤,SAH 的风险高。对于未破裂的动脉瘤,每年发生动脉瘤破裂出血的危险性介于 1%~2%。曾经破裂过的动脉瘤有更高的再出血率。

2.脑血管畸形

以动静脉畸形最常见,且 90% 以上位于小脑幕上。脑血管畸形是胚胎发育异常形成的畸形血管团,血管壁薄,在有危险因素的条件下易诱发出血。

3.高血压动脉硬化性动脉瘤

长期高血压动脉粥样硬化导致脑血管弯曲多,侧支循环多,管径粗细不均,且脑内动脉缺乏外弹力层,在血压增高、血流湍流冲击等因素影响下,管壁薄弱的部分逐渐向外膨胀形成囊状动脉瘤,极易破裂出血。

4.其他病因

动脉炎或颅内炎症可引起血管破裂出血,肿瘤可直接侵袭血管导致出血。脑底异常血管网形成后可并发动脉瘤,一旦破裂出血可导致反复发生的脑实质内出血或 SAH。

(二)发病机制

蛛网膜下腔出血后,血液流入蛛网膜下腔淤积在血管破裂相应的脑沟和脑池中,并可下流至脊髓蛛网膜下腔,甚至逆流至第四脑室和侧脑室,引起一系列变化。①颅内容积增加:血液流入蛛网膜下腔使颅内容积增加,引起颅内压增高,血液流入量大者可诱发脑疝。②化学性脑膜炎:血液流入蛛网膜下腔后直接刺激血管,使白细胞崩解释放各种炎症介质。③血管活性物质释放:血液流入蛛网膜下腔后,血细胞破坏产生各种血管活性物质(氧合血红蛋白、5-羟色胺、血栓烷A_2、肾上腺素、去甲肾上腺素)刺激血管和脑膜,使脑血管发生痉挛和蛛网膜颗粒粘连。④脑积水:血液流入蛛网膜下腔在颅底或逆流入脑室发生凝固,造成脑脊液回流受阻引起急性阻塞性脑积水和颅内压增高;部分红细胞随脑脊液流入蛛网膜颗粒并溶解,使其阻塞,引起脑脊液吸收减慢,最后产生交通性脑积水。⑤下丘脑功能紊乱:血液及其代谢产物直接刺激下丘脑引起神经内分泌紊乱,引起发热、血糖含量增高、应激性溃疡、肺水肿等。⑥脑-心综合征:急性高颅内压或血液直接刺激下丘脑、脑干,导致自主神经功能亢进,引起急性心肌缺血、心律失常等。

二、病理

肉眼可见脑表面呈紫红色,覆盖有薄层血凝块;脑底部的脑池、脑桥小脑角及小脑延髓池等处可见更明显的血块沉积,甚至可将颅底的血管、神经埋没。血液可穿破脑底面进入第三脑室和侧脑室。脑底大量积血或脑室内积血可影响脑脊液循环出现脑积水,约 5% 的患者,由于部分红细胞随脑脊液流入蛛网膜颗粒并使其堵塞,引起脑脊液吸收减慢而产生交通性脑积水。蛛网膜及软膜增厚、色素沉着,脑与神经、血管间发生粘连。脑脊液呈血性。血液在蛛网膜下腔的分布,以出血量和范围分为弥散型和局限型。前者出血量较多,穹隆面与基底面蛛网膜下腔均有血液沉积;后者血液则仅存于脑底池。40%~60% 的脑标本并发脑内出血。出血的次数越多,并发脑内出血的比例越大。并发脑内出血的发生率第 1 次约 39.6%,第 2 次约 55%,第 3 次达 100%。出血部位随动脉瘤的部位而定。动脉瘤好发于 Willis 环的血管上,尤其是动脉分叉处,可单发或多发。

三、临床表现

SAH 发生于任何年龄,发病高峰多在 30~60 岁;50 岁后,ISAH 的危险性有随年龄的增加而升高的趋势。男女在不同的年龄段发病不同,10 岁前男性的发病率较高,男女比为 4:1;40~50 岁时,男女发病相等;70~80 岁时,男女发病率之比高达 1:10。临床主要表现为剧烈头痛、脑膜刺激征阳性、血性脑脊液。在严重患者中,患者可出现意识障碍,从嗜睡至昏迷不等。

(一)症状与体征

1.先兆及诱因

先兆通常是不典型头痛或颈部僵硬,部分患者有眼眶痛、轻微头痛、动眼神经麻痹等表现,主要由少量出血造成;70%的患者存在上述症状数天或数周后出现严重出血,但绝大部分患者起病急骤,无明显先兆。常见诱因有过量饮酒、情绪激动、精神紧张、剧烈活动、用力状态等,这些诱因均能增加 ISAH 的风险性。

2.一般表现

出血量大者,当天体温即可升高,可能与下丘脑受影响有关;多数患者于 2 天后体温升高,多属于吸收热;SAH 后患者血压增高,1~2 周病情趋于稳定后逐渐恢复病前血压。

3.神经系统表现

绝大部分患者有突发持续性剧烈头痛。头痛位于前额、枕部或全头,可扩散至颈部、腰背部;常伴有恶心、呕吐。呕吐可反复出现,是由颅内压急骤升高和血液直接刺激呕吐中枢所致。如呕吐物为咖啡色样胃内容物则提示上消化道出血,预后不良。头痛部位各异,轻重不等,部分患者类似眼肌麻痹型偏头痛。有48%~81%的患者可出现不同程度的意识障碍,轻者嗜睡,重者昏迷,多逐渐加深。意识障碍的程度、持续时间及意识恢复的可能性均与出血量、出血部位及有无再出血有关。

部分患者以精神症状为首发或主要的临床症状,常表现为兴奋、躁动不安、定向障碍,甚至谵妄和错乱;少数可出现迟钝、淡漠、抗拒等。精神症状可由大脑前动脉或前交通动脉附近的动脉瘤破裂引起,大多在病后 1~5 天出现,但多数在数周内自行恢复。癫痫发作较少见,多发生在出血时或出血后的急性期,国外发生率为6.0%~26.1%,国内资料为 10.0%~18.3%。在一项 SAH 的大宗患者报道中,大约有 15%的动脉瘤性 SAH 表现为癫痫。癫痫可为局限性抽搐或全身强直-阵挛性发作,多见于脑血管畸形引起者,出血部位多在天幕上,多由于血液刺激大脑皮质所致,患者有反复发作倾向。部分患者由于血液流入脊髓蛛网膜下腔可出现神经根刺激症状,如腰背痛。

4.神经系统体征

(1)脑膜刺激征:为 SAH 的特征性体征,包括头痛、颈强直、Kernig 征和 Brudzinski 征阳性。常于起病后数小时至 6 天内出现,持续 3~4 周。颈强直发生率最高(6%~100%)。另外,应当注意临床上有少数患者可无脑膜刺激征,如老年患者,可能因蛛网膜下腔扩大等老年性改变和痛觉不敏感等因素,往往使脑膜刺激征不明显,但意识障碍仍可较明显,老年人的意识障碍可达90%。

(2)脑神经损害:以第Ⅱ、Ⅲ对脑神经最常见,其次为第Ⅴ、Ⅵ、Ⅶ、Ⅷ对脑神经,主要由于未破裂的动脉瘤压迫或破裂后的渗血、颅内压增高等直接或间接损害引起。少数患者有一过性肢体单瘫、偏瘫、失语,早期出现者多因出血破入脑实质和脑水肿所致;晚期多由于迟发性脑血管痉挛引起。

(3)眼症状:SAH 的患者中,17%有玻璃体膜下出血,7%~35%有视盘水肿。视网膜下出血及玻璃体下出血是诊断 SAH 有特征性的体征。

(4)局灶性神经功能缺失:如有局灶性神经功能缺失有助于判断病变部位,如突发头痛伴眼睑下垂者,应考虑载瘤动脉可能是后交通动脉或小脑上动脉。

(二)SAH 并发症

1.再出血

在脑血管疾病中,最易发生再出血的疾病是 SAH,国内文献报道再出血率为 24%左右。再出血临床表现严重,病死率远远高于第 1 次出血,一般发生在第 1 次出血后 10~14 天,2 周内再发生率占再发者的 54%~80%。近期再出血病死率为 41%~46%,甚至更高。再发出血多因动脉瘤破裂所致，通常在病情稳定的情况下，突然头痛加剧、呕吐、癫痫发作，并迅速陷入深昏迷，瞳孔散大，对光反射消失，呼吸困难甚至停止。神经定位体征加重或脑膜刺激征明显加重。

2.脑血管痉挛

脑血管痉挛（CVS）是SAH发生后出现的迟发性大、小动脉的痉挛狭窄，以后者更多见。典型的血管痉挛发生在出血后3～5天，于5～10天达高峰，2～3周逐渐缓解。在大多数研究中，血管痉挛发生率在25%～30%。早期可逆性CVS多在蛛网膜下腔出血后30分钟内发生，表现为短暂的意识障碍和神经功能缺失。70%的CVS在蛛网膜下腔出血后1～2周发生，尽管及时干预治疗，但仍有约50%有症状的CVS患者将会进一步发展为脑梗死。因此，CVS的治疗关键在预防。血管痉挛发作的临床表现通常是头痛加重或意识状态下降，除发热和脑膜刺激征外，也可表现局灶性的神经功能损害体征，但不常见。尽管导致血管痉挛的许多潜在危险因素已经确定，但CT扫描所见的蛛网膜下腔出血的数量和部位是最主要的危险因素。基底池内有厚层血块的患者比仅有少量出血的患者更容易发展为血管痉挛。虽然国内外均有大量的临床观察和实验数据，但是CVS的机制仍不确定。蛛网膜下腔出血本身或其降解产物中的一种或多种成分可能是导致CVS的原因。

CVS的检查常选择经颅多普勒超声（TCD）和数字减影血管造影（DSA）检查。TCD有助于血管痉挛的诊断。TCD血液流速峰值大于200 cm/s和/或平均流速大于120 cm/s时能很好地与血管造影显示的严重血管痉挛相符。值得提出的是，TCD只能测定颅内血管系统中特定深度的血管段。测得数值的准确性在一定程度上依赖于超声检查者的经验。动脉插管血管造影诊断CVS较TCD更为敏感。CVS患者行血管造影的价值不仅用于诊断，更重要的目的是血管内治疗。动脉插管血管造影为有创检查，价格较昂贵。

3.脑积水

大约25%的动脉瘤性蛛网膜下腔出血患者由于出血量大、速度快，血液大量涌入第三脑室、第四脑室并凝固，使第四脑室的外侧孔和正中孔受阻，可引起急性梗阻性脑积水，导致颅内压急剧升高，甚至出现脑疝而死亡。急性脑积水常发生于起病数小时至2周内，多数患者在1～2天意识障碍呈进行性加重，神经症状迅速恶化，生命体征不稳定，瞳孔散大。颅脑CT检查可发现阻塞上方的脑室明显扩大等脑室系统有梗阻表现，此类患者应迅速进行脑室引流术。慢性脑积水是SAH后3周至1年内发生的脑积水，原因可能为蛛网膜下腔出血刺激脑膜，引起无菌性炎症反应形成粘连，阻塞蛛网膜下腔及蛛网膜绒毛而影响脑脊液的吸收与回流，以脑脊液吸收障碍为主，病理切片可见蛛网膜增厚纤维变性，室管膜破坏及脑室周围脱髓鞘改变。Johnston认为脑脊液的吸收与蛛网膜下腔和上矢状窦的压力差及蛛网膜绒毛颗粒的阻力有关。当脑外伤后颅内压增高时，上矢状窦的压力随之升高，使蛛网膜下腔和上矢状窦的压力差变小，从而使蛛网膜绒毛微小管系统受压甚至关闭，直接影响脑脊液的吸收。脑脊液的积蓄造成脑室内静水压升高，致使脑室进行性扩大。因此，慢性脑积水的初期，患者的颅内压是高于正常的，以及至脑室扩大到一定程度之后，由于加大了吸收面，才逐渐使颅内压下降至正常范围，故临床上称为正常颅内压脑积水。但由于脑脊液的静水压已超过脑室壁所能承受的压力，脑室不断继续扩大、脑萎缩加重而致进行性痴呆。

4.自主神经及内脏功能障碍

其常因下丘脑受出血、脑血管痉挛和颅内压增高的损伤所致，临床可并发心肌缺血或心肌梗死、急性肺水肿、应激性溃疡。这些并发症被认为是交感神经过度活跃或迷走神经张力过高所致。

5.低钠血症

重症 SAH 常影响下丘脑功能，而导致有关水盐代谢激素的分泌异常。目前，关于低钠血症发生的病因有两种机制，即血管升压素分泌异常综合征（syndrome of inappropriate antidiuretic hormone，SIADH）和脑性耗盐综合征（cerebral salt-wasting syndrome，CSWS）。

SIADH 理论是 1957 年由 Bartter 等提出的，该理论认为，低钠血症产生的原因是由于各种创伤性刺激作用于下丘脑，引起血管升压素（ADH）分泌过多，或血管升压素渗透性调节异常，丧失了低渗对 ADH 分泌的抑制作用，而出现持续性 ADH 分泌。肾脏远曲小管和集合管重吸收水分的作用增强，引起水潴留、血钠被稀释及细胞外液增加等一系列病理生理变化。同时，促肾上腺皮质激素（ACTH）相对分泌不足，血浆 ACTH 降低，醛固酮分泌减少，肾小管排钾保钠功能下降，尿钠排出增多。细胞外液增加和尿、钠丢失的后果是血浆渗透压下降和稀释性低血钠，尿渗透压高于血渗透压，低钠而无脱水，中心静脉压增高的一种综合征。若进一步发展，将导致水分从细胞外向细胞内转移、细胞水肿及代谢功能异常。当血钠<120 mmol/L时，可出现恶心、呕吐、头痛；当血钠<110 mmol/L时可发生嗜睡、躁动、谵语、肌张力低下、腱反射减弱或消失，甚至昏迷。

但 20 世纪 70 年代末以来，越来越多的学者发现，发生低钠血症时，患者多伴有尿量增多和尿钠排泄量增多，而血中 ADH 并无明显增加。这使得 CSWS 的概念逐渐被接受。SAH 时，CSWS 的发生可能与脑钠肽（BNP）的作用有关。下丘脑受损时可释放出 BNP，脑血管痉挛也可使 BNP 升高。BNP 的生物效应类似心房钠尿肽（ANP），有较强的利钠和利尿反应。CSWS 时可出现厌食、恶心、呕吐、无力、直立性低血压、皮肤无弹性、眼球内陷、心率增快等表现。诊断依据：细胞外液减少，负钠平衡，水摄入与排出率<1，肺动脉楔压<1.1 kPa（8 mmHg），中央静脉压<0.8 kPa（6 mmHg），体重减轻。Ogawasara 提出每天对 CSWS 患者定时测体重和中央静脉压是诊断 CSWS 和鉴别 SIADH 最简单和实用的方法。

四、辅助检查

（一）脑脊液检查

目前，脑脊液（CSF）检查尚不能被 CT 检查所完全取代。由于腰椎穿刺（LP）有诱发再出血和脑疝的风险，在无条件行 CT 检查和病情允许的情况下，或颅脑 CT 所见可疑时才可考虑谨慎施行 LP 检查。均匀一致的血性脑脊液是诊断 SAH 的金标准，脑脊液压力增高，蛋白含量增高，糖和氯化物水平正常。起初脑脊液中红、白细胞比例与外周血基本一致（700∶1），12 小时后脑脊液开始变黄，2 天后因出现无菌性炎症反应，白细胞计数可增加，初为中性粒细胞，后为单核细胞和淋巴细胞。LP 阳性结果与穿刺损伤出血的鉴别很重要。通常是通过连续观察试管内红细胞计数逐渐减少的三管试验来证实，但采用脑脊液离心检查上清液黄变及匿血反应是更灵敏的诊断方法。脑脊液细胞学检查可见巨噬细胞内吞噬红细胞及碎片，有助于鉴别。

（二）颅脑 CT 检查

CT 检查是诊断蛛网膜下腔出血的首选常规检查方法。急性期颅脑 CT 检查快速、敏感，不但可早期确诊，还可判定出血部位、出血量、血液分布范围及动态观察病情进展和有无再出血迹象。急性期 CT 表现为脑池、脑沟及蛛网膜下腔呈高密度改变，尤以脑池局部积血有定位价值，但确定出血动脉及病变性质仍需借助 DSA 检查。发病距 CT 检查的时间越短，显示蛛网膜下腔出血病灶部位的积血越清楚。Adams 观察发病当天 CT 检查显示阳性率为 95%,1 天后降至 90%,5 天后降至 80%,7 天后降至 50%。CT 显示蛛网膜下腔高密度出血征象,多见于大脑外侧裂池、前纵裂池、后纵裂池、鞍上池、和环池等。CT 增强扫描可能显示大的动脉瘤和血管畸形。须注意 CT 阴性并不能绝对排除 SAH。

部分学者依据 CT 扫描并结合动脉瘤好发部位推测动脉瘤的发生部位,如蛛网膜下腔出血以鞍上池为中心呈不对称向外扩展,提示颈内动脉瘤;外侧裂池基底部积血提示大脑中动脉瘤;前纵裂池基底部积血提示前交通动脉瘤;出血以脚间池为中心向前纵裂池和后纵裂池基底部扩散,提示基底动脉瘤。CT 显示弥漫性出血或局限于前部的出血发生再出血的风险较大,应尽早行 DSA 检查确定动脉瘤部位并早期手术。MRA 作为初筛工具具有无创、无风险的特点,但敏感性不如 DSA 检查高。

(三)DSA

确诊 SAH 后应尽早行 DSA 检查,以确定动脉瘤的部位、大小、形状、数量、侧支循环和脑血管痉挛等情况,并可协助排除其他病因如动静脉畸形、烟雾病和炎性血管瘤等。大且不规则、分成小腔(为责任动脉瘤典型的特点)的动脉瘤可能是出血的动脉瘤。如发病之初脑血管造影未发现病灶,应在发病 1 个月后复查脑血管造影,可能会有新发现。DSA 可显示 80% 的动脉瘤及几乎 100% 的血管畸形,而且对发现继发性脑血管痉挛有帮助。脑动脉瘤大多数在 2~3 周内再次破裂出血,尤以病后 6~8 天为高峰,因此对动脉瘤应早检查、早期手术治疗,如在发病后 2~3 天,脑水肿尚未达到高峰时进行手术则手术并发症少。

(四)MRI 检查

MRI 对蛛网膜下腔出血的敏感性不及 CT。急性期 MRI 检查还可能诱发再出血。但 MRI 可检出脑干隐匿性血管畸形;对直径 3~5 mm 的动脉瘤检出率可达 84%~100%,而由于空间分辨率较差,不能清晰显示动脉瘤颈和载瘤动脉,仍需行 DSA 检查。

(五)其他检查

心电图可显示 T 波倒置、Q-T 间期延长、出现高大 U 波等异常;血常规、凝血功能和肝功能检查可排除凝血功能异常方面的出血原因。

五、诊断与鉴别诊断

(一)诊断

根据以下临床特点,诊断 SAH 一般并不困难,如突然起病,主要症状为剧烈头痛,伴呕吐;可有不同程度的意识障碍和精神症状,脑膜刺激征明显,少数伴有脑神经及轻偏瘫等局灶症状;辅助检查 LP 为血性脑脊液,脑 CT 所显示的出血部位有助于判断动脉瘤。

临床分级:一般采用 Hunt-Hess 分级法(表 3-1)或世界神经外科联盟(WFNS)分级。前者主要用于动脉瘤引起 SAH 的手术适应证及预后判断的参考,Ⅰ~Ⅲ级应尽早行 DSA,积极术前准备,争取尽早手术;对Ⅳ~Ⅴ级先行血块清除术,待症状改善后再行动脉瘤手术。后者根据格拉斯哥昏迷评分(GCS)和有无运动障碍进行分级(表 3-2),即Ⅰ级的 SAH 患者很少发生局灶性神经功能缺损;GCS≤12 分(Ⅳ~Ⅴ级)的患者,不论是否存在局灶神经功能缺损,并不影响其预后判断;对于 GCS 13~14 分(Ⅱ~Ⅲ级)的患者,局灶神经功能缺损是判断预后的补充条件。

表 3-1　Hunt-Hess 分级法

分类	标准
0 级	未破裂动脉瘤
Ⅰ级	无症状或轻微头痛
Ⅱ级	中-重度头痛、脑膜刺激征、脑神经麻痹
Ⅲ级	嗜睡、意识混浊、轻度局灶性神经体征
Ⅳ级	昏迷、中或重度偏瘫,有早期去大脑强直或自主神经功能紊乱
Ⅴ级	深昏迷、去大脑强直,濒死状态

注:凡有高血压、糖尿病、高度动脉粥样硬化、慢性肺部疾病等全身性疾病,或 DSA 呈现高度脑血管痉挛的患者,则向恶化阶段提高 1 级。

表 3-2　WFNS 的 SAH 分级

分类	GCS	运动障碍
Ⅰ级	15	无
Ⅱ级	14～13	无
Ⅲ级	14～13	有局灶性体征
Ⅳ级	12～7	有或无
Ⅴ级	6～3	有或无

(二)鉴别诊断

1.脑出血

脑出血深昏迷时与 SAH 不易鉴别,但脑出血多有局灶性神经功能缺失体征,如偏瘫、失语等,患者多有高血压病史。仔细的神经系统检查及脑 CT 检查有助于鉴别诊断。

2.颅内感染

颅内感染发病较 SAH 缓慢。各类脑膜炎起病初均先有高热,脑脊液呈炎性改变而有别于SAH。进一步脑影像学检查,脑沟、脑池无高密度增高影改变。脑炎临床表现为发热、精神症状、抽搐和意识障碍,且脑脊液多正常或只有轻度白细胞数增高,只有脑膜出血时才表现为血性脑脊液;脑 CT 检查有助于鉴别诊断。

3.瘤卒中

依靠详细病史(如有慢性头痛、恶心、呕吐等)、体征和脑 CT 检查可以鉴别。

六、治疗

主要治疗原则:①控制继续出血,预防及解除血管痉挛,去除病因,防治再出血,尽早采取措施预防、控制各种并发症。②掌握时机尽早行 DSA 检查,如发现动脉瘤及动静脉畸形,应尽早行血管介入、手术治疗。

(一)一般处理

绝对卧床护理 4～6 周,避免情绪激动和用力排便,防治剧烈咳嗽,烦躁不安时适当应用止咳剂、镇静剂;稳定血压,控制癫痫发作。对于血性脑脊液伴脑室扩大者,必要时可行脑室穿刺和体外引流,但应掌握引流速度要缓慢。发病后应密切观察 GCS 评分,注意心电图变化,动态观察局灶性神经体征变化和进行脑功能监测。

(二)防止再出血

二次出血是本病的常见现象,故积极进行药物干预对防止再出血十分必要。蛛网膜下腔出血急性期脑脊液纤维素溶解系统活性增高,第 2 周开始下降,第 3 周后恢复正常。因此,选用抗纤维蛋白溶解药物抑制纤溶酶原的形成,具有防治再出血的作用。

1.6-氨基己酸

6-氨基己酸为纤维蛋白溶解抑制剂,可阻止动脉瘤破裂处凝血块的溶解,又可预防再破裂和缓解脑血管痉挛。每次 8~12 g 加到 10%葡萄糖盐水 500 mL 中静脉滴注,每天 2 次。

2.氨甲苯酸

氨甲苯酸又称抗血纤溶芳酸,能抑制纤溶酶原的激活因子,每次200~400 mg,溶于葡萄糖注射液或 0.9%氯化钠注射液 20 mL 中缓慢静脉注射,每天 2 次。

3.氨甲环酸

氨甲环酸为氨甲苯酸的衍化物,抗血纤维蛋白溶酶的效价强于前两种药物,每次 250~500 mg加到 5%葡萄糖注射液 250~500 mL 中静脉滴注,每天 1~2 次。

但近年的一些研究显示抗纤溶药虽有一定的防止再出血作用,但同时增加了缺血事件的发生,因此不推荐常规使用此类药物,除非凝血障碍所致出血时可考虑应用。

(三)降颅内压治疗

蛛网膜下腔出血可引起颅内压升高、脑水肿,严重者可出现脑疝,应积极进行脱水降颅内压治疗,主要选用 20%甘露醇静脉滴注,每次 125~250 mL,2~4 次/天;呋塞米入小壶,每次 20~80 mg,2~4 次/天;白蛋白 10~20 g/d,静脉滴注。药物治疗效果不佳或疑有早期脑疝时,可考虑脑室引流或颞肌下减压术。

(四)防治脑血管痉挛及迟发性缺血性神经功能缺损

目前认为脑血管痉挛引起迟发性缺血性神经功能缺损(delayed ischemic neurologic deficit,DIND)是动脉瘤性 SAH 最常见的死亡和致残原因。钙通道阻滞剂可选择性作用于脑血管平滑肌,减轻脑血管痉挛和 DIND。常用尼莫地平,每天 10 mg(50 mL),以每小时 2.5~5.0 mL 速度泵入或缓慢静脉滴注,5~14 天为 1 个疗程;也可选择尼莫地平,每次 40 mg,每天 3 次,口服。国外报道高血压-高血容量-血液稀释(hypertension-hypervolemia-hemodilution,3H)疗法可使大约 70%的患者临床症状得到改善。有数个报道认为与以往相比,"3H"疗法能够明显改善患者预后。增加循环血容量,提高平均动脉压(MAP),降低血细胞比容至 30%~50%,被认为能够使脑灌注达到最优化。3H 疗法必须排除已存在脑梗死、高颅内压,并已夹闭动脉瘤后才能应用。

(五)防治急性脑积水

急性脑积水常发生于病后 1 周内,发生率为 9%~27%。急性阻塞性脑积水患者脑 CT 显示脑室急速进行性扩大,意识障碍加重,有效的疗法是行脑室穿刺引流和冲洗。但应注意防止脑脊液引流过度,维持颅内压在 2.0~4.0 kPa(15~30 mmHg),因过度引流会突然发生再出血。长期脑室引流要注意继发感染(脑炎、脑膜炎),感染率为 5%~10%。同时常规应用抗生素防治感染。

(六)低钠血症的治疗

SIADH 的治疗原则主要是纠正低血钠和防止体液容量过多。可限制液体摄入量,1 天<500 mL,使体内水分处于负平衡以减少体液过多与尿钠丢失。注意应用利尿剂和高渗盐水,

纠正低血钠与低渗血症。当血浆渗透压恢复,可给予5%葡萄糖注射液维持,也可用抑制ADH药物,地美环素1～2 g/d,口服。

CSWS的治疗主要是维持正常水盐平衡,给予补液治疗。可静脉或口服等渗或高渗盐液,根据低钠血症的严重程度和患者耐受程度单独或联合应用。高渗盐液补液速度以每小时0.7 mmol/L,24小时<20 mmol/L为宜。如果纠正低钠血症速度过快可导致脑桥脱髓鞘病,应予特别注意。

七、预后与预防

(一)预后

临床常采用Hunt和Kosnik修改的Botterell的分级方案,对预后判断有帮助。Ⅰ～Ⅱ级患者预后佳,Ⅳ～Ⅴ级患者预后差,Ⅲ级患者介于两者之间。

首次蛛网膜下腔出血的死亡率为10%～25%。死亡率随着再出血递增。再出血和脑血管痉挛是导致死亡和致残的主要原因。蛛网膜下腔出血的预后与病因、年龄、动脉瘤的部位、瘤体大小、出血量、有无并发症、手术时机选择及处置是否及时、得当有关。

(二)预防

蛛网膜下腔出血病情常较危重,死亡率较高,尽管不能从根本上达到预防目的,但对已知的病因应及早积极对因治疗,如控制血压、戒烟、限酒,以及尽量避免剧烈运动、情绪激动、过劳、用力排便、剧烈咳嗽等;对于长期便秘的个体应采取辨证论治思路长期用药(如麻仁润肠丸、芪蓉润肠口服液、香砂枳术丸、越鞠保和丸等);情志因素常为本病的诱发因素,对于已经存在脑动脉瘤、动脉血管夹层或烟雾病的患者,保持情绪稳定至关重要。

不少尸检材料证实,患者生前曾患动脉瘤但未曾破裂出血,说明存在危险因素并不一定完全会出血,预防动脉瘤破裂有着非常重要的意义。应当强调的是,蛛网膜下腔出血常在首次出血后2周再次发生出血且常常危及生命,故对已出血患者积极采取有效措施进行整体调节并及时给予恰当的对症治疗,对预防再次出血至关重要。

(朱言芳)

第四节 脑 梗 死

脑梗死是缺血性脑血管病的最主要类型,是指局部脑组织由于血液供应缺乏导致脑组织缺血缺氧性坏死,出现相应神经功能缺损。脑梗死约占全部脑血管病的70%。依据脑梗死的发病机制和临床表现,通常将脑梗死分为脑血栓形成、脑栓塞、腔隙性脑梗死。不同类型的脑梗死的病因既有共性,又存在一定的差异。脑梗死最常见的病因:动脉粥样硬化、动脉迂曲、动脉炎、心源性和非心源性栓子、高血压、血液成分改变、血流动力学改变等。

脑梗死的诊断主要根据病史、临床症状和体征、神经影像学检查。脑梗死的临床症状及体征与脑缺血损伤部位及缺血损伤范围有关。不同类型脑梗死的治疗和预防:急性期治疗方法主要是根据发病时间、疾病的严重程度、伴发的基础疾病及出现的并发症的不同进行选择,实施个体化治疗方案。脑梗死的预防性治疗也应依据梗死的类型、危险因素的种类,给予个体化的治疗,根据病情变化及时调整治疗措施。

一、脑血栓形成

脑血栓形成是脑梗死的主要类型,在各种病因引起的血管壁病变基础上,脑动脉管腔狭窄、闭塞或血栓形成,引起局部脑血流减少或中断,导致脑组织缺血缺氧性坏死,出现局灶性神经功能缺损的症状和体征。

(一)病因及发病机制

1.动脉粥样硬化

年龄、高血压病、糖尿病和血脂异常可加速动脉粥样硬化的发展。动脉粥样硬化主要波及颅内外管径 $500~\mu m$ 以上的动脉,其斑块导致管腔狭窄或血栓形成。颈内动脉和椎-基底动脉系统动脉粥样硬化常见部位为颈动脉窦部、大脑中动脉、椎动脉起始部、椎动脉颅内段、基底动脉。

2.动脉炎

结缔组织病、细菌、病毒、螺旋体感染均可导致动脉炎,使动脉管腔狭窄或闭塞。

3.其他病因

其他病因包括药源性(如可卡因、苯丙胺、海洛因);血液疾病(如红细胞增多症、血小板增多症、血栓栓塞性血小板减少性紫癜、弥散性血管内凝血、镰状细胞病、抗凝血酶Ⅲ缺乏、纤溶酶原激活物不全释放伴发的高凝状态、蛋白 C 和蛋白 S 异常);脑淀粉样血管病、烟雾病、肌纤维发育不良和动脉夹层等。另外尚有极少数不明原因者。

(二)病理及病理生理

1.病理

脑血栓形成发生率在颈内动脉系统约占 80%,椎-基底动脉系统约占 20%。好发的血管依次为颈内动脉、大脑中动脉、大脑后动脉、大脑前动脉及椎-基底动脉等。闭塞血管内可见动脉粥样硬化或血管炎改变、血栓形成或栓子。大面积脑梗死常继发出血,出现出血性脑梗死。缺血缺氧性损害表现为神经细胞坏死和凋亡两种形式。

脑缺血性病变的病理分期如下。①超早期(1～6 小时):病变脑组织变化不明显,可见部分血管内皮细胞、神经细胞及星形胶质细胞肿胀、线粒体肿胀空化;②急性期(6～24 小时):缺血区脑组织苍白伴轻度肿胀,神经细胞、胶质细胞及内皮细胞呈明显缺血改变;③坏死期(24～48 小时):大量神经细胞脱失,胶质细胞坏变,中性粒细胞、淋巴细胞、巨噬细胞浸润,脑组织明显水肿;④软化期(3 天至 3 周):病变脑组织液化变软;⑤恢复期(3 周后):液化坏死脑组织被格子细胞清除,脑组织萎缩,小病灶形成胶质瘢痕,大病灶形成中风囊,此期持续数月至 2 年。

2.病理生理

神经元对缺血缺氧性损害非常敏感。脑血流中断 30 秒发生脑代谢改变,超过 5 分钟即可造成脑组织坏死。不同神经元对缺血损伤耐受程度不同,轻度缺血时仅有某些神经元坏死,完全持久缺血将导致缺血区各种神经元、胶质细胞及内皮细胞全部坏死。

急性脑梗死病灶由中心坏死区及周围的缺血半暗带组成。缺血半暗带是指围绕在梗死不可逆损伤周边的区域,表现为神经电生理活动消失,但尚能维持自身离子平衡的脑组织。坏死区中神经元死亡,但缺血半暗带由于存在侧支循环,尚有大量存活的神经元。如果能在短时间内迅速恢复缺血半暗带血流供应,则该区脑组织损伤是可逆的,神经元可存活并恢复功能。缺血半暗带神经元损伤的可逆性是缺血性脑卒中患者急诊溶栓的病理学基础。

缺血半暗带神经元损伤的可逆性是有时间限制的,即治疗时间窗。如果脑血流再通超过治疗时间窗,脑损伤可继续加剧,甚至产生缺血再灌注损伤。研究证实,脑缺血超早期治疗时间窗一般不超过 6 小时。目前认为,缺血再灌注损伤主要是通过引起各种自由基的过度产生及其"瀑布式"连锁反应、神经细胞内钙超载及兴奋性氨基酸细胞毒性作用等一系列变化导致神经元损伤。

(三)临床表现

1.一般特点

中老年脑梗死多由动脉粥样硬化造成,中青年脑梗死则常见于动脉夹层、动脉炎。脑梗死常在安静或睡眠中发病,部分患者有 TIA 前驱症状,神经系统局灶性体征多在发病后十余小时或 1~2 天达到高峰,临床表现取决于梗死灶的大小和部位。当发生大面积脑梗死或基底动脉闭塞梗死时,患者病情危重,可出现意识障碍,严重时危及生命。

2.脑血管不同部位闭塞的临床特点

(1)颈内动脉闭塞:因有颈内-外动脉吻合支、大脑动脉环(Willis 环)等侧支循环的存在,颈内动脉闭塞所致脑梗死的临床严重程度差异较大。颈内动脉闭塞常发生在颈内动脉分叉后,30%~40%的患者可无症状。症状性闭塞可出现单眼一过性黑矇,偶见永久性失明(视网膜动脉缺血)或 Horner 征(颈上交感神经节后纤维受损)。远端大脑中动脉血液供应不良,可以出现对侧偏瘫、偏身感觉障碍和/或同向性偏盲等,优势半球受累可伴失语症,非优势半球受累可有体象障碍。体检可闻及颈动脉搏动减弱或血管杂音。

(2)大脑中动脉闭塞。①主干闭塞:出现"三偏"症状,即病灶对侧偏瘫(中枢性面舌瘫和肢体瘫痪)、偏身感觉障碍及偏盲,伴头、眼向病灶侧凝视,优势半球受累出现失语,非优势半球受累出现体象障碍,患者可以出现意识障碍。②皮质支闭塞:上部分支闭塞导致病灶对侧面部、上下肢瘫痪和感觉缺失,但下肢瘫痪较上肢轻,而且足部不受累,头、眼向病灶侧凝视程度轻,伴 Broca 失语(优势半球)和体象障碍(非优势半球),通常不伴意识障碍;下部分支闭塞较少单独出现,导致对侧同向性上 1/4 视野缺损,伴 Wernicke 失语(优势半球),急性意识模糊状态(非优势半球),无偏瘫。③深穿支闭塞:最常见的是纹状体内囊梗死,表现为病灶对侧中枢性偏瘫、对侧偏身感觉障碍,可伴对侧同向性偏盲。优势半球病变出现皮质下失语,常为底节性失语,表现自发性言语受限,音量小,语调低。

(3)大脑前动脉闭塞:单侧大脑前动脉闭塞,可不出现临床症状,也可以导致对侧下肢的感觉和运动障碍;可因旁中央小叶缺血受损出现尿失禁,额极与胼胝体受损出现淡漠、反应迟钝、欣快和缄默、病变对侧强握及吸吮反射和痉挛性强直。双侧大脑前动脉起始部闭塞可造成双侧大脑半球的前、内侧梗死,导致意识缺失、运动性失语综合征和额叶人格改变等。

(4)大脑后动脉闭塞:单侧皮质支闭塞可引起对侧同向性偏盲,上部视野较下部视野受累常见,黄斑区视力不受累。优势半球受累可出现失读(伴或不伴失写)、命名性失语、失认等。双侧皮质支闭塞可导致完全型皮质盲,有时伴有不成形的视幻觉、记忆受损(累及颞叶)、不能识别熟悉面孔(面容失认症)等。

大脑后动脉起始段的脚间支闭塞:可引起垂直性凝视麻痹,同侧动眼神经麻痹和对侧偏瘫,或对侧共济失调、震颤。大脑后动脉深穿支闭塞可导致丘脑穿通动脉闭塞产生红核丘脑综合征,可表现为病灶侧舞蹈样不自主运动等症状和体征;丘脑膝状体动脉闭塞产生丘脑综合征可表现为对侧深感觉障碍、自发性疼痛和舞蹈-手足徐动症等。

(5)椎-基底动脉闭塞：血栓性闭塞多发生于基底动脉中部，栓塞性通常发生在基底动脉尖。基底动脉或双侧椎动脉闭塞是危及生命的严重脑血管事件，引起脑干梗死，出现眩晕、呕吐、延髓麻痹、四肢瘫痪和昏迷等。脑桥病变出现针尖样瞳孔。①脑桥腹内侧综合征：基底动脉的旁中央支闭塞，同侧周围性面瘫、对侧偏瘫和双眼向病变同侧同向运动不能。②脑桥腹外侧综合征：基底动脉短旋支闭塞，表现为同侧面神经、展神经麻痹和对侧偏瘫。③闭锁综合征：基底动脉的脑桥支闭塞致双侧脑桥基底部梗死。④基底动脉尖综合征：基底动脉尖端分出小脑上动脉和大脑后动脉，闭塞后导致眼球运动障碍及瞳孔异常、觉醒和行为障碍、肢体瘫痪，可伴有记忆力丧失、对侧偏盲或皮质盲。中老年患者突发意识障碍，出现瞳孔改变、动眼神经麻痹、垂直凝视麻痹，偏瘫或四肢瘫，应考虑基底动脉尖综合征。⑤延髓背外侧综合征：由小脑后下动脉或椎动脉供应延髓外侧的分支动脉闭塞所致，表现为眩晕、言语含混不清、吞咽困难、患侧软腭声带麻痹、患侧小脑性共济失调、患侧面部麻木、痛觉减退、对侧肢体痛觉减退、眼球震颤、患侧 Horner 征。

3.特殊类型的脑梗死

(1)大面积脑梗死：通常由颈内动脉主干、大脑中动脉主干闭塞或皮质支完全性卒中所致，表现为病灶对侧完全性偏瘫、偏身感觉障碍及向病灶对侧凝视麻痹。病程呈进行性加重，易出现明显的脑水肿和颅内压增高征象，甚至发生脑疝死亡。

(2)分水岭脑梗死：由相邻血管供血区交界处或分水岭区局部缺血导致，也称边缘带脑梗死，多因血流动力学原因所致。典型患者发生于颈内动脉严重狭窄或闭塞伴全身血压降低时，也可源于心源性或动脉源性栓塞。

分水岭脑梗死可分为以下类型。①皮质前型：见于大脑前、中动脉分水岭脑梗死，病灶位于额中回，可沿前后中央回上部带状走行，直达顶上小叶。②皮质后型：见于大脑中、后动脉或大脑前、中、后动脉皮质支分水岭区梗死，病灶位于顶、枕、颞交界区。③皮质下型：见于大脑前、中、后动脉皮质支与深穿支分水岭区梗死或大脑前动脉回返支与大脑中动脉豆纹动脉分水岭区梗死，病灶位于大脑深部白质、壳核和尾状核等。

(3)出血性脑梗死：由于脑梗死病灶内动脉血管壁损伤，脑血流恢复后血液从损伤血管壁渗出，常见于大面积脑梗死后。

(4)多发性脑梗死：指两个或两个以上不同供血系统脑血管闭塞引起的梗死，一般由反复多次发生脑梗死所致。

(四)辅助检查

1.实验室血液检查

血常规、血流变、血脂、血糖、肾功能、肝功能等。

2.影像学检查

头颅 CT/MRI、头颈部 CTA/MRA 等检查可以直观显示脑梗死的范围、部位、头颈部血管情况、有无出血、病灶的新旧等。

发病后及时行头颅 CT 检查，排除脑出血。头颅 CT 检查多数患者发病 24 小时后逐渐显示低密度梗死灶，发病后 2～15 天可见均匀片状或楔形的明显低密度灶。大面积脑梗死有脑水肿和占位效应，出血性梗死呈混杂密度。增强扫描有诊断意义，梗死后 5～6 天出现增强现象，1～2 周最明显，约 90%的梗死灶显示不均匀强化。

MRI 可清晰显示早期脑梗死，梗死灶 T_1 呈低信号、T_2 呈高信号，出血性脑梗死时 T_1 相有高信号混杂。MRI 弥散加权成像(DWI)可发现超早期缺血病灶(发病 2 小时内)，结合 PWI，可初步判断缺血半暗带区,为早期治疗提供重要信息。

CTA、MRA 和血管造影(DSA)可以发现闭塞血管、血管狭窄及其他血管病变,如动脉炎、脑底异常血管网病、动脉瘤和动静脉畸形等,可以为卒中的血管内治疗提供依据。其中 DSA 是脑血管病变检查的金标准。

3.TCD

对评估颅内外血管血流动力学变化及治疗提供依据。

4.超声心动图检查

可发现心脏附壁血栓、心房黏液瘤和二尖瓣脱垂,对脑梗死不同类型间鉴别诊断有意义。

(五)诊断及鉴别诊断

1.诊断

中年以上的高血压及动脉粥样硬化患者,静息状态下或睡眠中急性起病,一至数天内出现局灶性脑损伤的症状和体征,并能用某一动脉供血区功能损伤来解释,临床应考虑急性脑梗死可能。CT 或 MRI 检查发现梗死灶可明确诊断。

2.鉴别诊断

(1)脑出血:脑出血常于活动中起病、病情进展快、发病当时血压明显升高,CT 检查发现出血灶可明确诊断(表 3-3)。

表 3-3　脑梗死与脑出血的鉴别要点

鉴别项目	脑梗死	脑出血
起病状态	休息或睡眠中	活动或情绪激动时
起病速度	十余小时或 1～2 天症状达到高峰	10 分钟至数小时症状达到高峰
一般情况	轻或无	常出现嗜睡、头痛、恶心、呕吐
意识障碍	无或较轻	多见且较重
神经体征	多为非均等性偏瘫	多为均等性偏瘫
CT 检查	早期无明显异常密度影,或低密度影	颅内高密度影

(2)脑栓塞:常有栓子来源的基础疾病,如心脏疾病(心房纤颤、风湿性心脏病、冠心病、心肌梗死、亚急性细菌性心内膜炎等)、骨折外伤史(空气、脂肪滴等)、动脉粥样硬化症。

(3)颅内其他病变:颅内肿瘤、硬膜下血肿和脑脓肿可呈卒中样发病,出现偏瘫等局灶性体征,颅内压增高征象不明显时易与脑梗死混淆,头颅 CT/MRI 检查有助确诊。

(六)治疗

治疗原则是发病后及时就诊,尽早选用超早期溶栓治疗,同时进行对症、支持治疗(控制血压、血糖、防治并发症)和早期康复治疗。

1.一般治疗

(1)吸氧和通气支持:轻症、无低氧血症的卒中患者无须常规吸氧,对脑卒中和大面积梗死等病情危重患者或有气道受累者,需要气道支持和辅助通气。

(2)控制血压:脑梗死急性期时血压应控制在正常范围以内,血压不能控制太低,若原有高血压病者,当血压>29.3/16.0 kPa(220/120 mmHg),可给予降压处理,血压下降幅度不能过快,发病24 小时内血压下降幅度控制在 15%～25%。如口服降压效果不好,可选用静脉降压药物。如果出现持续性的低血压,首先寻找发生低血压的原因,可以使用生理盐水补充血容量和增加心排血量,如上述措施无效时可酌情使用升压药。急性脑梗死发病 24 小时内尽量避免使用葡萄糖注射液。

(3)控制血糖:脑卒中急性期高血糖较常见,可以是原有糖尿病的表现或应激反应。应常规检查血糖,将血糖控制在 8.3 mmol/L 以下。

2.溶栓治疗

(1)静脉溶栓治疗。

适应证:①年龄 18~80 岁;②临床明确诊断缺血性卒中,并且造成明确的神经功能障碍(NIHSS>4 分);③症状开始出现至静脉干预时间<3 小时;④卒中症状持续至少 30 分钟,且治疗前无明显改善。

禁忌证:①CT 证实颅内出血;②神经功能障碍非常轻微或迅速改善;③发病超过 3 小时或无法确定;④伴有明确癫痫发作;⑤既往有颅内出血、动静脉畸形或颅内动脉瘤病史;⑥最近 3 个月内有颅内手术、头外伤或卒中史;最近 21 天内有消化道、泌尿系统等内脏器官活动性出血史;最近 14 天内有外科手术史;最近 7 天内有腰穿或动脉穿刺史;⑦有明显出血倾向:血小板计数<100×10⁹/L;48 小时内接受肝素治疗并且 APTT 高于正常值上限;近期接受抗凝治疗(如华法林)并且 INR>1.5;⑧血糖<2.7 mmol/L,收缩压>24.0 kPa(180 mmHg)或舒张压>13.3 kPa(100 mmHg)或需要积极的降压来达到要求范围。

常用溶栓药物包括以下几种。①重组组织型纤溶酶原激活物:一次用量 0.9 mg/kg,最大剂量<90 mg,先予 10%的剂量静脉推注,其余剂量在约 60 分钟内持续静脉滴注。②尿激酶:常用(1.0~1.5)×10⁶ IU 加到 0.9% 生理盐水 100~200 mL 中,持续静脉滴注 30 分钟。

溶栓并发症:①梗死灶继发性出血或身体其他部位出血;②再灌注损伤和脑水肿;③溶栓后再闭塞。

(2)动脉溶栓及取栓:对颈内动脉、大脑中动脉等大动脉闭塞引起的严重卒中患者,如果发病时间在 6 小时内(椎-基底动脉血栓可适当放宽治疗时间窗至 12 小时),可进行动脉内溶栓治疗。常用药物为重组组织型纤溶酶原激活物和尿激酶。动脉溶栓与静脉溶栓相比,可将微导管直接送入闭塞血管处,溶栓效果更好,但是需要在神经介入中心的 DSA 操作下进行。若血管闭塞严重,经动静脉溶栓处理仍不能再通者,可考虑进行动脉内取栓。动脉溶栓的适应证、禁忌证及并发症与静脉溶栓基本相同。

3.抗血小板聚集治疗

未能进行溶栓的急性脑梗死患者应及时服用阿司匹林,100 mg/d,或氯吡格雷,75 mg/d,但一般不在溶栓后 24 小时内应用,以免增加出血风险。不建议将氯吡格雷与阿司匹林联合应用治疗急性脑梗死。

4.抗凝与降纤治疗

主要包括肝素、低分子肝素和华法林。一般不推荐急性脑梗死后急性期应用抗凝药来预防卒中复发、阻止病情恶化或改善预后。但对于长期卧床,特别是合并高凝状态有形成深静脉血栓和肺栓塞趋势者,可以使用低分子肝素预防治疗。对于心房纤颤的患者可以应用华法林治疗。降纤治疗疗效尚不明确。可选药物有巴曲酶和降纤酶等,使用中应注意出血并发症。

5.脑水肿的治疗

脑水肿的治疗多见于大面积梗死,脑水肿常于发病后 3~5 天达高峰。治疗目标是降低颅内压、维持足够脑灌注和预防脑疝发生。可应用 20% 甘露醇每次 125~250 mL 静脉滴注,6~8 小时

1次;对心、肾功能不全患者可改用呋塞米 20~40 mg 静脉注射,6~8 小时 1 次;可酌情同时应用甘油果糖每次 250~500 mL 静脉滴注,1~2 次/天;还可用白蛋白进行脱水治疗。

6.并发症的处理

(1)控制感染:急性脑梗死患者在急性期容易发生呼吸道、泌尿系统感染,导致病情加重。因此患者采用适当的体位,经常翻身叩背及防止误吸是预防呼吸道感染的重要措施。呼吸道感染的治疗主要是呼吸支持和抗生素;尿路感染主要继发于尿失禁和留置导尿管,尽可能避免留置导尿管,间歇导尿和酸化尿液可减少尿路感染,一旦发生应及时根据细菌培养和药敏试验应用敏感抗生素。

(2)上消化道出血的处理:高龄和重症脑卒中患者急性期容易发生应激性溃疡,建议常规应用静脉抑酸剂;对已发生消化道出血患者,应暂时禁食,进行冰盐水洗胃,局部应用止血药(如口服或鼻饲云南白药、凝血酶等);出血量过多引起失血性休克者,及时输注新鲜全血或红细胞成分。

(3)维持水电解质平衡紊乱:急性脑梗死时由于神经内分泌功能紊乱、禁食、进食减少、呕吐及脱水治疗常并发水电解质紊乱,主要包括低钾血症、低钠血症和高钠血症。应对脑卒中患者常规进行水电解质监测并及时加以纠正,纠正低钠不宜过快,24 小时内血钠上升速度不应超过 24 mmol/L,以 12 mmol/L 为佳,防止脑桥中央髓鞘溶解症。

(4)防治心脏疾病:主要包括急性心肌缺血、心肌梗死、心律失常及心力衰竭。急性脑梗死急性期应密切观察心脏情况,必要时进行动态心电监测和心肌酶谱检查,及时发现心脏病变,给予及时治疗。处理措施包括:减轻心脏负荷,慎用增加心脏负担的药物;注意输液速度及输液量;对高龄患者或原有心脏病患者甘露醇用量减半或改用其他脱水剂;积极处理心肌缺血、心肌梗死、心律失常或心力衰竭等心脏损伤。

(5)深静脉血栓形成的防治:高龄、严重瘫痪和心房纤颤均增加深静脉血栓形成的危险性,同时 DVT 增加了发生肺栓塞的风险。应鼓励患者尽早活动,下肢抬高,避免下肢静脉输液(尤其是瘫痪侧)。对有发生 DVT 和 PE 风险的患者可预防性药物治疗,首选低分子肝素 4 000 IU 皮下注射,1~2 次/天;对发生近端 DVT、抗凝治疗症状无缓解者应给予溶栓治疗。

7.神经元保护治疗

神经元保护剂包括自由基清除剂、阿片受体阻滞剂、钙通道阻滞剂、兴奋性氨基酸受体阻滞剂和镁离子等,可通过降低脑代谢、干预缺血引发细胞毒性机制减轻缺血性脑损伤。大多数神经元保护剂在动物实验中显示有效,尚缺乏多中心、随机双盲的临床试验研究证据。

8.外科手术治疗

幕上大面积脑梗死伴有严重脑水肿、占位效应明显和脑疝形成征象者,可行去骨瓣减压术;小脑梗死使脑干受压导致病情恶化时,可行抽吸梗死小脑组织和颅后窝减压术以挽救患者生命。

9.康复治疗

应早期进行,制定短期和长期治疗计划,分阶段、因地制宜地选择治疗方法,对患者进行针对性体能和技能训练,降低致残率,增进神经功能恢复,提高生活质量。

10.动脉狭窄支架介入治疗及颈动脉内膜剥脱术

对于颈动脉、椎动脉狭窄>70%,而神经功能缺损与之相关者,可考虑行动脉狭窄支架介入治疗及颈动脉内膜剥脱术。

(七)预后

急性脑梗死的病死率约为 10%,致残率达 50%。存活者中 40% 以上可复发,且复发次数越多病死率和致残率越高。

二、脑栓塞

脑栓塞是指由于因各种原因形成的栓子(固体、液体、气体)随血流循环进入颅内动脉或供应脑部血液的颈部动脉导致血管内血流急性阻塞引起相应供血区脑组织缺血性坏死及神经功能障碍,占脑梗死的15%~20%。

(一)病因及发病机制

栓子来源可分为心源性、非心源性和来源不明性三种。

1.心源性脑栓塞

心源性脑栓塞占脑栓塞的60%~75%,心源性脑栓塞患者中约1/2为慢性风湿性心脏病伴二尖瓣狭窄,栓子在心内膜和瓣膜产生,脱落入脑后致病。主要见于以下几种情况。①心房颤动:是心源性脑栓塞最常见的原因,其中瓣膜病性房颤占20%,非瓣膜病性房颤占70%,其余10%无心脏病。心房颤动时左心房收缩性降低,血流缓慢淤滞,易导致附壁血栓,栓子脱落入脑动脉而引起脑栓塞。②心脏瓣膜病:先天性发育异常或后天疾病引起的心脏瓣膜病变,可以影响血流动力学,累及心房或心室内膜即可导致附壁血栓的形成。③心肌梗死:面积较大的心肌梗死或合并慢性心功能衰竭,可导致血液循环淤滞形成附壁血栓。④其他:心房黏液瘤、二尖瓣脱垂、心内膜纤维变性、先心病或瓣膜手术等均可形成附壁血栓。

2.非心源性脑栓塞

由于心脏以外的栓子随血流进入脑内造成脑栓塞。常见病因有以下几种:①动脉粥样硬化斑块脱落性栓塞:主动脉弓或颈动脉粥样硬化斑块脱落形成栓子,沿颈内动脉或椎-基底动脉入脑。②脂肪栓塞:常见于长骨骨折或手术后。③空气栓塞:主要见于大静脉穿刺、潜水减压、人工气胸等。④癌栓塞:浸润性生长的恶性肿瘤,可以破坏血管壁,癌细胞入血形成癌栓。⑤其他:少见的感染性脓栓、寄生虫栓和异物栓等也可引起脑栓塞。

3.来源不明性脑栓塞

少数患者在临床检查甚至尸检时,仍查不到栓子的来源。

(二)病理

脑栓塞的神经病理变化与脑血栓形成基本相同,但由于栓塞是突然发生,机体没有时间建立侧支循环,因此栓塞性脑梗死较脑血栓形成起病急、发展快、病变范围更大。脑栓塞引起的脑组织坏死分为缺血性、出血性和混合性梗死,其中出血性更常见,占30%~50%,推测与栓塞血管的栓子破碎后向远端前移,恢复血流后栓塞区缺血坏死的血管壁在血压作用下发生出血。患者除脑梗死外,还可在身体其他部位如肺、脾、肾、肠系膜、四肢、皮肤和巩膜等发现栓塞病灶。

(三)临床表现

脑栓塞可发生于任何年龄,以青壮年多见。多在活动中急骤发病,无前驱症状,局灶性神经体征在数秒至数分钟达到高峰,多表现为完全性卒中。大多数患者伴有风湿性心脏病、冠心病和严重心律失常等,或存在心脏手术、长骨骨折、血管内介入治疗等栓子来源病史。有些患者同时并发肺栓塞(气急、发绀、胸痛、咯血和胸膜摩擦音等)、肾栓塞(腰痛、血尿等)、肠系膜栓塞(腹痛、便血等)和皮肤栓塞(出血点或瘀斑)等疾病表现。有无意识障碍取决于栓塞血管的大小和梗死的面积。不同部位血管栓塞会造成相应的血管闭塞综合征(详见脑血栓形成部分)。与脑血栓形成相比,脑栓塞易导致多发性梗死和出血。病情波动较大,病初严重,但因为血管的再通,部分患者临床症状可迅速缓解；有时因并发出血，临床症状可急剧恶化；有时因栓塞再发，稳定或一度好转的局灶性体征可再次加重。本病如因感染性栓子栓塞所致，若并发颅内感染则多病情危重。

（四）辅助检查

1.神经影像学检查

CT/MRI检查可显示缺血性梗死或出血性梗死改变，合并出血性梗死高度支持脑栓塞诊断。CT检查在发病后24～48小时可见病变部位呈低密度改变，发生出血性梗死时可见低密度梗死区出现1个或多个高密度影。MRI可清晰显示早期缺血灶，缺血部位T_1呈低信号、T_2呈高信号，出血性梗死时T_1相有高信号混杂。头颈部CTA/MRA可发现病变部位血管闭塞。

2.心电图检查

每位患者均应将心电图作为常规检查，作为确定心肌梗死和心律失常的依据。脑栓塞作为心肌梗死首发症状并不少见，更需注意无症状性心肌梗死。超声心动图检查可证实是否存在心源性栓子，CTA和颈部血管超声检查可评价颈部动脉管腔狭窄程度及动脉硬化斑块情况，对证实颈动脉源性栓塞有意义。

（五）诊断及鉴别诊断

1.诊断

根据骤然出现偏瘫、失语等局灶性神经功能缺损，病情在数秒至数分钟达高峰，既往有栓子来源的基础疾病如心脏病、动脉粥样硬化、严重的骨折等病史，基本可做出临床诊断，如合并其他脏器栓塞更支持诊断。CT/MRI检查可确定脑栓塞部位、数目及是否伴发出血，进一步明确诊断。

2.鉴别诊断

注意与脑血栓形成、脑出血鉴别，迅速的起病过程和栓子来源可提供脑栓塞的诊断证据。

（六）治疗

1.脑栓塞治疗原则

脑栓塞治疗原则与脑血栓形成治疗原则基本相同，主要是改善循环、减轻脑水肿、防止出血、减小梗死范围。注意在合并出血性梗死时，应停用溶栓、抗凝和抗血小板药，防止出血加重。

2.原发病治疗

针对性治疗原发病有利于脑栓塞病情控制和防止复发。对感染性栓塞应当使用抗生素，并禁用溶栓和抗凝治疗，防止感染扩散；对脂肪栓塞，可采用肝素、5％碳酸氢钠及脂溶剂，有助于脂肪颗粒溶解；有心律失常者，予以纠正；空气栓塞者可进行高压氧治疗。

3.抗凝治疗

心房纤颤或有再栓塞风险的心源性疾病、颈动脉和椎动脉夹层或高度狭窄的患者可用肝素预防再栓塞或栓塞继发血栓形成。最近研究证据表明，脑栓塞患者抗凝治疗导致脑梗死区出血对最终转归带来的不良影响较小，治疗中要定期监测凝血功能并调整剂量。抗凝药物用法见前述，抗血小板聚集药阿司匹林也可试用。本病由于易并发出血，因此溶栓治疗应严格掌握适应证。

（七）预后

脑栓塞预后与被栓塞血管大小、栓子数目及栓子性质有关。脑栓塞急性期病死率为5％～15％，多死于严重脑水肿、脑疝、肺部感染和心力衰竭。心肌梗死所致脑栓塞预后较差，存活的脑栓塞患者多数会遗留严重后遗症。如栓子来源不能消除，10％～20％的脑栓塞患者可能在病后

1~2周再发,再发病死率高。

三、腔隙性脑梗死

腔隙性脑梗死是缺血性脑梗死的常见亚型,是指大脑半球或脑干深部的深穿支动脉,在长期高血压基础上,血管壁发生病变,最终管腔闭塞,导致缺血性脑梗死,形成小腔隙软化灶,病灶直径多在 2.0~15.0 mm,最大不超过 20 mm。主要累及脑的深部白质、基底节、丘脑和脑桥等部位,形成腔隙状脑梗死灶。部分患者的病灶位于脑的相对静区,无明显的神经缺损症状,神经影像学检查或尸体解剖时才得以证实,故称为静息性梗死或无症状性梗死。腔隙性脑梗死占全部脑梗死的 20%~30%。腔隙性脑梗死的发病率存在明显的人种差异,亚洲黄种人的发病率明显高于欧洲、北美白种人,黑种人的发病率也明显高于白种人。

(一)病因及发病机制

病因为高血压导致小动脉及微小动脉壁脂质透明变性,管腔闭塞产生腔隙性病变,有资料认为舒张压增高对于多发性腔隙性梗死的形成更为重要。病变血管多为直径 100~200 μm 的深穿支,如豆纹动脉、丘脑穿通动脉及基底动脉旁中央支,多为终末动脉,侧支循环差。高血压性小动脉硬化引起管腔狭窄时,继发血栓形成或脱落的栓子阻断血流,会导致脑供血区的梗死。多次发病后脑内可形成多个病灶。

(二)病理

腔隙性脑梗死灶呈不规则圆形、卵圆形或狭长形,直径多在 2.0~20.0 mm。病灶常位于脑深部核团(壳核约 37%、丘脑 14%、尾状核 10%)、脑桥(16%)和内囊后肢(10%)、内囊前肢和小脑较少发生。

病理解剖大体标本可见腔隙为含液体小腔洞样软化灶;镜下可见腔内有纤细的结缔组织小梁、吞噬细胞和微血管瘤,病变血管可见透明变性玻璃样脂肪变、玻璃样小动脉坏死、血管壁坏死和小动脉硬化等。

(三)临床表现

1.一般特点

腔隙性脑梗死多见于中老年患者,男性多于女性,半数以上的患者有高血压病史。多数患者可无临床症状及体征,常由神经影像学检查而发现。通常症状较轻,体征单一,预后较好。

2.常见的腔隙综合征

(1)单纯运动性轻偏瘫:为最常见类型,约占 60%,病变多位于内囊、放射冠或脑桥。表现为对侧面部及上下肢大体相同程度轻偏瘫,无感觉障碍、视觉障碍和皮质功能障碍如失语等;若为脑干病变不出现眩晕、耳鸣、眼震、复视及小脑性共济失调等,通常突然发病,数小时内进展,患者可遗留受累肢体的笨拙或运动缓慢。

(2)单纯感觉性卒中:较常见,特点是偏身感觉缺失,可伴感觉异常,如麻木、烧灼或沉重感、刺痛、僵硬感等;病变主要位于对侧丘脑腹后外侧核。

(3)共济失调性轻偏瘫:病变对侧轻偏瘫伴小脑性共济失调,偏瘫下肢重于上肢,共济失调不能用无力来解释,可伴锥体束征。病变位于脑桥基底部、内囊或皮质下白质。

(4)构音障碍-手笨拙综合征:约占 20%,起病突然,症状迅速达高峰,表现为构音障碍、吞咽困难、病变对侧中枢性面舌瘫、面瘫同侧手肌力下降和精细动作笨拙(书写时易发现)、指鼻试验完成困难、轻度平衡障碍。病变位于脑桥基底部、内囊前肢及膝部。

(5)感觉运动性卒中:以偏身感觉障碍起病,再出现轻偏瘫,病灶位于丘脑腹后核及邻近内囊后肢,是丘脑膝状体动脉分支或脉络膜后动脉丘脑支闭塞所致。

腔隙状态是本病反复发作引起多发性腔隙性梗死,累及双侧皮质脊髓束和皮质脑干束,出现严重精神障碍、认知功能下降、假性延髓性麻痹、双侧锥体束征、类帕金森综合征和尿便失禁等。

(四)辅助检查

CT 可见内囊基底节区、皮质下白质单个或多个圆形、卵圆形或长方形低密度病灶,边界清晰,无占位效应。

MRI 呈 T_1 低信号、T_2 高信号,可较 CT 更为清楚地显示腔隙性脑梗死病灶。

(五)诊断及鉴别诊断

1.诊断

中老年发病,有长期高血压病史。急性起病,可出现局灶性神经功能缺损症状。CT 或 MRI检查证实有与神经功能缺失一致的脑部腔隙病灶。患者可隐匿起病,无明显临床症状,仅在影像学检查时发现。

2.鉴别诊断

与脑出血、颅内感染、多发性硬化、脑囊虫病、烟雾病、脑脓肿和颅内转移瘤等鉴别。

(六)治疗

临床症状体征明显的患者可参照脑血栓形成治疗原则。主要是控制脑血管病危险因素,防止脑血栓形成。积极控制高血压,可以应用抗血小板聚集剂如阿司匹林,也可用钙通道阻滞剂如尼莫地平等治疗,目前没有证据表明抗凝治疗有效。

(七)预后

腔隙性脑梗死临床表现较轻,近期预后较好。

(朱言芳)

第五节　脑蛛网膜炎

脑蛛网膜炎又称浆液性脑膜炎、局灶性粘连性蛛网膜炎,是脑的蛛网膜发生炎症,慢性者可粘连或形成囊肿,可引起脑组织损害及脑脊液循环障碍。

本病多数继发于急性或慢性软脑膜感染,以结核最为常见,颅脑外伤,蛛网膜下腔异物刺激,颅外感染也可引起,以蛛网膜急慢性炎症性损害为病理基础。

一、病因

引起本病的主要原因大致包括 3 个方面。

(1)特发性蛛网膜炎:部分患者的病因尚不明确。

(2)继发性蛛网膜炎:既可继发于颅内疾病,又可继发于颅外的疾病,颅内见于蛛网膜下腔出血、急性或慢性脑膜感染、颅脑外伤、脑寄生虫病等;颅外分为局灶性和全身性感染,前者如中耳炎、鼻及鼻窦炎、乳突炎、龋齿、咽喉部感染等;后者如结核、流行性感冒、梅毒、流行性腮腺炎、风湿热、伤寒、百日咳、白喉、败血症、疟疾等,其中以结核、流行性感冒最常见。

（3）医源性蛛网膜炎：见于诊疗操作过程中所引起的蛛网膜炎，如脑室或髓鞘内药物注射、脑池造影检查、颅脑手术及介入治疗等。

二、病理

蛛网膜呈弥漫性或局限性增厚，常与硬脑膜、软脑膜、甚至脑组织、脑神经发生粘连。有的形成囊肿，其中含脑脊液。脑蛛网膜炎粘连可以影响脑脊液循环及吸收，从而引起脑室扩大，形成脑积水。镜下见大量的炎性细胞浸润，网状结构层呈现纤维增殖型变化。脑部病变部位主要侵犯大脑半球凸面、脑底部、小脑半球凸面及脑桥小脑角。

三、临床表现

任何年龄均可发病，以中年多见，大多数患者以慢性或亚急性起病，少部分急性发病。根据起病的形式和病变部位不同，临床表现可以分为下列 5 个类型。

（一）急性弥漫型

主要为急性脑膜炎综合征的表现，但程度较轻，局灶性神经系统体征不明显。症状数天或数周内可改善，或呈波动性发病。

（二）慢性弥漫型

慢性起病，除脑膜炎综合征的表现外，常伴有颅内压增高和脑神经损害的症状。

（三）半球凸面型

常有局限性癫痫，单瘫、偏瘫、失语、感觉障碍、精神及行为异常，临床表现与脑肿瘤相似。此外，还可伴有颅内压增高的症状。

（四）幕上脑底型

病变主要累及视交叉与第二脑室底部。视交叉损害表现为头痛、视力减退或失明、视野缺损，视神经检查可见一侧或两侧视力下降，单侧或双颞侧偏盲，中心暗点、旁中心暗点或向心性周边视野缩小，眼底可见视神经盘水肿或视神经萎缩。第三脑室底部损害表现为烦渴、尿崩、肥胖、嗜睡、糖代谢异常等。

（五）颅后窝型

病变堵塞第四脑室出口可造成阻塞性脑积水，常表现为颅内高压、眼球震颤、共济失调及外展神经麻痹。病变累及脑桥小脑角常出现第 V、VI、VII、VIII 对脑神经损害及小脑体征等。

四、辅助检查

（一）实验室检查

脑脊液：压力正常或增高，细胞数及蛋白含量轻度增高，多数患者完全正常。

（二）影像学检查

CT 和 MRI 显示颅底部脑池闭塞及脑室扩大。脑 MRI 在 T_2 加权像上可见脑表面局部脑脊液贮积与囊肿形成。

（三）放射性核素脑显像

放射性核素脑池扫描可见核素在脑池及蛛网膜颗粒内淤积，吸收延迟。

五、诊断

根据发病前有蛛网膜下腔出血、头部外伤、颅内或颅外感染、脑室内介入治疗史，起病的形式,症状缓解与复发的特点,结合颅脑 CT 或 MRI 影像学改变,可以做出诊断。病因方面在排除继发性和医源性的蛛网膜炎外,应考虑特发性的可能。

六、治疗

(一)病因治疗
对已明确的细菌或结核菌感染者必须应用抗生素或抗结核药物治疗。

(二)抗感染治疗
对弥漫性蛛网膜炎患者可应用肾上腺皮质激素治疗,如地塞米松 5～10 mg/d,静脉滴注,连用 7～14 天。

(三)抗粘连治疗
解除粘连可用糜蛋白酶 5 mg 或胰蛋白酶 5～10 mg 肌内注射,每天 1 次。严重粘连的患者可髓鞘内注射糜蛋白酶或地塞米松,每周一次。药物治疗无效者可根据病情进行蛛网膜粘连松解术。

(四)颅内高压处理
有颅内高压者应给予高渗性脱水剂,如 20%甘露醇、甘油果糖等。经药物治疗无效、脑积水进行性加重或颅内压增高脑疝形成的早期患者,可施行脑脊液分流术。

(五)手术治疗
造成明显压迫症状的蛛网膜囊肿,可考虑手术摘除。

(热娜古丽·斯迪克)

第六节 流行性脑脊髓膜炎

流行性脑脊髓膜炎简称流行性脑膜炎或流脑,是由脑膜炎双球菌引起的急性化脓性脑脊髓膜炎,具有发病急、变化多、传播快、流行广、危害大、死亡率高等特点。本病在临床上以突起发热、头痛、呕吐、皮肤黏膜瘀点和脑膜刺激征阳性,以及脑脊液呈化脓性改变为主要特征。严重者可出现感染性中毒性休克及脑实质损害,并危及生命。脑膜炎的主要病变部位在软脑膜和蛛网膜,表现为脑膜血管充血、炎症、水肿,可引起颅内压升高。暴发型脑膜脑炎病变主要在脑实质,引起脑组织充血、坏死、出血及水肿,颅内压显著升高,严重者发生脑疝而死亡。

流行病学调查表明,本病可见于世界各国,呈散发或大、小流行,以儿童发病率为高。世界各大洲年发病率在 1/10 万～10/10 万,全世界年新发流脑病例 30 万～35 万人,病死率为 5%～10%。从流脑的发病趋势看,发展中国家发病率高于发达国家,非洲撒哈拉以南的地区有"流脑流行带"之称,在流行年度可高达400/10 万～800/10 万。我国发病率低于 1/10 万,病死率在 6%以下,呈周期性流行,一般3～5 年为小流行,7～10 年为大流行。近年来,由于我国流动人口的增加,导致城镇发病年龄组发生变化,流行年发患者群在向高龄组转移。

一、病因与发病机制

(一)病因
脑膜炎双球菌自鼻咽部侵入人体后,其发展过程取决于人体与病原菌之间的相互作用。如果人体健康且免疫力正常,则可迅速将病菌消灭或成为带菌者;如果机体缺乏特异性杀菌抗体,或者细菌的毒力强,病菌则从鼻咽部侵入血流形成菌血症或败血症,随血液循环再侵入脑脊髓膜形成化脓性脑脊髓膜炎。目前认为先天性或获得性 IgM 缺乏或减少,补体 C_3 或 $C_3 \sim C_9$ 缺乏易引起发病,甚至是反复发作或呈暴发型。此外,有人认为特异性 IgA 增多及其与病菌形成的免疫复合物亦是引起发病的因素。

脑膜炎双球菌属奈瑟菌属,为革兰染色阴性双球菌,菌体呈肾形或豆形,多成对排列,或四个相连。该菌营养要求较高,用血液琼脂或巧克力培养基,在 $35 \sim 37$ ℃、含 $5\% \sim 10\% CO_2$、pH $7.4 \sim 7.6$ 环境中易生长。低于 32 ℃或高于 41 ℃不能生长。传代 $16 \sim 18$ 小时细菌生长旺盛,抗原性最强。本菌含自溶酶,如不及时接种易溶解死亡。本菌对外界环境抵抗力弱,不耐热,温度高于56 ℃及干燥环境中极易死亡。对寒冷有一定的耐受力,对一般消毒剂敏感,如漂白粉、乳酸等1 分钟死亡,紫外线照射 15 分钟死亡。

本菌的荚膜多糖是分群的依据,分为 A、B、C、D、X、Y、Z、29E、W135、H、I、K、L13 个菌群。此外,尚有部分菌株不能被上述菌群抗血清所凝集,称为未定群,在带菌者分离的脑膜炎双球菌中占 $20\% \sim 50\%$,一般无致病能力。根据细菌壁脂蛋白多糖成分不同,还可进一步分成不同血清亚群。其中以 A、B、C 3 群最常见,占 90%以上,C 群致病力最强,B 群次之,A 群最弱。国内调查显示,流行期间 A 群带菌率与流脑发病呈平行关系,是主要流行菌株。但近年来流脑流行菌群的变迁研究结果显示,中国流脑患者及健康人群携带菌株中,C 群流脑菌株的比例呈上升趋势,流脑流行菌群正在发生从 A 群到 C 群的变化,C 群流脑在中国已经逐渐成为流行的优势菌群。

(二)发病机制

脑膜炎双球菌从鼻咽部进入人体后,如人体健康或有免疫力,大多数情况下只在鼻咽部生长繁殖,而无临床症状(带菌状态)。部分可出现上呼吸道轻度炎症,出现流涕、咽痛、咳嗽等症状,而获免疫力。如人体免疫力低下、一时性下降或病菌毒力强时,细菌可经鼻咽部黏膜进入毛细血管和小动脉,侵入血液循环,部分感染者表现为暂时性菌血症,出现皮肤黏膜出血点,仅极少数患者由于缺乏特异性抗体,细菌通过自身荚膜多糖所具有的抗吞噬屏障作用避免自身被宿主清除,发展为败血症并出现迁徙性病灶(如脑膜炎、关节炎、心肌炎、心包炎、肺炎等),其中以脑膜炎最多见。

引起脑膜炎和暴发型脑膜炎的物质主要是细菌释放的内毒素和肽聚糖,而不是病菌的整体作用。内毒素导致血管内皮细胞、巨噬细胞、星形细胞和胶质细胞损伤,使其产生大量的细胞因子、血管脂类和自由基等炎症介质,使血-脑屏障的通透性增高,引起脑膜的炎症反应。同时,这些炎症介质可引起脑血管循环障碍,导致脑血管痉挛、缺血及出血。内毒素还可以引起休克和DIC,还可因皮肤、内脏广泛出血,造成多器官衰竭。严重脑水肿时,脑组织向小脑幕及枕骨大孔突出形成脑疝,出现昏迷加深、瞳孔变化及呼吸衰竭。

二、临床表现

本病可发生于任何年龄,5 岁以下儿童容易罹患,2 岁左右的婴幼儿患病率比较高,但近年来青年人发病的也不少见,因此,应高度警惕,加强防范。发病季节一般从冬末春初开始,4 月份达到高峰,5 月下旬逐步减少,冬春季节为流行高峰期,急性或暴发性发病,病前常有上呼吸道感染史,潜伏期多为 $2 \sim 3$ 天。临床上病情常复杂多变,轻重不一。

(一)症状与体征

1.症状

发热、头痛、肌肉酸痛、食欲缺乏、精神萎靡等毒血症症状;幼儿哭啼吵闹、烦躁不安等。重者剧烈头痛、恶心,呕吐呈喷射样等高颅压征,意识障碍表现为谵妄、昏迷等。

2.体征

主要表现有脑膜刺激征,如颈项强直,或角弓反张,凯尔尼格征和布鲁津斯基征阳性。

(二)临床分型与分期

根据临床表现分为普通型、暴发型、轻型和慢性败血症型。

1.普通型

普通型占90％左右。病程经过分为4期。

(1)前驱期:大多数患者可无任何症状,部分患者有低热、咽喉疼痛、鼻咽黏膜充血、分泌物增多及咳嗽,少数患者常在唇周及其他部位出现单纯疱疹。此期采取鼻咽拭子做培养可以发现脑膜炎双球菌阳性,前驱期可持续1～2天。

(2)败血症期:患者常无明显前驱症状,突然出现寒战、高热,伴头痛、肌肉酸痛、食欲减退及精神萎靡等毒血症症状;幼儿则有哭啼吵闹、烦躁不安、皮肤感觉过敏及惊厥等。半数以上患者皮肤黏膜可见瘀点或瘀斑,严重者瘀点或瘀斑成片,散在于全身皮肤。危重患者瘀斑迅速扩大,中央坏死或形成大疱,多数患者于1～2天发展为脑膜炎期。

(3)脑膜炎期:症状多与败血症期症状同时出现,除持续高热和毒血症症状外,以中枢神经系统症状为主;大多数患者于发病后24小时左右出现脑膜刺激征,如颈后疼痛、颈项强直、角弓反张、凯尔尼格征和布鲁津斯基征阳性,1天后患者进入昏迷状态。此期持续高热,头痛剧烈,呕吐频繁,皮肤感觉过敏,怕光,狂躁及惊厥、昏迷等。

婴幼儿发病常不典型,除高热、拒乳、烦躁及哭啼不安外,脑膜刺激征可缺如。但惊厥、腹泻及咳嗽较成人多见,由于颅内压增高,可有前囟突出,但有时往往因呕吐频繁、高热失水而反见前囟下陷,给临床诊断带来一定困难,应加以鉴别。多数患者通常在2～5天进入恢复期。

(4)恢复期:经治疗后体温逐渐降至正常,皮疹开始消退,症状逐渐好转,神经系统检查正常,约10％的患者出现口唇疱疹,患者一般在1～3周痊愈。

2.暴发型

少数患者起病急骤,病情凶险,如不及时抢救,常于24小时之内死亡。病死率高达50％,婴幼儿可达80％。

(1)休克型:本型多见于儿童。突起高热、头痛、呕吐,精神极度萎靡。常在短期内全身出现广泛瘀点、瘀斑,且迅速融合成大片,皮下出血,或继以大片坏死。面色苍灰,唇周及指端发绀,四肢厥冷,皮肤呈花纹样,脉搏细速,血压明显下降。脑膜刺激征大都缺如,易并发DIC。脑脊液大多清亮,细胞数正常或轻度增加,血液及瘀点培养常为阳性。若不及时抢救多在24小时内死亡。

(2)脑膜脑炎型:亦多见于儿童。除具有严重的中毒症状外,患者频繁惊厥迅速陷入昏迷;有阳性锥体束征及两侧反射不等;血压持续升高,部分患者出现脑疝,如小脑扁桃体疝入枕骨大孔内,压迫延髓,此时患者昏迷加深,瞳孔先缩小很快散大;双侧肌张力增高或强直,上肢多内旋,下肢伸展呈去大脑强直状态;呼吸不规则,快慢深浅不匀,或为抽泣样,或为点头样,或为潮式,此类呼吸常提示呼吸有突然停止的可能。

(3)混合型:是本病最严重的一型,病死率常高达80％,兼有两种暴发型的临床表现,常同时或先后出现。

3.轻型

轻型多发生于流行性脑脊髓膜炎流行后期,起病较缓,病变轻微,临床表现为低热、轻微头痛及咽痛等上呼吸道症状,皮肤可有少数细小出血点和脑膜刺激征,脑脊液多无明显变化,咽拭子培养可有病原菌。

4.慢性败血症型

本型不多见,多发于成人,病程迁延数周或数月。临床表现为间歇性发热,反复出现寒战、高热,皮肤瘀点、瘀斑,少数患者脾大,关节疼痛亦多见,发热时关节疼痛加重呈游走性。也可发生化脓性脑膜炎、心内膜炎或肾炎导致病情恶化。

三、辅助检查

(一)血常规

白细胞总数明显增高,一般在 $20×10^9/L$ 左右,高者可达 $40×10^9/L$ 或以上。以中性粒细胞增多为主,有时高达 90% 以上,核左移,有时出现类白血病反应。并发 DIC 者血小板减少。

(二)脑脊液检查

脑脊液检查是诊断流脑的重要依据。对颅内压增高的患者,腰椎穿刺时要慎重,穿刺时不宜将针芯全部拔出,而应缓慢放出少量脑脊液做检查。穿刺后患者应平卧 6 小时以上,以防引起脑疝。必要时先给予脱水剂。

脑脊液在病程初期可见压力升高、外观仍清亮,稍后则混浊似脓样,细胞数、蛋白质含量和葡萄糖含量尚无变化,白细胞数常达 $1\ 000×10^6/L$ 以上,以中性粒细胞为主。在典型的脑膜炎期,压力明显升高,外观呈混浊米汤样或脓样,白细胞数常明显升高,绝大多数为中性粒细胞。蛋白质含量显著增高,葡萄糖含量明显降低,有时甚或测不出,氯化物含量降低。如临床上表现为脑膜炎而病程早期脑脊液检查正常者,则应于 12 小时后再复查脑脊液,以免漏诊。

(三)细菌学检查

1.涂片检查

涂片检查包括皮肤瘀点和脑脊液沉淀涂片检查。皮肤瘀点检查时,用针尖刺破瘀点上的皮肤,挤出少量血液和组织液涂于载玻片上,革兰染色后镜检,阳性率为 $60\%\sim80\%$。此法简便易行,是早期诊断的重要方法之一;脑脊液沉淀涂片染色,有脑膜炎症状的患者阳性率为 50%,无症状患者阳性率小于 25%。

2.细菌培养

抽取患者静脉血 5 mL 进行血培养,皮肤瘀点刺出液或脑脊液培养,阳性率约为 30%。应在使用抗菌药物前进行检测,阳性结果可确诊,还可进行分群鉴定,应同时做药敏试验。

(四)血清免疫学检查

1.抗原测定

测定细菌抗原的免疫学试验主要有对流免疫电泳、乳胶凝集试验、金黄色葡萄球菌 A 蛋白协同凝集试验、酶联免疫吸附试验或免疫荧光法、反向被动血凝试验等,其用以检测血液、脑脊液或尿液中的荚膜多糖抗原。一般在病程 1~3 天可出现阳性。较细菌培养阳性率高,方法简便、快速、敏感、特异性强,有助于早期诊断。

2.抗体测定

测定抗体的免疫学试验有间接血凝试验(indirect hemagglutination test,IHT)、杀菌抗体试验及放射免疫分析法(radioimmunoassay,RIA)检测,阳性率约在 70%。固相放射免疫分析法(SPRIA)可定量检测 A 群脑膜炎双球菌特异性抗体,阳性率高达 90%,明显高于其他方法,但因抗体升高较晚,故不能作为早期诊断指标。如恢复期血清效价大于急性期 4 倍以上,则有诊断价值。

(五)其他实验室检查

1.奈瑟菌属鉴定

用专有酶进行快速鉴定 APINH 系统,鉴定奈瑟菌属细菌的时间已由 48 小时缩短到 4 小时,是比较快速的一种鉴定方法。

2.放射免疫分析法(RIA)检测脑脊液微球蛋白

此项检测更敏感,早期脑脊液检查尚正常时此项检测即可升高,恢复期可正常,故有助于早期诊断、鉴别诊断、病情检测及预后判断。

3.核酸检测

应用 PCR 检测患者急性期血清或脑脊液中脑膜炎双球菌的 DNA 特异片段是更敏感的方法,且不受早期抗生素治疗的影响。常规 PCR 的特异性为 95%,敏感性为 100%,可用于可疑性流脑病例的快速诊断,但仍有许多局限性;而荧光定量 PCR 更具有常规 PCR 无法比拟的优点。

(六)影像学检查

1.颅脑 CT 扫描

早期或轻型脑膜炎,CT 可无异常表现。若持续感染,CT 平扫可显示基底池、纵裂池和蛛网膜下腔密度轻度增高,原因是脑膜血管增生,炎症渗出。脑室变小、蛛网膜下腔消失,可能是脑皮质充血和白质水肿引起弥漫性脑肿胀。由于脑膜血管充血和血-脑屏障破坏,脑膜和脑皮质在静脉注射造影剂后可以有异常的带状或脑回样强化。同时 CT 检查还有助于发现化脓性脑膜炎的并发症和后遗症。

2.颅脑 MRI 扫描

对脑膜炎的早期非常敏感,早期炎症表现为病灶边界不清、范围较大的 T_1WI 低信号、T_2WI 高信号。同时可见斑片状不均匀轻度强化。脑膜炎早期表面的炎症波及脑膜,局部脑膜有强化;后期呈 T_1WI 稍高信号,T_2WI 稍低信号。

(七)脑电图检查

以弥漫性或局限性异常慢波化背景活动为特征,少数有棘波、棘慢综合波,某些患者也可脑电图正常。

四、诊断与鉴别诊断

(一)诊断

(1)本病在冬春季节流行,多见于儿童,大流行时成人亦不少见。

(2)突起高热、头痛、呕吐,皮肤黏膜瘀点、瘀斑(在病程中增多并迅速扩大),脑膜刺激征阳性,当患者迅速出现脑实质损害或感染性休克临床症状时提示暴发型,应引起重视。

(3)血常规中白细胞计数明显增高,脑脊液检查及细菌学检查阳性即可确诊,免疫学检查阳性率较高,有利于早期诊断。

（二）鉴别诊断

1.流行性乙型脑炎

夏秋季流行，发病多集中于7月、8月、9月，有蚊虫叮咬史，起病后脑实质损害严重，惊厥、昏迷较多见，皮肤一般无瘀点。脑脊液早期清亮，晚期微混浊，细胞数多在（100～500）×10^6/L，很少超过1 000×10^6/L，中性多核细胞占多数，以后淋巴细胞占多数；蛋白质含量稍增加，糖含量正常或略高，氯化物含量正常。确诊有赖于双份血清补体结合试验、血凝抑制试验等，以及脑组织分离病毒。

2.虚性脑膜炎

某些急性严重感染患者（如伤寒、大叶性肺炎，以及其他细菌所致的败血症等）有显著毒血症时，可产生神经系统症状及脑膜刺激征，脑脊液除压力增高外，一般无其他变化。

3.病毒性脑膜炎

多种病毒可引起脑膜炎，多于2周内恢复。脑脊液检查，外观正常，白细胞数多在1 000×10^6/L以内，一般在50×10^6/L至100×10^6/L或200×10^6/L之间，淋巴细胞达90%～100%。糖及氯化物含量正常，蛋白含量稍增加。涂片及细菌培养检查无细菌发现。外周血白细胞计数不高。

4.中毒性痢疾

发病更急，一开始即有高热，抽搐发生较早，有些患者有脓血便，如无大便，可用生理盐水灌肠后，留取粪便标本镜检，可发现脓细胞。

5.结核性脑膜炎

多有结核史，可能发现肺部结核病灶，起病缓慢，伴有低热、盗汗、消瘦等症状，无瘀点和疱疹。结核菌素试验阳性，脑脊液的细胞数为数十至数百个左右，以淋巴细胞为主。脑脊液在试管内放置12～24小时有薄膜形成，薄膜和脑脊液沉淀涂片抗酸染色可检出结核杆菌。

6.其他化脓性脑膜炎

患者身体其他部位可同时存在化脓性病灶或出血点。脑脊液混浊或脓性，白细胞数多在2 000×10^6/L以上，有大量脓细胞，涂片或细菌培养检查可发现致病菌。确切的诊断需有赖于脑脊液、血液细菌学和免疫学检查。

7.流行性腮腺炎脑膜脑炎

多有接触腮腺炎患者的病史，多发生在冬春季节，注意检查腮腺是否肿胀。临床上有先发生脑膜脑炎后出现腮腺肿大者，如腮腺肿胀不明显，可做血和尿淀粉酶测定。

五、治疗

流行性脑脊髓膜炎的西医治疗以大剂量磺胺嘧啶、青霉素、头孢菌素类、氯霉素等抗菌治疗为主，并注意抗休克、纠正血压、纠正酸中毒、减轻脑水肿、止痉等对症治疗。

（一）一般治疗

必须强调早期诊断，就地住院隔离治疗。保持病室环境安静，室内空气流通，卧床休息，饮食以高热量、富于营养的流质或半流质为宜。对昏迷不能进食的患者，可适当静脉输入液体，注意纠正水、电解质及酸碱平衡紊乱，使每天尿量保持在1 000 mL以上。昏迷者应加强口腔和皮肤黏膜的清洁护理，防止压疮、呼吸道感染、泌尿道感染及角膜溃疡发生。密切观察血压、脉搏、体温、意识、瞳孔、呼吸等生命体征的变化。

（二）抗生素

一旦高度怀疑脑膜炎双球菌感染，应在30分钟内给予抗生素治疗，做到早期足量应用抗生素，病情严重者可联合应用两种以上抗菌药物。

1.青霉素

青霉素在脑脊液中的浓度为血液浓度的10%～30%，大剂量静脉滴注使脑脊液内迅速达到有效杀菌浓度。维持时间长达4小时以上。迄今未发现耐青霉素菌株。青霉素剂量：儿童每天20万～40万U/kg，成人每天20万U/kg，分次静脉滴注，可每次用320万～400万U，静脉滴注，每8小时1次；疗程5～7天。青霉素不宜行鞘内注射，因可引起发热、肌肉颤搐、惊厥、脑膜刺激征、呼吸困难、循环衰竭等严重不良反应。

2.磺胺药

磺胺嘧啶易透过血-脑屏障，在脑脊液中的浓度较高，是治疗普通型的常用药物。但本药对败血症期患者疗效欠佳，有较大的不良反应，一般用于对青霉素过敏者、轻症患者或流行期间大面积治疗者。常用量为成人6～8 g/d，儿童75～100 mg/(kg·d)，分4次口服，首次加倍。由于原药在偏酸性的尿液中易析出结晶，可损伤肾小管而引起结晶尿、血尿、腰痛、少尿、尿闭，甚至尿毒症，故应用时给予等量碳酸氢钠及足量水分（使成人每天尿量保持在1 200 mL以上）。注意血尿、粒细胞减少、药物疹及其他毒性反应的发生。对病情较重，或频繁呕吐，不能口服的患者，可用20%磺胺嘧啶钠注射液50 mg/kg稀释后静脉滴注或静脉推注，病情好转后改为口服。疗程为5～7天。其次，磺胺甲基嘧啶、磺胺二甲基嘧啶或磺胺甲噁唑也可选用，疗程5～7天，重症患者可适当延长。停药以临床症状消失为指标，不必重复腰椎穿刺。如菌株对磺胺药敏感，患者于用药后1～2天体温下降，神志转为清醒，脑膜刺激征于2～3天减轻而逐渐消失。若用药后一般情况及脑膜刺激征在1～2天无好转或加重者，可能为耐磺胺药菌株引起，改用其他抗生素，必要时重复腰椎穿刺及再次脑脊液常规培养、做药敏试验。近年来，脑膜炎双球菌耐磺胺药菌株不断增加，故提倡改青霉素为首选药物。

3.氯霉素

氯霉素易透过血-脑屏障，在脑脊液中的浓度为血液浓度的30%～50%，适用于青霉素过敏和不宜用磺胺药的患者，或病情危重需要用两种抗菌药物及原因未明的化脓性脑膜炎患者。脑膜炎双球菌对其非常敏感，剂量为成人2～3 g/d，儿童40～50 mg/(kg·d)，分次口服或肌内注射，疗程5～7天。重症患者可联合应用青霉素、氯霉素。使用氯霉素应密切注意其不良反应，尤其对骨髓的抑制，新生儿、老人慎用。

4.氨苄西林

氨苄西林对脑膜炎双球菌、流感嗜血杆菌和肺炎链球菌均有较强的抗菌作用，故适用于病原菌尚未明确的5岁以下的流脑患儿。剂量：肌内注射，每天按体重50～100 mg/kg，分4次给药；静脉滴注或静脉注射，每天按体重100～200 mg/kg，分2～4次给药，疗程5～7天。本品不良反应与青霉素相仿，以变态反应较常见，大剂量氨苄西林静脉给药可发生抽搐等神经系统毒性症状，应予以注意。

5.第三代头孢菌素

此类药物对脑膜炎双球菌抗菌活性强，易透过血-脑屏障，不良反应少，适用于病情危重，且又不能使用青霉素G或氯霉素的患者。①头孢曲松钠：抗菌活性强，重症患者对青霉素过敏或耐药者可选用。成人和12岁以上儿童2～4 g/d，儿童75～100 mg/(kg·d)，分1～2次静脉滴注或静脉注射,疗程5～7天。②头孢噻肟钠:常用量成人 2～6 g/d,儿童 50～100 mg/(kg·d),分 2～3 次静脉滴注或静脉注射。成人严重感染者每 6～8 小时 2～3 g,1 天最高剂量不超过 12 g,疗程5～7天。

(三)控制脑水肿

头部降温以防治脑水肿。及时控制减轻脑水肿的关键是早期发现颅压增高,以及时脱水治疗,防止脑疝。

1.甘露醇

20％甘露醇125 mL 静脉滴注,每天 4～6 次。对于有脑疝先兆者,用甘露醇 250 mL 快速静脉滴注或静脉推注,可同时交替合用呋塞米,每次 20～40 mg,直到颅内高压症状好转。

2.甘油果糖

10％甘油果糖 250 mL,每天 1～2 次,静脉滴注。

3.七叶皂苷钠

七叶皂苷钠20～25 mg 加入 5％葡萄糖注射液 250 mL 静脉滴注,每天 1 次。七叶皂苷钠有抗感染、抗渗出、增加静脉张力、降低水肿及改善微循环的作用。在用药过程中,应注意循环血容量的补充,可使患者保持轻度脱水状态。为减轻毒血症,降低颅内压,加强脱水疗效,可同时应用糖皮质激素。

4.人血白蛋白

5～10 g,每天 1～2 次,静脉滴注。

(四)呼吸衰竭治疗

吸氧、吸痰,给予洛贝林、尼可刹米、二甲弗林、哌甲酯等呼吸中枢兴奋剂。呼吸停止时应立即行气管插管或气管切开,进行间歇正压呼吸。

(五)抗休克治疗

休克患者的变化十分迅速。抗休克治疗必须抢时间,抓关键,全力以赴地采用各种措施,力求改善微循环功能,恢复正常代谢。如患者面色青灰、皮肤湿冷、花斑、发绀、眼底动脉痉挛、血压下降,呈休克状态时,可应用微循环改善剂。大量反复应用有颜面潮红、躁动不安、心率增快、尿潴留等不良反应。

1.补充血容量

有效血容量不足是感染性休克的突出矛盾,只有及时补足血容量,改善微循环和每搏排出量,才能力争短时期内改善微循环,逆转休克。静脉快速滴注右旋糖酐-40,每天 500～1 000 mL。然后根据休克纠正程度、血压、尿量、中心静脉压等,加用平衡液、葡萄糖氯化钠注射液。可根据先盐后糖、先快后慢,见尿补钾,适时补充血浆、白蛋白等胶体溶液。

2.扩容改善微循环

(1)山莨菪碱(654-2):每次 10～20 mg,静脉注射;儿童每次0.5～1.0 mg/kg,每 15～30 分钟注射 1 次。直至血压上升、面色红润、四肢转暖、眼底动脉痉挛缓解后,可延长至 0.5～1.0 小时注射 1 次;待血压稳定,病情好转后改为1～4 小时注射 1 次。

(2)东莨菪碱:成人每次用量 1 mg,儿童为每次 0.01～0.02 mg/kg,静脉注射,10～30 分钟注射 1 次,减量同上。

(3)阿托品:每次 0.03～0.05 mg/kg,以 0.9％氯化钠注射液稀释静脉注射,每 10～30 分钟注射 1 次,减量同上。

在经上述处理后,如休克仍未纠正,可应用血管活性药物,一般首选多巴胺,剂量为每分钟2~6 μg/kg,根据血压情况调整速度和浓度。其他还有酚妥拉明 5~10 mg 或酚苄明每次 0.5~1.0 mg/kg,加入液体内缓慢静脉滴注。

上述药物应用后,若动脉痉挛有所缓解,而血压仍有波动或不稳定,可给予间羟胺 20~30 mg 静脉滴注或与多巴胺联合应用。

3.抗凝治疗

经积极抗休克治疗,病情未见好转,临床疑有 DIC,皮肤黏膜出血点即使未见增加,也应考虑有 DIC 存在,应做有关凝血及纤溶的检查,并开始肝素治疗;若皮肤瘀点不断增多,且有融合成瘀斑的趋势,不论有无休克,均可应用肝素治疗,剂量每次为 0.5~1 mg/kg,静脉推注或加于100 mL溶液内缓慢静脉滴注,以后每 4~6 小时可重复 1 次,一般 1~2 次即可。用肝素时应做试管法凝血时间测定,使凝血时间控制在正常 2 倍左右(15~30 分钟)。用肝素后可输新鲜血液以补充被消耗的凝血因子。如果有继发纤溶征象,可试用6-氨基己酸 4~6 g 加入 10%葡萄糖注射液 100 mL 内静脉滴注,或氨甲苯酸 0.1~0.2 g 加入 10%葡萄糖注射液内静脉滴注或静脉注射。低凝、消耗伴纤溶亢进则应输新鲜全血、血浆、维生素 K 等,以补充被消耗的凝血因子。

(六)糖皮质激素

糖皮质激素有抗炎、抗过敏、抗休克、减轻脑水肿、降颅压等作用,对重症流脑患者可大剂量、短疗程、冲击应用。该类药可增强心肌收缩力,解除细菌内毒素造成的血管痉挛,从而减轻外周血管阻力,稳定细胞的溶酶体膜和减轻毒血症,并可抑制血小板凝集,对感染中毒性休克合并 DIC 者也有一定作用。常用量:地塞米松,成人 10~20 mg,儿童按 0.2~0.5 mg/(kg·d),分 1~2 次静脉滴注;氢化可的松 100~500 mg/d,静脉滴注。病情控制后迅速减量停药。用药不得超过 3 天。

(七)对症治疗

1.镇静止痛

高热、头痛明显者,可用解热镇痛药如阿司匹林或吲哚美辛。痫性发作者给予地西泮、氯硝西泮、苯妥英钠、卡马西平及丙戊酸钠治疗等。

2.纠正酸中毒

感染中毒性休克往往伴有严重酸中毒,如不及时纠正,可使病情恶化和加重,可用 5%碳酸氢钠注射液(儿童每次 3 mL/kg;成人轻症 200~500 mL/d,危重者可用 500~800 mL/d)静脉滴注。也可先给总量的 1/3~1/2,以后根据病情及实验室检查结果酌情补充。

3.强心药物

心功能不全或心力衰竭者应及时给予洋地黄类强心药物,如毛花苷 C 0.2~0.4 mg 加0.9%氯化钠注射液 20 mL 缓慢静脉注射。

(朱言芳)

第七节　阿尔茨海默病

阿尔茨海默病或阿尔茨海默病性痴呆是 Alosis Alzheimer 于 1907 年首先描述,是最常见和最重要的脑变性病。早期认为阿尔茨海默病是早老性痴呆的主要原因之一。对于发生于老年期的痴呆是否就是阿尔茨海默病有很大争论。国际疾病分类诊断标准第 9 次修订(ICD-9)中,将本病于 65 岁以前起病者称早老性痴呆,65 岁以后起病者称老年性痴呆。近年的多数研究证明本病在以发病年龄分组的两组中,无论临床表现,还是神经病理学研究并无本质区别。因此提出两者均用老年性痴呆 Alzheimer 型(SDAT)一词表示。在国际疾病分类诊断标准第 10 次修订(ICD-10)中,应用阿尔茨海默病性痴呆这一术语。在此条目下又列出:早发性阿尔茨海默病性痴呆;晚发性阿尔茨海默病性痴呆;阿尔茨海默病性痴呆非典型或混合型;阿尔茨海默病性痴呆未特定。因此按 ICD-10 规定,无论起病早晚,通称为阿尔茨海默病性痴呆,或惯用名阿尔茨海默病。

一、病因及发病机制

迄今对阿尔茨海默病的病因已做了大量的研究,病因仍不清楚。提出多种假说,包括遗传、慢病毒感染,免疫功能改变、铝中毒、神经递质障碍、细胞骨架改变及其他危险因素。

(一)遗传因素

1932 年 Schettky 首先报道阿尔茨海默病的家族倾向,以后的流行病学调查发现阿尔茨海默病患者的一级亲属有极大的患病危险性,约 10% 阿尔茨海默病患者有明确的家族史。近代分子生物学技术的应用及神经病理学对阿尔茨海默病的遗传研究取得很大的进展。迄今研究表明,与阿尔茨海默病有联系的基因至少有 5 个,分别位于第 14、19、21、1、12 号染色体上。第 21 号染色体上的类淀粉蛋白前体(APP)基因、第 14 号染色体上的早老素 1(PS1)基因和第 1 号染色体上的早老素 2(PS2)基因突变与早发的家族性阿尔茨海默病有关。位于第 19 号染色体上的载脂蛋白 E(apoE)等位基因 apoEε4 与晚发家族性和散发的阿尔茨海默病的形成有联系。位于 12 号染色体上低密度脂蛋白受体相关蛋白基因可能增加患阿尔茨海默病的风险。神经病理证明,阿尔茨海默病患者脑中神经元纤维缠结和老年斑及部分脑血管壁有淀粉样沉积物,即 β-淀粉样蛋白(Aβ),并证明它是由淀粉样前体蛋白裂解产生。大量 β-淀粉样蛋白及前体蛋白具有神经毒性反应,以上基因可能通过增加生成与积聚 Aβ,产生神经毒性反应,导致神经元坏死。

(二)神经递质障碍

研究发现阿尔茨海默病患者大脑中存在广泛的递质系统障碍,与阿尔茨海默病相关较为肯定的有乙酰胆碱系统、单胺系统、氨基酸类及神经肽类。而这些递质系统与学习和记忆等认知功能有密切关系。阿尔茨海默病患者海马和新皮层胆碱乙酰转移酶(Ch AT)及乙酰胆碱(Ach)显著减少引起皮层胆碱能神经元递质功能紊乱,被认为是记忆障碍和其他认知障碍的原因之一;阿尔茨海默病患者除有大脑皮质病变外还有皮层下神经元变性和神经元脱失,以 Meynert 基底核最明显,而 Meynert 基底核是胆碱能神经元的主要所在地。阿尔茨海默病早期此区胆碱能神经元即减少,由于 Ach 合成明显不足,ChAT 减少与痴呆的严重性,老年斑及神经元纤维缠结数量增多有关。其他递质如去甲肾上腺素、5-羟色胺、谷氨酸,生长抑制素等改变是阿尔茨海默病的原因还是继发尚不清楚。

(三)细胞骨架改变

近年研究表明阿尔茨海默病的神经元纤维缠结是细胞骨架的异常改变,以成对螺旋丝为特征,而 tua 蛋白是成对螺旋丝的主要成分。tua 蛋白是一种功能蛋白,在正常细胞内形成细胞骨架,参与微管组装与稳定。而阿尔茨海默病脑中的 tua 蛋白被异常磷酸化,成为无功能的 tua 蛋白,从而降低了微管组装的能力。随之损害轴浆流动,致使递质及一些不被迅速降解的神经元成分聚集在受累神经元内,导致神经功能减低、丧失,直至神经细胞破坏。认为这是阿尔茨海默病临床症状的发病机制。

尽管在阿尔茨海默病的发病机制研究上已取得显著成绩,但无一个假说得到充分验证,能完满解释阿尔茨海默病的病因,目前大多研究支持阿尔茨海默病的遗传假说。有关阿尔茨海默病危险因素的研究中,唯一能证实的是年龄。

二、病理变化

阿尔茨海默病患者大脑萎缩明显,以颞、顶及前额叶为主,重量常低于 1 000 g。组织学上其病理特征包括老年斑、神经元纤维缠结、神经元减少及轴索和突触异常、颗粒空泡变性、星形细胞和小胶质细胞增生和血管淀粉样改变。

神经元纤维缠结由扭曲、增厚、凝聚成奇特三角形和袢形的神经元纤维组成,是由异常细胞骨架组成的神经元内结构,为磷酸化 tua 蛋白的变异型,是微管相关蛋白的一种主要成分。神经元纤维缠结也可见于正常老年人和其他神经系统变性病中,但在阿尔茨海默病中神经元纤维缠结不仅数量上多于正常老年人,而且与神经元死亡及临床症状有关。在正常老年人神经元纤维缠结多见于颞叶,而阿尔茨海默病则遍及整个大脑,最常见于海马、杏仁核和新皮层的锥体细胞。

老年斑是阿尔茨海默病的特征性病理改变,呈不规则球形,直径 50～200 μm,可以银深染。典型的老年斑有 3 层结构。核心由类淀粉前体蛋白组成,中层为肿胀的轴索和树状突,外层为变性的神经突起。电子显微镜观察,老年斑的组成为增厚的轴索、异常的树状突,和呈节状隆起的异常终端,以及充满增厚神经元纤维的神经元突起和围绕淀粉样纤维中心区的致密层状体。整个老年斑中突触显著减少。组化上,在老年斑区域内早期有氧化酶活性增加,随后至晚期酶活性和线粒体内含物减少。在老年斑内,突触的连结性和功能改变损害了细胞间传送,破坏了突触在学习、记忆和认知上的主要作用。

颗粒空泡变性是细胞质内的一种空泡结构,由一个或多个直径 3.5 μm 的空泡组成,每个空泡的中心都有一个致密颗粒。在阿尔茨海默病中颗粒空泡变性高度选择地见于海马的锥体细胞。神经元的丢失主要是表浅皮层较大的胆碱能神经元,发病早的患者明显且往往伴有神经胶质细胞增生。阿尔茨海默病神经元突触较正常人减少 36％～46％,多发生于老年斑部位,神经元和突触丢失与临床表现关系密切。

除以上的病理变化外,淀粉样血管病与阿尔茨海默病的关系不容忽视,淀粉样血管病又称嗜刚果或斑样血管病。继发于血管病的梗死或脑内出血可与阿尔茨海默病的病理变化同时发生,也就是说阿尔茨海默病的患者常有淀粉样血管病的病理改变。阿尔茨海默病与淀粉样血管病的主要病理改变,即淀粉样血管病、老年斑和神经元纤维缠结中有同一种 β-淀粉样蛋白,又常并存于老年人,故认为两者的关系密切。

阿尔茨海默病的病理组织改变有特殊的分布,颗粒空泡变性均发生于海马。神经元纤维缠结和老年斑也选择性累及皮质,以颞顶枕结合区最严重,且主要累及颞叶边缘区和扣带回部。

三、临床表现

多发生于 50 岁之后,65 岁左右多见,其临床特征为起病隐匿,持续进行性的智能衰退而无缓解。记忆障碍是本病的首发症状,判断力下降,患者不能对问题进行推理。工作和家务漫不经心,空间和时间定向障碍、情感淡漠和多疑较早出现,继之失语、失用和失认及其他认知缺陷同时出现。偶有尿失禁。最后所有智能都受损,出现明显的运动不能,以至瘫痪。

(一)记忆障碍

通常是家人和同事发现的最早的症状,当天发生的事不能回忆,常常忘记物品放在何处,刚刚说过的话或做过的事不记得,常用"丢三落四""说完就忘"来描述。但患者的记忆障碍常被认为是健康老年人的健忘而被忽视。阿尔茨海默病的早期也可有远期记忆障碍,但程度较轻,至中期,远记忆也明显受损。

(二)视空间技能损害

早期即有患者不能准确地判断物品的位置,常伸手取物而抓空;放物时不能正确判断应放的位置;在熟悉的环境中常常迷路或不认家门。至中期,甚至在家中找不到自己的房间或床,不能临摹几何图形。中期后连简单的平面图也难以画出。在日常生活中穿衣困难,甚至判断不出上衣和裤子。

(三)语言障碍

语言障碍的特殊模式及变化过程有助于诊断本病(表 3-4)。在自发言语中,明显的找词困难是首先表现的语言障碍,由于口语中缺乏实质词,而成为不能表达意思的空话或过多的解释而成赘语。表现为流利型失语口语特点。患者言语的发音,语调及语法相对保留至晚期,而语义方面进行性受损。早期物品的命名可能正常,至少可接受选词提示,列名受损则是阿尔茨海默病早期的敏感指标,随着病情的发展,语言的实用内容逐渐减少,命名不能也愈明显,同时出现错语、新语等。与此同时,听理解能力明显地进行性下降,答非所问,交谈能力下降。阅读和书写障碍,中期后甚至不认识和不会写自己的名字。复述在早期可相对保留,至中期出现模仿语言,至晚期除模仿语言外不可能交谈,进一步恶化,发音不清楚,最终哑口无言。

表 3-4 阿尔茨海默病患者语言障碍发展过程

阶段	表现
Ⅰ	因找词困难,自发语言空洞、冗赘
Ⅱ	列名困难
	轻度命名障碍
	命名不能
	错语
	听理解障碍
	交谈困难
Ⅲ	错语与字靶无关
	模仿语言,重语症
	构音障碍
	缄默

(四)认知功能损害

认知功能损害是阿尔茨海默病的特征性改变,判断力差,概括能力丧失,注意力分散,意志不集中均可在早期出现。尽管有患者可继续工作,多是很熟悉的工作,或简单的重复,当向其提出新要求时,工作能力降低才表现出来。随病情的进展,主动性和解决问题的能力、逻辑和推理的能力进行性受损。计算障碍常在中期明显,但早期也可表现出来。如购物不会算账,付错钱,严重者连简单的加、减法也不会,甚至不认识数字和算术符号。阿尔茨海默病的失用主要为观念性失用和意想运动性失用。常见于中期,表现为丧失已熟练的技能,严重者不会使用任何工具,甚至不能执筷或用勺吃饭。但仍保留运动的肌力和协调。

(五)精神异常

早期出现,并常是患者就医的原因,包括情感淡漠、抑郁、躁狂、幻觉、妄想、性格改变及行为异常。白天自言自语或大声说话,恐惧独居,有的怀疑自己年老的配偶有外遇;怀疑子女偷他的钱物,把不值钱的东西藏起来。多数患者有失眠或夜间谵妄。

(六)运动系统表现

本病早期运动系统常正常。至中期表现为过度活动不安,如无目的地在室内来回走动,或半夜起床摸东西等。早期与中期神经系统检查可无局部阳性体征,但原始轴反射可较早出现。晚期可出现运动障碍,锥体外系症状多见,主要为肌张力的增高,以后逐渐出现锥体系统症状和体征,或原有锥体外系体征加重,最后呈现强直性或屈曲性四肢瘫痪。

此外,阿尔茨海默病患者伴发淀粉样脑血管病者可高达 27%～89%,临床上可并发脑出血或皮质下白质脑病,则产生相应的局灶神经系统体征。

阿尔茨海默病患者视力、视野相对完整。无感觉障碍,少数患者晚期有癫痫发作。肌阵挛性抽跳并非少见。

四、实验室及其他检查

(1)目前尚无确诊阿尔茨海默病的实验室检查方法。血、尿常规及血清检查正常。脑脊液常规检查正常或仅有轻度蛋白增高。已开展对神经递质及一系列生物化学物质、放射免疫、微量元素的研究,试图从脑脊液检查中找出支持阿尔茨海默病的特异生物标志,至今未获得有诊断价值的标记物。脑脊液 β-淀粉样蛋白及其前体蛋白、tua 蛋白,尚处研究阶段。

(2)脑电图大多异常,早期仅有波幅下降或 α 节律变慢。随病情发展,背景脑电图为低和中波幅不规则活动。慢活动不对称也常见。在额叶逐渐重叠有明显的 θ 活动,快活动消失。

(3)CT 和 MRI 检查可见侧脑室扩大和脑沟增宽,额颞叶明显。随病情发展有明显加重的趋势。脑室扩大较皮层萎缩更具有临床意义,因早期 CT 也可能正常,或一部分正常老年人 CT 也可表现脑室扩大和脑沟增宽,因此,CT 对本病的诊断必须与临床结合。MRI 能清楚显示海马,测量海马体积或海马体积与全脑体积的比值,发现阿尔茨海默病患者小于对照组。虽然 MRI 优于 CT 但确诊仍需结合临床。

(4)SPECT(单电子发射计算机断层)显示,脑血流降低,且双颞叶后部和颞顶区血流减少明显,其减少程度与痴呆的严重性成正比,至中晚期则呈弥漫性对称性血流减少。PET(正电子发射断层扫描)证明阿尔茨海默病患者的脑代谢活动降低。脑代谢普遍降低,且联合皮质下降显著;初级运动、感觉和视皮质及大部分皮质下结构的代谢活动正常,或轻度下降。95%患者的葡萄糖代谢下降与其痴呆严重度一致。

(5)神经心理学检查有助于痴呆的诊断与鉴别诊断,但无助于痴呆的病因诊断。常用的痴呆量表有简易精神状态量表(MMSE)、长谷川痴呆量表(HDS)、韦氏成人智力量表(WAIS-RC)、临床痴呆评定量表(CDR)、Blessed 行为量表(BBS)及 Hachinski 缺血积分量表(HIS)等。

五、诊断与鉴别诊断

(一)诊断

1.ICD-10 提出的诊断要点

阿尔茨海默病的诊断主要根据详尽的病史、临床症状的演变过程,结合神经心理学检查及有关辅助检查等。最终确诊靠病理。国际疾病分类诊断标准第 10 次修订(ICD-10)提出阿尔茨海默病的诊断要点如下。

(1)存在痴呆(痴呆描述及诊断要点见前)。

(2)隐袭起病,缓慢进展,通常难以指明起病的时间,但他人会突然察觉到症状的存在,疾病进展过程中会出现明显的高台期。

(3)无临床依据或特殊检查的结果能够提示精神障碍是由其他可引起痴呆的全身性疾病或脑的疾病所致(例如,甲状腺功能减退症、高血钙、维生素 B_{12} 缺乏、烟酸缺乏、神经梅毒、正常压力脑积水或硬膜下血肿)。

(4)缺乏突然性、卒中样发作,在疾病早期无局灶性神经系统损害的体征,如轻瘫、感觉丧失、视野缺损及运动协调不良(但这些症状会在疾病晚期出现)。

以上对阿尔茨海默病诊断虽较明确,但临床诊断仍很困难。

2.NINCDS-ADRDA 的诊断标准

目前多采用 NINCDS-ADRDA 的诊断标准,其诊断正确率为 $80\% \sim 100\%$,NINCDS-ADRDA 专题工作组将阿尔茨海默病分为很可能、可能和确诊三种。很可能的诊断标准如下。

(1)根据临床确诊痴呆,用 MMSE 及 Blessed 痴呆量表等神经心理测试验证。

(2)认知功能有两方面或更多的缺损。

(3)记忆和其他认知功能进行性衰退。

(4)无意识障碍,可有精神异常。

(5)发病年龄 40~90 岁,多在 65 岁以后。

(6)排除可导致记忆和认知功能进行性衰退的躯体疾病或其他脑部疾病。

确诊的标准,除符合以上标准外,并有活检或尸检的病理学依据。CT、MRI、SPECT、PET 等检查有助于诊断。

(二)阿尔茨海默病的鉴别诊断

(1)正常老年人的健忘、抑郁症及神经症的鉴别。

(2)皮克病:与阿尔茨海默病有许多共同点,常难以鉴别。皮克病是以早期人格改变,自知力差和社会行为衰退为主,而遗忘出现较晚,空间定位和认知障碍也出现较晚。CT 显示额/颞叶萎缩与阿尔茨海默病的弥漫性萎缩不同。

(3)脑血管性痴呆:有明确的卒中史、高血压及动脉粥样硬化;急性起病,神经系统有局灶受损的体征;头颅 CT 有局灶病灶等可鉴别。

(4)皮质下痴呆:如帕金森病性痴呆、亨廷顿病性痴呆等。这类痴呆的记忆障碍主要是健忘(回忆障碍)而非遗忘。认知功能障碍与思维活动慢有关。无语言障碍但可有构音障碍。最具特点的是早期即出现运动系统不正常,不自主运动、步态不正常等。

六、治疗

本病无特效疗法,以对症治疗为主。

（一）改善脑循环和脑代谢的药物

SPECT 和 PET 已证实阿尔茨海默病患者有脑血流减少和糖代谢减退,使用扩张血管药物增加脑血流及脑细胞代谢的药物可能改善早期症状或延缓疾病的进展。常用的药物有银杏叶提取物、双氢麦角碱、脑通、吡拉西坦、茴拉西坦、γ-氨酪酸、胞磷胆碱、脑活素、都可喜等。阿尔茨海默病脑血流的减少是因神经细胞退变的结果,故疗效有限。

（二）改善递质障碍有关的药物

阿尔茨海默病患者存在递质系统障碍,近年来对胆碱能系统缺陷的治疗研究较多。常用的药物如下。

1.增强乙酰胆碱合成和释放的突触前用药

如胆碱和卵磷脂。疗效不肯定。

2.限制乙酰胆碱降解以提高其活性的药物

（1）毒扁豆碱:临床一般每次 6 mg,每天 1 次,逐渐加量,显效范围每天 10～24 mg,分4～6 次服用,对学习、记忆、行为似有改善,但使用时间延长疗效降低,不良反应增加。

（2）四氢氨基吖啶或他克林:开始给药每天 40 mg,每 6 周增加每天 40 mg,第 19 周起每天 160 mg,不良反应有恶心、呕吐及肝脏毒性,治疗中应查肝功能;

（3）石杉碱甲:是从中药千层塔中提取的胆碱酯抑制剂,临床观察可改善阿尔茨海默病患者的记忆障碍,每天 50～100 μg,不良反应少。

3.突触后用药即胆碱能激动剂

氯贝胆碱可显著提高乙酰胆碱系统的活性,但不能通过血-脑屏障,需通过导管脑室给药。治疗后认知、行为和生活能力有改善。不良反应有恶心,少有抑郁。

（三）基因治疗

利用基因重组技术将正常基因替换有缺陷的基因,以达到根治目的,目前尚处研究阶段。

（四）对症治疗

针对阿尔茨海默病患者不同的神经、精神障碍选择药物。行为障碍:合并抑郁者可选抗抑郁药,应选无抗胆碱不良反应的,可用苯环丙胺 10 mg,每天 2 次,或苯乙肼 15 mg,每天 2 次;对有精神运动兴奋、焦虑、激动、攻击行为者,可选用小剂量强安定剂如氯普噻吨、氯丙嗪等,但注意血压的下降,以防脑血流下降加重认知损害。

（五）康复治疗

应尽量鼓励患者参与社会和日常活动,包括脑力和体力活动。早期患者多下地活动,维持生活的能力,延缓衰退的速度。加强家庭和社会对患者的照顾、帮助及必要的训练。有视空间功能障碍者,应避免单独外出,以防意外。

七、预后

目前尚无有效抑制阿尔茨海默病进行性发展的方法。阿尔茨海默病的病程 5～10 年,多死于并发症。

（朱言芳）

第八节 帕金森病

帕金森病(PD)又称震颤麻痹,由英国的帕金森于 1817 年描述而得名。PD 是中老年常见的神经系统变性疾病,以黑质多巴胺(DA)能神经元变性缺失和路易小体形成为特征,以静止性震颤、运动迟缓、肌强直和姿势步态异常为主要临床表现。一般在 50～65 岁开始发病,发病率随年龄增长而逐渐增加,60 岁发病率约为 1‰,70 岁发病率达 3‰～5‰,我国目前大概有 170 多万人患有这种疾病。随着人口的老龄化,其发病率呈逐年上升趋势,给家庭和社会都造成了负面影响。

一、病因和发病机制

(一)病因

迄今为止,PD 的病因仍不完全清楚。目前的研究倾向于与年龄老化、遗传和环境毒素因素等综合因素有关。

1.年龄老化

PD 主要发生于中老年人,40 岁以前发病少见,提示老龄与发病有关。随年龄增长,每 10 年纹状体的多巴胺量可减少 5％～13％;当黑质内多巴胺能神经元损害达 80％以上及纹状体的多巴胺量下降 80％时则可引发本病。

2.遗传性

绝大多数 PD 患者为散发性,约 10％有家族史,呈不完全外显的常染色体显性内科学性遗传或隐性遗传。

3.环境因素

流行病学调查结果发现,PD 的患病率存在地区差异,与长期接触杀虫剂、除草剂或某些工业化学品等有毒物质相关。

此外,感染、中毒、药物、脑动脉硬化等原因均可产生与帕金森病类似的临床症状或病理改变,这些情况统称为继发性帕金森综合征或震颤麻痹综合征。

(二)发病机制

目前普遍认为,遗传因素可使患病易感性增加,只有在环境因素及衰老的相互作用下,通过氧化应激、线粒体功能衰竭、钙超载、兴奋性氨基酸毒性作用、细胞凋亡、免疫异常等机制才导致黑质 DA 能神经元大量变性丢失而发病。

PD 的主要病变是在脑部的黑质及纹状体。黑质为制造并贮存纹状体所需要的神经递质——多巴胺的场所,并经黑质-纹状体环路向纹状体输送多巴胺。多巴胺为纹状体的抑制性神经递质,乙酰胆碱为纹状体的兴奋性递质。功能相互拮抗,维持两者平衡,对基底节环路活动起重要的调节作用。PD 患者黑质 DA 能神经元变性丢失、黑质-纹状体 DA 通路变性,纹状体 DA 含量显著降低(>80％),造成 ACh 系统功能相对亢进,产生临床上的诸多症状。

二、病理

主要是黑质致密区含黑色素的神经元严重缺失,残余细胞发生变形,细胞质内出现同心形

Lewy 包涵体。此小体为圆形,分层状,可用 HE 染色法染出。组织化学方面发现纹状体中的多巴胺和其代谢产物高香草酸明显减少,5-羟色胺和去甲肾上腺素也稍有减少等变化,类似的改变也可见于蓝斑、迷走神经背核、脊髓侧角及交感神经节中。

三、临床表现

PD 起病隐匿,缓慢进展。临床症状主要表现如下。

(一)震颤

典型的震颤以肢体远端部分为著,通常从一侧上肢的远端,随着病情的发展,对侧的肢体、口唇、下颌及舌部也可以出现。患肢的震颤主要是由拮抗的肌群出现(4～8)/秒有节律的收缩与松弛所引起。手的掌指关节和拇指震颤最为明显,呈"搓丸样"动作。震颤为静止性震颤,具有静止时发生、随意运动时减轻、入睡后消失、情绪激动时加重的特征。

(二)肌肉强直

伸肌和屈肌肌张力均增高,屈肌更为明显。如伸屈关节所受到的阻力比较均匀一致,称"铅管样强直";若患者合并有震颤成分,在被动屈伸关节时感到阻力不均匀,不是一种流畅地运行,有断续的停顿感,称为"齿轮样强直";肌张力增高常出现在四肢、颈区及面部的肌肉,表现为面部表情呆板,很少瞬目,称为"面具脸";吞咽肌强直,表现为吞咽困难和流涎;与言语相关肌肉的强直,表现为言语单调而缓慢、声小及重复。

(三)运动迟缓

患者日常生活中的各种主动运动,如穿衣、扣纽扣、刷牙、洗脸、系鞋带等动作缓慢、减少。书写时越写越小,称为"写字过小征"。行走时两步之间的距离缩小,呈小碎步。讲话语音低沉,语言单调,后期可有吞咽困难,进食咳呛。

(四)姿势步态异常

由于四肢、躯干及颈区肌肉强直,患者出现特殊的姿势,站立时头颈与躯干前倾,膝关节微屈;上肢连带运动消失,患者越走越快,呈前冲姿势而不能突然停下来,称"慌张步态"。

(五)其他症状

可有大小便困难、出汗多、皮脂溢出和直立性低血压等自主神经失调症状;还可有情绪低落、性欲低下,智力和情感反应大多数正常,但偶有痴呆或精神异常。

四、并发症

病情晚期因患者生活不能自理,常出现肺部感染、压疮、骨折、关节固定而致功能丧失。

五、实验室和其他检查

(一)基因检测

在少数家族性 PD 患者,采用 DNA 印迹技术、PCR、DNA 序列分析等可能发现基因突变。

(二)CT 和 MRI 检查

可以排除某些病变,有助于鉴别诊断及进一步确定临床诊断。

(三)脑脊液和尿中的高香草酸(HVA)检查

HVA 是多巴胺的代谢产物,PD 患者脑脊液和尿中的 HVA 含量降低。

六、诊断和鉴别诊断

PD多中老年发病,缓慢进行性病程,具有震颤、肌强直、运动迟缓、姿势步态异常等临床表现,结合相应的辅助检查可做出诊断。需要与以下疾病相鉴别。

(一)特发性震颤

多在早年起病,属显性遗传病,表现为头、下颌、肢体不自主震颤,震颤频率可高可低,高频率者甚似甲状腺功能亢进症;低频者甚似帕金森震颤。本病无运动减少、肌张力增高及姿势反射障碍,饮酒后或服普萘洛尔治疗有效。

(二)继发性帕金森综合征

有明确病因可寻,如脑外伤、脑卒中、病毒性脑炎、药物(神经安定药、利血平、甲氧氯普胺(胃复安)、甲基多巴、锂、氟桂利嗪(氟桂嗪)等)、金属及一氧化碳中毒等。

(三)帕金森叠加综合征

帕金森叠加综合征又称症状性帕金森综合征,在神经科临床上是指具有PD的基本表现,但病因、发病机制和临床特征有所不同的一组锥体外系病变。常见的有:①进行性核上性麻痹,常出现双眼球的上下活动障碍。②直立性低血压综合征,于直立体位时可出现血压明显下降。③肝豆状核变性。可查到眼角膜色素环及血清铜氧化酶减少。④橄榄-脑桥-小脑萎缩症,在脑MRI影像学上表现为明显的脑干、小脑萎缩等,可以协助鉴别诊断。

七、治疗

本病的病程长,常需终身服药。一般从小剂量开始,缓慢加量,以最合适剂量,达到最佳疗效,并注意治疗方案的个体化。对于症状轻微的早期PD患者,如果没有影响到功能,可以先不服用药物,以加强功能锻炼为主,必要时服用一些神经保护药,如维生素E、泛癸利酮(辅酶Q_{10})、单胺氧化酶抑制药等。

(一)药物治疗

目标是延缓疾病进展、控制症状,并尽可能延长症状控制的年限,同时尽量减少药物的不良反应和并发症。目前应用的药物如下。

1.抗胆碱药物

通过抑制乙酰胆碱的作用,纠正DA和乙酰胆碱的失调而缓解病情,对震颤的改善效果较好,用于早期和轻症患者。主要不良反应为口干、头晕、便秘、排尿困难、视力减退等。前列腺肥大、青光眼患者禁用。此类药可影响记忆和认知功能,所以对70岁以上PD患者应慎用。常用药物有:苯海索(安坦片)2 mg,2~3次/天;丙环定(开马君)2.5 mg,3次/天,可逐渐增加至20 mg/d。

2.金刚烷胺

对少动、强直、震颤均有改善作用,对伴异动症患者可能有帮助。用法50~100 mg,每天总剂量不超过300 mg,2~3次/天。肾功能不全、严重胃溃疡、肝病患者慎用,哺乳期妇女禁用。

3.左旋多巴

左旋多巴是目前治疗PD最有效的药物,其有效率可达75%或更高,适用于运动障碍较为严重的患者。常用剂量为2.5~6 g/d,分3次饭后服。一般从小剂量开始,逐渐增量,至显效后改为维持量。

4.其他药物

(1)DA 受体激动药：溴隐亭可直接激活多巴胺受体，疗效迅速，作用持续时间较长，一般与左旋多巴类药物联合应用，以增加疗效。从小剂量开始，治疗剂量 7.5～15.0 mg/d。不良反应有头痛、失眠、鼻塞、复视、呕吐、腹泻等。

(2)单胺氧化酶 β 抑制药：司来吉兰(丙炔苯丙胺)能阻断 DA 降解，增加脑内 DA 的含量，与维生素 E 合用，治疗早期患者，保护神经元，延缓疾病进展。用法为 2.5～5.0 mg，2 次/天。不良反应有失眠、口干、直立性低血压等。

(二)外科治疗

早期药物治疗显效，而长期治疗疗效明显减退，同时出现异动症者并药物治疗难以改善者可考虑手术治疗。主要有神经核团细胞毁损手术与电刺激手术两种方式，原理都是为了抑制脑细胞的异常活动，达到改善症状的目的。前者是在异常活跃的神经核团上制造一个直径约 3 mm 的毁损灶，后者则是埋植刺激器通过高频电刺激达到类似毁损的效果。手术对肢体震颤和/或肌强直有较好疗效，但对躯体性中轴症状，如姿势步态异常、平衡障碍无明显疗效。

(三)针灸治疗

多以震颤熄风为主，常用穴位为四神聪、风池、曲池、合谷、阳陵泉、太冲、太溪等，留针时间30～50 分钟，疗程以 10～15 天为佳。头皮针多以舞蹈震颤控制区为主要的刺激区域，根据症状可配合运动区、感觉区及其他头部经穴。本病的疗程较长，临床上常使用电针，常用频率为100～180 次/分，以连续波为主，有时可选择疏密波。

(四)康复治疗

针对患者采用放松和呼吸锻炼，面部、头颈部、躯干、腹肌、手部、下肢、步态锻炼，平衡运动的锻炼，语言障碍的训练等康复治疗，可改善生活质量。

(五)心理治疗

心理因素在疾病治疗和康复过程中有着重要作用，心理治疗应该贯穿整个治疗过程之中。为患者创造良好的治疗和休养环境，给予充分的关心和爱护，帮助认识疾病的原因、表现、治疗和规律，树立战胜疾病的信心。

八、健康指导

(一)注意膳食和营养

饮食宜清淡、少盐，禁烟酒及刺激性食品。膳食中注意满足糖、蛋白质的供应，以植物油为主，少进动物脂肪。无机盐、维生素、膳食纤维供给应充足。多吃新鲜蔬菜和水果，能够提供多种维生素，并能促进肠蠕动，防治大便秘结。

(二)生活中的指导和帮助

疾病早期，应指导患者尽量参与各种形式的活动，坚持四肢各关节的功能锻炼。随着病情的发展，宜注意患者在活动中的安全问题。

(三)加强肢体功能锻炼

主动进行肢体功能锻炼，四肢各关节做最大范围的屈伸、旋转等活动，以预防肢体挛缩、关节僵直的发生；晚期患者做被动肢体活动和肌肉、关节的按摩，以促进肢体的血液循环。

(四)预防并发症

预防感冒。卧床患者要按时翻身，做好皮肤护理，防止尿便浸渍和压疮的发生。被动活动肢体,加强肌肉、关节按摩,对防止和延缓骨关节的并发症有意义。加强口腔护理,定时翻身、叩背,以预防吸入性肺炎和坠积性肺炎。

九、预后

PD 是一种慢性神经系统变性性疾病,进展较缓慢,目前尚无根治方法。据统计,在应用左旋多巴治疗以前的年代,PD 能减少患者的预期寿命,病死率为普通人群的 3 倍;应用左旋多巴替代治疗以后,PD 患者与普通人的病死率大致持平。大多数患者药物治疗获得良好的症状控制的时间可维持 4～5 年,一般 5～8 年会逐渐药效减退,10～12 年出现生活自理能力的下降。目前认为帕金森病本身不会明显缩短患者的寿命,但疾病严重限制患者的活动能力,影响其生活质量,给患者造成极大痛苦,也给家庭和社会造成沉重负担。

（朱言芳）

第九节　血管性痴呆

血管性痴呆是指由脑血管病变引起的认知功能障碍综合征。血管性痴呆是老年期痴呆最常见的类型之一,仅次于阿尔茨海默病。临床上通常表现为波动性病程及阶梯式进展,早期认知功能缺损呈"斑块"状分布。

一、流行病学

65 岁以上人群痴呆患病率约为 5%,血管性痴呆患病率为 2%～3%。随年龄增长,血管性痴呆的发病率呈指数增长。卒中后痴呆患病率为 12%～31%。欧美老年期痴呆中血管性痴呆占 20%～30%。目前认为,血管性痴呆是我国老年期痴呆的主要组成部分。

二、危险因素

血管性痴呆的危险因素包括年龄、吸烟、酗酒、文化程度低、高血压、动脉粥样硬化、糖尿病、心肌梗死、心房颤动、白质损害、脂代谢紊乱、高同型半胱氨酸血症等。负性生活事件、脑卒中家族史、高脂饮食等是血管性痴呆发病相关因素。apoEε4 会增加血管性痴呆的危险性。

高血压是血管性痴呆最重要的危险因素。有效控制高血压,尤其是收缩压,可明显降低血管性痴呆的发生。年龄是比较明确的危险因素。吸烟及酗酒能增加脑卒中和痴呆的危险性。文化程度与血管性痴呆的发病率成负相关。文化程度愈高,血管性痴呆发病率愈低。

三、病因

病因包括全身性疾病如动脉粥样硬化、高血压、低血压、心脏疾病(瓣膜病、心律失常、附壁血栓、黏液瘤等)、血液系统疾病(镰状细胞贫血、血黏度增高、血小板增多)及炎性血管病,也可以由颅内病变如腔隙性梗死、Binswanger 病、白质疏松、皮质下层状梗死、多发性梗死、出血(外伤性、自发性、蛛网膜淀粉样血管病)、颅内动脉病、炎症性(肉芽肿性动脉炎、巨细胞性动脉炎)、非炎症性(淀粉样血管病、烟雾病)所致。

四、发病机制

(一)分子机制

神经递质功能异常。

1.胆碱能通路受损

胆碱能神经元对缺血不耐受。基底前脑胆碱能神经元接受穿通动脉供血,而后者易受高血压影响而发生动脉硬化。缺血性卒中容易损伤胆碱能纤维投射,导致脑内胆碱不足。

2.兴奋性氨基酸的神经毒性作用

细胞内过量谷氨酸受体激活,继发钙超载,导致大量氧自由基产生,造成线粒体与 DNA 损伤。

3.局部脑血流改变

慢性脑内低灌注引起海马 CAI 区锥体细胞凋亡及神经元丧失,导致记忆功能障碍。血管性痴呆与脑缺血关系密切:缺血半暗带细胞内钙超载、兴奋性氨基酸、自由基,以及缺血后的基因表达、细胞凋亡、迟发性神经元坏死等。

(二)遗传机制

伴皮质下梗死和白质脑病的常染色体显性遗传性脑动脉病缺陷基因 $Notch3$ 基因定位于 19q12。$apoE$ 基因多态性与血管性痴呆关系密切。$apoE\varepsilon4$ 等位基因增加了血管性痴呆的患病危险。

五、病理

血管性痴呆主要病理改变为脑微血管病变,包括脑卒中后严重的筛状变及白质病变。主要累及皮质、海马、丘脑、下丘脑、纹状体、脑白质等,导致纹状体-苍白球-丘脑-皮质通路破坏。

六、临床表现

临床表现与卒中发生的部位、大小及次数有关。

(一)认知功能损害

突然起病,病情呈阶梯性进展。早期表现为斑片状认知功能损害,最后出现全面性认知功能障碍。病变部位不同,引起的认知功能障碍领域不同,可表现为皮质、皮质下或两者兼而有之,或仅表现为某一重要部位的功能缺失。左侧大脑半球(优势半球)病变可能出现失语、失用、失读、失写及失算等症状;右侧大脑半球皮质病变可能有视空间障碍。皮质下神经核团及其传导束病变可能出现强哭强笑等症。有时还可出现幻觉、自言自语、木僵、缄默、淡漠等精神行为学异常。通常首先累及言语回忆和与视空间技能损害有关的执行功能,记忆障碍较轻。因此,血管性痴呆筛查量表不应以记忆障碍作为筛查和评估的主要标准,应改为存在两种以上认知领域损害,可以包括或不包括记忆损害。

(二)精神行为学异常

病程不同阶段出现精神行为学异常,如表情呆滞、强哭、强笑、抑郁、焦虑、情绪不稳和人格改变等。典型的抑郁发作更为常见。

(三)局灶性神经功能缺损症状和体征

多数患者有卒中史或短暂脑缺血发作史,有局灶性神经功能缺损的症状、体征及相应的神经影像学异常。优势半球病变可出现失语、失用、失读、失算等症;大脑右半球皮质病变可出现视空间技能障碍；皮质下神经核团及传导束病变可出现运动、感觉及锥体外系症状，也可出现强哭、强笑等假性延髓性麻痹症状。影像学检查可见多发腔隙性软化灶或大面积脑软化灶，可伴有脑萎缩、脑室扩大及白质脱髓鞘改变。

（四）辅助检查

血液流变学异常、颅内多普勒超声检查可见颅内外动脉狭窄或闭塞。事件相关电位（P300）可辅助判断某些器质性或功能性认知功能障碍。脑电图可见脑血栓形成区域局限性异常。头颅CT 或 MRI 可见新旧不等的脑室旁、半卵圆中心、底节区低密度病灶并存的特点。

七、临床类型

（一）多发梗死性痴呆

多发梗死性痴呆为最常见的类型，常有一次或多次卒中史，病变可累及皮质、皮质下白质及基底节区。当梗死脑组织容量累积达 80～150 mL 时即可出现痴呆。常有高血压、动脉硬化和反复发作的卒中史。典型病程为突然发作、阶梯式进展和波动性认知功能障碍。每次发作遗留不同程度的认知功能损害和精神行为学异常，最终发展为全面性认知功能减退。临床上主要表现为局灶性神经功能缺损症状和体征（如偏瘫、失语、偏盲、假性延髓性麻痹）和突发的认知功能损害。神经影像学可见脑内多发低密度影和脑萎缩。

（二）大面积脑梗死性痴呆

大面积脑梗死性痴呆为单次脑动脉主干闭塞引起的痴呆。大面积脑梗死患者常死于急性期，少数存活者遗留不同程度的认知功能障碍。

（三）关键部位梗死性痴呆

关键部位梗死性痴呆是指与脑高级皮质功能相关的特殊部位梗死所致的痴呆，包括皮质（海马与角回）或皮质下（丘脑、尾状核、壳核及苍白球）。

（四）皮质下血管性痴呆

皮质下血管性痴呆包括多发腔隙性梗死性痴呆、腔隙状态、Binswanger 病、伴皮质下梗死和白质脑病的常染色体显性遗传性脑动脉病、脑淀粉样血管病导致的痴呆，与小血管病变有关。主要表现为皮质下痴呆综合征，即执行功能障碍为主，记忆损害较轻，早期出现精神行为学异常。

（五）分水岭区梗死性痴呆/低灌注性痴呆

急性脑血流动力学改变（如心搏骤停、脱水、低血压）后分水岭梗死所致痴呆。

（六）出血性痴呆

出血性痴呆指脑出血及慢性硬膜下血肿造成的痴呆。蛛网膜下腔出血及正常颅压脑积水导致的痴呆是否包括在内尚有争议。

（七）其他病因引起的痴呆

其他病因引起的痴呆包括原因不明和罕见的脑血管病引起的痴呆，如烟雾病和先天性血管异常等合并的痴呆。

八、诊断标准

美国国立神经系统疾病与卒中研究所和瑞士国际神经科学研究协会诊断标准如下。

(一)临床很可能(probable)血管性痴呆

1.痴呆符合美国《精神障碍诊断与统计手册》第4版-R诊断标准

主要表现为认知功能明显下降,尤其是自身前后对比。神经心理学检查证实有两个以上认知领域的功能障碍(如记忆、定向、注意、计算、言语、视空间技能及执行功能),其严重程度已干扰日常生活,并经神经心理学测查证实。同时排除意识障碍、神经症、严重失语及脑变性疾病(额颞叶痴呆、路易体痴呆及帕金森痴呆等)或全身性疾病所引起的痴呆。

2.脑血管疾病的诊断

符合全国第四届脑血管病专题会议制定的相关标准。临床表现有脑血管疾病引起的局灶性神经功能缺损症状和体征,如偏瘫、中枢性面舌瘫、感觉障碍、偏盲及言语障碍等,符合头颅CT或MRI上相应病灶,可有或无卒中史。Hachinski缺血评分≥7分。影像学检查(头颅CT或MRI)有相应的脑血管病证据,如多发脑梗死、多个腔隙性脑梗死、大血管梗死、重要部位单个梗死(如丘脑、基底前脑)或广泛的脑室周围白质病变。

3.痴呆与脑血管疾病密切相关

卒中前无认知功能障碍。痴呆发生在脑卒中后的3个月内,并持续3个月以上。或认知功能障碍突然加重、波动或呈阶梯样逐渐进展。支持血管性痴呆诊断:早期认知功能损害不均匀(斑块状分布);人格相对完整;病程波动,多次脑卒中史;可呈现步态障碍、假性延髓性麻痹等体征;存在脑血管病的危险因素;Hachinski缺血量表≥7分。

(二)可能为(possible)血管性痴呆

(1)符合痴呆诊断。

(2)有脑血管病和局灶性神经系统体征。

(3)痴呆和脑血管病可能有关,但在时间或影像学方面证据不足。

(三)确诊血管性痴呆

(1)临床诊断为很可能或可能的血管性痴呆。

(2)尸检或活检证实不含超过年龄相关的神经元纤维缠结(NFTS)和老年斑(SP)数及其他变性疾病组织学特征。

当血管性痴呆合并其他原因所致的痴呆时,建议用并列诊断,而不用"混合性痴呆"的诊断。

九、鉴别诊断

(一)阿尔茨海默病

阿尔茨海默病患者的认知功能障碍以记忆障碍为主,呈进行性下降。血管性痴呆患者早期表现为斑片状认知功能损害,主要表现为执行功能受损。病程呈波动性进展或阶梯样加重。脑血管病史、神经影像学改变及Hachinski缺血量表有助于鉴别血管性痴呆与阿尔茨海默病。评分≥7分者为血管性痴呆;5~6分者为混合性痴呆;≤4分者为阿尔茨海默病。

(二)谵妄

谵妄是以意识障碍为特征的急性脑功能障碍综合征。除意识障碍外,还有丰富的视幻觉及听幻觉,症状在短时间(数小时或数天)内出现,并且1天中有波动趋势(表3-5)。

表 3-5 谵妄与痴呆的鉴别诊断

症状	谵妄	痴呆
发病形式	急	不恒定
进展情况	快	缓慢
自诉能力减退	不经常	经常
注意力	佳	差
定向力	完全丧失	选择性失定向
记忆力	完全性记忆障碍	远期比近期好
语言	持续而不连贯	单调或失语
睡眠障碍	有	不定

(三)正常颅压性脑积水

当血管性痴呆患者出现脑萎缩或脑室扩大时,需要与本病鉴别。后者主要表现为进行性认知功能损害、共济失调步态和尿失禁三大主征。隐匿起病,无明确的脑卒中史,影像学无脑梗死的证据。

(四)某些精神症状

卒中累及额颞叶可能出现某些精神症状,如淡漠、欣快、易激惹,甚至出现幻觉。优势半球顶叶损害可出现 Gerstmann 综合征(失写、失算、左右分辨障碍及手指失认)及体象障碍等,容易误诊为痴呆。但上述症状与脑血管病同时发生,随病情加重而加重,随病情好转而好转,甚至消失。症状单一,持续时间短暂,不能认为是痴呆。

(五)去皮质状态

多由于严重或多次卒中所致双侧大脑半球广泛的损害。患者无思维能力,但保留脑干的生理功能,视、听反射正常。肢体可出现无意识动作。可以进食,但不能理解语言,不能执行简单的命令。而痴呆患者能听懂别人的叙述,执行简单的命令,保留一定的劳动与生活能力。

(六)各型失语

患者不能言语或者不能理解他人的言语,但患者一般能有条不紊地处理自己的日常生活和工作。行为合理,情绪正常。也可以借助某种表情或动作与他人进行简单的信息交流。痴呆患者早期一般无明显言语障碍。有自发言语,也能听懂别人的语言。

(七)麻痹性痴呆

麻痹性痴呆属于三期脑实质性梅毒。主要表现为进行性认知功能损害,常合并有某些神经系统体征如瞳孔异常、腱反射减低及共济失调步态等,有特异性血清学及脑脊液免疫学阳性结果。

(八)皮质-纹状体-脊髓变性

通常表现为迅速进展的痴呆,伴小脑性共济失调、肌阵挛。

十、血管性痴呆与血管性认知功能障碍

血管性痴呆传统的诊断标准要求患者有记忆力下降和其他认知领域功能损害,其严重程度达到痴呆标准,该诊断标准具有明显的局限性。首先,血管性痴呆诊断标准是建立在阿尔茨海默病的概念上,但记忆障碍并非是血管性痴呆的典型症状。其次,血管性痴呆的诊断需要认知

功能损害程度达到痴呆诊断标准,客观上阻止了识别早期血管性痴呆患者,使其失去有效治疗和防止认知功能损害持续进展的最佳时机。为此,一些学者建议用血管性认知功能障碍取代血管性痴呆。

血管性认知功能障碍是指由脑血管病引起或与脑血管病及其危险因素密切相关的各种程度的认知功能损害,包括非痴呆血管性认知功能障碍、血管性痴呆和伴有血管因素的阿尔茨海默病即混合性痴呆。血管性认知功能障碍比血管性痴呆所包括的范围更为广泛,包括血管因素引起的所有认知功能障碍。血管危险因素或脑卒中史是诊断血管性认知功能障碍所必需,局灶性神经功能缺损体征、突发性、阶梯样进展的病程特点不是血管性认知功能障碍诊断所必需。Hachinski 缺血量表对血管性认知功能障碍诊断非常有用。血管性认知功能障碍概念的提出为血管病所致认知功能损害的早期预防和干预提供了理论依据。

十一、混合性痴呆

混合性痴呆是指既具有阿尔茨海默病典型的临床表现,同时又具备血管性危险因素的痴呆患者。脑血管性损害和原发退行性改变同时存在。至少 1/3 的阿尔茨海默病患者存在血管性损害,而 1/3 的血管性痴呆患者存在阿尔茨海默病样病理学改变。阿尔茨海默病患者的血管性损害促进临床症状的发展,存在 1 次或 2 次腔隙性卒中时,表现出临床症状的风险增加 20 倍。最常见的混合性痴呆类型是具有典型阿尔茨海默病临床特征的患者在卒中后症状突然恶化。这种混合性痴呆类型称为"卒中前痴呆"。另一个常见的现象是有"单纯性"阿尔茨海默病症状的痴呆患者存在血管损害,这种"无症状"血管损害只有在神经影像学检查或组织活检时才能发现。目前很可能低估了在临床诊断为阿尔茨海默病的患者中血管损害对痴呆的促成作用。高龄个体中,单纯性阿尔茨海默病并不能在所有患者中出现临床痴呆症状。腔隙性卒中促成了许多阿尔茨海默病患者痴呆的临床表现。血管损害很可能在晚发性阿尔茨海默病患者中起非常重要的作用。为了描述痴呆的不同类型,Kalaria 和 Ballard 提出了一种连续统一体,其中一端是单纯性阿尔茨海默病,另一端是单纯性血管性痴呆,在两者之间出现了不同的组合。单纯性血管性痴呆和单纯性阿尔茨海默病的诊断通常采用各自的标准,而阿尔茨海默病伴 CVD 或混合性痴呆的诊断则有困难。通过询问照料者以确定先前是否存在 MCI 症状有助于识别卒中导致症状加重的早期阿尔茨海默病患者。在某些患者中,缺血评分也可能提供倾向于血管性病因的证据。

十二、治疗

血管性痴呆的治疗分为预防性治疗和对症治疗。预防性治疗着眼于血管性危险因素的控制,即卒中的一级和二级预防。对症治疗即三级预防,主要包括痴呆的治疗。

(一)一级预防

一级预防主要是控制血管性痴呆危险因素如高血压、糖尿病、脂代谢紊乱、肥胖、高盐高脂饮食、高凝状态、脑卒中复发、心脏病、吸烟、睡眠呼吸暂停综合征及高同型半胱氨酸血症等。积极治疗卒中急性期的心律失常、充血性心力衰竭、癫痫及肺部感染有助于血管性痴呆预防。颅内外血管狭窄者进行介入治疗、球囊扩张术、颈动脉支架成形术改善脑血供。有高血压、脑动脉硬化及卒中史者,定期进行认知功能测查。一旦发现认知功能减退,应积极给予治疗。重点预防卒中复发。低灌注引起者应增加脑灌注,禁用降压治疗。

(二)二级预防

二级预防主要是指脑血管病的处理,包括脑卒中急性期与康复期治疗及脑卒中复发的防治。积极改善脑循环、脑细胞供氧,预防新血栓与再梗死等。脑卒中急性期积极治疗脑卒中,防治各种并发症,改善脑功能,避免缺血脑细胞受到进一步损害。

(三)支持治疗

维持良好的心肺功能,保持水、电解质和酸碱平衡;警惕心律失常、心肌梗死和心力衰竭的发生;保证营养摄入,必要时可采取鼻饲或静脉营养。

(四)血压的管理

合理缓慢降压对防治脑卒中极为重要。卒中急性期除非血压过高,一般不主张降压治疗,以免血压过低导致脑灌注锐减而使梗死加重。治疗收缩型高血压[收缩压高于 21.3 kPa (160 mmHg),舒张压低于 12.7 kPa(95 mmHg)比收缩-舒张型高血压[收缩压高于 21.3 kPa (160 mmHg),舒张压高于 12.7 kPa(95 mmHg)]更为重要。可口服卡托普利,或静脉注射拉贝洛尔;对血压降低后血容量不足者可给予多巴胺等升压药物。

(五)溶栓及抗凝药物的使用

早期识别急性脑血管病,防止缺血半暗区进一步扩大并促使其恢复;预防脑卒中复发;消除或控制卒中后痴呆的危险因素;积极治疗并发症均可预防血管性痴呆的发生与发展。

(六)高压氧治疗

增加血氧含量、提高血氧分压、加大血氧弥散距离、改善脑组织病变部位血液供应,保护缺血半影区,促进神经组织的恢复与再生,减轻缺血再灌流脑损伤,减少自由基损伤,以改善血管性痴呆患者的认知功能及精神行为学异常。

(七)三级预防

三级预防主要指对认知功能障碍的处理。主要包括胆碱酯酶抑制药、神经营养和神经保护药、N-甲基-D 天冬氨酸受体拮抗剂、抗氧化药、改善微循环、益智药、激素替代治疗和抗感染治疗等。目前血管性痴呆的治疗分为作用于胆碱能及非胆碱能系统两大类。

1.作用于胆碱能的药物

胆碱酯酶抑制剂,如乙酰胆碱酯酶抑制剂已开始用于轻中度血管性痴呆治疗。代表药物有盐酸多奈哌齐、重酒石酸卡巴拉汀和加兰他敏等。

(1)多奈哌齐(donepezil,安理申):每天 5～10 mg 口服能改善轻中度血管性痴呆和混合性痴呆患者的认知功能。不良反应有恶心、呕吐、腹泻、疲劳和肌肉痉挛;但在继续治疗中会消失。无肝毒性。

(2)重酒石酸卡巴拉汀(rivastigmine,艾斯能):为丁酰胆碱酯酶和乙酰胆碱酯酶双重抑制剂。口服吸收好,易通过血-脑屏障,对中枢神经系统的胆碱酯酶具有高度选择性,改善皮质下血管性痴呆患者的注意力、执行功能、日常生活能力和精神行为学异常。

(3)加兰他敏:具有抑制胆碱酯酶和调节烟碱型胆碱受体(nAChR)而增加胆碱能神经传导的双重调节作用。能明显改善血管性痴呆及轻中度阿尔茨海默病伴 CVD 患者的认知功能、整体功能、日常生活活动能力和精神行为学异常。

(4)石杉碱甲:是我国科技人员从植物药千层塔中分离得到的一种选择性、可逆性,可选择性降解中枢神经系统的乙酰胆碱,增加神经细胞突触间隙乙酰胆碱浓度,适用于轻中度血管性痴呆患者。

2.非胆碱能药物

(1)脑代谢活化剂:代表药物有吡拉西坦(脑复康)、奥拉西坦、胞磷胆碱、都可喜、脑活素、双氢麦角碱等。吡拉西坦诱导钙内流,改善再记忆过程,还可提高脑葡萄糖利用率和能量储备,促进磷脂吸收及 RNA 与蛋白质合成,具有激活、保护和修复神经细胞的作用。都可喜可加强肺泡气体交换,增加动脉血氧分压和血氧饱和度,有抗缺氧及改善脑代谢和微循环的作用,尚可通过其本身的神经递质作用促进脑组织新陈代谢。双氢麦角碱能改善脑循环,促进脑代谢,直接作用于中枢神经系统多巴胺和 5-羟色胺受体,有增强突触前神经末梢释放递质与刺激突触后受体的作用;改善神经传递功能;抑制 ATP 酶、腺苷酸环化酶的活性,减少 ATP 分解,从而改善细胞能量平衡,使神经元电活动增加。甲氯芬酯(氯酯醒)可抑制体内某些氧化酶,促进神经元氧化还原作用,增加葡萄糖的利用,兴奋中枢神经系统。改善学习和记忆。另外,胞磷胆碱、脑活素、细胞色素 c、ATP、辅酶 A 等也可增强脑代谢。

(2)脑循环促进剂:减少脑血管阻力,增加脑血流量或改善血液黏滞度,提高氧利用度,但不影响正常血压。常用的有麦角衍生物,代表药物双氢麦角碱和尼麦角林,能阻断 α 受体,扩张脑血管,改善脑细胞代谢。

(3)脑血管扩张药:代表药物钙通道阻滞剂尼莫地平,属于二氢吡啶类钙通道阻滞药,作用于 L 型钙通道,具有良好的扩张血管平滑肌的作用,增加容量依赖性脑血流量,减轻缺血半暗带钙超载。每天口服 90 mg,连续 12 周,可改善卒中后皮质下血管性痴呆的认知功能障碍。对小血管病特别有效,对皮质下血管性痴呆有一定益处。

(4)自由基清除剂,如维生素 E、维生素 C 及银杏叶制剂。早期给予银杏叶制剂可以改善脑血液循环、清除自由基,保护脑细胞,起到改善痴呆症状及延缓痴呆进展的作用。

(5)丙戊茶碱:抑制神经元腺苷重摄取、CAMP 分解酶,还可通过抑制过度活跃的小胶质细胞和降低氧自由基水平而具有神经保护作用,能改善血管性痴呆患者的认知功能和整体功能。

(6)N-甲基-D-天冬氢酸受体阻断剂:代表药物有美金刚,被认为是治疗血管性痴呆最有前途的神经保护剂,能与乙酰胆碱酯酶抑制剂联合应用。

(7)精神行为学异常的治疗:抗精神障碍药物用量应较成年人低。抑郁状态宜采用毒性较小的药物,如选择性 5-羟色胺再摄取抑制剂和 NE 再摄取抑制剂。还可配合应用情绪稳定剂如丙戊酸钠等。

(朱言芳)

第四章

心内科疾病的综合治疗

第一节 二尖瓣狭窄

一、病因与病理

(一)风湿热

虽然近年来风湿性心脏瓣膜病的发生率逐年降低,但仍是临床上二尖瓣狭窄(mitral stenosis,MS)的常见病因。风湿性心脏病患者中约 25％为单纯二尖瓣狭窄,40％为二尖瓣狭窄并二尖瓣关闭不全。其中女性患者占 2/3。一般而言,从急性风湿热发作到形成重度二尖瓣狭窄,至少需 2 年,在温带气候大多数患者能保持十年以上的无症状期。风湿热反复多次发作者易罹患二尖瓣狭窄。

风湿性二尖瓣损害,早期病理变化为瓣膜交界处和基底部发生水肿、炎症及赘生物形成,随后由于纤维蛋白的沉积和纤维性变,发生瓣叶交界处粘连、融合,瓣膜增粗、硬化、钙化,腱索缩短并相互粘连,限制瓣膜的活动与开放,致使瓣口狭窄,与鱼嘴或钮孔相似。一般后瓣病变程度较前瓣重,后瓣显著增厚、变硬、钙化、缩短,甚至完全丧失活动能力,而前瓣仍能上下活动者并不罕见。

(二)二尖瓣环及环下区钙化

常见于老年人退行性变。尸检发现,50 岁以上人群中约 10％有二尖瓣环钙化,其中糖尿病患者尤为多见,女性比男性高 2～3 倍,超过 90 岁的女性患者二尖瓣环钙化率高达 40％。偶见于年轻人,可能与合并马方综合征或钙代谢异常有关。

瓣环钙化可影响二尖瓣的正常启闭,引起狭窄和/或关闭不全。钙化通常局限于二尖瓣的瓣环处,多累及后瓣。然而,最近研究表明,老年人二尖瓣环钙化,其钙质沉着主要发生于二尖瓣环的前方及后方,而非真正的瓣环处,钙化延伸至膜部室间隔或希氏束及束支时,可引起心脏传导功能障碍。

(三)先天性发育异常

单纯先天性二尖瓣狭窄甚为少见。

(四)其他罕见病因

如结缔组织病、恶性类肿瘤、多发性骨髓瘤等。

二、病理生理

正常人二尖瓣开放时瓣口面积为 $4\sim6\ cm^2$,当瓣口面积小于 $2.5\ cm^2$ 时,才会出现不同程度的临床症状。临床上根据瓣口面积缩小程度不同,将二尖瓣狭窄分为轻度($2.5\sim1.5\ cm^2$)、中度($1.5\sim1.0\ cm^2$)、重度($<1.0\ cm^2$)狭窄。根据二尖瓣狭窄程度和代偿状态分为如下 3 期(见图 4-1)。

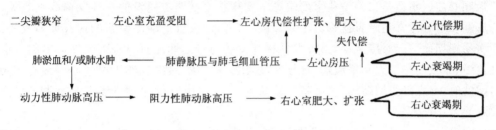

图 4-1 二尖瓣狭窄血流动力学

(一)左心代偿期

轻度二尖瓣狭窄时,只需在心室快速充盈期、心房收缩期存在压力梯度,血液便可由左心房充盈左心室。因此左心房发生代偿性扩张及肥大以增强收缩力,延缓左心房压的升高。此期内,临床上可在心尖区闻及典型的舒张中、晚期递减型杂音,收缩期前增强(左心房收缩引起)。患者无症状,心功能完全代偿,但有二尖瓣狭窄的体征(心尖区舒张期杂音)和超声心动图改变。

(二)左心衰竭期

随着二尖瓣狭窄程度的加重,左心房代偿性扩张、肥大及收缩力增强难以克服瓣口狭窄所致血流动力学障碍时,房室压力梯度必须存在于整个心室舒张期,房室压力阶差在 2.7 kPa(20 mmHg)以上,才能维持安静时心排血量,因此左心房压升高。由于左心房与肺静脉之间无瓣膜存在,当左心房压升至$3.3\sim4.0$ kPa($25\sim30$ mmHg)时,肺静脉与肺毛细血管压力也升至$3.3\sim4.0$ kPa($25\sim30$ mmHg),超过血液胶体渗透压水平,引起肺毛细血管渗出。若肺毛细血管渗出速度超过肺淋巴管引流速度,可引起肺顺应性下降,发生呼吸功能障碍和低氧血症,同时,血浆及血细胞渗入肺泡内,可引起急性肺水肿,出现急性左心衰竭表现。本期患者可出现劳力性呼吸困难,甚至端坐呼吸、夜间阵发性呼吸困难,听诊肺底可有湿啰音,胸部 X 线检查常有肺淤血和/或肺水肿征象。

(三)右心衰竭期

长期肺淤血可使肺顺应性下降。早期,由于肺静脉压力升高,可反射性引起肺小动脉痉挛、收缩,肺动脉被动性充血而致动力性肺动脉高压,尚可逆转。晚期,因肺小动脉长期收缩、缺氧,致内膜增生、中层肥厚,肺血管阻力进一步增高,加重肺动脉高压。肺动脉高压虽然对肺毛细血管起着保护作用,但明显增加了右心负荷,使右心室壁肥大、右心腔扩大,最终引起右心衰竭。此时,肺淤血和左心衰竭的症状反而减轻。

三、临床表现

(一)症状

1.呼吸困难和乏力

当二尖瓣狭窄进入左心衰竭期时,可产生不同程度的呼吸困难和乏力,是二尖瓣狭窄的主要症状。前者为肺淤血所引起,后者是心排血量减少所致。早期仅在劳动、剧烈运动或用力时出现呼吸困难,休息即可缓解,常不引起患者注意。随狭窄程度的加重,日常生活甚至静息时也感气促,夜间喜高枕,甚至不能平卧,须采取半卧位或端坐呼吸,上述症状常因感染(尤其是呼吸道感染)、心动过速、情绪激动、心房颤动诱发或加剧。

2.心悸

心慌和心前区不适是二尖瓣狭窄的常见早期症状。早期与偶发的房性期前收缩有关,后期发生心房颤动时心慌常是患者就诊的主要原因。自律性或折返活动引起的房性期前收缩,可刺激左心房易损期而引起心房颤动,由阵发性逐渐发展为持续性。而心房颤动又可引起心房肌的弥漫性萎缩,导致心房增大及不应期、传导速度更加不一致,最终导致不可逆心房颤动。快心室率心房颤动时,心室舒张期缩短,左心室充盈减少,左心房压升高,可诱发急性肺水肿的发生。

3.胸痛

15%的患者主诉胸痛,其产生原因如下:①心排血量下降,引起冠状动脉供血不足,或伴冠状动脉粥样硬化和/或冠状动脉栓塞。②右心室压升高,冠状动脉灌注受阻,致右心室缺血。③肺动脉栓塞,常见于右心衰竭患者。

4.咯血

咯血发生于10%患者。二尖瓣狭窄并发的咯血有如下几种。

(1)突然出血,出血量大,有时称为肺卒中,却很少危及生命。因为大出血后,静脉压下降,出血可自动停止。此种咯血是由于突然升高的左心房和肺静脉压,传至薄而扩张的支气管静脉壁使其破裂所致,一般发生于病程早期。晚期,因肺动脉压力升高,肺循环血流量有所减少,该出血情况反而少见。

(2)痰中带血,二尖瓣狭窄患者,因支气管水肿罹患支气管炎的机会增多,若支气管黏膜下层微血管破裂,则痰中带有血丝。

(3)粉红色泡沫痰,急性肺水肿的特征性表现,是肺泡毛细血管破裂,血液、血浆与空气互相混合的缘故。

(4)暗红色血液痰,病程晚期,周围静脉血栓脱落引起肺栓塞时的表现。

5.血栓栓塞

左心房附壁血栓脱落引起动脉栓塞,是二尖瓣狭窄常见的并发症。在抗凝治疗和手术治疗时代前,二尖瓣病变患者中,约1/4死亡继发于栓塞,其中80%见于心房颤动患者。若为窦性心律,则应考虑一过性心房颤动及潜在感染性心内膜炎的可能。35岁以上的患者合并心房颤动,尤其伴有心排血量减少和左心耳扩大时是形成栓子的最危险时期,主张接受预防性抗凝治疗。

6.吞咽困难、声嘶

增大的左心房压迫食管,扩张的左肺动脉压迫左喉返神经所致。

7.感染性心内膜炎

增厚、钙化的瓣膜少发。

8.其他

肝大、体静脉压增高、水肿、腹水,均为重度二尖瓣狭窄伴肺血管阻力增高及右心衰竭的症状。

(二)体征

重度二尖瓣狭窄患者常有"二尖瓣面容"-双颧呈绀红色。右心室肥大时,心前区可扪及抬举性搏动。

1.二尖瓣狭窄的心脏体征

(1)心尖冲动正常或不明显。

(2)心尖区 S_1 亢进是二尖瓣狭窄的重要特点之一,二尖瓣狭窄时,左心房压力升高,舒张末期左心房室压力阶差仍较大,且左心室舒张期充盈量减少,二尖瓣前叶处于心室腔较低位置,心室收缩时,瓣叶突然快速关闭,可产生亢进的拍击样 S_1。S_1 亢进且脆,说明二尖瓣前叶活动尚好,若 S_1 亢进且闷,则提示前叶活动受限。

(3)开瓣音,也称二尖瓣开放拍击音,由二尖瓣瓣尖完成开放动作后瓣叶突然绷紧而引起,发生在二尖瓣穹隆进入左心室的运动突然停止之际。

(4)心尖部舒张中、晚期递减型隆隆样杂音,收缩期前增强,是诊断二尖瓣狭窄的重要体征。心室舒张二尖瓣开放的瞬间,左心房和左心室压梯度最大,产生杂音最响,随着左心房血液充盈到左心室,房室压力梯度逐渐变小,杂音响度也逐渐减轻,最后左心房收缩将 $15\%\sim25\%$ 的血液灌注于左心室,产生杂音的收缩期前增强部分。心房颤动患者,杂音收缩期前增强部分消失。但据 Criley 氏报道,此时若左心房压超过左心室压 1.3 kPa(10 mmHg)或更高,则可有收缩期前增强部分。

二尖瓣狭窄的舒张期杂音于左侧卧位最易听到,对于杂音较轻者,可嘱运动、咳嗽、用力呼气或吸入亚硝酸异戊酯等方法使杂音增强。拟诊二尖瓣狭窄而又听不到舒张期杂音时,可嘱患者轻微运动(仰卧起坐 10 次)后左侧卧位,或左侧卧位后再深呼吸或干咳数声,杂音可于最初 10 个心动周期内出现。杂音响度还与瓣口狭窄程度及通过瓣口的血流量和血流速度有关。在一定限度内,狭窄越重,杂音越响,但若狭窄超过某一范围,以致在左心室形成漩涡不明显或不引起漩涡,反而使杂音减轻或消失,后者即所谓的"无声性二尖瓣狭窄"。

2.肺动脉高压和右心室肥大的体征

(1)胸骨左缘扪及抬举性搏动。

(2)P_2 亢进、S_2 分裂,肺动脉高压可引起 S_2 的肺动脉瓣成分亢进,肺动脉压进一步升高时,右心室排血时间延长,S_2 分裂。

(3)肺动脉扩张,于胸骨左上缘可闻及短的收缩期喷射性杂音和递减型高调哈气性舒张早期杂音(Graham Steell 杂音)。

(4)右心室肥大伴三尖瓣关闭不全时,胸骨左缘四五肋间有全收缩期吹风样杂音,吸气时增强。

四、辅助检查

(一)心电图检查

中、重度二尖瓣狭窄,可显示特征性改变。左心房肥大(P 波时限大于 0.12 秒,并呈双峰波形,即所谓"二尖瓣型 P 波",见图 4-2),是二尖瓣狭窄的主要心电图特征,可见于 90% 的显著二尖瓣狭窄伴窦性心律者。心房颤动时,V_1 导联颤动波幅超过 0.1 mV,也提示存在心房肥大。

右心室收缩压低于 9.3 kPa(70 mmHg)时右心室肥大少见;介于 $9.3\sim13.3$ kPa($70\sim100$ mmHg)之间时,约 50% 患者可有右心室肥大的心电图表现;超过 13.3 kPa(100 mmHg)时,右心室肥大的心电图表现一定出现(见图 4-3)。

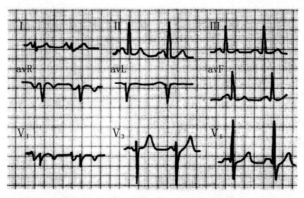

图 4-2　左心房肥大:二尖瓣型 P 波

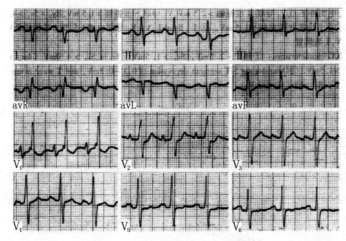

图 4-3　左心房肥大,右心室肥大

心律失常在二尖瓣狭窄患者早期可表现为房性期前收缩,频发和多源房性期前收缩往往是心房颤动的先兆,左心房肥大的患者容易出现心房颤动。

(二)X 线检查

轻度二尖瓣狭窄心影可正常。

左心房肥大时,正位片可见增大的左心房在右心室影后面形成一密度增高的圆形阴影,使右心室心影内有双重影。食管吞钡检查,在正位和侧位分别可见食管向右向后移位。

肺动脉高压和右心室肥大时,正位片示心影呈"梨形",即"二尖瓣型"心,尚可见左主支气管上抬。肺部表现主要为肺淤血,肺门阴影加深。由于肺静脉血流重新分布,常呈肺上部血管阴影增多而下部减少。肺淋巴管扩张,在正位及左前斜位可见右肺外下野及肋膈角附近有水平走向的纹状影,即 Kerley B 线,偶见 Kerley A 线(肺上叶向肺门斜行走行的纹状影)。此外,长期肺淤血尚可引起肺野内含铁血黄素沉积点状影。

严重二尖瓣狭窄和老年性瓣环及环下区钙化者,胸片相应部位可见钙化影。

(三)超声心动图(UCG)检查

UCG 是诊断二尖瓣狭窄较有价值的无创伤性检查方法,有助于了解二尖瓣的解剖和功能情况。

1.M 型 UCG

(1)直接征象,二尖瓣前叶活动曲线和 EF 斜率减慢,双峰消失,前后叶同向运动,形成所谓

"城墙样"图形。

（2）间接征象,左心房肥大,肺动脉增宽,右心房、右心室肥大。

2.二维 UCG

（1）直接征象,二尖瓣叶增厚,回声增强,活动僵硬,甚至钙化,二尖瓣舒张期开放受限,瓣口狭窄,交界处粘连。

（2）间接征象:瓣下结构钙化,左心房附壁血栓。

3.多普勒 UCG

二尖瓣口可测及舒张期高速射流频谱,左心室内可有湍流频谱,测定跨二尖瓣压力阶差可判定狭窄的严重程度。彩色多普勒检查可显示舒张期二尖瓣口高速射流束及多色镶嵌的反流束。

4.经食道 UCG

采用高频探头,直接在左心房后方探查,此法在探查左心房血栓方面更敏感,可达 90%。

（四）心导管检查

仅在决定是否行二尖瓣球囊扩张术或外科手术治疗前,需要精确测量二尖瓣口面积及跨瓣压差时才做心导管检查。

（五）其他检查

抗链球菌溶血素 O(ASO)滴度 1:400 以上、血沉加快、C 反应蛋白阳性等,尤见于风湿活动患者。长期肝淤血患者可有肝功能指标异常。

二尖瓣狭窄的临床表现及实验室检查与血流动力学变化密切相关,血流动力学发展的每一阶段,均可引起相应的临床表现及实验室检查结果。

五、并发症

（一）心房颤动

心房颤动见于晚期患者,左心房肥大是心房颤动持续存在的解剖学基础。出现心房颤动后,心尖区舒张期隆隆样杂音可减轻,且收缩期前增强消失。心房颤动早期可能是阵发性的,随着病程发展多转为持续性心房颤动。

（二）栓塞

栓塞多见于心房颤动患者,以脑梗死多见,栓子也可到达全身其他部位。

（三）急性肺水肿

这是重度二尖瓣狭窄严重而紧急的并发症,病死率高。往往由于剧烈体育活动、情绪激动、感染、妊娠或分娩、快心室率心房颤动等诱发,可导致左心室舒张充盈期缩短,左心房压升高,进一步引起肺毛细血管压升高,致使血浆渗透到组织间隙或肺泡,引起急性肺水肿。患者突发呼吸困难、不能平卧、发绀、大汗、咳嗽及咯粉红色泡沫样浆液痰,双肺布满湿啰音,严重者可昏迷或死亡。

（四）充血性心力衰竭

晚期 50%～75%患者发生右心充血性心力衰竭,是此病常见的并发症及主要致死原因。呼吸道感染为心力衰竭常见诱因,年轻女性妊娠、分娩常为主要诱因。临床上主要表现为肝区疼痛、食欲缺乏、黄疸、水肿、尿少等症状,体检有颈静脉曲张、肝大、腹水及下肢水肿等。

（五）呼吸道感染

二尖瓣狭窄患者,常有肺静脉高压、肺淤血,因此易合并支气管炎、肺炎。

(六)感染性心内膜炎

单纯二尖瓣狭窄较少发生。风湿性瓣膜病患者在行牙科手术或其他能引起菌血症的手术时,应行抗生素预防治疗。

六、诊断与鉴别诊断

根据临床表现,结合有关实验室检查,尤其是超声心动图检查多能做出诊断。但应与其他引起心尖部舒张期杂音的疾病相鉴别(见表 4-1)。

表 4-1　其他疾病引起的心尖部舒张期杂音特点

类型	特点
相对性二尖瓣狭窄	严重的二尖瓣关闭不全左向右分流的先天性心脏病,如 VSD、PDA 等此杂音的产生是由于血容量增加,致二尖瓣相对狭窄所致
Carey-Coombs 杂音	急性风湿热时活动性二尖瓣瓣膜炎征象该杂音柔和,发生于舒张早期,变化较大,比器质性二尖瓣狭窄的音调高可能由严重的二尖瓣反流通过非狭窄的二尖瓣口所致,也可能是一短的紧随 S_3 的杂音
Austin-Flint 杂音	见于主动脉瓣关闭不全等疾病该杂音历时短,性质柔和,吸入亚硝酸异戊酯后杂音减轻应用升压药后杂音可增强
三尖瓣狭窄	慢性肺心病患者,由于右心室肥大,心脏顺时针转位可在心尖部听到三尖瓣相对性狭窄所致的杂音
左心房黏液瘤	左心房黏液瘤部分堵塞二尖瓣口所致,与体位有关

七、治疗

狭窄程度轻无明显临床症状者,无须治疗,应适当避免剧烈运动,风湿热后遗症者应预防风湿热复发。有症状的二尖瓣患者,应予以积极治疗。

(一)内科治疗

1.一般治疗

适当休息,限制钠盐入量(2 g/d),使用利尿剂,通过减轻心脏前负荷改善肺淤血症状。

急性肺水肿的处理:洋地黄的应用需谨慎,因洋地黄可增强右心室收缩力,有可能使右心室射入肺动脉内的血量增多,导致肺水肿的加重,但可应用常规负荷量的 $1/2 \sim 2/3$,其目的是减慢心率而非增加心肌收缩力,以延长舒张期,改善左心室充盈,提高左心室搏出量。适合于合并快心室率心房颤动和室上性心动过速者。

栓塞性并发症的处理:有体循环栓塞而不能手术治疗的患者,可口服抗凝剂,如华法林等。对于有栓塞危险的患者,包括心房颤动、40 岁以上伴巨大左心房者,也应接受口服抗凝药治疗。

心律失常的处理:快心室率心房颤动应尽快设法减慢心室率,可使用洋地黄类药物,若疗效不满意,可联合应用地尔硫䓬、维拉帕米或 β 受体阻滞剂。对于轻度二尖瓣狭窄患者不伴巨大左心房,心房颤动<6 个月,可考虑药物复律或电复律治疗。

2.介入治疗

经皮球囊二尖瓣成形术(PBMV)是治疗二尖瓣狭窄划时代的进展,患者无须开胸手术,痛苦小,康复快,且具有成功率高、疗效好的特点。

(1)PBMV 的适应证:①中、重度单纯二尖瓣狭窄,瓣叶柔软,无明显钙化,心功能Ⅱ、Ⅲ级是PBMV 最理想的适应证;轻度二尖瓣狭窄有症状者也可考虑;心功能Ⅳ级者需待病情改善,能平卧时才考虑。②瓣叶轻、中度钙化并非禁忌,但若严重钙化且与腱索、乳头肌融合者,易并发二尖瓣关闭不全,因此宜做瓣膜置换手术。③合并慢性心房颤动患者,心腔内必须无血栓。④合并重度肺动脉高压,不宜外科手术者。⑤合并轻度二尖瓣关闭不全,左心室无明显肥大者。⑥合并轻度主动脉瓣狭窄或关闭不全,左心室无明显肥大者。

(2)PBMV禁忌证:①合并中度以上二尖瓣关闭不全。②心腔内有血栓形成。③严重钙化,尤其瓣下装置病变者。④风湿活动。⑤合并感染性心内膜炎。⑥妊娠期,因放射线可影响胎儿,除非心功能Ⅳ级危及母子生命安全。⑦全身情况差或合并其他严重疾病。⑧合并中度以上的主动脉狭窄和/或关闭不全。

(二)外科治疗

目的在于解除瓣口狭窄,增加左心排血量,改善肺血液循环。

(1)手术指征:凡诊断明确,心功能Ⅱ级以上,瓣口面积小于 $1.2\ cm^2$ 而无明显禁忌证者,均适合手术治疗。严重二尖瓣狭窄并发急性肺水肿患者,如内科治疗效果不佳,可行急诊二尖瓣扩张术。

(2)手术方式:包括闭式二尖瓣分离术、直视二尖瓣分离术、瓣膜修补术或人工瓣膜替换术。

八、预后

疾病的进程差异很大,从数年至数十年不等。预后主要取决于狭窄程度及心脏肥大程度,是否多瓣膜损害及介入、手术治疗的可能性等。

一般而言,首次急性风湿热发作后,患者可保持10~20年无症状。然而,出现症状后如不积极进行治疗,其后5年内病情进展非常迅速。研究表明,有症状的二尖瓣狭窄患者5年死亡率为20%,10年死亡率为40%。

(王　香)

第二节　二尖瓣关闭不全

一、病因

二尖瓣关闭不全(mitral incompetence,MI)严格来说不是一种原发病而是一种临床综合征。任何引起二尖瓣复合装置包括二尖瓣环、瓣膜、腱索、乳头肌病变的因素都可导致二尖瓣关闭不全,其诊断容易但确定病因难。按病程进展的速度和病程的长短可分为急性和慢性。

(一)慢性病变

慢性二尖瓣关闭不全进展缓慢、病程较长,病因包括以下几点。

(1)风湿性心脏病,在不发达国家风湿性心脏病引起者占首位,其中半数以上合并二尖瓣狭窄。

(2)退行性变,在发达国家,二尖瓣脱垂为最多见原因;二尖瓣黏液样退行性变、二尖瓣环及环下区钙化等退行性变也是常见原因。

(3)冠心病,常见于心肌梗死致乳头肌功能不全。

(4)其他少见原因如先天性畸形、系统性红斑狼疮、风湿性关节炎、心内膜心肌纤维化等。

(二)急性病变

急性二尖瓣关闭不全进展快、病情严重、病程短,病因包括以下几点。

(1)腱索断裂,可由感染性心内膜炎、二尖瓣脱垂、急性风湿热及外伤等原因引起。

(2)乳头肌坏死或断裂,常见于急性心肌梗死致乳头肌缺血坏死而牵拉作用减弱。

(3)瓣膜毁损或破裂,多见于感染性心内膜炎。

(4)心瓣膜替换术后人工瓣膜裂开。

二、病理生理

由于风湿性炎症使二尖瓣瓣膜纤维化、增厚、萎缩、僵硬、畸形,甚至累及腱索和乳头肌使之变粗、粘连、融合缩短,致使瓣膜在心室收缩期不能正常关闭,血液由左心室向左心房反流,病程长者尚可见钙质沉着。

(一)慢性病变

慢性二尖瓣关闭不全者,依病程进展可分为左心室代偿期、左心室失代偿期和右心衰竭期3个阶段(图 4-4)。

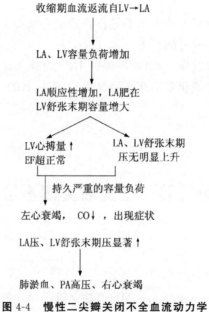

图 4-4 慢性二尖瓣关闭不全血流动力学

二尖瓣关闭不全时,在心室收缩期左心室内的血流存在两条去路,即通过主动脉瓣流向主动脉和通过关闭不全的二尖瓣流向左心房。这样,在左心房舒张期,左心房血液来源除通过四条肺静脉回流外,还包括左心室反流的血液而使其容量和压力负荷增加。由于左心房顺应性好,在反流血液的冲击下,左心房肥大,缓解了左心房压力的增加,且在心室舒张期,左心房血液迅速注入左心室而使容量负荷迅速下降,延缓了左心房压力的上升,这实际上是左心房的一种代偿机制,体积增大而压力正常(见图 4-5),可使肺静脉与肺毛细血管压长期维持正常。与急性二尖瓣关闭不全相比,肺淤血发生晚、较轻,患者主述乏力而呼吸困难。

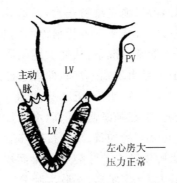

图 4-5　慢性二尖瓣关闭不全

对于左心室,在心室收缩期由于反流,使得在舒张期时由左心房流入左心室的血液除了正常肺循环回流外还包括反流的部分,从而增加了左心室的容量负荷。早期左心室顺应性好,代偿性扩大而使左心室舒张末期压力上升不明显,且收缩时左心室压力迅速下降,减轻了室壁紧张度和能耗而有利于代偿。左心室这种完善的代偿机制,可在相当长时间(大于 20 年)无明显左心房肥大和肺淤血,左心排血量维持正常而无临床症状。但一旦出现临床症状说明病程已到一定阶段,心排血量迅速下降而致头昏、困倦、乏力,迅速出现左心衰竭、肺水肿、肺动脉高压和右心衰竭,心功能达Ⅳ级,成为难治性心力衰竭,病死率高,患者出现呼吸困难、体循环淤血症状。

(二)急性病变

急性二尖瓣关闭不全早期反流量大,进展迅速,左心房、左心室容量和压力负荷迅速增加,没有经过充分的代偿即出现急性左心衰竭,使得心排血量迅速下降,心室压力上升,左心房及肺静脉压迅速上升,导致肺淤血和肺间质水肿。患者早期即出现呼吸困难、咯血等左心衰竭和肺淤血症状,病程进展迅速,多较快死于急性左心衰竭。由于来不及代偿,左心房、左心室肥大不明显(见图 4-6、图 4-7),X 线检查示左心房、左心室大小正常,反流严重者可见肺淤血和肺间质水肿征象。

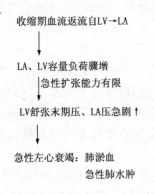

图 4-6　急性二尖瓣关闭不全血流动力学

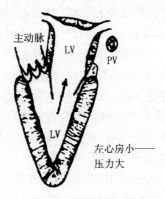

图 4-7　急性二尖瓣关闭不全

三、临床表现

(一)症状

1.慢性病变

患者由于左心良好的代偿功能而使病情有无症状期长,有症状期短的特点。

(1)代偿期:左心代偿功能良好,心排血量维持正常,左心房压及肺静脉压也无明显上升,患者可多年没有明显症状,偶有因左心室舒张末期容量增加而引起的心悸。

(2)失代偿期:患者无症状期长,通常情况下,从初次感染风湿热到出现明显二尖瓣关闭不全的症状,时间可长达20年之久。但一旦出现临床症状即说明已进入失代偿期。随着左心功能的失代偿,心排血量迅速下降,患者出现疲劳、头昏、乏力等症状。左心室舒张末期压力迅速上升,左心房、肺静脉及肺毛细血管压上升,引起肺淤血及间质水肿,出现劳力性呼吸困难,开始为重体力劳动或剧烈运动时出现,随着左心衰竭的加重,出现夜间阵发性呼吸困难及端坐呼吸等。

(3)右心衰竭期:肺淤血及肺水肿使肺小动脉痉挛硬化而出现肺动脉高压,继而引起右心衰竭,患者出现体循环淤血症状,如肝大、上腹胀痛、下肢水肿等。

2.急性病变

轻度二尖瓣反流仅有轻度劳力性呼吸困难。严重反流,病情常短期内迅速加重,患者出现呼吸困难,不能平卧,咯粉红色泡沫痰等急性肺水肿症状,随后可出现肺动脉高压及右心衰竭征象。处理不及时,则心排血量迅速下降出现休克,患者常迅速死亡。

(二)体征

1.慢性病变

(1)代偿期。

心尖冲动:呈高动力型,左心室肥大时向左下移位。

心音:①瓣叶缩短所致的重度关闭不全(如风湿性心脏病),S_1 常减弱。②S_2 分裂,代偿期无肺动脉高压时,由于左心室射血时间缩短,主动脉提前关闭,产生 S_2 分裂,吸气时明显;失代偿产生肺动脉高压后,肺动脉瓣延迟关闭可加重 S_2 分裂。③心尖区可闻及 S_3,出现在第二心音后 $0.10 \sim 0.18$ 秒,是中重度二尖瓣关闭不全的特征性体征,卧位时明显,其产生是由于血液大量快速流入左心室使之充盈过度,引起肥大的左心室壁振动所致。

心脏杂音:心尖区全收缩期吹风样杂音,是二尖瓣关闭不全的典型体征。其强度取决于瓣膜损害程度、反流量及左心房、室压差,可以是整个收缩期强度均等,也可以是收缩中期最强,然后减弱。杂音在左心衰竭致反流量小时可减弱,在吸气时由于膈下降,心脏顺时针转位,回左心血流量减少,杂音相应减弱,呼气时相反。

杂音一般音调高、粗糙、呈吹风样、时限长,累及腱索或乳头肌时呈乐音样。其传导与前后瓣的解剖位置结构和血液反流方向有关,在前交界和前瓣损害时,血液反流至左心房的左后方,杂音可向左腋下和左肩胛间区传导;后交界区和后瓣损害时,血液冲击左心房的右前方,杂音可传导至肺动脉瓣区和主动脉瓣区;前后瓣均损害时,血液反流至左心房前方和左右侧,杂音向整个心前区和左肩胛间部传导。

心尖区舒张中期杂音,是由于发生相对性二尖瓣狭窄所致。通过变形的二尖瓣口血液的速度和流量增加,产生一短促、低调的舒张中期杂音,多在 S_3 之后,无舒张晚期增强,S_3 和它的出现提示二尖瓣关闭不全为中至重度。

(2)失代偿期(左心衰竭期):心前区可触及弥散性搏动,心尖区可闻及舒张期奔马律,全收缩期杂音减弱。

(3)右心衰竭期:三尖瓣区可闻及收缩期吹风样杂音。由于右心衰竭,体静脉血回流障碍产生体循环淤血,患者可有颈静脉曲张、搏动,肝大,肝颈静脉回流征阳性,腹水及下垂性水肿等。

2.急性病变

患者迅速出现左心衰竭,甚至出现肺水肿或心源性休克,常迅速死亡。

四、辅助检查

(一)心电图检查

病情轻者无明显异常,重者P波延长,可有双峰,同时左心室肥大、电轴左偏,病程长者心房颤动较常见。急性者,心电图可正常,窦性心动过速常见。

(二)X线检查

慢性二尖瓣关闭不全早期,左心房、左心室形态正常,晚期左心房、左心室显著增大且与病变严重程度成比例,有不同程度肺淤血及间质水肿,严重者有巨大左心房,肺动脉高压和右心衰竭征象。偶可见瓣膜瓣环钙化,随心脏上下运动,透视可见收缩时左心房膨胀性扩大。

急性者心脏大小正常,反流严重者可有肺淤血及间质水肿征象,1~2周左心房、左心室开始扩大,一年还存活者,其左心房、左心室扩大已达慢性患者程度。

(三)超声心动图检查

1.M型UCC

急性者心脏大小正常,慢性者可见左心房、左心室肥大,左心房后壁与室间隔运动幅度增强。

2.二维UCG检查

可确定左心室容量负荷,评价左心室功能和确定大多数病因,可见瓣膜关闭不全,有裂隙,瓣膜增厚变形、回声增强,左心房、左心室肥厚,肺动脉增宽。

3.多普勒UCG检查

可见收缩期血液反流,并可测定反流速度,估计反流量。

(四)心导管检查

一般没有必要,但可评估心功能和二尖瓣关闭不全的程度,确定大多数病因。

五、并发症

急性者较快出现急性左心衰竭,慢性者与二尖瓣狭窄相似,以左心衰竭为主,但出现晚,一旦出现则进展迅速。感染性心内膜炎较常发生(>20%),体循环栓塞少见,常由感染性心内膜炎引起,心房颤动发生率高达75%,此时栓塞较常见。

六、诊断与鉴别诊断

(一)诊断

根据典型的心尖区全收缩期吹风样杂音伴有左心房、左心室肥大,诊断应不困难。但应结合起病急缓、患者年龄、病情严重程度、房室肥大情况及相应辅助检查来确定诊断及明确病因。

(二)鉴别诊断

1.相对性二尖瓣关闭不全

由扩大的左心室及二尖瓣环所致,但瓣叶本身活动度好,无增厚、粘连等。杂音柔和,多出现在收缩中晚期。常有高血压、各种原因的主动脉关闭不全或扩张型心肌病、心肌炎、贫血等病因。

2.二尖瓣脱垂

可出现收缩中期喀喇音-收缩晚期杂音综合征。喀喇音是由于收缩中期,拉长的腱索在二尖瓣脱垂到极点时骤然拉紧,瓣膜活动突然停止所致。杂音是由于收缩晚期,瓣叶明显突向左心房,不能正常闭合所致。轻度脱垂时可仅有喀喇音,较重时喀喇音和杂音均有,严重时可只有杂音而无喀喇音。

3.生理性杂音

杂音一般为1~2级,柔和,短促,位于心尖和胸骨左缘。二尖瓣关闭不全的临床表现及实验室检查与血流动力学变化密切相关,血流动力学发展的每一阶段,均可引起相应的临床表现及实验室检查结果。

七、治疗

(一)内科治疗

急性者一旦确诊,经药物改善症状后应立即采取人工瓣膜置换术,以防止变为慢性而影响预后,积极的内科治疗仅为手术争取时间。

慢性患者由于长期无症状,一般仅需定期随访,避免过度的体力劳动及剧烈运动,限制钠盐摄入,保护心功能,对风心病患者积极预防链球菌感染与风湿活动及感染性心内膜炎。如出现心功能不全的症状,应合理应用利尿剂、ACE抑制剂、洋地黄、β受体阻滞剂和醛固酮受体拮抗剂。血管扩张剂,特别是减轻后负荷的血管扩张剂,通过降低左心室射血阻力,可减少反流量,增加前向心排血量,从而产生有益的血流动力学作用。慢性患者可用ACE抑制剂,急性者可用硝普钠、硝酸甘油或酚妥拉明静脉滴注。洋地黄类药物宜用于心功能Ⅱ、Ⅲ、Ⅳ级的患者,对伴有快心室率心房颤动者更有效。晚期的心力衰竭患者可用抗凝药物防止血栓栓塞。

(二)外科治疗

人工瓣膜替换术是几乎所有二尖瓣关闭不全患者的首选治疗。对慢性患者,应在左心室功能尚未严重损害和不可逆改变之前考虑手术,过分推迟可增加手术死亡率和并发症。手术指征如下:①心功能Ⅲ~Ⅳ级,Ⅲ级为理想指征,Ⅳ级死亡率高,预后差,内科疗法准备后应行手术。②心功能Ⅱ级或以下,缺乏症状者,若心脏进行性肥大,左心功能下降,应行手术。③EF>50%,左心室舒张末期直径<8.0 cm,收缩末期直径<5.0 cm,心排指数>2.0 L/(min·m²),左心室舒张末压<1.6 kPa(12 mmHg),收缩末容积指数<50 mL/m²患者,适于手术,效果好。④中度以上二尖瓣反流。

八、预后

慢性二尖瓣关闭不全患者代偿期较长,可达20年。一旦失代偿,病情进展迅速,心功能恶化,成为难治性心力衰竭。

内科治疗后5年生存率为80%,10年生存率近60%,而心功能Ⅳ级患者,内科治疗5年生存率仅45%。

急性二尖瓣关闭不全患者多较快死于急性左心衰竭。

(王 香)

第三节 三尖瓣狭窄

一、病因

三尖瓣狭窄病变较少见,几乎均由风湿病所致,小部分病因有三尖瓣闭锁、右心房肿瘤。临床特征为症状进展迅速,类癌综合征常同时伴有三尖瓣反流;偶尔,右心室流出道梗阻可由心包缩窄、心外肿瘤及赘生物引起。

风湿性三尖瓣狭窄几乎均同时伴有二尖瓣病变,在多数患者中主动脉瓣也可受累。

二、病理生理

风湿性二尖瓣狭窄的病理变化与二尖瓣狭窄相似,腱索有融合和缩短,瓣叶尖端融合,形成一隔膜样孔隙。

当运动或吸气使三尖瓣血流量增加时及当呼气使三尖瓣血流减少时,右心房和右心室的舒张期压力阶差即增大。若平均舒张期压力阶差超过 0.7 kPa(5 mmHg)时,即足以使平均右心房压升高而引起体静脉淤血,表现为颈静脉充盈、肝大、腹水和水肿等体征。

三、临床表现

(一)症状

三尖瓣狭窄致低心排血量可引起疲乏,体静脉淤血可引起恶心、呕吐、食欲缺乏等消化道症状及全身不适感,由于颈静脉搏动的巨大"a"波,使患者感到颈部有搏动感。

(二)体征

主要体征为胸骨左下缘低调隆隆样舒张中晚期杂音,也可伴舒张期震颤,可有开瓣拍击音。增加体静脉回流方法可使之更明显,呼气及 Valsalva 动作使之减弱。

四、辅助检查

(一)X 线检查

主要表现为右心房明显扩大,下腔静脉和奇静脉扩张,但无肺动脉扩张。

(二)心电图检查

示 II、V_1 导电压增高;由于多数二尖瓣狭窄患者同时合并有二尖瓣狭窄,故心电图也常提示双侧心房肥大。

(三)超声心动图检查

其变化与二尖瓣狭窄时观察到的相似,M 型超声心动图常显示瓣叶增厚,前叶的 EF 斜率减慢,舒张期与隔瓣示矛盾运动、三尖瓣钙化和增厚;二维超声心动图对诊断三尖瓣狭窄较有帮助,其特征为舒张期瓣叶呈圆顶状,增厚、瓣叶活动受限。

五、诊断及鉴别诊断

根据典型杂音、心房扩大及体循环淤血的症状和体征,一般即可做出诊断,对诊断有困难者

99

可行右心导管检查,若三尖瓣平均跨瓣舒张压差低于 0.3 kPa(2 mmHg),即可诊断为三尖瓣狭窄。应注意与右心房黏液瘤、缩窄性心包炎等疾病相鉴别。

六、治疗

限制钠盐摄入及应用利尿剂,可改善体循环淤血的症状和体征;如狭窄显著,可行三尖瓣分离术或经皮球囊扩张瓣膜成形术。

(王　香)

第四节　三尖瓣关闭不全

一、病因

三尖瓣关闭不全多为功能性,常继发于左心瓣膜病变致肺动脉高压和右心室扩张,器质性病变者多见于风湿性心脏病,常为联合瓣膜病变。单纯性三尖瓣关闭不全非常少见,见于先天性三尖瓣发育不良、外伤、右心感染性心内膜炎等。

二、病理生理

先天性三尖瓣关闭不全可有以下病变:①瓣叶发育不全或缺如。②腱索、乳头肌发育不全、缺如或延长。③瓣叶、腱索发育尚可,瓣环过大。

后天性单独的三尖瓣关闭不全可发生于类癌综合征。

三尖瓣关闭不全引起的病理变化与二尖瓣关闭不全相似,但代偿期较长;病情若逐渐进展,最终可导致右心室、右心房肥大,右心衰竭。如肺动脉高压显著,则病情发展较快。

三、临床表现

(一)症状

二尖瓣关闭不全合并肺动脉高压时,才出现心排血量减少和体循环淤血的症状。三尖瓣关闭不全合并二尖瓣疾病者,肺淤血的症状可由于三尖瓣关闭不全的发展而减轻,但乏力和其他心排血量减少的症状可更为加重。

(二)体征

主要体征为胸骨左下缘全收缩期杂音,吸气及压肝后可增强;如不伴肺动脉高压,杂音难以闻及。反流量很大时,有第三心音及三尖瓣区低调舒张中期杂音。颈静脉脉波图 V 波(又称回流波,为右心室收缩时,血液回到右心房及大静脉所致)增大;可扪及肝脏搏动。瓣膜脱垂时,在三尖瓣区可闻及非喷射性喀喇音。其淤血体征与右心衰竭相同。

四、辅助检查

(一)X 线检查

可见右心室、右心房增大。右心房压升高者,可见奇静脉扩张和胸腔积液;有腹水者,横膈上抬。透视时可看到右心房收缩期搏动。

(二)心电图检查

无特征性改变。可示右心室肥厚、劳损右心房肥大；并常有右束支阻滞。

(三)超声心动图检查

可见右心室、右心房增大，上下腔静脉增宽及搏动；二维超声心动图声学造影可证实反流，多普勒可判断反流程度。

五、诊断及鉴别诊断

根据典型杂音，右心室右心房增大及体循环淤血的症状及体征，一般不难做出诊断。应与二尖瓣关闭不全、低位室间隔缺损相鉴别。超声心动图声学造影及多普勒可确诊，并可帮助做出病因诊断。

六、治疗

（1）针对病因的治疗。

（2）由于右心压力低，三尖瓣口血流缓慢，易产生血栓，且三尖瓣置换有较高的手术病死率并且远期存活率低，一般尽量采用三尖瓣成形术来纠正三尖瓣关闭不全。如单纯瓣环扩大、瓣叶病变轻、外伤性乳头肌断裂等可行三尖瓣成形术治疗。成形方法包括瓣环成形术和瓣膜成形术。

（王 香）

第五节 主动脉瓣狭窄

一、病理生理

正常主动脉瓣口面积超过 $3.5\ cm^2$，当瓣口面积减小 $1.5\ cm^2$ 时，为轻度狭窄；$1.0\ cm^2$ 时为中度狭窄；$<1.0\ cm^2$ 时为重度狭窄。主动脉瓣狭窄引起的基本血流动力学改变是收缩期左心室血液流出受阻，进而左心室压增高，严重时左心房压、肺动脉压、肺毛细血管楔嵌压及右心室压均可上升，心排血量减少，造成心力衰竭和心肌缺血。

(一)左心室壁增厚

主动脉瓣严重狭窄时收缩期左心室血液流出受阻，左心室压负荷增加，左心室代偿性通过进行性室壁向心性肥厚以平衡左心室收缩压升高，维持正常收缩期室壁应力和左心排血量。

(二)左心房肥厚

左心室舒张末压进行性升高后，左心房后负荷增加，左心房代偿性肥厚，肥厚的左心房在舒张末期的强有力收缩有利于左心室的充盈，使左心室舒张末容量增加，达到左心室有效收缩时所需水平，以维持每搏输出量正常。左心房有力收缩也可使肺静脉和肺毛细血管内压力避免持续性增高。

(三)左心室功能衰竭

主动脉瓣狭窄晚期，左心室壁增厚失代偿，左心室舒张末容量增加，最终由于室壁应力增高，心肌缺血和纤维化等导致左心室功能衰竭。

(四)心肌缺血

严重主动脉瓣狭窄引起心肌缺血,机制如下:①左心室壁增厚、心室收缩压升高和射血时间延长,增加心肌耗氧。②左心室肥厚,心肌毛细血管密度相对减少。③舒张期心腔内压力增高,压迫心内膜下冠状动脉。④左心室舒张末压升高致舒张期主动脉-左心室压差降低,减少冠状动脉灌注压。

二、临床表现

(一)症状

主动脉瓣狭窄症状出现晚,由于左心室代偿能力较强,相当长的时间内患者可无明显症状,直至瓣口面积小于 1 cm² 才出现临床症状,主要表现为呼吸困难、心绞痛、晕厥三联征,有15%～20%发生猝死。

1.呼吸困难

劳力性呼吸困难为晚期肺淤血引起的常见首发症状,见于90%的有症状患者,主要由于左心室顺应性降低和左心室扩大,左心室舒张期末压力和左心房压上升,引起肺毛细血管楔嵌压和肺动脉高压所致,以后随着病程发展,可发生夜间阵发性呼吸困难、端坐呼吸和急性肺水肿。

2.心绞痛

心绞痛见于60%有症状患者,常由运动诱发,休息后缓解,多为劳力性心绞痛。主要由于瓣口严重狭窄,心排血量下降,平均动脉压降低,使冠状动脉血流量减少,活动时不足以代偿增加的耗氧量,造成心肌缺血缺氧。极少数由瓣膜的钙质栓塞冠状动脉引起。

3.晕厥

轻者为黑矇,可为首发症状。多发生于直立、运动中或运动后即刻,由于脑缺血引起。机制为:运动时周围血管扩张,而狭窄的主动脉瓣口限制心排血量的增加;运动致心肌缺血加重,使左心室收缩功能降低,心排血量减少;运动时左心室收缩压急剧上升,过度激活心室内压力感受器,通过迷走神经传入纤维兴奋血管减压反应,导致外周血管阻力降低;运动停止后回心血量减少,左心室充盈量及心排血量进一步减少;休息后由于心律失常导致心排血量骤减也可导致晕厥。

4.其他症状

主动脉瓣狭窄晚期可出现心排血量降低的各种表现,如明显的疲乏、虚弱、周围性发绀。血栓栓塞及胃肠道出血主要多见于老年退行性主动脉瓣钙化男性患者,妇女少见。

(二)体征

1.视诊

心尖冲动位置正常或在腋中线以内,为缓慢的抬举样心尖冲动,若心尖冲动很活跃,则提示同时合并有主动脉瓣或二尖瓣关闭不全。

2.触诊

心尖区可触及收缩期抬举样搏动,左侧卧位时可呈双重搏动,第1次为心房收缩以增加左心室充盈,第2次为心室收缩,持续而有力。心底部可触及收缩期震颤,在坐位、胸部前倾、深呼气后屏气时易触及,胸骨上窝、颈动脉和锁骨下动脉处也可触及。

脉搏较特殊,为细脉或迟脉,与强有力的心尖冲动不相称,脉率较低,在心力衰竭时可低于70 次/分。

3.叩诊

心浊音界正常,心力衰竭时向左扩大。

4.听诊

(1)胸骨右缘第2肋间可听到低调、粗糙、响亮的喷射性收缩期杂音,呈递增、递减型,第一心音后出现,收缩中期达到最响,以后逐渐减弱,主动脉瓣关闭前终止。胸骨右缘第2肋间或胸骨左缘第3肋间最响,杂音向颈动脉及锁骨下动脉传导,有时向胸骨下端或心尖区传导。通常杂音越长、越响,收缩高峰出现越迟,主动脉瓣狭窄越严重。合并心力衰竭时,通过瓣口的血流速度减慢,杂音变轻而短促。主动脉瓣狭窄杂音在吸入亚硝酸异戊酯或平卧时增强,在应用升压药或站立时减轻。

(2)瓣膜活动受限或钙化明显时,主动脉瓣第二心音减弱或消失,也可出现第二心音逆分裂。

(3)左心室扩大和左心衰竭时可闻及第三心音(舒张期奔马律)。

(4)左心室肥厚和舒张期末压力升高时,肥厚的左心房强有力收缩产生心尖区明显的第四心音。

三、辅助检查

(一)X线检查

左心缘圆隆,心影不大。升主动脉根部发生狭窄后扩张,透视下可见主动脉瓣钙化。晚期心力衰竭时左心室明显扩大,左心房扩大,肺动脉主干突出,肺静脉增宽及肺淤血的征象。

1.左心室增大

心尖部下移和/或左心室段圆隆是左心室增大的轻度早期征象。由于左心室增大,心脏向右呈顺钟向转位,心脏呈"主动脉"型。

2.升主动脉扩张

升主动脉根部因长期血流的急促喷射而发生狭窄后梭形扩张,使右上纵隔膨凸,侧位透视下可见主动脉钙化。

3.肺淤血征象

晚期心力衰竭可出现左心室明显扩大,左心房扩大,肺动脉主干突出,肺静脉增宽及肺淤血的征象,表现为肺纹理普遍增多、增粗、边缘模糊,以中下肺野明显;肺门影增大,上肺门影增宽明显;肺野透光度降低;肺内含铁血黄素沉着、钙化。

(二)心电图检查

大约85%患者有左心室肥厚的心电图表现,伴有继发性 ST-T 改变,左心房肥厚、房室阻滞、室内阻滞(左束支传导阻滞或左前分支阻滞)、心房颤动及室性心律失常。

多数患者左胸导联中 T 波倒置,并有轻度 ST 段压低,是左心室收缩期负荷过重的表现。左胸导联中的 S-T 段压低超过 0.3 mV,提示存在严重的左心室肥厚。左心房肥厚心电图表现为 V_1 导联 P 波的负性部分明显延迟(图 4-8)。其他心电图表现如房室阻滞主要是钙化浸润范围从主动脉瓣扩大到传导系统,在男性主动脉瓣钙化中较多见。

(三)超声心动图检查

M 型超声诊断此病不敏感和缺乏特异性。二维超声心动图探测主动脉瓣异常敏感,有助于显示瓣叶数目、大小、增厚、钙化、瓣环大小、瓣口大小和形状等。彩色多普勒测定通过主动脉瓣的最大血流速度,可计算平均和跨膜压差及瓣口面积,对瓣膜狭窄程度进行评价。

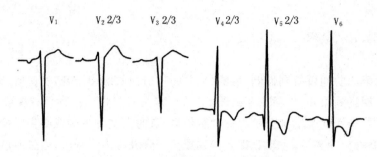

图 4-8　主动脉狭窄时心电图改变

$V_{4\sim6}$导联 R 波异常增大；ST 段呈下斜型下降；T 波倒置

1.M 型超声检查

M 型超声检查可见主动脉瓣叶增厚、钙化、开放受限，瓣膜开放幅度<15 mm，瓣叶回声增强提示瓣膜钙化。

2.二维超声检查

二维超声检查可观察左心室向心性肥厚，主动脉瓣收缩呈向心性穹形运动，并能明确先天性瓣膜畸形、鉴别瓣膜狭窄原因。

3.多普勒超声检查

多普勒超声检查可准确测定主动脉瓣口流速，计算跨瓣压力阶差，评价瓣膜狭窄程度。彩色多普勒超声可帮助区别二尖瓣反流和主动脉狭窄的血流。连续多普勒超声提示主动脉瓣流速超过2 m/s，又无过瓣血流增加（如主动脉瓣反流、动脉导管未闭等）时，是诊断主动脉瓣狭窄的根据之一。

(四)心导管检查

当超声心动图不能确定狭窄程度并考虑人工瓣膜置换时，应行心导管检查。将导管经股动脉置于主动脉根部及左心室，可探测左心室腔与主动脉收缩期压力阶差，并可推算出主动脉瓣口面积，从而明确狭窄程度。但对于重度主动脉瓣狭窄患者，应将导管经股静脉送入右心，经房间隔穿刺进入左心室，测左心室-主动脉收缩期峰压差。如怀疑合并冠状动脉病变，应同时行冠脉造影。

四、诊断及鉴别诊断

发现主动脉瓣狭窄典型的心底部喷射样收缩期杂音及震颤，即可诊断主动脉瓣狭窄。超声心动图检查可明确诊断。

(一)主动脉瓣收缩期杂音与下列疾病相鉴别

1.二尖瓣关闭不全

心尖区全收缩期吹风样杂音，向左腋下传导；吸入亚硝酸异戊酯后杂音减弱。第一心音减弱，主动脉瓣第二心音正常。

2.三尖瓣关闭不全

胸骨左缘下端闻及高调的全收缩期杂音，吸气时回心血量增加可使杂音增强，呼气时减弱。

3.肺动脉瓣狭窄

于胸骨左缘第 2 肋间可闻及粗糙响亮的收缩期杂音，常伴收缩期喀喇音，肺动脉瓣区第二心音减弱并分裂,主动脉瓣区第二心音正常。

4.主动脉扩张

主动脉扩张见于各种原因如高血压、梅毒所致的主动脉扩张。可在胸骨右缘第 2 肋间闻及短促的收缩期杂音,主动脉瓣区第二心音正常或亢进,无第二心音分裂。

(二)主动脉瓣狭窄还应与其他左心室流出道梗阻性疾病相鉴别

1.先天性主动脉瓣上狭窄

杂音最响在右锁骨下,杂音和震颤明显传导至胸骨右上缘和右颈动脉,喷射音少见。

2.先天性主动脉瓣下狭窄

常合并轻度主动脉瓣关闭不全,无喷射音,第二心音非单一性。

3.肥厚梗阻性心肌病

杂音为收缩中晚期喷射性杂音,胸骨左缘最响,不向颈部传导。

五、并发症

(一)感染性心内膜炎

感染性心内膜炎多见于先天性二叶式主动脉瓣狭窄,老年妇女钙化性主动脉瓣狭窄发病率较男性低,合并感染性心内膜炎危险性也较低。

(二)心律失常

10%患者可发生心房颤动,致左心房压升高和心排血量明显减少,可致严重低血压、晕厥或肺水肿。左心室肥厚、心内膜下心肌缺血或冠状动脉栓塞可致室性心律失常。

(三)充血性心力衰竭

50%～70%的患者死于心力衰竭。发生左心衰竭后,自然病程明显缩短,因此终末期的右心衰竭少见。

(四)心脏性猝死

心脏性猝死多发生于先前有症状者,无症状者发生猝死少见。

(五)胃肠道出血

15%～25%的患者有胃肠道血管发育不良,可合并胃肠道出血。多见于老年患者,出血为隐匿性或慢性。人工瓣膜置换术后出血停止。

六、治疗

无症状的轻度狭窄患者每 2 年复查一次,应包括超声心动图定量测定,中重度狭窄的患者应避免体力活动,每 6～12 个月复查一次。

(一)内科并发症治疗

1.心律失常

因左心房增大,约 10%患者可发生房性心律失常,如有频发房性期前收缩,应积极给予抗心律失常药物以预防心房颤动的发生。主动脉瓣狭窄的患者不能耐受心房颤动,一旦出现,病情会迅速恶化,发生低血压、心绞痛或心电图显示心肌缺血,故应及时用电转复或药物转复为窦性心律。其他有症状或影响血流动力学的心律失常也应积极治疗。

2.感染性心内膜炎

对于风湿性心脏病患者,应积极预防风湿热。如已合并亚急性或急性感染性心内膜炎,治疗同二尖瓣关闭不全。

3.心力衰竭

应限制钠盐摄入,使用洋地黄制剂和利尿剂。利尿剂使用需慎重,因过度利尿使血容量减少,降低主动脉瓣狭窄患者心排血量,导致严重的直立性低血压。扩张小动脉药物也应慎用,以防血压过低。

(二)介入治疗——经皮球囊主动脉瓣成形术

由于经皮球囊主动脉瓣成形术(PBAV)操作死亡率3%,1年死亡率45%,故临床上应用远远不如PBMV,它主要治疗对象为高龄、有心力衰竭和手术高危患者,对于不适于手术治疗的严重钙化性主动脉瓣狭窄的患者仍可改善左心室功能和症状。

适应证:①儿童和青年的先天性主动脉瓣狭窄。②不能耐受手术者。③重度狭窄危及生命;④明显狭窄伴严重左心功能衰竭的手术过渡。⑤手术禁忌的老年主动脉瓣狭窄钙化不重的患者。

常用方法是经皮股动脉穿刺后将球囊导管沿动脉逆行送至主动脉瓣,用生理盐水与造影剂各半的混合液体充盈球囊,裂解钙化结节,伸展主动脉瓣环和瓣叶,撕裂瓣叶和分离融合交界处,减轻狭窄和症状。成形术后主动脉瓣口面积一般可比术前增加 $0.2\sim0.4$ cm²,术后再狭窄率为42%～83%。

(三)外科治疗

治疗关键是解除主动脉瓣狭窄,降低跨瓣压力阶差。常用有两种手术方法:一是人工瓣膜置换术;二是直视下主动脉瓣交界分离术。

1.人工瓣膜置换术

人工瓣膜置换术为治疗成人主动脉瓣狭窄的主要方法。重度狭窄[瓣口面积<0.75 cm² 或平均跨瓣压差 6.7 kPa(50 mmHg)]伴心绞痛、晕厥或心力衰竭症状为手术的主要指征。无症状的重度狭窄患者,如伴有进行性心脏增大和明显左心室功能不全,也应考虑手术。术前多常规做冠状动脉造影,如合并冠心病,需同时做冠状动脉旁路移植术(CABG)。

手术适应证:①有症状,重度主动脉瓣狭窄,或跨瓣压差>6.7 kPa(50 mmHg)。②重度主动脉瓣狭窄合并冠心病需冠状动脉旁路移植术治疗。③重度主动脉瓣狭窄,同时合并升主动脉或其他心脏瓣膜病变需手术治疗。④冠心病、升主动脉或心脏瓣膜病变需手术治疗,同时合并中度主动脉瓣狭窄[平均压差4.0～6.7 kPa(30～50 mmHg),或流速3～4 m/s](分级Ⅱa)。⑤无症状,重度主动脉瓣狭窄,同时有左心室收缩功能受损表现(分级Ⅱa)。⑥无症状,重度主动脉瓣狭窄,但活动后有异常表现,如低血压(分级Ⅱa)。

手术禁忌证:晚期合并重度右心衰竭,经内科治疗无效;心功能4级及75岁以上高龄患者;严重心力衰竭合并冠状动脉病变者。

手术死亡率小于2%,主动脉瓣机械瓣替换术后,患者平均年龄57岁时,5年生存率80%左右,10年生存率在60%。生物瓣替换术后,患者平均年龄74岁时,5年生存率70%,10年生存率35%。术后的远期预后优于二尖瓣疾病和主动脉瓣关闭不全的换瓣患者。

2.直视下主动脉瓣交界分离术

直视下主动脉瓣交界分离术适用于儿童和青少年先天性主动脉瓣狭窄且无钙化者。妇女主动脉瓣狭窄患者多行介入治疗及换瓣术,行直视下主动脉瓣交界分离术者少见。

(王 香)

第六节 主动脉瓣关闭不全

一、病理生理

主动脉瓣关闭不全引起的基本血流动力学障碍是舒张期左心室内压力大大低于主动脉,故大量血液反流回左心室,使左心室舒张期负荷加重,左心室舒张期末容积逐渐增大,容量负荷过度。早期收缩期左心室每搏输出量增加,射血分数正常,晚期左心室进一步扩张,心肌肥厚,当左心室收缩减弱时,每搏输出量减少,左心室舒张期末压力升高,最后导致左心房、肺静脉和肺毛细血管压力升高,出现肺淤血。主动脉瓣反流明显时,主动脉舒张压明显下降,冠脉灌注压降低,心肌供血减少,进一步使心肌收缩力减弱。

(一)左心室容量负荷过度

主动脉瓣关闭不全时,左心室在舒张期除接纳从左心房流入的血液外,还接受从主动脉反流的血液,造成左心室舒张期充盈量过大,容量负荷过度。左心室的代偿能力是影响病理生理改变的重要因素,也决定了急、慢性主动脉瓣关闭不全血流动力学障碍的明显差异。

1.急性主动脉瓣关闭不全

左心室顺应性及心腔大小正常,面对舒张期急剧增加的充盈量,左心室来不及发生代偿性扩张和肥大,导致舒张期充盈压显著增高,迫使左心房压、肺静脉和肺毛细血管压力升高,引起呼吸困难和肺水肿,并导致肺动脉高压和右心功能障碍,此时患者表现出体循环静脉压升高和右心衰竭的症状和体征。

当左心室舒张末期压力超过 $4.0 \sim 5.3$ kPa($30 \sim 40$ mmHg)时,可使二尖瓣提前关闭,对肺循环有一定的保护作用,但效力有限。由于急性者左心室舒张末容量仅能有限的增加,即使左心室收缩功能正常或增加,并有代偿性心动过速,心排血量仍减少。

2.慢性主动脉瓣关闭不全

主动脉反流量逐渐增大,左心室充分发挥代偿作用,通过 Frank-Starling 定律调节左心室容量-压力关系,使总的左心室每搏输出量增加。长期左心室舒张期充盈过度,使心肌纤维被动牵张,刺激左心室发生离心性心肌肥大,心脏重量明显增加,心腔明显扩大。

代偿期扩张肥大的心肌收缩力增强,能充分将心腔内血液排出,每搏输出量明显增加,前向血流量、射血分数及收缩末期容量正常。

由于主动脉反流血量过大及肥大心肌退行性变和纤维化,左心室舒张功能受损。当左心室容量负荷超过心肌的代偿能力时,进入失代偿期。此时,心肌顺应性降低,心室舒张速度减慢,左心室舒张末压升高,左心房压和肺循环压力升高,引起肺淤血和呼吸困难。同时,心肌收缩力减弱,每搏输出量减少,前向血流量及射血分数降低。左心室收缩末期容量增加是左心收缩功能障碍的敏感指标之一。

(二)脉压增宽

慢性主动脉瓣关闭不全时,因左心室充盈量增加,每搏输出量增加,主动脉收缩压升高,而舒张期血液向左心室反流又使主动脉舒张压降低,压差增大。当主动脉舒张压<6.7 kPa(50 mmHg)

时,提示有严重的主动脉瓣关闭不全。急性主动脉瓣关闭不全时,因心肌收缩功能受损,主动脉收缩压不高甚至降低,而左心室舒张末压明显升高,主动脉舒张压正常或轻度降低,压差可接近正常。

(三)心肌供血减少

由于主动脉舒张压降低和左心室舒张压升高,冠状动脉灌注压降低;左心室壁张力增加压迫心肌内血管,使心肌供血减少。交感神经兴奋反射性引起心率加快及心肌肥大和室壁张力增加又再次增加心肌耗氧量,故主动脉瓣关闭不全患者可出现心肌缺血和心绞痛,多出现在主动脉瓣关闭不全的晚期。

二、临床表现

(一)症状

主动脉瓣关闭不全患者一旦出现症状(表 4-2),往往有不可逆的左心功能不全。

表 4-2　重度主动脉瓣关闭不全典型体征

体征	特点
视诊及触诊	
de Musset's sign	伴随每次心搏的点头征,由于动脉搏动过强所致
Muller's sign	腭垂的搏动或摆动
Quincke's sign	陷落脉或水冲脉,即血管突然短暂的充盈及塌陷
听诊	
Hill's sign	袖带测压时,上下肢收缩压相差 8.0 kPa(60 mmHg),正常时<2.7 kPa(20 mmHg)
Traube's sign	股动脉收缩音及舒张音增强,即枪击音
Duroziez's sign	用听诊器轻压股动脉产生的杂音
De tambour 杂音	第二心音增强,带有铃声特点,常见于梅毒性主动脉瓣反流

1.心悸和头部搏动

心脏冲动的不适感可能是最早的主诉,由于左心室明显增大,左心室每搏输出量明显增加,患者常感受到强烈的心悸。情绪激动或体力活动引起心动过速时,每搏输出量增加明显,此时症状更加突出。由于脉压显著增大,患者常感身体各部有强烈的动脉搏动感,尤以头颈部为甚。

2.呼吸困难

劳力性呼吸困难出现表示心脏储备能力已经降低,以后随着病情进展,可出现端坐呼吸和夜间阵发性呼吸困难,在合并二尖瓣病变时此症状更加明显。

3.胸痛

由于冠脉灌注主要在舒张期,所以主动脉舒张压决定了冠脉流量。重度主动脉瓣关闭不全患者舒张压明显下降,特别是夜间睡眠时心率减慢,舒张压下降进一步加重,冠脉血流更加减少。此外,胸痛发作还可能与左心室射血时引起升主动脉过分牵张或心脏明显增大有关。

4.眩晕

当快速变换体位时,可出现头晕或眩晕,晕厥较少见。

5.其他

如疲乏、过度出汗,尤其在夜间心绞痛发作时出现,可能与自主神经系统改变有关。晚期右心衰竭时可出现食欲缺乏、腹胀、下肢水肿、胸腔积液、腹水等。

(二)体征

1.视诊

颜面较苍白,头部随心脏搏动频率上下摆动;指(趾)甲床可见毛细血管搏动征;心尖冲动向左下移位,范围较广,且可见有力的抬举样搏动;右心衰竭时可见颈静脉曲张。

2.触诊

(1)颈动脉搏动明显增强,并呈双重搏动。

(2)主动脉瓣区及心底部可触及收缩期震颤,并向颈部传导。胸骨左下缘可触及舒张期震颤。

(3)颈动脉、桡动脉可触及水冲脉,即脉搏呈现高容量并迅速下降的特点,尤其是将患者前臂突然高举时更为明显。

(4)肺动脉高压和右心衰竭时,可触及增大的肝脏,肝颈静脉回流征可阳性,下肢指凹性水肿。

3.叩诊

心界向左下扩大。

4.听诊

(1)主动脉舒张期杂音:与第二心音同时开始的高调叹气样递减型舒张早期杂音,坐位并前倾和深呼气时明显。一般主动脉瓣关闭不全越严重,杂音的时间越长,响度越大。轻度反流时,杂音限于舒张早期,音调高。中度或重度反流时,杂音粗糙,为全舒张期。杂音为音乐时,提示瓣叶脱垂、撕裂或穿孔。

(2)心底部及主动脉瓣区常可闻及收缩期喷射性杂音:较粗糙,强度 2/6～4/6 级,可伴有震颤,向颈部及胸骨上凹传导,为极大的每搏输出量通过畸形的主动脉瓣膜所致,并非由器质性主动脉瓣狭窄所致。

(3)Austin-Flint 杂音:心尖区常可闻及一柔和、低调的隆隆样舒张中期或收缩前期杂音,即 Austin-Flint杂音,此乃由于主动脉瓣大量反流,冲击二尖瓣前叶,使其振动和移位,引起相对性二尖瓣狭窄;同时主动脉瓣反流与左心房回流血液发生冲击、混合,产生湍流所致。此杂音在用力握拳时增强,吸入亚硝酸异戊酯时减弱。

(4)当左心室明显扩大时,由于乳头肌外移引起功能性二尖瓣反流,可在心尖区闻及全收缩期吹风样杂音,向左腋下传导。

(5)心音:第一心音减弱,第二心音主动脉瓣成分减弱或缺如,但梅毒性主动脉炎时常亢进。由于舒张早期左心室快速充盈增加,心尖区常有第三心音。

(6)周围血管征听诊:股动脉枪击音;股动脉收缩期和舒张期双重杂音;脉压增大。

三、辅助检查

(一)X 线检查

急性期心影多正常,常有肺淤血或肺水肿征。慢性主动脉瓣关闭不全常有以下特点。

(1)左心室明显增大,心脏呈主动脉型。

(2)升主动脉普遍扩张,可以波及主动脉弓。

(3)透视下主动脉搏动明显增强,与左心室搏动配合呈"摇椅样"摆动。

(4)左心房可增大,肺动脉高压或右心衰竭时,右心室增大并可见肺静脉充血、肺间质水肿。

(二)心电图检查

轻度主动脉瓣关闭不全者心电图可正常。严重者可有左心室肥大和劳损,电轴左偏。Ⅰ、aVL、$V_{5\sim6}$导联Q波加深,ST段压低和T波倒置;晚期左心房增大,也可有束支阻滞(图4-9)。

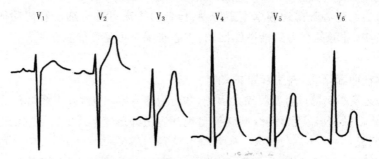

图 4-9　主动脉关闭不全示心电图改变
V_5、V_6导联出现深Q波,R波增大,S-T段抬高,T波增大

(三)超声心动图检查

对主动脉瓣关闭不全及左心室功能评价很有价值,还可显示二叶式主动脉瓣、瓣膜脱垂、破裂或赘生物形成及升主动脉夹层等,有助于病因的判断。

1.M型超声检查

显示舒张期二尖瓣前叶和室间隔纤细扑动,为主动脉瓣关闭不全的可靠诊断征象。但敏感度低。

2.二维超声检查

可显示瓣膜和升主动脉根部的形态改变,可见主动脉瓣增厚,舒张期关闭对合不佳,有助于病因确定。

3.彩色多普勒超声

由于舒张早期主动脉压和左心室舒张压间的高压差,主动脉瓣反流导致很高流速(超过4 m/s)的全舒张期湍流。彩色多普勒超声探头在主动脉瓣的心室侧可探及全舒张期高速血流,为最敏感的确定主动脉瓣反流方法,并可通过计算反流量与每搏输出量的比例,判断其严重程度。

(四)主动脉造影

当无创技术不能确定反流程度并且考虑外科治疗时,可行选择性主动脉造影,可半定量反流程度。

升主动脉造影提示:舒张期造影剂反流至左心室,可以显示左心室扩大。根据造影剂反流量可以估计关闭不全的程度。①Ⅰ度:造影剂反流仅限于主动脉口附近,一次收缩即可排出。②Ⅱ度:造影剂反流于左心室中部,一次收缩即可排出。③Ⅲ度:造影剂反流于左心室全部,一次收缩不能全部排出。

(五)磁共振显像

诊断主动脉疾病如主动脉夹层极准确。可目测主动脉瓣反流射流,可半定量反流程度,并能定量反流量和反流分数。

四、诊断和鉴别诊断

发现典型的主动脉瓣关闭不全的舒张期杂音伴周围血管征即可诊断,超声心动图可明确诊断。主动脉瓣舒张早期杂音应与下列杂音和疾病鉴别。

(一)Graham Steell 杂音

Graham Steell 杂音见于严重肺动脉高压伴肺动脉扩张所致肺动脉瓣关闭不全,常有肺动脉高压体征,如胸骨左缘抬举样搏动、第二心音肺动脉瓣成分亢进等。

(二)肺动脉瓣关闭不全

胸骨左缘舒张期杂音吸气时增强,用力握拳时无变化。颈动脉搏动正常,肺动脉瓣区第二心音亢进,心电图示右心房和右心室肥大,X 线检查示肺动脉主干突出。多见于二尖瓣狭窄及房间隔缺损。

(三)冠状动静脉瘘

可闻及主动脉瓣区舒张期杂音,但心电图及 X 线检查多正常,主动脉造影可见主动脉与右心房、冠状窦或右心室之间有交通。

(四)主动脉窦瘤破裂

杂音与主动脉瓣关闭不全相似,但有突发性胸痛,进行性右心衰竭,主动脉造影及超声心动图检查可确诊。

五、并发症

(1)充血性心力衰竭:为主动脉瓣关闭不全的主要死亡原因。一旦出现心功能不全的症状,往往在2~3 年死亡。

(2)感染性心内膜炎:较常见。

(3)室性心律失常:较常见。

六、治疗

(一)内科治疗

1.预防感染性心内膜炎

避免上呼吸道感染及全身感染,防止发生心内膜炎。

2.控制充血性心力衰竭

避免过度的体力劳动及剧烈运动,限制钠盐摄入。无症状患者出现左心室扩大,特别是 EF 降低时,应给予地高辛。

3.控制高血压

控制高血压至关重要,因为它可加重反流程度。当伴发升主动脉根部扩张时,高血压也可促进主动脉夹层的发生。目前研究证实,应用血管扩张药特别是血管紧张素转换酶抑制药(ACEI)能防止或延缓左心扩大,逆转左心室肥厚,防止心肌重构。

(二)外科治疗

主动脉瓣关闭不全,一旦心脏失去代偿功能,病情将急转直下,多数在出现心力衰竭后 2 年内死亡。主动脉瓣关闭不全的彻底治疗方法是主动脉瓣置换术。最佳的手术时机为左心室功能衰竭刚刚开始即严重心力衰竭发生之前手术,或虽无症状,但左心室射血分数低于正常和左心室舒张末期内径>60 mm,应进行手术治疗。

对于左心室功能正常而无症状的患者,心脏结构改变不明显的应密切随诊,每 6 个月复查超声心动图及时发现手术时机。一旦出现症状或出现左心衰竭或左心室明显增大应及时手术。

1.人工瓣膜置换术

风湿性和绝大多数其他病因引起的主动脉瓣关闭不全均宜施行瓣膜置换术。分机械瓣和生物瓣两种。心脏明显扩大、长期左心功能不全的患者,手术死亡率约为 10％,尽管如此,由于药物治疗的预后较差,即使有左心衰竭也应考虑手术治疗。

2.瓣膜修复术

瓣膜修复术较少用,通常不能完全消除主动脉瓣反流,仅适用于感染性心内膜炎主动脉瓣赘生物或穿孔、主动脉瓣与其瓣环撕裂。由于升主动脉动脉瘤使瓣环扩张所致的主动脉瓣关闭不全,可行瓣环紧缩成形术。

3.急性主动脉瓣关闭不全的治疗

严重急性主动脉瓣关闭不全迅速发生急性左心功能不全、肺水肿和低血压,极易导致死亡,故应在积极内科治疗的同时,及早采用手术治疗,以挽救患者的生命。术前应静脉滴注正性肌力药物如多巴胺或多巴酚丁胺和血管扩张药如硝普钠,以维持心功能和血压。

(王 香)

第七节 肺动脉瓣关闭不全

一、病理生理

因原发性或继发性肺动脉高压,肺动脉瓣环性损伤引起的器质性肺动脉瓣关闭不全相对较少。肺动脉瓣关闭不全者,由于反流发生于低压低阻力的肺循环,故血流动力学改变通常不严重。若瓣口反流量增大可致右心室容量负荷增加。肺动脉瓣关闭不全的基本血流动力学改变是舒张期肺动脉瓣反流使右心室容量负荷增大,严重时引起右心室扩大、肥厚,最后导致右心衰竭。伴发肺动脉高压、出现急性反流或反流程度严重者,病情发展较快。

二、临床表现

(一)症状

肺动脉瓣关闭不全患者,在未发生右心衰竭前,临床上无症状。严重反流引起右心衰竭时,可有腹胀、尿少、水肿等症状。

(二)体征

1.视诊

胸骨左缘第 2 肋间隙可见肺动脉收缩期搏动。

2.触诊

胸骨左缘第 2 肋间隙可扪及肺动脉收缩期搏动,有时可伴收缩或舒张期震颤。胸骨左下缘可扪及右心室高动力性收缩期搏动。

3.叩诊

心界向右扩大。

4.听诊

(1)胸骨左缘第 2～4 肋间隙有随第二心音后立即开始的舒张早期叹气性高调递减型杂音,吸气时增强,称为 Graham Steell 杂音,系继发于肺动脉高压所致。

(2)合并肺动脉高压时,肺动脉瓣区第二心音亢进、分裂。反流量大时,三尖瓣区可闻及收缩期杂音,也可能有收缩期前低调杂音(右 Austin-Flint 杂音)。如瓣膜活动度好,可听到肺动脉喷射音。肺动脉高压者,第二心音肺动脉瓣成分增强。由于右心室每搏输出量增多,射血时间延长,第二心音呈宽分裂。有每搏输出量增多致已扩大的肺动脉突然扩张产生收缩期喷射音,在胸骨左缘第 2 肋间隙最明显。胸骨左缘第 4 肋间隙常有右心室第三和第四心音,吸气时增强。

三、辅助检查

(一)X 线检查

右心室增大,伴肺动脉高压时有肺动脉段凸出,肺门阴影增宽,尤其是右下肺动脉增宽(>10 mm),胸透可见肺门动脉搏动。

(二)心电图检查

继发于肺动脉高压者可有右束支阻滞和/或右心室肥厚图形。

(三)超声心动图检查

1.M 型超声检查

主要呈右心室舒张期容量负荷改变。

2.二维超声检查

可明确病因。

3.彩色超声检查

多普勒右心室流出道内,于舒张期可测得源于肺动脉口的逆向血流束。

四、诊断和鉴别诊断

根据肺动脉瓣区舒张早期杂音,吸气时增强,可做出肺动脉瓣关闭不全的诊断。多普勒超声可明确诊断并可帮助与主动脉瓣关闭不全的鉴别。

五、治疗

继发于肺动脉高压的肺动脉瓣关闭不全者,主要应治疗其原发疾病。对原发于瓣膜的病变应进行病因治疗。如反流量大或右心室容量负荷进行性加重者,可施行人工心脏瓣膜置换术。

(王　香)

第八节　限制型心肌病

限制型心肌病(restrictive cardiomyopathy,RCM)以一侧或双侧心室充盈受限和舒张期容量降低为特征,收缩功能和室壁厚度正常或接近正常,可见间质纤维化。其病因为特发性、心肌淀粉样变性、心内膜病变伴或不伴嗜酸性粒细胞增多症。无论在西方国家或我国,RCM 都是少见的。男女之比为 3：1，发病年龄多在 15～50 岁。

一、病因

RCM 的病因目前仍未阐明，可能与非化脓性感染、体液免疫反应异常、变态反应和营养代谢不良等有关。最近报道本病可以呈家族性发病，可伴有骨骼肌疾病和房室传导阻滞。心肌淀粉样变性是继发性限制型心肌病的常见原因。

二、病理

在疾病早期阶段，心肌活检可见心内膜增厚，内膜下心肌细胞排列紊乱、间质纤维化。随着病情的进展，患者的心内膜明显增厚，外观呈珍珠样白色，质地较硬，致使心室壁轻度增厚。这种损害首先累及心尖部，继而向心室流出道蔓延，可伴有心室内附壁血栓形成。患者心脏的心室腔可无增大，心房增大与心室顺应性减低有关。冠状动脉很少受累。在病变发展到严重阶段，心内膜增厚和间质纤维化显著，组织学变化为非特异性。

三、临床表现

临床表现可分为左心室型、右心室型和混合型，以左心室型最常见。在早期阶段，患者可无症状，随着病情进展出现运动耐量降低、倦怠、乏力、劳力性呼吸困难和胸痛等症状，这主要是由于 RCM 患者心排血量不能随着心率加快而增加所致。左心室型早期可出现左心功能不全的表现，如易疲劳、呼吸困难、咳嗽及肺部湿啰音等。右心室型及混合型则以右心功能不全为主，如颈静脉曲张、吸气时颈静脉压增高（Kussmaul 征）、肝大、腹水、下肢或全身水肿。心脏可闻及第三心音奔马律。当二尖瓣或三尖瓣受累时，可出现相应部位的收缩期反流性杂音，心房压力增高和心房扩大可导致心房颤动。发生栓塞者并非少见。此外，血压常偏低，脉压小。除有心力衰竭和栓塞表现外，可发生猝死。

四、辅助检查

(一)心电图
ST 段及 T 波非特异性改变。部分患者可见 QRS 波群低电压、病理性 Q 波、束支传导阻滞、心房颤动和病窦综合征等心律失常。

(二)X 线胸片
心影正常或轻中度增大，可有肺淤血表现，偶见心内膜钙化影。

(三)超声心动图
心室壁增厚和重量增加，心室腔大致正常，心房扩大。约 1/3 的患者有少量心包积液。较严重的患者可有附壁血栓形成。Doppler 心动图的典型表现是舒张期快速充盈随之突然终止。

(四)心导管检查
心房压力曲线出现右心房压升高和快速的 Y 下陷；左心充盈压高于右心充盈压；心室压力曲线上表现为舒张早期下降和中晚期高原波；肺动脉高压。

(五)心内膜心肌活检
右心室活检可证实嗜酸性粒细胞增多症患者的心内膜心肌损害，对心内膜弹力纤维增生症和原发性限制型心肌病的组织学诊断具有重要价值。

五、诊断和鉴别诊断

RCM 临床诊断比较困难。对于出现倦怠、乏力、劳力性呼吸困难、胸痛、腹水、水肿等症状，心室没有明显扩大而心房扩大的患者，应考虑本病。心内膜心肌活检有助于确定限制型心肌病，属原发性和继发性。本病主要与缩窄性心包炎鉴别诊断。

六、治疗

限制型心肌病缺乏特异性治疗方法，其治疗原则包括缓解临床症状，改善心脏舒张功能，纠正心力衰竭，针对原发病的治疗。

（一）对症治疗

1.改善心室舒张功能

钙通道阻滞剂可以防止心肌细胞钙超负荷引起的细胞僵直，改善心室舒张期顺应性，降低心室舒张末压，从而改善心室舒张功能。可试用地尔硫草 30 mg，每天 3 次；或氨氯地平 5 mg，每天 1 次；或尼群地平 10 mg，每天 2 次。

β受体阻滞剂能减慢心率，延长心室充盈时间，减少心肌耗氧量，降低室壁张力，从而有利于改善心室舒张功能。美托洛尔从小剂量开始（6.25 mg，每天 2 次），酌情逐渐增加剂量。

ACEI 可以常规应用，如卡托普利 12.5 mg，每天 2 次；培哚普利 4 mg，每天 1 次；或贝那普利5～10 mg，每天 1 次。

利尿剂能有效地降低心脏前负荷，减轻肺循环和体循环淤血，降低心室充盈压，改善患者气急和易疲乏等症状。

2.洋地黄类药物

对于伴有快速性房颤或心力衰竭的患者，可选用洋地黄制剂，使用时必须小剂量和谨慎观察。

3.抗心律失常治疗

发生房颤者较常见，可选用胺碘酮转复和维持心律。对于严重的缓慢性心律失常患者，可置入永久性心脏起搏器。

4.抗凝治疗

为防止血栓形成，应给予阿司匹林抗血小板药物治疗。心腔内附壁血栓形成者，应尽早给予华法林或肝素治疗。

（二）特殊治疗

对嗜酸性粒细胞增多症及其引起的心内膜心肌病变，皮质激素（泼尼松）和羟基脲或其他细胞毒性药物，能有效地减少嗜酸性粒细胞，阻止内膜心肌纤维化进展。最近报道，联合应用美法仑、泼尼松和秋水仙碱对淀粉样变性有一定疗效，心、肾功能损害较小。

（三）手术治疗

对严重的内膜心肌纤维化可行心内膜剥脱术，切除纤维性心内膜。伴有瓣膜反流者，可行人工瓣膜置换术。对于附壁血栓者，行血栓切除术。

七、预后

本病预后不良。有报道认为，手术后难治性心力衰竭可显著好转，术后随访 2～7 年未见纤维化病变复发。

（王　香）

第九节　右心室心肌病

右心室心肌病是近年来提出的一种原因不明的心肌病。Fontaine 在 1976 年首先报道右心室心肌病,以后欧洲等地及我国都有患者报道,目前,已逐渐受到临床医师的重视。

一、病因

本病病因尚未阐明。有人认为是先天性右心室发育异常所致,在一组大系列的报道中,约35％的患者是家族性的,家系调查呈常染色体显性遗传。也有人认为,本病并非发生在新生儿和婴儿,患者的心肌萎缩并非胚胎发生异常所致,可能是后天获得的疾病。化学性毒素,特别是病毒感染都被提出过为致病因素。

二、病理生理

病理所见均来自尸检报告。右心室心肌部分或全部缺如,由纤维、脂肪组织代替,肌小梁变平,心壁变薄,心内膜可贴近心外膜。病变广泛地累及右心室,更多地集中在三尖瓣和肺动脉瓣下及心尖部。镜下见心肌灶性坏死和退行性变,伴有纤维组织增生和脂肪浸润,坏死心肌细胞周围有单核细胞浸润,但并不多见。

心肌病变使右心室心肌收缩力明显减弱,每搏输出量减低,右心室收缩末期和舒张末期容量增多,射血分数减少,右心室腔扩大,以后发生右心衰竭,部分患者发生起源于右心室的室性心律失常,多为折返机制引起,可致猝死。

三、临床表现

由于病情轻重不同,临床表现差异很大。80％患者发生在 7~40 岁,未见新生儿或婴儿的报道。轻者心脏不增大,也无症状,死后尸检才发现患本病;也有心脏增大但症状不明显,仅在活动时感觉心悸不适,在体格检查或尸检时才被发现。重者心脏增大,发生室性心律失常,可因反复出现室性心动过速而多次晕厥以致猝死。也有以猝死为首发表现的患者。无论有无心律失常,本病患者均发生右心衰竭,在病变广泛的患者中尤为如此,心力衰竭前常有乏力,易疲劳等不适。

本病体征不多,近半数患者体检无异常发现,部分患者肺动脉瓣区第二心音呈固定分裂,很少听到病理性杂音,偶可闻及右心室奔马律。右心室显著增大者,心浊音界增大,心前区可隆起,有室性心律失常者听诊或触诊脉搏时可以发现。

四、实验室检查

(一)X 线检查

X 线检查可见心影正常或增大。右心室已经增大的患者,X 线检查未必能显示心影的增大,有时可呈球形。

(二)心电图检查

胸导联 T 波倒置,多局限于 V_1 至 V_3 导联,也可波及 V_4~V_6 导联。可有右束支传导阻滞,但不多见。出现室性心律失常者,其室早或室速的 QRS 波群多呈左束支传导阻滞,偶有呈右束支传导阻滞者,后者反映左心室受累。病变累及其他部位的患者也可出现窦性或房性心律失常和窦房或房室传导阻滞。严重者发生心室颤动。心脏不增大也无症状的患者,运动试验常有诱发室性心动过速的可能。

(三)超声心动图检查

可见右心室扩大或局限性扩张,伴随运动幅度减低,肌小梁排列紊乱;右心室射血分数减低。而左心室功能正常。

(四)心导管检查和选择性心血管造影

多数患者右心房和右心室压在正常范围,少数患者右心室舒张压增高,右心房 α 波压力读数增高。右心室造影见心腔扩大,肌小梁消失,室壁活动减弱或室壁节段性运动异常,甚至呈室壁瘤样突出。

(五)心内膜心肌活体组织检查

可见心肌组织变性坏死、纤维化、脂肪浸润和单核细胞浸润等,该项检查对心脏不增大、无明显症状或仅有室性心动过速发作的患者,诊断价值更大。

五、诊断和鉴别论断

主要依据右心室扩大,发生右心衰竭或晕厥、有室性期前收缩动或室性心动过速、右胸导联心电图 T 波倒置、室速发作时心电图 QRS 波群呈左束支传导阻滞型、超声心动图、放射性核素或选择性心血管造影检查示右心室扩大、右心室收缩力减弱或节段性运动异常、左心室功能正常,心内膜心肌活检有助于进一步确诊。凡有不明原因的晕厥或阵发性心动过速患者,宜考虑本病可能,并做进一步检查以确诊。鉴别诊断要注意排除冠状动脉粥样硬化性心脏病和其他类型的心肌病和右心室明显受累的疾病,尤其是三尖瓣病变等。

六、治疗

在心功能代偿期中,宜避免劳累和呼吸道感染以预防发生心力衰竭。有室性心律失常的患者,宜避免剧烈的运动、焦虑或过度兴奋,因为这些情况可导致血中儿茶酚胺浓度的增高而诱发室性心动过速。对有频发的室性期前收缩者应予抗心律失常药物治疗。β 受体阻滞剂及胺碘酮的有效率各为 33%,如联合使用两种药,有效率可达 83%。通过心脏电生理检查诱发室性心律失常来选择药物,疗效会更好。药物治疗无效时,通过电生理检查确定室性心律失常的起源部位,可施行手术切除或分离病灶,也可用直流电击、射频波或激光消蚀。发生心室颤动时应立即进行电除颤和其他心肺复苏的措施。

(葛小波)

第十节　舒张性心力衰竭

心力衰竭是一个包括多种病因和发病机制的临床综合征。其中,舒张性心力衰竭(diastolic heart failure,DHF)是近年来才得到研究和认识的一类心力衰竭。其主要特点:有典型的心力衰竭的临床症状、体征和实验室检查证据（如胸部 X 线检查肺淤血表现），而超声心动图等影像检查显示左心室射血分数（LVEF）正常，并除外了瓣膜病和单纯右心衰竭。研究发现，DHF 患者约占所有心力衰竭患者的 50%。与收缩性心力衰竭（SHF）比较，DHF 有更长的生存期，而且两者的治疗措施不尽相同。

一、舒张性心力衰竭的临床特点

（一）病因特点

DHF 通常发生于年龄较大的患者，女性比男性发病率和患病率更高。最常发生于高血压患者，特别是有严重心肌肥厚的患者。冠心病也是常见病因，特别是由一过性缺血发作造成的可逆性损伤及急性心肌梗死早期，心肌顺应性急剧下降，左心室舒张功能损害。DHF 还见于肥厚型心肌病、糖尿病性心肌病、心内膜弹力纤维增生症、浸润型心肌病（如心肌淀粉样变性）等。DHF 急性发生常由血压短期内急性升高和快速心率的心房颤动发作引起。DHF 与 SHF 可以合并存在，这种情况见于冠心病心力衰竭，既可以因心肌梗死造成的心肌丧失或急性缺血发作导致心肌收缩力急剧下降而致 SHF，也可以由非扩张性的纤维瘢痕替代了正常的可舒张心肌组织，心室的顺应性下降而引起 DHF。长期慢性 DHF 的患者，如同 SHF 患者一样，逐渐出现劳动耐力、生活质量下降。瓣膜性心脏病同样会引起左心室舒张功能异常，特别是在瓣膜病的早期，表现为舒张时间延长，心肌僵硬度增加，甚至换瓣术后的部分患者，舒张功能不全也会持续数年之久，即使此刻患者的收缩功能正常。通常所说的 DHF 是不包括瓣膜性心脏病等的单纯 DHF。

（二）病理生理特点

心脏的舒张功能取决于心室肌的主动松弛和被动舒张的特性。被动舒张特性的异常通常是由心脏的质量增加和心肌内的胶原网络变化共同导致的，心肌主动松弛性的异常与各种原因造成的细胞内钙离子调节异常有关。其结果是心肌的顺应性下降，左心室充盈时间变化，左心室舒张末压增加，表现为左心室舒张末压力与容量的关系曲线变得更加陡直。在这种情况下，中心血容量、静脉张力或心房僵硬度的轻度增加，或它们共同增加即可导致左心房或肺静脉压力骤然增加，甚至引起急性肺水肿。

心率对舒张功能有明显影响，心率增快时心肌耗氧量增加，同时使冠状动脉灌注时间缩短，即使在没有冠心病的情况下，也可引起缺血性舒张功能不全。心率过快时舒张期缩短，使心肌松弛不完全，心室充盈压升高，产生舒张功能不全。

舒张功能不全时的血流动力学改变和代偿机制：舒张功能不全时舒张中晚期左心室内压力升高，左心室充盈受限，虽然射血分数正常，但每搏输出量降低，心排血量减少。左心房代偿性收缩增强，以增加左心室充盈。长期代偿结果是左心房压增加，左心房逐渐扩大，到一定程度时发生心房颤动。在前、后负荷突然增加，急性应激，快速房颤等使左心室充盈压突然升高时，发生急性失代偿心力衰竭，出现急性肺淤血、水肿，表现出急性心力衰竭的症状和体征。

舒张功能不全的患者，不论有无严重的心力衰竭临床表现，其劳动耐力均是下降的，主要有两个原因：一是左心室舒张压和肺静脉压升高，导致肺的顺应性下降，这可引起呼吸做功增加或呼吸困难的症状；二是运动时心排血量不能充分代偿性增加，结果导致下肢和辅助呼吸肌的显著乏力。这一机制解释了较低的运动耐力和肺毛细血管楔压（PCWP）变化之间的关系。

（三）临床表现

舒张性心力衰竭的临床表现与收缩性心力衰竭近似，主要为肺循环淤血和体循环淤血的症状和体征,如劳动耐力下降,劳力性呼吸困难,夜间阵发性呼吸困难,颈静脉曲张,淤血性肝大和下肢水肿等。X线胸片可显示肺淤血,甚至肺水肿的改变。超声心动图显示LVEF>50%和左心室舒张功能减低的证据。

(四)诊断

对于有典型的心力衰竭的临床表现,而超声心动图显示左心室射血分数正常(LVEF>50%)或近乎正常(LVEF 40%~50%)的患者,在除外了瓣膜性心脏病、各种先天性心脏病、各种原因的肺心病、高动力状态的心力衰竭(严重贫血、甲状腺功能亢进症、动静脉瘘等)、心脏肿瘤、心包缩窄或压塞等疾病后,可初步诊断为舒张性心力衰竭,并在进一步检查获得左心室舒张功能不全的证据后,确定舒张性心力衰竭的诊断。

超声心动图在心力衰竭的诊断中起着重要的作用,因为物理检查、心电图、X线胸片等都不能够提供用于鉴别收缩或舒张功能不全的证据。超声心动图所测的左心室射血分数正常(LVEF>50%)或近乎正常(LVEF 40%~50%)是诊断DHF的必需条件。超声心动图能够简便、快速地用于鉴别诊断,如明确是否有急性二尖瓣、主动脉瓣反流或缩窄性心包炎等。

多普勒超声能够测量心内的血流速度,这有助于评价心脏的舒张功能。在正常窦性心律条件下,穿过二尖瓣的血流频谱从左心房到左心室有两个波形,E波:反映左心室舒张早期充盈;A波:反映舒张晚期心房的收缩。因为跨二尖瓣的血流速度有赖于二尖瓣的跨瓣压差,E波的速率受到左心室早期舒张和左心房压力的影响。而且,研究发现,仅在轻度舒张功能不全时可以看出E/A<1,一旦患者的舒张功能达到中度或严重损害,则由于左心房压的显著升高,其超声的表现仍为E/A>1,近似于正常的图像。由此也可以看出,二尖瓣标准的血流模式对容量状态(特别是左心房压)极度敏感,但是这一速率的变化图像还是能够部分反映左心室的舒张功能(特别是在轻度左心室舒张功能减低时)。其他评价舒张功能的无创检测方法:多普勒超声评价由肺静脉到左心房的血流状态,组织多普勒显像能够直接测定心肌长度的变化速率。而对于缺血性心脏病患者,心导管技术则可以反映左心室充盈压的增高,在实际应用中,更适合于由心绞痛发作诱发的心力衰竭患者的评价。

DHF的诊断标准目前还不完全统一。美国心脏病学会和美国心脏病协会(ACC/AHA)建议的诊断标准:有典型的心力衰竭症状和体征,同时超声心动图显示患者没有心脏瓣膜异常,左心室射血分数正常。欧洲心脏病学会建议DHF的诊断应当符合下面3个条件:①有心力衰竭的证据;②左心室收缩功能正常或轻度异常;③左心室松弛、充盈、舒张性或舒张僵硬度异常的证据。欧洲心力衰竭工作组和ACC/AHA使用的术语"舒张性心力衰竭"有别于广义的"有正常射血分数的心力衰竭",后者包括了急性二尖瓣反流和其他原因的循环充血状态。

在实际工作中,临床医师诊断DHF时常常面临挑战。主要是要取得心力衰竭的临床证据,其中,胸片在肺水肿的诊断中有很高的价值。血浆BNP和NT-proBNP的检测也有重要诊断价值,心源性呼吸困难患者的血浆BNP水平升高,尽管有资料显示,DHF患者的BNP水平增加不如SHF患者的增加显著。

二、舒张性心力衰竭的治疗

DHF的治疗目的同其他各种心力衰竭,即缓解心力衰竭的症状,减少住院次数,增加运动耐量,改善生活质量和预后。治疗措施也同其他心力衰竭,包括三个方面的内容:①对症治疗,缓解肺循环和体循环淤血的症状和体征。②针对病因和诱因的治疗,即积极治疗导致DHF的危险因素或原发病,如高血压、左心室肥厚、冠心病、心肌缺血、糖尿病、心动过速等,对阻止或延缓 DHF 的进展至关重要。③针对病理生理机制的治疗。在具体的治疗方法上 DHF 有其自己的特点。

(一)急性期治疗的特点

在急性肺水肿时,可以给予氧疗(鼻导管或面罩吸氧)、吗啡、静脉用利尿剂和硝酸甘油。需要注意的是,对于 DHF 患者过度利尿可能会导致严重的低血压,因为 DHF 时左心室舒张压与容量的关系呈一个陡直的曲线。如果有严重的高血压,则有必要使用硝普钠等血管活性药物。如果有缺血发作,则使用硝酸甘油和相关的药物治疗。心动过速能够导致心肌耗氧量增加和降低冠状动脉的灌注时间,容易导致心肌缺血,即使在非冠心病患者;还可因缩短了舒张时间而使左心室的充盈受损,所以,在舒张功能不全的患者,快心室率的心房颤动常常会导致肺水肿和低血压,在一些患者中需要进行紧急心脏电复律。预防心动过速的发生或降低患者的心率,可以积极应用 β 受体阻滞剂(如比索洛尔、美托洛尔和卡维地洛)或非二氢吡啶类钙通道阻滞剂(如地尔硫䓬),剂量依据患者的心率和血压调整,这点与 SHF 时不同,因为 SHF 时 β 受体阻滞剂要谨慎应用、逐渐加量,并禁用非二氢吡啶类钙通道阻滞剂。对大多数 DHF 患者,无论在急性期与慢性期都不能从正性肌力药物治疗中获益。重组人脑钠尿肽(rh-BNP)是近年来用于治疗急性心力衰竭疗效显著的药物,它具有排钠利尿和扩展血管的作用,对那些急性发作或加重的 SHF 的临床应用收到了肯定的疗效。但对 DHF 的临床研究尚不多。从药理作用上看,它有促进心肌早期舒张的作用,加上排钠利尿、减轻肺淤血的作用,对 DHF 的急性发作可收到显著效果。

(二)长期药物治疗的特点

1.血管紧张素转化酶抑制剂(ACEI)和血管紧张素 II 受体阻断药(ARB)

不但可降低血压,而且对心肌局部的 RAAS 也有直接的作用,可减轻左心室肥厚,改善心肌松弛性。非常适合用于治疗高血压合并的 DHF,在血压降低程度相同时,ACEI 和 ARB 减轻心肌肥厚的程度优于其他抗高血压药物。

2.β 受体阻滞剂

具有降低心率和负性肌力作用。对左心室舒张功能障碍有益的机制:①降低心率可使舒张期延长,改善左心室充盈,增加舒张期末容积。②负性肌力作用可降低耗氧量,改善心肌缺血及心肌活动的异常非均一性。③抑制交感神经的血管收缩作用,降低心脏后负荷,也可改善冠状动脉的灌注。④能阻止通过儿茶酚胺引起的心肌损害和灶性坏死。已有研究证明,此类药物可使左心室容积-压力曲线下移,具有改善左心室舒张功能的作用。

目前认为,β 受体阻滞剂对改善舒张功能最主要的作用来自减慢心率和延长舒张期。在具体应用时可以根据患者的具体情况选择较大的初始剂量和较快地增加剂量。这与 SHF 有明显的不同。在 SHF 患者,β 受体阻滞剂的机制是长期应用后上调 β 受体,改善心肌重塑,应从小剂量开始,剂量调整常需要2~4 周。应用 β 受体阻滞剂时一般将基础心率维持在 60~70 次/分。

3.钙通道阻滞剂

可减低细胞质内钙浓度,改善心肌的舒张和舒张期充盈,并能减轻后负荷和心肌肥厚,在扩张血管降低血压的同时可改善心肌缺血,维拉帕米和地尔硫䓬等还可通过减慢心率而改善心肌的舒张功能。因此在 DHF 的治疗中,钙通道阻滞剂发挥着重要的作用。这与 SHF 不同,由于钙通道阻滞剂有一定程度的负性肌力作用而不宜应用于 SHF 的治疗。

4.利尿剂

通过利尿能减轻水、钠潴留,减少循环血量,降低肺及体循环静脉压力,改善心力衰竭症状。

当舒张性心力衰竭为代偿期时,左心房及肺静脉压增高虽为舒张功能障碍的结果,但同时也是其重要的代偿机制,可以缓解因心室舒张期充盈不足所致的舒张期末容积不足和心排血量的减少,从而保证全身各组织的基本血液供应。如此时过量使用利尿剂,可能加重已存在的舒张功能不全,使其由代偿转为失代偿。当DHF患者出现明显充血性心力衰竭的临床表现并发生肺水肿时,利尿剂则可通过减少部分血容量使症状得以缓解。

5.血管扩张药

由于静脉血管扩张药能扩张静脉,使回心血量及左心室舒张期末容积减小,故对代偿期DHF可能进一步降低心排血量;而对容量负荷显著增加的失代偿期患者,可减轻肺循环、体循环压力,缓解充血症状。动脉血管扩张药能有效地降低心脏后负荷,对周围血管阻力增加的患者(如高血压心脏病)可能有效改善心室舒张功能,但对左心室流出道梗阻的肥厚型心肌病患者可能加重梗阻,使心排血量进一步减少。因此,扩张剂的应用应结合实际病情并慎重应用。

6.正性肌力药物

由于单纯DHF患者的左心室射血分数通常正常,因而正性肌力药物没有应用的指征,而且有使舒张性心功能不全恶化的危险,尤其是在老年急性失代偿DHF患者中。例如,洋地黄类药物通过抑制Na^+-K^+-ATP酶,并通过Na^+-Ca^{2+}交换的机制增加细胞内钙离子浓度,在心脏收缩期增加能量需求,而在心脏舒张期增加钙负荷,可能会促进舒张功能不全的恶化。DIG(digitalis investigators group)研究的数据也显示,在使用地高辛过程中,与心肌缺血及室性心律失常相关的终点事件增加。对于那些伴有快室率房颤的DHF患者,应用洋地黄是有指征也有益处的。因为可以通过控制心室率改善肺充血及心排血量。

7.抗心律失常药物

心律失常,特别是快速性心律失常对DHF患者的血流动力学常产生很大影响,故预防心律失常的发生对DHF患者有重要意义:①快速心律失常增加心肌氧耗,减少冠状动脉供血时间,从而可诱发心肌缺血,加重DHF,在左心室肥厚者尤为重要;②舒张期缩短使心肌舒张不完全,导致舒张期心室内容量相对增加;③DHF患者,左心室舒张速度和心率呈相对平坦甚至负性关系,当心率增加时,舒张速度不增加甚至减慢,从而引起舒张末期压力增加。因此当DHF患者伴有心律失常时,应根据其不同的病因和病情特点来选用抗心律失常药物。

8.其他药物

抑制心肌收缩的药物如丙吡胺,具有较强的负性肌力作用,可用于左心室流出道梗阻的肥厚型心肌病。此药缩短射血时间,增加心排血量,降低左心室舒张期末血压。多数患者长期服用此药有效。丙吡胺的另一个作用是抗心律失常,而严重肥厚型心肌病患者,尤其是静息时有流出道梗阻者,常有心律失常,此时用丙吡胺可达到一举两得的效果。

目前,我们尚无充分的随机临床试验来评价不同药物对CHF或其他心血管事件的疗效,也没有充分的证据说明某一单药或某一组药物比其他的优越。已经建议,将那些有生物学效应的药物用于DHF的治疗,治疗心动过速和心肌缺血,如β受体阻滞剂或非二氢吡啶类钙通道阻滞剂;逆转左心室重塑,如利尿剂和血管紧张素转化酶抑制剂;减轻心肌纤维化,如螺内酯;阻断肾素-血管紧张素-醛固酮系统的药物能够产生这样一些生物学效应,还需要更多的资料来说明这些生物学效应能够降低心力衰竭的危险。

总之,在现阶段,对于DHF的发病机制、病理生理、直到诊断和治疗还需要有更多的临床试验和实验证据来不断完善。

(王 香)

第五章

呼吸内科疾病的综合治疗

第一节　急性感染性喉炎

急性感染性喉炎是喉黏膜急性弥散性炎症。临床上以犬吠样咳嗽、声嘶、喉鸣、吸气性呼吸困难为特征。可发生于任何季节，以冬春季为多。多见于 5 岁以下，尤其是婴幼儿，新生儿罕见。

一、病因

引起上感的病毒、细菌均可引起急性喉炎。常见的病毒为副流感病毒、流感病毒和腺病毒，常见的细菌为金黄色葡萄球菌、链球菌和肺炎链球菌。患麻疹、百日咳、猩红热、流感、白喉等急性传染病时，也容易并发急性喉炎。由于小儿喉腔狭窄，喉软骨柔软，黏膜下淋巴组织丰富，组织疏松，炎症时易水肿、充血，发生喉梗阻。所以，小儿急性喉炎的病情比成人严重。

二、临床表现

起病急、症状重。患儿可有发热、头痛等上感的全身症状，但多不突出。主要表现有声嘶、咳嗽、喉鸣、吸气性呼吸困难，其特征是犬吠样咳嗽，呈"空、空"的咳声。喉镜检查可见喉黏膜充血、肿胀，尤以声门下区红肿明显，喉腔狭窄，喉黏膜表面可有脓性或黏液性分泌物附着。一般白天症状较轻，夜间入睡后由于喉部肌肉松弛，分泌物阻塞，症状加重，可出现吸气性喉鸣和吸气性呼吸困难、发憋，甚至出现喉梗阻，严重者可窒息死亡。喉梗阻按吸气性呼吸困难的轻重，临床上分为 4 度。

（一）Ⅰ度

安静时无症状，仅活动后吸气性喉鸣、呼吸困难，肺呼吸音清晰，心率无改变。

（二）Ⅱ度

安静时也有吸气性喉鸣和呼吸困难，轻度三凹征。不影响睡眠和进食，肺部听诊可闻及喉传导音或病理性呼吸音，心率增快。无明显缺氧的表现。

（三）Ⅲ度

除上述呼吸梗阻症状进一步加重外，患儿因缺氧而出现烦躁不安，口唇、指趾发绀，头面出汗、惊恐面容。听诊呼吸音明显减低,心音低钝,心率快。

(四)Ⅳ度

患儿渐显衰竭、昏睡状态,由于呼吸无力,三凹征可不明显,面色苍白或发灰,肺部听诊呼吸音几乎消失,仅有气管传导音,心音低钝,心律不齐,如不及时抢救可因严重缺氧和心力衰竭而死亡。

三、诊断和鉴别诊断

根据急起的犬吠样咳嗽、声嘶、吸气性喉鸣和吸气性呼吸困难、昼轻夜重等可做出诊断。但需和急性喉痉挛、白喉、呼吸道异物等其他原因引起的喉梗阻鉴别。

四、治疗

(一)保持呼吸道通畅

清除口咽部分泌物,防止缺氧,必要时,可用1%麻黄素以及肾上腺皮质激素超声雾化吸入,有利于黏膜水肿消退。

(二)积极控制感染

由于病情进展快,难以判断感染系病毒或细菌引起,因此,宜选用足量抗生素治疗。常用者为青霉素类、头孢菌素类以及大环内酯类。

(三)肾上腺皮质激素

因其非特异性的抗感染、抗过敏作用,能较快减轻喉头水肿,缓解喉梗阻。应与抗生素同时应用。常用泼尼松每天1～2 mg/kg,分次口服。严重者可用地塞米松或氢化可的松注射。激素应用时间不宜过长,一般2～3天即可。

(四)对症治疗

缺氧者给予氧气吸入;烦躁不安者可应用镇静剂,异丙嗪有镇静和减轻喉头水肿的作用,而氯丙嗪可使喉头肌肉松弛,加重呼吸困难不宜使用;痰多者可止咳祛痰,严重时直接喉镜吸痰。

(五)气管切开

经上述处理,病情不见缓解,缺氧进一步加重,或Ⅲ度以上的喉梗阻,应及时气管切开,以挽救生命。

(苗发敏)

第二节　急性上呼吸道感染

急性上呼吸道感染是指鼻腔、咽或喉部急性炎症的概称。患者不分年龄、性别、职业和地区。全年皆可发病,冬春季节多发,可通过含有病毒的飞沫或被污染的用具传播,多数为散发性,但常在气候突变时流行。由于病毒的类型较多,人体对各种病毒感染后产生的免疫力较弱且短暂,并且无交叉免疫,同时在健康人群中有病毒携带者,故一个人一年内可有多次发病。

急性上呼吸道感染70%～80%由病毒引起。主要有流感病毒(甲、乙、丙型)、副流感病毒、呼吸道合胞病毒、腺病毒、鼻病毒、埃可病毒、柯萨奇病毒、麻疹病毒、风疹病毒等。细菌感染可直接或继病毒感染之后发生，以溶血性链球菌为多见，其次为流感嗜血杆菌、肺炎链球菌和葡萄球菌等。偶见革兰阴性杆菌。其感染的主要表现为鼻炎、咽喉炎或扁桃体炎。

当有受凉、淋雨、过度疲劳等诱发因素，使全身或呼吸道局部防御功能降低时，原已存在于上呼吸道或从外界侵入的病毒或细菌可迅速繁殖，引起本病，尤其是老幼体弱或有慢性呼吸道疾病，如鼻旁窦炎、扁桃体炎、慢性阻塞性肺疾病患者更易罹患。

本病不仅具有较强的传染性，而且可引起严重并发症，应积极防治。

一、诊断标准

根据病史、流行情况、鼻咽部发生的症状和体征，结合周围血常规和胸部 X 线检查可做出临床诊断。进行细菌培养和病毒分离，或病毒血清学检查、免疫荧光法、酶联免疫吸附法、血凝抑制试验等，可能确定病因诊断。

(一)临床表现

根据病因不同，临床表现可有不同的类型。

1.普通感冒

普通感冒俗称"伤风"，又称急性鼻炎或上呼吸道卡他，以鼻咽部卡他症状为主要表现。成人多为鼻病毒引起，其次为副流感病毒、呼吸道合胞病毒、埃可病毒、柯萨奇病毒等。起病较急，初期有咽干、咽痒或烧灼感，发病同时或数小时后，可有打喷嚏、鼻塞、流清水样鼻涕，2 天后变稠。可伴咽痛，有时由于耳咽管炎使听力减退，也可出现流泪、味觉迟钝、呼吸不畅、声嘶、轻微咳嗽等。一般无发热及全身症状，或仅有低热、不适、轻度畏寒和头痛。检查可见鼻腔黏膜充血、水肿、有分泌物，咽部轻度充血。如无并发症，一般 5 天后痊愈。

2.流行性感冒

流行性感冒简称"流感"，是由流行性感冒病毒引起。潜伏期 1～2 天，最短数小时，最长 3 天。起病多急骤，症状变化很多，主要以全身中毒症状为主，呼吸道症状轻微或不明显。临床表现和轻重程度差异颇大。

(1)单纯型：最为常见，先有畏寒或寒战、发热，继之全身不适、腰背发酸、四肢疼痛，头昏、头痛。部分患者可出现食欲缺乏、恶心、便秘等消化道症状。发热可高达 39～40 ℃，一般持续 2～3 天。大部分患者有轻重不同的打喷嚏、鼻塞、流涕、咽痛、干咳或伴有少量黏液痰，有时有胸骨后烧灼感、紧压感或疼痛。年老体弱的患者，症状消失后体力恢复慢，常感软弱无力、多汗，咳嗽可持续 1～2 周或更长。体格检查：患者可呈重病容，衰弱无力，面部潮红，皮肤上偶有类似麻疹、猩红热、荨麻疹样皮疹，软腭上有时有点状红斑，鼻咽部充血水肿。本型中轻者，全身和呼吸道症状均不显著，病程仅 1～2 天，颇似一般感冒，单从临床表现颇难确诊。

(2)肺炎型：本型常发生在 2 岁以下的小儿，或原有慢性基础疾病，如二尖瓣狭窄、肺源性心脏病、免疫力低下以及孕妇、年老体弱者。其特点是在发病后 24 小时内可出现高热、烦躁、呼吸困难、咯血痰和明显发绀。全肺可有呼吸音减低、湿啰音或哮鸣音，但无肺实变体征。X 线检查可见双肺广泛小结节性浸润，近肺门较多，肺周围较少。上述症状可进行性加重，抗生素无效。病程 1 周至 1 个月余，大部分患者可逐渐恢复，也可因呼吸循环衰竭在 5～10 天死亡。

(3)中毒型：较少见。肺部体征不明显，具有全身血管系统和神经系统损害，有时可有脑炎或脑膜炎表现。临床表现为高热不退、神志昏迷，成人常有谵妄，儿童可发生抽搐。少数患者由于血管神经系统紊乱或肾上腺出血,导致血压下降或休克。

(4)胃肠型:主要表现为恶心、呕吐和严重腹泻,病程2～3天,恢复迅速。

3.以咽炎为主要表现的感染

(1)病毒性咽炎和喉炎:由鼻病毒、腺病毒、流感病毒、副流感病毒,以及肠病毒、呼吸道合胞病毒等引起。临床特征为咽部发痒和灼热感,疼痛不持久,也不突出。当有吞咽疼痛时,常提示有链球菌感染,咳嗽少见。急性喉炎多为流感病毒、副流感病毒及腺病毒等引起,临床特征为声嘶、讲话困难、咳嗽时疼痛,常有发热、咽炎或咳嗽。体检可见喉部水肿、充血,局部淋巴结轻度肿大和触痛,可闻及喘鸣音。

(2)疱疹性咽峡炎:常由柯萨奇病毒A引起,表现为明显咽痛、发热,病程约为1周。检查可见咽充血,软腭、悬雍垂、咽及扁桃体表面有灰白色疱疹及浅表溃疡,周围有红晕。多于夏季发病,多见于儿童,偶见于成人。

(3)咽结膜热:主要由腺病毒、柯萨奇病毒等引起。临床表现有发热、咽痛、畏光、流泪、咽及结膜明显充血。病程4～6天,常发生于夏季,游泳中传播。儿童多见。

(4)细菌性咽-扁桃体炎:多由溶血性链球菌引起,次为流感嗜血杆菌、肺炎链球菌、葡萄球菌等引起。起病急,明显咽痛、畏寒、发热、体温可达39℃以上。检查可见咽部明显充血,扁桃体肿大、充血,表面有黄色点状渗出物,颌下淋巴结肿大、压痛,肺部无异常体征。

(二)实验室检查

1.血常规

病毒性感染,白细胞计数多为正常或偏低,淋巴细胞比例升高。细菌感染者白细胞计数和中性粒细胞增多以及核左移。

2.病毒和病毒抗原的测定

视需要可用免疫荧光法、酶联免疫吸附法、血清学诊断和病毒分离鉴定,以判断病毒的类型,区别病毒和细菌感染。细菌培养可判断细菌类型和进行药敏试验。

3.血清PCT测定

有条件的单位可检测血清PCT,有助于鉴别病毒性和细菌性感染。

二、治疗原则

上呼吸道病毒感染目前尚无特殊抗病毒药物,通常以对症处理、休息、忌烟、多饮水、保持室内空气流通、防治继发细菌感染为主。

(一)对症治疗

可选用含有解热镇痛、减少鼻咽充血和分泌物、镇咳的抗感冒复合剂或中成药,如对乙酰氨基酚、双酚伪麻片、美扑伪麻片、银翘解毒片等。儿童忌用阿司匹林或含阿司匹林药物以及其他水杨酸制剂,因为此类药物与流感的肝脏和神经系统并发症(Reye综合征)相关,偶可致死。

(二)支持治疗

休息、多饮水、注意营养,饮食要易于消化,特别在儿童和老年患者更应重视。密切观察和监测并发症,抗生素仅在明确或有充分证据提示继发细菌感染时有应用指征。

(三)抗流感病毒药物治疗

现有抗流感病毒药物有两类:离子通道M_2阻滞剂和神经氨酸酶抑制剂。其中M_2阻滞剂只对甲型流感病毒有效,治疗患者中约有30%可分离到耐药毒株,而神经氨酸酶抑制剂对甲、乙型流感病毒均有很好作用,耐药发生率低。

1.离子通道 M_2 阻滞剂

金刚烷胺和金刚乙胺。

(1)用法和剂量:见表5-1。

表5-1　金刚烷胺和金刚乙胺用法和剂量

药名	年龄(岁)			
	1～9	10～12	13～16	≥65
金刚烷胺	5 mg/(kg·d)(最高150 mg/d),分2次	100 mg,每天2次	100 mg,每天2次	≤100 mg/d
金刚乙胺	不推荐使用	不推荐使用	100 mg,每天2次	100 mg或200 mg/d

(2)不良反应:金刚烷胺和金刚乙胺可引起中枢神经系统和胃肠不良反应。中枢神经系统不良反应有神经质、焦虑、注意力不集中和轻微头痛等,其中金刚烷胺较金刚乙胺的发生率高。胃肠道反应主要表现为恶心和呕吐,这些不良反应一般较轻,停药后大多可迅速消失。

(3)肾功能不全患者的剂量调整:金刚烷胺的剂量在肌酐清除率≤50 mL/min时酌情减少,并密切观察其不良反应,必要时可停药,血透对金刚烷胺清除的影响不大。肌酐清除率<10 mL/min时,金刚乙胺推荐减为100 mg/d。

2.神经氨酸酶抑制剂

目前有2个品种,即奥司他韦和扎那米韦。我国目前只有奥司他韦被批准临床使用。

(1)用法和剂量:①奥司他韦,成人75 mg,每天2次,连服5天,应在症状出现2天内开始用药。儿童用法见表5-2,1岁以内不推荐使用。②扎那米韦,6岁以上儿童及成人剂量均为每次吸入10 mg,每天2次,连用5天,应在症状出现2天内开始用药。6岁以下儿童不推荐作用。

表5-2　儿童奥司他韦用量(mg)

药名	体重(kg)			
	≤15	16～23	24～40	>40
奥司他韦	30	45	60	75

(2)不良反应:奥司他韦不良反应少,一般为恶心、呕吐等消化道症状,也有腹痛、头痛、头晕、失眠、咳嗽、乏力等不良反应的报道。扎那米韦吸入后最常见的不良反应有头痛、恶心、咽部不适、眩晕、鼻出血等。个别哮喘和慢性阻塞性肺疾病(COPD)患者使用后可出现支气管痉挛和肺功能恶化。

(3)肾功能不全的患者无须调整扎那米韦的吸入剂量。对肌酐清除率<30 mL/min 的患者,奥司他韦减量至75 mg,每天1次。

(四)抗生素治疗

通常不需要抗生素治疗。如有细菌感染,可根据病原菌选用敏感的抗生素。经验用药,常选青霉素、第一代和第二代头孢菌素、大环内酯类或氟喹诺酮类。

(苗发敏)

第三节　慢性支气管炎

慢性支气管炎是由感染或非感染因素引起气管、支气管黏膜及其周围组织的慢性非特异性炎症。临床上以慢性咳嗽、咳痰或气喘为主要症状。疾病不断进展,可并发阻塞性肺气肿、肺源性心脏病,严重影响劳动和健康。

一、病因和发病机制

病因尚未完全清楚,一般认为是多种因素长期相互作用的结果,这些因素可分为外因和内因两个方面。

(一)吸烟

大量研究证明吸烟与慢性支气管炎的发生有密切关系。吸烟时间越长,量越多,患病率也越高。戒烟可使症状减轻或消失,病情缓解,甚至痊愈。

(二)理化因素

包括刺激性烟雾、粉尘、大气污染(如二氧化硫、二氧化氮、氯气、臭氧等)的慢性刺激。这些有害气体的接触者慢性支气管炎患病率远较不接触者为高。

(三)感染因素

感染是慢性支气管炎发生、发展的重要因素,病毒感染以鼻病毒、黏液病毒、腺病毒和呼吸道合胞病毒为多见。细菌感染常继发于病毒感染之后,如肺炎链球菌、流感嗜血杆菌等。这些感染因素造成气管、支气管黏膜的损伤和慢性炎症。感染虽与慢性支气管炎的发病有密切关系,但目前尚无足够证据说明为首发病因。只认为是慢性支气管炎的继发感染和加剧病变发展的重要因素。

(四)气候

慢性支气管炎发病及急性加重常见于冬天寒冷季节,尤其是在气候突然变化时。寒冷空气可以刺激腺体,增加黏液分泌,使纤毛运动减弱,黏膜血管收缩,有利于继发感染。

(五)过敏因素

主要与喘息性支气管炎的发生有关。在患者痰液中嗜酸性粒细胞数量与组胺含量都有增高倾向,说明部分患者与过敏因素有关。尘埃、尘螨、细菌、真菌、寄生虫、花粉以及化学气体等,都可以成为过敏因素而致病。

(六)呼吸道局部免疫功能减低及自主神经功能失调

其为慢性支气管炎发病提供内在的条件。老年人常因呼吸道的免疫功能减退,免疫球蛋白的减少,呼吸道防御功能退化等导致患病率较高。副交感神经反应增高时,微弱刺激即可引起支气管收缩痉挛,分泌物增多,而产生咳嗽、咳痰、气喘等症状。

综上所述,当机体抵抗力减弱时,呼吸道在不同程度易感性的基础上,有一种或多种外因的存在,长期反复作用,可发展成为慢性支气管炎。如长期吸烟损害呼吸道黏膜,加上微生物的反复感染,可发生慢性支气管炎。

二、病理

由于炎症反复发作,引起上皮细胞变性、坏死和鳞状上皮化生,纤毛变短,参差不齐或稀疏脱落。黏液腺泡明显增多,腺管扩张,杯状细胞也明显增生。支气管壁有各种炎性细胞浸润、充血、水肿和纤维增生。支气管黏膜发生溃疡,肉芽组织增生,严重者支气管平滑肌和弹性纤维也遭破坏以致机化,引起管腔狭窄。

三、临床表现

(一)症状

起病缓慢,病程长,常反复急性发作而逐渐加重。主要表现为慢性咳嗽、咳痰、喘息。开始症状轻微,气候变冷或感冒时,则引起急性发作,这时患者咳嗽、咳痰、喘息等症状加重。

1.咳嗽

主要由支气管黏膜充血、水肿或分泌物积聚于支气管腔内而引起咳嗽。咳嗽严重程度视病情而定,一般晨间和晚间睡前咳嗽较重,有阵咳或排痰,白天则较轻。

2.咳痰

痰液一般为白色黏液或浆液泡沫性,偶可带血。起床后或体位变动可刺激排痰,因此,常以清晨排痰较多。急性发作伴有细菌感染时,则变为黏液脓性,咳嗽和痰量也随之增加。

3.喘息或气急

喘息性慢性支气管炎可有喘息,常伴有哮鸣音。早期无气急。反复发作数年,并发阻塞性肺气肿时,可伴有轻重程度不等的气急,严重时生活难以自理。

(二)体征

早期可无任何异常体征。急性发作期可有散在的干、湿性啰音,多在背部及肺底部,咳嗽后可减少或消失。喘息型可听到哮鸣音及呼气延长,而且不易完全消失。并发肺气肿时有肺气肿体征。

四、实验室和其他检查

(一)X 线检查

早期可无异常。病变反复发作,可见两肺纹理增粗、紊乱,呈网状或条索状、斑点状阴影,以下肺野较明显。

(二)呼吸功能检查

早期常无异常。如有小呼吸道阻塞时,最大呼气流速-容积曲线在 75% 和 50% 肺容量时,流量明显降低,它比第 1 秒用力呼气容积更为敏感。发展到呼吸道狭窄或有阻塞时,常有阻塞性通气功能障碍的肺功能表现,如第 1 秒用力呼气量占用力肺活量的比值减少($<70\%$),最大通气量减少(低于预计值的 80%);流速-容量曲线减低更为明显。

(三)血液检查

慢性支气管炎急性发作期或并发肺部感染时,可见白细胞及中性粒细胞计数增多。喘息型者嗜酸性粒细胞计数可增多。缓解期多无变化。

(四)痰液检查

涂片或培养可见致病菌。涂片中可见大量中性粒细胞,已破坏的杯状细胞,喘息型者常见较多的嗜酸性粒细胞。

五、诊断和鉴别诊断

(一)诊断标准

根据咳嗽、咳痰或伴喘息,每年发病持续 3 个月,连续 2 年或以上,并排除其他引起慢性咳嗽的心、肺疾病,可做出诊断。如每年发病持续不足 3 个月,而有明确的客观检查依据(如 X 线片、呼吸功能等)也可诊断。

(二)分型、分期

1.分型

可分为单纯型和喘息型两型。单纯型的主要表现为咳嗽、咳痰;喘息型者除有咳嗽、咳痰外尚有喘息,伴有哮鸣音,喘鸣在阵咳时加剧,睡眠时明显。

2.分期

按病情进展可分为 3 期。急性发作期是指"咳""痰""喘"等症状任何一项明显加剧,痰量明显增加并出现脓性或黏液脓性痰,或伴有发热等炎症表现 1 周之内。慢性迁延期是指有不同程度的"咳""痰""喘"症状迁延 1 个月以上者。临床缓解期是指经治疗或临床缓解,症状基本消失或偶有轻微咳嗽少量痰液,保持 2 个月以上者。

(三)鉴别诊断

慢性支气管炎需与下列疾病相鉴别。

1.支气管哮喘

常于幼年或青年突然起病,一般无慢性咳嗽、咳痰史,以发作性、呼气性呼吸困难为特征。发作时两肺布满哮鸣音,缓解后可无症状。常有个人或家族过敏性疾病史。喘息型慢性支气管炎多见于中老年患者,一般以咳嗽、咳痰伴发喘息及哮鸣音为主要症状,感染控制后症状多可缓解,但肺部可听到哮鸣音。典型病例不难区别,但哮喘并发慢性支气管炎和/或肺气肿则难以区别。

2.咳嗽变异性哮喘

以刺激性咳嗽为特征,常由受到灰尘、油烟、冷空气等刺激而诱发,多有家族史或过敏史。抗生素治疗无效,支气管激发试验阳性。

3.支气管扩张

具有咳嗽、咳痰反复发作的特点,合并感染时有大量脓痰,或反复咯血。肺部以湿啰音为主,可有杵状指(趾)。X 线检查常见下肺纹理粗乱或呈卷发状。支气管造影或 CT 检查可以鉴别。

4.肺结核

多有发热、乏力、盗汗、消瘦等结核中毒症状,咳嗽、咯血等以及局部症状。经 X 线检查和痰结核菌检查可以明确诊断。

5.肺癌

患者年龄常在 40 岁以上,特别是有多年吸烟史,发生刺激性咳嗽,常有反复发生或持续的血痰,或者慢性咳嗽性质发生改变。X 线检查可发现有块状阴影或结节状影或阻塞性肺炎。用抗生素治疗,未能完全消散,应考虑肺癌的可能,痰脱落细胞检查或经纤维支气管镜活检一般可明确诊断。

6.肺尘埃沉着病(尘肺)

有粉尘等职业接触史。X 线检查肺部可见硅结节,肺门阴影扩大及网状纹理增多,可做出诊断。

六、治疗

在急性发作期和慢性迁延期应以控制感染和祛痰、镇咳为主。伴发喘息时,应予解痉平喘治疗。对临床缓解期宜加强锻炼,增强体质,提高机体抵抗力,预防复发为主。

(一)急性发作期的治疗

1.控制感染

根据致病菌和感染严重程度或药敏试验选择抗生素。轻者可口服,较重患者用肌内注射或静脉滴注抗生素。常用的有喹诺酮类、头孢菌素类、大环内酯类、β内酰胺类或磺胺类口服,如左氧氟沙星 0.4 g,1 次/天;罗红霉素 0.3 g,2 次/天;阿莫西林 2~4 g/d,分 2~4 次口服;头孢呋辛 1.0 g/d,分 2 次口服;复方磺胺甲噁唑 2 片,2 次/天。能单独应用窄谱抗生素应尽量避免使用广谱抗生素,以免二重感染或产生耐药菌株。

2.祛痰、镇咳

可改善患者症状,迁延期仍应坚持用药。可选用氯化铵合剂 10 mL,每天 3 次;也可加用溴己新 8~16 mg,每天 3 次;盐酸氨溴索 30 mg,每天 3 次。干咳则可选用镇咳药,如右美沙芬、那可丁等。中成药镇咳也有一定效果。对年老体弱无力咳痰者或痰量较多者,更应以祛痰为主,协助排痰,畅通呼吸道。应避免应用强的镇咳药,如可卡因等,以免抑制中枢,加重呼吸道阻塞和炎症,导致病情恶化。

3.解痉、平喘

主要用于喘息明显的患者,常选用氨茶碱 0.1 g,每天 3 次,或用茶碱控释药;也可用特布他林、沙丁胺醇等 β_2 激动药加糖皮质激素吸入。

4.气雾疗法

对于痰液黏稠不易咳出的患者,雾化吸入可稀释气管内的分泌物,有利排痰。目前主要用超声雾化吸入,吸入液中可加入抗生素及痰液稀释药。

(二)缓解期治疗

(1)加强锻炼,增强体质,提高免疫功能,加强个人卫生,注意预防呼吸道感染,如感冒流行季节避免到拥挤的公共场所,出门戴口罩等。

(2)避免各种诱发因素的接触和吸入,如戒烟、脱离接触有害气体的工作岗位等。

(3)反复呼吸道感染者可试用免疫调节药或中医中药治疗,如卡介苗、多糖核酸、胸腺素等。

(苗发敏)

第四节　支气管扩张症

支气管扩张症是支气管慢性异常扩张的疾病,直径>2 mm 中等大小近端支气管及其周围组织慢性炎症及支气管阻塞,引起支气管组织结构较严重的病理性破坏所致。儿童及青少年多见,常继发于麻疹、百日咳后的支气管炎,迁延不愈的支气管肺炎等。主要症状为慢性咳嗽、咳大量脓痰和/或反复咯血。

一、病因和发病机制

(一)支气管-肺组织感染

婴幼儿时期支气管肺组织感染是支气管扩张最常见的病因。由于婴幼儿支气管较细,且支气管壁发育尚未完善,管壁薄弱,易于阻塞和遭受破坏。反复感染破坏支气管壁各层组织,尤其是肌层组织及弹性组织的破坏,减弱了对管壁的支撑作用。支气管炎使支气管黏膜充血、水肿、分泌物堵塞引流不畅,从而加重感染。左下叶支气管细长且位置低,受心脏影响,感染后引流不畅,故发病率高。左舌叶支气管开口与左下叶背段支气管开口相邻,易被左下叶背段感染累及,因此两叶支气管同时扩张也常见。

支气管内膜结核引起管腔狭窄、阻塞、引流不畅,导致支气管扩张。肺结核纤维组织增生、牵拉收缩,也导致支气管变形扩张,因肺结核多发于上叶,引流好,痰量不多或无痰,所以称为"干性"支气管扩张。其他如吸入腐蚀性气体、支气管曲霉菌感染、胸膜粘连等可损伤或牵拉支气管壁,反复继发感染,引起支气管扩张。

(二)支气管阻塞

肿瘤、支气管异物和感染均引起支气管腔内阻塞,支气管周围肿大淋巴结或肿瘤的外压可致支气管阻塞。支气管阻塞导致肺不张,失去肺泡弹性组织缓冲,胸腔负压直接牵拉支气管壁引起支气管扩张。右肺中叶支气管细长,有三组淋巴结围绕,因非特异性或结核性淋巴结炎而肿大,从而压迫支气管,引起右肺中叶肺不张和反复感染,又称"中叶综合征"。

(三)支气管先天性发育障碍和遗传因素

支气管先天发育障碍,如巨大气管-支气管症,可能是先天性结缔组织异常、管壁薄弱所致的扩张。因软骨发育不全或弹性纤维不足,导致局部管壁薄弱或弹性较差所致支气管扩张,常伴有鼻旁窦炎及内脏转位(右位心),称为 Kartagener 综合征。与遗传因素有关的肺囊性纤维化,由于支气管黏液腺分泌大量黏稠黏液,分泌物潴留在支气管内引起阻塞、肺不张和反复继发感染,可发生支气管扩张。遗传性α_1-抗胰蛋白酶缺乏症也伴有支气管扩张。

(四)全身性疾病

近年来发现类风湿关节炎、克罗恩病、溃疡性结肠炎、系统性红斑狼疮、支气管哮喘和泛细支气管炎等疾病可同时伴有支气管扩张。一些不明原因的支气管扩张,其体液和细胞免疫功能有不同程度的异常,提示支气管扩张可能与机体免疫功能失调有关。

二、病理

发生支气管扩张的主要原因是炎症。支气管壁弹力组织、肌层及软骨均遭到破坏,由纤维组织取代,使管腔逐渐扩张。支气管扩张的形状可为柱状或囊状,也常混合存在呈囊柱状。典型的病理改变为支气管壁全层均有破坏,黏膜表面常有溃疡及急、慢性炎症,纤毛柱状上皮细胞鳞状化生、萎缩,杯状细胞和黏液腺增生,管腔变形、扭曲、扩张,腔内含有多量分泌物。常伴毛细血管扩张,或支气管动脉和肺动脉的终末支扩张与吻合,进而形成血管瘤,破裂可出现反复大量咯血。支气管扩张发生反复感染,病变范围扩大蔓延,逐渐发展影响肺通气功能及肺弥散功能,导致肺动脉高压,引起肺心病、右心衰竭。

三、临床表现

本病多起病于小儿或青年,呈慢性经过,多数患者在童年期有麻疹、百日咳或支气管肺炎迁延不愈的病史。早期常无症状,随病情发展可出现典型临床症状。

(一)症状

1.慢性咳嗽、大量脓痰

与体位改变有关,每天痰量可达 100～400 mL,支气管扩张分泌物积聚,体位变动时分泌物刺激支气管黏膜,引起咳嗽和排痰。痰液静置后分 3 层:上层为泡沫,中层为黏液或脓性黏液,底层为坏死组织沉淀物。合并厌氧菌混合感染时,则痰有臭味,常见病原体为铜绿假单胞菌、金黄色葡萄球菌、流感嗜血杆菌、肺炎链球菌和卡他莫拉菌。

2.反复咯血

50%～70%的患者有不同程度的咯血史,从痰中带血至大量咯血,咯血量与病情严重程度、病变范围不一定成比例。部分患者以反复咯血为唯一症状,平时无咳嗽、咳脓痰等症状,称为干性支气管扩张,病变多位于引流良好的上叶支气管。

3.反复肺部感染

特点为同一肺段反复发生肺炎并迁延不愈,此由于扩张的支气管清除分泌物的功能丧失,引流差,易于反复发生感染。

4.慢性感染中毒症状

反复感染可引起发热、乏力、头痛、食欲减退等,病程较长者可有消瘦、贫血,儿童可影响生长发育。

(二)体征

早期或干性支气管扩张可无异常肺部体征。典型者在下胸部、背部可闻及固定、持久的局限性粗湿啰音,有时可闻及哮鸣音。部分慢性患者伴有杵状指(趾),病程长者可有贫血和营养不良,出现肺炎、肺脓肿、肺气肿、肺心病等并发症时可有相应体征。

四、实验室检查及辅助检查

(一)实验室检查

白细胞总数与分类一般正常,急性感染时白细胞总数及中性粒细胞比例可增高,贫血患者血红蛋白含量下降,血沉可增快。

(二)X 线检查

早期轻症患者胸部平片可无特殊发现,典型 X 线表现为一侧或双侧下肺纹理增粗紊乱,其中有多个不规则的透亮阴影,或沿支气管分布的蜂窝状、卷发状阴影,急性感染时阴影内可出现小液平面。柱状支气管扩张的 X 线表现是"轨道征",是增厚的支气管壁影。胸部 CT 显示支气管管壁增厚的柱状扩张,并延伸至肺周边,或成串、成簇的囊状改变,可含气液平面。支气管造影可确诊此病,并明确支气管扩张的部位、形态、范围和病变严重程度,为手术治疗提供资料。高分辨 CT 较常规 CT 具有更高的空间和密度分辨力,能够显示以次级肺小叶为基本单位的肺内细微结构,已基本取代支气管造影(图 5-1)。

(三)支气管镜检

可发现出血、扩张或阻塞部位及原因,可进行局部灌洗、清除阻塞,局部止血,取灌洗液行细菌学、细胞学检查,有助于诊断、鉴别诊断与治疗。

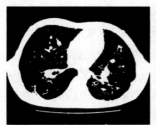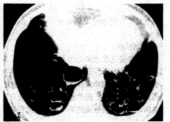

图 5-1 胸部 CT

五、诊断

根据慢性咳嗽、咳大量脓痰、反复咯血和肺同一肺段反复感染等病史,查体于下胸部及背部可闻及固定而持久的粗湿啰音,结合童年期有诱发支气管扩张的呼吸道感染病史,X 线显示局部肺纹理增粗、紊乱或呈蜂窝状、卷发状阴影,可做出初步临床诊断,支气管造影或高分辨 CT 可明确诊断。

六、鉴别诊断

(一)慢性支气管炎

多发生于中老年吸烟者,于气候多变的冬春季节咳嗽、咳痰明显,多为白色黏液痰,感染急性发作时出现脓性痰,反复咯血症状不多见,两肺底散在的干湿啰音,咳嗽后可消失。胸片肺纹理紊乱,或有肺气肿改变。

(二)肺脓肿

起病急,全身中毒症状重,有高热、咳嗽、大量脓臭痰,X 线检查可见局部浓密炎症阴影,其中有空洞伴气液平面,有效抗生素治疗炎症可完全吸收。慢性肺脓肿则以往有急性肺脓肿的病史。支气管扩张和肺脓肿可以并存。

(三)肺结核

常有低热、盗汗、乏力等结核中毒症状,干、湿性啰音多位于上肺部,X 线胸片和痰结核菌检查可做出诊断。结核可合并支气管扩张,部位多见于双肺上叶及下叶背段支气管。

(四)先天性肺囊肿

先天性肺囊肿是一种先天性疾病,无感染时可无症状,X 线检查可见多个薄壁的圆形或椭圆形阴影,边界纤细,周围肺组织无炎症浸润,胸部 CT 检查和支气管造影有助于诊断。

(五)弥漫性泛细支气管炎

慢性咳嗽、咳痰,活动时呼吸困难,合并慢性鼻旁窦炎,胸片与胸 CT 有弥漫分布的边界不太清楚的小结节影。类风湿因子、抗核抗体、冷凝集试验可呈阳性,需病理学确诊。大环内酯类的抗生素治疗 2 个月以上有效。

七、治疗

支气管扩张的治疗原则是防治呼吸道反复感染,保持呼吸道引流通畅,必要时手术治疗。

(一)控制感染

控制感染是急性感染期的主要治疗措施。应根据病情参考细菌培养及药敏试验结果选用抗菌药物。轻者可选用氨苄西林或阿莫西林 0.5 g,一天 4 次,或用第一、二代头孢菌素;也可用氟喹诺酮类或磺胺类药物。重症患者需静脉联合用药;如三代头孢菌素加氨基糖苷类药物有协同作用。假单胞菌属细菌感染者可选用头孢他啶、头孢吡肟和亚胺培南等。若痰有臭味,多伴有厌氧菌感染,则可加用甲硝唑 0.5 g 静脉滴注,一天 2~3 次;或替硝唑 0.4~0.8 g 静脉滴注,一天 2 次。其他抗菌药物如大环内酯类、四环素类可酌情应用。经治疗后如体温正常,脓痰明显减少,则 1 周左右考虑停药。缓解期不必常规使用抗菌药物,应适当锻炼,增强体质。

(二)清除痰液

清除痰液是控制感染和减轻全身中毒症状的关键。

1.祛痰剂

口服氯化铵 0.3~0.6 g,或溴己新 8~16 mg,每天 3 次。

2.支气管舒张剂

由于支气管痉挛,部分患者痰液排出困难,在无咯血的情况下,可口服氨茶碱 0.1~0.2 g,一天3~4 次或其他缓解气道痉挛的药物,也可加用 β_2-受体激动剂或异丙托溴铵吸入。

3.体位引流

体位引流是根据病变部位采取不同的体位,原则上使患处处于高位,引流支气管的开口朝下,以利于痰液排入大气道咳出,对于痰量多、不易咳出者更重要。每天 2~4 次,每次 15~30 分钟。引流前可行雾化吸入,体位引流时轻拍病变部位以提高引流效果。

4.纤维支气管镜吸痰

若体位引流痰液难以排出,可行纤维支气管镜吸痰,清除阻塞。可用生理盐水冲洗稀释痰液,并局部应用抗生素治疗,效果明显。

(三)咯血的处理

大咯血最重要的环节是防止窒息。若经内科治疗未能控制,可行支气管动脉造影,对出血的小动脉定位后注入吸收性明胶海绵或聚乙烯醇栓,或导入钢圈进行栓塞止血。

(四)手术治疗

适用于心肺功能良好,反复呼吸道感染或大咯血内科治疗无效,病变范围局限于一叶或一侧肺组织者。危及生命的大咯血,明确出血部位时部分病患需急诊手术。

八、预防及预后

积极防治婴幼儿麻疹、百日咳、支气管肺炎及肺结核等慢性呼吸道疾病,增强机体免疫及抗病能力,防止异物及尘埃误吸,预防呼吸道感染。

病变较轻者及病灶局限内科治疗无效手术切除者预后好;病灶广泛,后期并发肺心病者预后差。

(楚娟娟)

第五节　支气管哮喘

支气管哮喘是全球范围内最常见的慢性呼吸道疾病,它是由多种细胞(如嗜酸性粒细胞、肥大细胞、T 细胞、中性粒细胞、气道上皮细胞等)和细胞组分参与的气道慢性炎症性疾病。这种慢性炎症导致气道高反应性的产生,通常出现广泛多变的可逆性气流受限,并引起反复发作的喘息、气急、胸闷或咳嗽等症状,常在夜间和/或清晨发作、加剧,多数患者可自行缓解或经治疗缓解。

一、病因

目前认为支气管哮喘是一种有明显家族聚集倾向的多基因遗传性疾病,它的发生既受遗传因素又受环境因素的影响。

(一)遗传

近年来随着分子生物学技术的发展,哮喘相关基因的研究也取得了一定的进展,第5、6、11、12、13、14、17、19、21号染色体可能与哮喘有关,但具体关系尚未搞清楚,哮喘的多基因遗传特征为:①外显不全;②遗传异质化;③多基因遗传;④协同作用。这就导致在一个群体中发现的遗传连锁有相关性,而在另一个不同群体中则不能发现这种相关。

国际哮喘遗传学协作研究组曾研究了3个种族共140个家系,采用360个常染色体上短小串联重复多态性遗传标记进行全基因扫描。将哮喘候选基因粗略定位于5p15、5q23-31、6p21-23、11q13、12q14-24.2、13q21.3、14q11.2-13、17p11、1q11.2、19q13.4、21q21。这些哮喘遗传易感基因大致分3类:①决定变态反应性疾病易感的HLA-Ⅱ类分子基因遗传多态性(如6p21-23);②T细胞受体(TCR)高度多样性与特异性IgE(如14q11.2);③决定IgE调节及哮喘特征性气道炎症发生发展的细胞因子基因及药物相关基因(如11q13、5q31-33)。而5q31-33区域内含有包括细胞因子簇IL-3、IL-4、IL-9、IL-13、GM-CSF和β_2-肾上腺素能受体、淋巴细胞糖皮质激素受体、白三烯C4合成酶等多个与哮喘发病相关的候选基因。这些基因对IgE调节以及对哮喘的炎症发生发展很重要,因此5q31-33又被称为细胞因子基因簇。上述染色体区域的鉴定无一显示有与一个以上种族人群存在连锁的证据,表明特异性哮喘易感基因只有相对重要性,同时表明环境因素或调节基因在疾病表达方面,对于不同种族可能存在差异,也提示哮喘和特应症具有不同的分子基础。这些遗传学染色体区域很大,平均含>20 Mb的DNA和数千个基因,而且目前由于标本量的限制,许多结果不能被重复。因此,寻找并鉴定哮喘相关基因还有大量的工作要做。

(二)变应原

1.变应原

尘螨是最常见的变应原,是哮喘在世界范围内重要的发病因素。常见的有4种,即屋尘螨、粉尘螨、宇尘螨和多毛螨。屋尘螨是持续潮湿气候中最主要的螨虫。真菌亦是存在于室内空气中的变应原之一,常见为青霉、曲霉、交链孢霉等。花粉与草粉是最常见的引起哮喘发作的室外变应原,木本植物(树花粉)常引起春季哮喘,而禾本植物的草类花粉常引起秋季哮喘。

2.职业性变应原

常见的变应原有谷物粉、面粉、动物皮毛、木材、丝、麻、木棉、饲料、蘑菇、松香、活性染料、乙二胺等。低分子量致敏物质的作用机制尚不明确,高分子量的致敏物质可能是通过与变应原相同的变态反应机制致敏患者并引起哮喘发作。

3.药物及食物添加剂

药物引起哮喘发作有特异性过敏和非特异性过敏两种,前者以生物制品过敏最常见,而后者发生于交感神经阻滞剂和增强副交感神经作用剂,如普萘洛尔、新斯的明。食物过敏大多属于

Ⅰ型变态反应,如牛奶,鸡蛋,鱼、虾、蟹等海鲜及调味类食品等可作为变应原,常可诱发哮喘患者发作。

(三)促发因素

1.感染

哮喘的形成和发作与反复呼吸道感染有关,尤其是呼吸道病毒感染,最常见的是鼻病毒,其次是流感病毒、副流感病毒、呼吸道合胞病毒及冠状病毒等。病毒感染引起气道上皮细胞产生多种炎症介质,使随后吸入的变应原的炎症反应和气道收缩反应增强,亦可诱导速激肽和组胺失活减少,提高迷走神经介导的反射性支气管收缩。细菌感染在急性哮喘中的作用还未确定。近年,衣原体和支原体感染报道有所增多,部分哮喘病例治疗衣原体感染可改善症状。

2.气候改变

当气温、湿度、气压和空气中离子等发生改变时可诱发哮喘,故在寒冷季节或秋冬气候转变时较多发病。

3.环境污染

环境污染与哮喘发病关系密切。诱发哮喘的有害刺激物中,最常见的是煤气(尤其是 SO_2)、油烟、被动吸烟、杀虫喷雾剂等。烟雾可刺激处于高反应状态的哮喘患者的气道,使支气管收缩,甚至痉挛,致哮喘发作。

4.精神因素

患者紧张不安、情绪激动等,也会促使哮喘发作,一般认为是通过大脑皮质和迷走神经反射或过度换气所致。

5.运动

有 70％～80％的哮喘患者在剧烈运动后诱发哮喘发作,称为运动性哮喘。典型病例是运动6～10 分钟,在停止运动后 1～10 分钟出现支气管痉挛,临床表现为咳嗽、胸闷、喘鸣,听诊可闻及哮鸣音,多数患者在 30～60 分钟可自行缓解。运动后约有 1 小时的不应期,40％～50％的患者在此期间再进行运动则不发生支气管痉挛。有些患者虽无哮喘症状,但是运动前后的肺功能测定能发现存在支气管痉挛,可能机制为剧烈运动后过度呼吸,使气道黏膜的水分和热量丢失,呼吸道上皮暂时出现渗透压过高,诱发支气管平滑肌痉挛。

6.药物

有些药物可引起哮喘发作,主要有包括阿司匹林在内的非甾体抗炎药(NSAID)和含碘造影剂,或交感神经阻滞剂等,如误服普萘洛尔等 β_2 受体阻滞剂可引发哮喘。2.3％～20％的哮喘患者因服用阿司匹林等 NSAID 诱发哮喘,称为阿司匹林哮喘(aspirin induced asthma,ASA)。在 ASA 中部分患者合并有鼻息肉,被称为阿司匹林过敏-哮喘-鼻息肉三联征,其临床特点为:①服用阿司匹林类解热镇痛药诱发剧烈哮喘,多在摄入后 30 分钟到 3 小时内发生;②儿童多在 2 岁之前发病,但大多为 30～40 岁的中年患者;③女性多于男性,男女之比约为 2：3;④发病无明显季节性;⑤病情较重,大多对糖皮质激素有依赖性;⑥半数以上有鼻息肉,常伴有过敏性鼻炎和/或鼻窦炎,鼻息肉切除后有时哮喘症状加重或促发;⑦变应原皮试多呈阴性反应;⑧血清总 IgE 多正常;⑨其家族中较少有过敏性疾病的患者。发病机制尚未完全明确,有人认为患者的支气管环氧化酶可能因一种传染性介质(可能是病毒)的影响,致使环氧化酶易受阿司匹林类药物的抑制,影响了花生四烯酸的代谢,抑制前列腺素的合成及生成不均衡,有气道扩张作用的前列腺素 E_2 和 I_2 明显减少,而有收缩支气管平滑肌作用的前列腺素 $F_{2\alpha}$ 的合成较多,前列腺素 E_2、

I_2/前列腺素 $F_{2\alpha}$ 失衡。环氧化酶被抑制后,花生四烯酸的代谢可能被转移到脂氧化酶途径,致使收缩支气管平滑肌的白三烯生成增多,导致支气管平滑肌强而持久的收缩。阿司匹林过敏的患者对其他抑制环氧化酶(COX)的 NSAID 存在交叉过敏(对乙酰氨基酚除外,主要原因考虑为 ASA 抑制COX-1,而对乙酰氨基酚通过抑制 COX-3 发挥作用)。

7.月经、妊娠等生理因素

不少女性哮喘患者在月经前 3~4 天有哮喘加重的现象,可能与经前期孕酮的突然下降有关。如果患者每月必发,且经量不多,适时地注射黄体酮,有时可阻止严重的经前期哮喘。妊娠对哮喘的影响并无规律性,大多病情未见明显变化,妊娠对哮喘的作用主要表现为机械性的影响及哮喘有关的激素变化,如果处理得当,则不会对妊娠和分娩产生不良后果。

8.围产期胎儿的环境

妊 9 周的胎儿胸腺已可产生 T 细胞,且在整个妊娠期胎盘主要产生辅助性Ⅱ型 T 细胞因子,因而在肺的微环境中,Th_2 的反应是占优势的,若母亲已有特异性体质,又在妊娠期接触大量的变应原或受到呼吸道病毒特别是合胞病毒的反复感染,即可加重其调控的变态反应,以致出生后存在变态反应和哮喘发病的可能性。

二、发病机制

哮喘是多种炎症细胞和炎症介质参与的气道慢性炎症,该炎症过程与气道高反应性和哮喘症状密切相关;气道结构细胞特别是气道上皮细胞和上皮下基质、免疫细胞的相互作用以及气道神经调节的异常均加重气道高反应性,且直接或间接加重了气道炎症。

(一)变态反应性炎症

目前研究认为哮喘是由 Th_2 细胞驱导的对变应原的一种高反应。由其产生的气道炎症可分为以下几类。

1.IgE 介导的、T 细胞依赖的炎症途径

可分为以下三个阶段:IgE 激活和 FcR 启动;炎症介质和细胞因子的释放;黏附分子表达促使白细胞跨膜移动。Th_2 细胞分泌 IL-4 调控 B 细胞生成 IgE,后者结合到肥大细胞、嗜碱性粒细胞和嗜酸性粒细胞上的特异性受体,使之呈现致敏状态;当再次接触同种抗原时,抗原与特异性 IgE 交联结合,从而导致炎症介质链式释放。根据效应发生时间和持续时间,可分为早期相反应(引起速发性哮喘反应)和晚期相反应(引起迟发性哮喘反应),前者在接触变应原后数秒内发生,可持续数小时,与哮喘的急性发作有关;后者在变应原刺激后 6~12 小时发生,可持续数天,引起气道的慢性炎症。有多种炎症细胞包括肥大细胞、嗜酸性粒细胞、嗜碱性粒细胞、T 细胞、肺泡巨噬细胞、中性粒细胞和气道上皮细胞参与气道炎症的形成(表 5-3),其中肥大细胞是气道炎症的主要原发效应细胞。炎症细胞、炎症介质和细胞因子的相互作用是维持气道炎症反应的基础(表 5-4)。

表 5-3　参与气道慢性炎症的主要炎症细胞

炎症细胞	作用
肥大细胞	致敏原刺激或渗透压变化均可活化肥大细胞,释放收缩支气管的炎症介质(组胺、巯乙胺酰白三烯、前列腺素 D_2);气道内肥大细胞增多与气道高反应性相关
嗜酸性粒细胞	破坏气道上皮细胞;参与生长因子的释放和气道重建

炎症细胞	作用
T 细胞	释放细胞因子 IL-4、4L-5、IL-9 和 IL-13，这些因子参与嗜酸性粒细胞炎症，刺激 B 细胞产生 IgE；参与整个气道炎症反应
树突状细胞	诱导初始型 T 细胞对吸入抗原的初级免疫反应和变态反应；还可诱导免疫耐受的形成，并在调节免疫反应和免疫耐受中起决定作用
巨噬细胞	致敏原通过低亲和力 IgE 受体激活巨噬细胞，释放细胞因子和炎症介质发挥"放大效应"
中性粒细胞	在哮喘患者的气道内、痰液中数量增加，但其病理生理作用尚不明确，可能是类固醇激素应用所致

表 5-4 调控哮喘气道慢性炎症的主要介质

介质	作用
化学因子	主要表达于气道上皮细胞，趋化炎症细胞至气道；内皮素趋化嗜酸性粒细胞；胸腺活化调控因子(TARC)和巨噬细胞源性趋化因子(MDC)趋化 Th2 细胞
白三烯	主要由肥大细胞、嗜酸性粒细胞分泌，是潜在的支气管收缩剂，其抑制剂可改善肺功能和哮喘症状
细胞因子	参与炎症反应，IL-1β、TNF-β 扩大炎症反应；GM-CSF 延长嗜酸性粒细胞存活时间；IL-5 有助于嗜酸性粒细胞分化；IL-4 有助于 Th2 增殖发育；IL-13 有助于 IgE 合成
组胺	由肥大细胞分泌，收缩支气管，参与炎症反应
NO	由气道上皮细胞产生，是潜在的血管扩张剂，其与气道炎症密切相关，因此呼出气 NO 常被用来监测哮喘控制状况
PGD2	由肥大细胞分泌，是支气管扩张剂，趋化 Th2 细胞至气道

2.非 IgE 介导、T 细胞依赖的炎症途径

Th2 细胞还可通过释放的多种细胞因子(IL-4、IL-13、IL-3、IL-5 等)直接引起各种炎症细胞的聚集和激活，以这种方式直接促发炎症反应，主要是迟发型变态反应。如嗜酸性粒细胞聚集活化(IL-5 起主要作用)分泌的主要碱基蛋白、嗜酸性粒细胞阳离子蛋白、嗜酸性粒细胞衍生的神经毒素、过氧化物酶和胶原酶等均可引起气道损伤；中性粒细胞分泌的蛋白水解酶等可进一步加重炎症反应。此外，上述炎症及其炎症介质可促使气道固有细胞活化，如肺泡巨噬细胞可释放TX、PG、PAF 等加重哮喘反应；气道上皮细胞和血管内皮细胞产生内皮素(ETs)，是所知的最强的支气管平滑肌收缩剂，且还具有促进黏膜腺体分泌和促平滑肌及成纤维细胞增殖的效应，参与气道重构。

在慢性哮喘缓解期内，气道炎症主要由 Th2 分泌的细胞因子如 IL-5 等趋化嗜酸性粒细胞浸润所致；而在急性发作期，气道内中性粒细胞趋化因子 IL-8 浓度增加，中性粒细胞浸润。因此，对于逐渐减少吸入激素用量而引起症状加重的可通过增加吸入激素用量来抑制嗜酸性粒细胞活性；对于突然停用吸入激素而引起的哮喘加重则需加用长效的受体激动剂减弱中性粒细胞的炎症反应。

有关哮喘免疫调节紊乱的机制，得到最广泛关注的"卫生学假说"认为童年时期胃肠道暴露于细菌或细菌产物能够促进免疫系统的成熟，预防哮喘的发生。其核心为 Th1/Th2 细胞因子平衡学说，认为诸如哮喘等变态反应性疾病是由 Th2 细胞驱导的对无害抗原或变应原的一种高反应。Th1 和 Th2 细胞所产生的细胞因子有相互制约彼此表型分化及功能的特性。IFN 和 IL-4 分别为 Th1 和 Th2 特征性细胞因子。IFN-α、IL-12 可促使活化的 Th0 细胞向 Th1 方向发育，而

IL-4 则促使其向 Th_2 方向发育。当 Th_1 细胞占优势时,就会抑制 Th_2 细胞的功能。如果婴幼儿时呼吸系统或消化系统受到感染,比如结核病、麻疹、寄生虫病甚至甲型肝炎病毒感染等,有可能通过巨噬细胞产生 IFN-α 和 IL-12,继而刺激 NK 细胞产生 IFN-γ,后者可增强 Th_1 细胞的发育,同时抑制 Th_2 细胞的活化,从而抑制变态反应性疾病的发生发展。

早年发现肠道寄生虫的感染虽然可以强有力地增加 Th_2 反应,但是它却同样减少了变态反应性疾病的发生。哮喘患者血清、BALF 和体外 T 细胞培养的 IFN-γ 水平是升高的,并且与肺功能的下降呈明显正相关性。一些病毒、支原体和衣原体感染可致产生 IFN-γ 的 $CD4^+$ 和 $CD8^+$ T 细胞活化,通常使哮喘恶化。这些表明 IFN-γ 在哮喘免疫病理中促炎因子的作用可能比其下调 Th_2 细胞因子的作用更明显。由此可见,基于 Th_1/Th_2 相互制约的卫生学假说并不能完全解释哮喘发生的免疫失调机制,把哮喘的免疫病理核心看成是 Th_1 和 Th_2 的失衡,试图通过上调 Th_1 纠正 Th_2 的免疫偏倚以治疗变应性哮喘的思路可能是把问题过于简单化。

目前提出了一种基于调节性 T 细胞理论的新卫生学假说。该假说认为,大多数病原体表面存在病原相关性分子(PA MPs)。当以树突状细胞为主的抗原递呈细胞接触抗原时,除抗原吞噬递呈过程外,表面一些特殊的模式识别受体(PRRs)如 Toll-like recepters(TLRs)和凝集素受体与 PA MPs 结合,可能通过抑制性刺激分子或分泌 IL-10、TGF-β 等调节性因子促进 Th_0 细胞向具有调节功能的 Treg 细胞分化,最具代表性地是表达 $CD4^+CD25^+$ 产生大量 IL-10 的 TR 亚群,还有 $CD4^+CD25^-$ 的抑制性 T 细胞如 Tr_1 和 Th_3。这些具有抑制调节功能的 T 细胞亚群会同时抑制 Th_1 和 Th_2 介导的病理过程。由于优越的卫生条件,缺乏微生物暴露,减少了细菌脂多糖(LPS)和 Cp G 基团等 PA MPs 通过 PRRs 刺激免疫调节细胞的可能性,导致后天 Th_1 或 Th_2 反应发展过程中失去 Treg 的平衡调节作用。相比之下,儿童期接触的各种感染因素可激活 Treg,可能在日后抑制病原微生物诱导的过强 Th_1 或 Th_2 反应中发挥重要的功能。

(二)气道重塑

除了气道炎症反应外,哮喘患者气道发生重塑,可导致相对不可逆的气道狭窄。研究证实,非正常愈合的损伤上皮细胞可能主动参与了哮喘气道炎症的发生发展以及气道重塑形成过程。Holgate 在上皮-间质营养单位(EMT U)学说中,提出哮喘气道上皮细胞正常修复机制受损,促纤维细胞生长因子-转化生长因子(TGF-$β_1$)与促上皮生长因子-EGF 分泌失衡,继而导致气道重塑,是难治性哮喘的重要发病机制。哮喘患者损伤的气道上皮呈现以持续高表达表皮生长因子受体(EG FR)为特征的修复延迟,可能通过内皮素-1(ET-1)和/或转化生长因子 $β_1$(TGF-$β_1$)介导早期丝裂原活化蛋白激酶(MAPK)家族(ERK1/2 和 p38 MAPK)信号网络通路而实现,诱导上皮下成纤维细胞表达 α-平滑肌肌动蛋白(α-SMA),实现成纤维细胞向肌纤维母细胞转化。上皮下成纤维细胞被活化使过量基质沉积,活化的上皮细胞与上皮下成纤维细胞还可生成释放大量的炎症介质,包括成纤维细胞生长因子(FGF-2)、胰岛素样生长因子(IGF-1)、血小板衍化生长因子(PDGF)、内皮素-1(ET-1)、转化生长因子 $β_1$(TGF-$β_1$)和$β_2$(TGF-$β_2$),导致气道重建。由此推测,保护气道黏膜,恢复正常上皮细胞表型,可能在未来哮喘治疗中占有重要地位。

气道组织和结构细胞的重塑与 T 细胞依赖的炎症通过信号转导相互作用,屏蔽变应原诱导的机体正常的 T 细胞免疫耐受机制,可能是慢性哮喘持续发展,气道高反应性存在的根本原因。延迟愈合的重塑气道上皮高表达 ET-1 可能是诱导 Th_2 细胞在气道聚集,引起哮喘特征性嗜酸性粒细胞气道炎症的一个重要原因。因此,气道上皮细胞"重塑"有可能激活特异性的炎症信号转导通路,加速 $CD4^+$ T 细胞亚群的活化,从而使变应原诱导的局部黏膜免疫炎症持续发展。

(三)气道高反应性

气道反应性是指气道对各种化学、物理或药物刺激的收缩反应。气道高反应性(AHR)是指气道对正常不引起或仅引起轻度应答反应的刺激物出现过度的气道收缩反应。气道高反应性是哮喘的重要特征之一。气道炎症是导致气道高反应性最重要的机制,当气道受到变应原或其他刺激后,由于多种炎症细胞、炎症介质和细胞因子的参与、气道上皮和上皮内神经的损害等而导致 AHR。有人认为,气道基质细胞内皮素(ET)的自分泌及旁分泌,以及细胞因子(尤其是肿瘤坏死因子 TNF-α)与内皮素相互作用在 AHR 的形成上有重要作用。此外,AHR 与 β 肾上腺素能受体功能低下、胆碱能神经兴奋性增强和非肾上腺素能非胆碱能(NANC)神经的抑制功能缺陷有关。在病毒性呼吸道感染、冷空气、SO_2、干燥空气、低渗和高渗溶液等理化因素刺激下均可使气道反应性增高。气道高反应性程度与气道炎症密切相关,但两者并非等同。气道高反应性目前已公认是支气管哮喘患者的共同病理生理特征,然而出现气道高反应者并非都是支气管哮喘,如长期吸烟、接触臭氧、病毒性上呼吸道感染、慢性阻塞性肺疾病、过敏性鼻炎、支气管扩张、热带肺嗜酸性粒细胞增多症和过敏性肺泡炎等患者也可出现,所以应该全面地理解 AHR 的临床意义。

(四)神经因素

支气管的自主神经支配很复杂,除以前所了解的胆碱能神经、肾上腺素能神经外,还存在非肾上腺素能非胆碱能(NANC)神经系统。支气管哮喘与 β-肾上腺素能受体功能低下和迷走神经张力亢进有关,并可能存在有 α-肾上腺素能神经的反应性增加。NANC 神经系统又分为抑制性NANC 神经系统(i-NANC)和兴奋性 NANC 神经系统(e-NANC)。i-NANC 是产生气道平滑肌松弛的主要神经系统,其神经递质尚未完全阐明,可能是血管活性肠肽(VIP)和/或组胺酸甲硫胺。VIP 具有扩张支气管、扩张血管、调节支气管腺体分泌的作用,是最强烈的内源性支气管扩张物质,而气道平滑肌的收缩可能与该系统的功能受损有关。e-NANC 是一种无髓鞘感觉神经系统,其神经递质是 P 物质,而该物质存在于气道迷走神经化学敏感性的 C 纤维传入神经中。当气道上皮损伤后暴露出 C 纤维传入神经末梢,受炎症介质的刺激,引起局部轴突反射,沿传入神经侧索逆向传导,并释放感觉神经肽,如 P 物质、神经激肽、降钙素基因相关肽,结果引起支气管平滑肌收缩、血管通透性增强、黏液分泌增多等。近年研究证明,一氧化氮(NO)是人类NANC 的主要神经递质,在正常情况下主要产生构建型 NO(eNO)。在哮喘发病过程中,细胞因子刺激气道上皮细胞产生的诱导型 NO(iNO)则可使血管扩张,加重炎症过程。

三、病理

支气管哮喘气道的基本病理改变为气道炎症和重塑。炎症包括肥大细胞、肺巨噬细胞、嗜酸性粒细胞、淋巴细胞与中性粒细胞浸润;气道黏膜下水肿,微血管通透性增加,支气管内分泌物潴留,支气管平滑肌痉挛,纤毛上皮剥离,基底膜漏出,杯状细胞增殖及支气管分泌物增加等病理改变,称为慢性剥脱性嗜酸性粒细胞性支气管炎。

早期表现为支气管黏膜肿胀、充血,分泌物增多,气道内炎症细胞浸润,气道平滑肌痉挛等可逆性的病理改变。上述的改变可随气道炎症的程度而变化。若哮喘长期反复发作,支气管呈现慢性炎症改变,表现为柱状上皮细胞纤毛倒伏、脱落,上皮细胞坏死,黏膜上皮层杯状细胞增多,黏液蛋白产生增多,支气管黏膜层大量炎症细胞浸润、黏液腺增生、基底膜增厚,支气管平滑肌增生,则进入气道重塑阶段,主要表现为上皮下肌纤维母细胞增多导致胶原的合成增加,形成增厚的上皮下基底膜层,可累及全部支气管树,主要发生在膜性和小的软管性气道,即中央气道,是哮喘气道重塑不同于 COPD 的特征性病理改变。具有收缩性的上皮下肌纤维母细胞增加,可能是哮喘气道高反应性形成的重要病理生理基础。

气道炎症和重塑并行,与 AHR 密切相关。后者如气道壁的厚度与气道开始收缩的阈值成反比关系,平滑肌增生使支气管对刺激的收缩反应更强烈,血管容量增加可使气道阻力增高,同时这些因素具有协同/累加效应。肉眼可见肺膨胀及肺气肿较为突出,支气管及细支气管内含有黏稠痰液及黏液栓。支气管壁增厚,黏膜充血肿胀形成皱襞,黏液栓塞局部可发生肺不张。

广泛的气道狭窄是产生哮喘临床症状的基础。气道狭窄的机制包括支气管平滑肌收缩、黏膜水肿、慢性黏液栓(含有大量的嗜酸性粒细胞和库施曼螺旋体)形成、气道重塑及肺实质弹性支持的丢失。

四、临床表现

典型的支气管哮喘出现反复发作的胸闷、气喘、呼吸困难、咳嗽等症状,在发作前常有鼻塞、打喷嚏、眼痒等先兆症状,发作严重者可短时内出现严重呼吸困难,低氧血症。有时咳嗽为唯一症状(咳嗽变异型哮喘)。在夜间或凌晨发作和加重是哮喘的特征之一。哮喘症状可在数分钟内发作,有些症状轻者可自行缓解,但大部分需积极处理。

发作时可出现两肺散在、弥漫分布的呼气相哮鸣音,呼气相延长,有时吸气、呼气相均有干啰音。严重发作时可出现呼吸音低下,哮鸣音消失,临床上称为"静止肺",预示着病情危重,随时会出现呼吸骤停。

哮喘患者在不发作时可无任何症状和体征。

五、诊断

(一)诊断标准

(1)反复发作喘息、气急、胸闷或咳嗽,多与接触变应原,冷空气,物理、化学性刺激以及病毒性上呼吸道感染、运动等有关。

(2)发作时在双肺可闻及散在或弥漫性,以呼气相为主的哮鸣音,呼气相延长。

(3)上述症状和体征可经治疗缓解或自行缓解。

(4)除外其他疾病所引起的喘息、气急、胸闷和咳嗽。

(5)临床表现不典型者,应至少具备以下一项试验阳性:①支气管激发试验或运动激发试验阳性;②支气管舒张试验阳性[一秒钟用力呼气容积(FEV_1)增加≥12%,且 FEV_1 增加绝对值≥200 mL];③最大呼气流量(PEF)日内变异率≥20%。

符合(1)~(4)条或(4)、(5)条者,可以诊断为支气管哮喘。

(二)分期

根据临床表现可分为急性发作期、慢性持续期和临床缓解期。慢性持续期是指每周均不同频度和/或不同程度地出现症状(喘息、气急、胸闷、咳嗽等);临床缓解期系指经过治疗或未经治疗,症状、体征消失,肺功能恢复到急性发作前水平,并维持 3 个月以上。

(三)相关诊断试验

1.变应原检测

有体内的变应原皮肤点刺试验和体外的特异性 IgE 检测,可明确患者的过敏症状,指导患者尽量避免接触变应原及进行特异性免疫治疗。

2.肺功能测定

肺功能测定有助于确诊支气管哮喘,也是评估哮喘控制程度的重要依据之一。主要有通气功能检测、支气管舒张试验、支气管激发试验和峰流速(PEF)及其日变异率测定。哮喘发作时呈阻塞性通气改变,呼气流速指标显著下降。第 1 秒用力呼气量(FEV_1)、FEV_1 占用力肺活量比值($EFV_1/FVC\%$)、最大呼气中期流速(MMEF)以及最大呼气流速(PEF)均下降。肺容量指标见用力肺活量(FVC)减少、残气量增高、功能残气量和肺容量增高,残气占肺总量百分比增高。缓解期上述指标可正常。对于有气道阻塞的患者,可行支气管舒张试验,常用药物为吸入型支气管扩张药(沙丁胺醇、特布他林),如 FEV_1 较用药前增加$>12\%$,且绝对值增加>200 mL,为支气管舒张试验阳性,对诊断支气管哮喘有帮助。对于有哮喘症状但肺功能正常的患者,可行支气管激发试验,常用吸入激发剂为醋甲胆碱、组胺。吸入激发剂后其通气功能下降、气道阻力增加。在设定的激发剂量范围内,如 FEV_1 下降$>20\%$,为支气管激发试验阳性,使 FEV_1 下降 20% 的累积剂量(Pd_{20}-FEV_1)或累积浓度(Pc_{20}-FEV_1)可对气道反应性增高的程度做出定量判断。PEF 及其日变异率可反映通气功能的变化,哮喘发作时 PEF 下降,并且,哮喘患者常有通气功能昼夜变化,夜间或凌晨通气功能下降,如果昼夜 PEF 变异率$\geq20\%$有助于诊断为哮喘。

3.胸部 X 线检查

胸部 X 线摄片多无明显异常。但哮喘严重发作者应常规行胸部 X 线检查,注意有无肺部感染、肺不张、气胸、纵隔气肿等并发症的存在。

4.其他

痰液中嗜酸性粒细胞或中性粒细胞计数、呼出气 NO(FeNO)可评估与哮喘相关的气道炎症。

六、鉴别诊断

(一)上气道肿瘤、喉水肿和声带功能障碍

这些疾病可出现气喘,但主要表现为吸气性呼吸困难,肺功能测定流速-容量曲线可见吸气相流速减低。纤维喉镜或支气管镜检查可明确诊断。

(二)各种原因所致的支气管内占位

支气管内良恶性肿瘤、支气管内膜结核等导致的固定的、局限性哮鸣音,需与哮喘鉴别。胸部 CT 检查、纤维支气管检查可明确诊断。

(三)急性左心衰竭

急性左心衰竭发作时症状与哮喘相似,阵发性咳嗽、气喘,两肺可闻及广泛的湿啰音和哮鸣音,需与哮喘鉴别。但急性左心衰竭患者常有高心病、风心病、冠心病等心脏疾病史,胸片可见心影增大、肺瘀血征,有助于鉴别。

(四)嗜酸性粒细胞

嗜酸性粒细胞性肺炎、变态反应肉芽肿性血管炎、结节性多动脉炎、变应性肉芽肿(Churg-strauss 综合征)。

这类患者除有喘息外,胸部 X 线或 CT 检查提示肺内有浸润阴影,并可自行消失或复发。常有肺外的其他表现,血清免疫学检查可发现相应的异常。

(五)慢性阻塞性肺疾病(COPD)

COPD 患者亦出现呼吸困难,常与哮喘症状相似,大部分 COPD 患者对支气管扩张剂和抗炎药疗效不如哮喘,对气道阻塞的可逆性不如哮喘。但临床上有大约 10% 的 COPD 患者对激素

和支气管扩张剂反应很好,这部分患者往往同时合并有哮喘。而支气管哮喘患者晚期出现气道重塑亦可以合并 COPD。

七、治疗和管理

(一)控制目标

近年来,随着对支气管哮喘病因和发病机制认识的不断深入,明确了气道的慢性炎症是哮喘的本质,针对气道炎症的抗感染治疗是哮喘的根本治疗。并且意识到哮喘的气道炎症持续存在于疾病的整个过程,故治疗哮喘应该与治疗糖尿病、高血压等其他慢性疾病一样,长期规范地应用药物治疗,从而预防哮喘急性发作,减少并发症的发生,改善肺功能,提高生活质量,以达到并维持哮喘的临床控制。全球哮喘防治创议(GINA)明确指出,哮喘的治疗目标是达到并维持哮喘的临床控制,哮喘临床控制的定义包括以下 6 项:①无(或≤2 次/周)白天症状;②无日常活动(包括运动)受限;③无夜间症状或因哮喘憋醒;④无(或≤2 次/周)需接受缓解药物治疗;⑤肺功能正常或接近正常;⑥无哮喘急性加重。哮喘虽然不能被根治,但经过规范治疗,大多数哮喘患者都可以得到很好的控制。全球多中心 GOAL 研究结果表明,对于大多数哮喘患者(包括轻度、中度、重度),经过吸入糖皮质激素(ICS)加吸入长效 β_2 受体激动剂(LABA)(沙美特罗/氟替卡松)联合用药 1 年,有接近 80% 的患者可以达到指南所定义的临床控制。

(二)治疗药物

哮喘的治疗药物根据其作用机制可分为具有扩张支气管作用和抗炎作用两大类,某些药物兼有扩张支气管和抗炎作用。

1.扩张支气管药物

(1)β_2 受体激动剂:通过对气道平滑肌和肥大细胞膜表面的 β_2 受体的兴奋,舒张气道平滑肌、减少肥大细胞和嗜碱性粒细胞脱颗粒和介质的释放、降低微血管的通透性、增加气道上皮纤毛的摆动等,从而缓解哮喘症状。此类药物较多,可分为短效(作用维持 4~6 小时)和长效(作用维持 12 小时)β_2 受体激动剂。后者又可分为速效(数分钟起效)和缓慢起效(30 分钟起效)两种。

短效 β_2 受体激动剂(简称 SABA):常用的药物如沙丁胺醇和特布他林等。有吸入、口服、注射给药途径。①吸入:可供吸入的短效 β_2 受体激动剂有气雾剂、干粉剂和溶液。这类药物舒张气道平滑肌作用强,通常在数分钟内起效,疗效可维持数小时,是缓解轻中度急性哮喘症状的首选药物,也可用于运动性哮喘的预防。如沙丁胺醇每次吸入 100~200 μg 或特布他林 250~500 μg,必要时每 20 分钟重复 1 次。这类药物应按需间歇使用,不宜长期、单一使用,也不宜过量应用,否则可引起骨骼肌震颤、低血钾、心律失常等不良反应。压力型定量手控气雾剂(pMDI)和干粉吸入装置吸入短效 β_2 受体激动剂不适用于重度哮喘发作,其溶液(如沙丁胺醇、特布他林)经雾化吸入适用于轻至重度哮喘发作。②口服:如沙丁胺醇、特布他林等,通常在服药后 15~30 分钟起效,疗效维持 4~6 小时。如沙丁胺醇 2~4 mg,特布他林 1.25~2.5 mg,每天 3 次。使用虽较方便,但心悸、骨骼肌震颤等不良反应比吸入给药时明显。缓释剂型和控释剂型的平喘作用维持时间可达 8~12 小时,适用于夜间哮喘患者的预防和治疗。长期、单一应用 β_2 受体激动剂可造成细胞膜 β_2 受体的下调,表现为临床耐药现象,应予以避免。③注射:虽然平喘作用较为迅速,但因全身不良反应的发生率较高,较少使用。

长效 β_2 受体激动剂(简称 LABA):这类 β_2 受体激动剂的分子结构中具有较长的侧链,舒张支气管平滑肌的作用可维持 12 小时以上。有吸入、口服和透皮给药等途径,目前在我国临床使用的吸入型 LABA 有以下两种。①沙美特罗:经气雾剂或碟剂装置给药,给药后 30 分钟起效,平喘作用维持 12 小时以上,推荐剂量 50 μg,每天 2 次吸入。②福莫特罗:经都保装置给药,给药后 3~5 分钟起效,平喘作用维持 8~12 小时以上。平喘作用具有一定的剂量依赖性,推荐剂量 4.5~9.0 μg,每天 2 次吸入。福莫特罗因起效迅速,可按需用于哮喘急性发作时的治疗。近年来推荐联合 ICS 和 LABA 治疗哮喘,这两者具有协同的抗炎和平喘作用,并可增加患者的依从性、减少大剂量 ICS 引起的不良反应,尤其适合于中重度持续哮喘患者的长期治疗。口服 LABA 有丙卡特罗、班布特罗,作用时间可维持 12~24 小时,适用于中重度哮喘的控制治疗,尤其适用于缓解夜间症状。透皮吸收剂型现有妥洛特罗贴剂,妥洛特罗本身为中效 β₂ 受体激动剂,由于采用结晶储存系统来控制药物的释放,药物经过皮肤吸收,疗效可维持 24 小时,并减轻了全身不良反应,每天只需贴附 1 次,使用方法简单,对预防夜间症状有较好疗效。LABA 不推荐长期单独使用,应该在医师指导下与 ICS 联合使用。

(2)茶碱类:具有舒张支气管平滑肌作用,并具有强心、利尿、扩张冠状动脉、兴奋呼吸中枢和呼吸肌等作用,低浓度茶碱还具有抗炎和免疫调节作用。

口服给药:包括氨茶碱和控(缓)释型茶碱。短效氨茶碱用于轻中度哮喘急性发作的治疗,控(缓)释型茶碱用于慢性哮喘的长期控制治疗。一般剂量为每天 6~10 mg/kg。控(缓)释型茶碱口服后昼夜血药浓度平稳,平喘作用可维持 12~24 小时,尤适用于夜间哮喘症状的控制。茶碱与糖皮质激素和抗胆碱能药物联合应用具有协同作用。但本品与 β₂ 受体激动剂联合应用时,易出现心率增快和心律失常,应慎用并适当减少剂量。

静脉给药:氨茶碱加入葡萄糖溶液中,缓慢静脉注射[注射速度不宜超过0.25 mg/(kg·min)]或静脉滴注,适用于中重度哮喘的急性发作。负荷剂量为 4~6 mg/kg,维持剂量为 0.6~0.8 mg/(kg·h)。由于茶碱的"治疗窗"窄,茶碱代谢存在较大的个体差异,药物不良反应较多,可引起心律失常、血压下降,甚至死亡,在有条件的情况下应监测其血药浓度,及时调整浓度和滴速。对于以往长期口服茶碱的患者,更应注意其血药浓度,尽量避免静脉注射,防止茶碱中毒。茶碱的有效、安全的血药浓度范围为 6~15 mg/L。影响茶碱代谢的因素较多,如发热性疾病、妊娠、抗结核治疗可以降低茶碱的血药浓度;而肝脏疾病、充血性心力衰竭以及合用西咪替丁或喹诺酮类、大环内酯类等药物均可影响茶碱代谢而使其排泄减慢,导致茶碱的毒性增加,应引起临床医师们的重视,并酌情调整剂量。多索茶碱的作用与氨茶碱相同,但不良反应较轻。二羟丙茶碱(喘定)的作用较茶碱弱,不良反应也较少。

抗胆碱能药物:吸入型抗胆碱能药物如溴化异丙托品和噻托溴铵可阻断节后迷走神经传出支,通过降低迷走神经张力而舒张支气管。本品吸入给药,有气雾剂、干粉剂和雾化溶液三种剂型。经 pMDI 吸入溴化异丙托品气雾剂,常用剂量为 40~80 μg,每天 3~4 次;经雾化泵吸入溴化异丙托品溶液的常用剂量为 50~125 μg,每天 3~4 次。噻托溴铵为新近上市的长效抗胆碱能药物,对 M₁ 和 M₃ 受体具有选择性抑制作用,每天 1 次吸入给药。本品与 β₂ 受体激动剂联合应用具有协同、互补作用。

2.抗炎药物

(1)糖皮质激素:糖皮质激素是最有效的抗变态反应性炎症的药物。其药理作用机制有:①抑制各种炎症细胞包括巨噬细胞、嗜酸性粒细胞、T 细胞、肥大细胞、树突状细胞和气道上皮细胞等的生成、活化及其功能;②抑制 IL-2、IL-4、IL-5、IL-13、GM-CSF 等各种细胞因子的产生;③抑制磷脂酶 A2、一氧化氮合成酶、白三烯、血小板活化因子等炎症介质的产生和释放;④增加抗炎产物的合成;⑤抑制黏液分泌;⑥活化和提高气道平滑肌 β_2 受体的反应性,增加细胞膜上 β_2 受体的合成;⑦降低气道高反应性。糖皮质激素通过与细胞内糖皮质激素受体(GR)结合,形成GR-激素复合体转运至核内,从而调节基因的转录,抑制各种细胞因子和炎症介质的基因转录和合成,增加各种抗炎蛋白的合成,从而发挥其强大的抗炎作用。激素的给药途径有吸入、口服和静脉给药。

吸入给药:吸入给药是哮喘治疗的主要给药途径,药物直接作用于呼吸道,起效快,所需剂量小,不良反应少。吸入糖皮质激素(ICS)的局部抗炎作用强,通过吸气过程给药,药物直接作用于呼吸道,通过消化道和呼吸道进入血液的药物大部分被肝脏灭活,因此全身不良反应少。研究证明 ICS 可以有效改善哮喘症状,提高生活质量,改善肺功能,降低气道高反应性,控制气道炎症,减少哮喘发作的频率,减轻发作的严重程度,降低病死率。ICS 的局部不良反应包括声音嘶哑、咽部不适和念珠菌感染。吸药后及时漱口、选用干粉吸入剂或加用储雾器可减少上述不良反应。ICS 全身不良反应的大小与药物剂量、药物的生物利用度、肝脏首过代谢率及全身吸收药物的半衰期等因素有关。目前有证据表明,成人哮喘患者每天吸入低中剂量激素,不会出现明显的全身不良反应。长期高剂量吸入糖皮质激素可能出现的全身不良反应包括皮肤瘀斑、肾上腺功能的抑制和骨质疏松等。目前,ICS 主要有三类。①定量气雾剂(MDI)。②干粉吸入剂:主要有布地奈德都保、丙酸氟替卡松碟剂及含布地奈德、丙酸氟替卡松的联合制剂。干粉吸入装置比普通定量气雾剂使用方便,配合容易,吸入下呼吸道的药物量较多,局部不良反应较轻,是目前较好的剂型。③雾化溶液:目前仅有布地奈德溶液,经射流装置雾化吸入,对患者吸气的配合要求不高,起效较快,适用于哮喘急性发作时的治疗。

口服给药:适用于中度哮喘发作、慢性持续哮喘吸入大剂量 ICS 治疗无效的患者和作为静脉应用激素治疗后的序贯治疗。一般使用半衰期较短的糖皮质激素,如泼尼松、泼尼松龙或甲基泼尼松龙等。对于糖皮质激素依赖型哮喘,可采用每天或隔天清晨顿服给药的方式,以减少外源性激素对脑-垂体-肾上腺轴的抑制作用。泼尼松的维持剂量最好每天≤10 mg。长期口服糖皮质激素可能会引起骨质疏松症、高血压、糖尿病、下丘脑-垂体-肾上腺轴的抑制、肥胖症、白内障、青光眼、皮肤菲薄导致皮纹和瘀斑、肌无力等不良反应。对于伴有结核病、寄生虫感染、骨质疏松、青光眼、糖尿病、严重忧郁或消化性溃疡的哮喘患者,全身给予糖皮质激素治疗时应慎重,并应密切随访。全身使用激素对于中度以上的哮喘急性发作是必需的,可以预防哮喘的恶化、减少因哮喘而急诊或住院的机会、降低病死率。建议早期、足量、短程使用。推荐剂量:泼尼松龙40~50 mg/d,3~10 天。具体使用要根据病情的严重程度,当症状缓解时应及时停药或减量。

静脉给药:哮喘重度急性发作时,应及时静脉给予琥珀酸氢化可的松(400~1 000 mg/d)或甲基泼尼松龙(80~160 mg/d)。无糖皮质激素依赖倾向者,可在短期(3~5 天)内停药;有激素依赖倾向者应延长给药时间,控制哮喘症状后改为口服给药,并逐步减少激素用量。

(2)白三烯调节剂:包括半胱氨酰白三烯受体阻滞剂和5-脂氧化酶抑制剂,半胱氨酰白三烯受体阻滞剂通过对气道平滑肌和其他细胞表面白三烯(CysLT1)受体的拮抗,抑制肥大细胞和嗜酸性粒细胞释放的半胱氨酰白三烯的致喘和致炎作并具有较强的抗炎作用。本品可减轻哮喘症状、改善肺功能、减少哮喘的恶化。但其抗炎作用不如 ICS,不能取代 ICS。作为联合治疗中的一种药物,可减少中重度哮喘患者每天吸入 ICS 的剂量,并可提高吸入 ICS 的临床疗效,本品与 ICS 联用的疗效比吸入 LABA 与 ICS 联用的疗效稍差。但本品服用方便,尤适用于阿司匹林哮喘、运动性哮喘和伴有变应性鼻炎哮喘患者的治疗。口服给药,扎鲁司特 20 mg,每天 2 次;孟鲁司特 10 mg,每天 1 次。

(3)色甘酸钠和尼多酸钠:一种非皮质激素类抗炎药,可抑制 IgE 介导的肥大细胞释放介质,并可选择性抑制巨噬细胞、嗜酸性粒细胞和单核细胞等炎症细胞介质的释放。能预防变应原引起的速发和迟发反应,以及运动和过度通气引起的气道收缩。吸入给药,不良反应较少。

(4)抗 IgE 单克隆抗体:抗 IgE 单克隆抗体可以阻断肥大细胞的脱颗粒,减少炎症介质的释放,可应用于血清 IgE 水平增高的哮喘的治疗。主要用于经过 ICS 和 LABA 联合治疗后症状仍未控制的严重变应性哮喘患者。该药临床使用的时间尚短,其远期疗效与安全性有待进一步观察。

(5)抗组胺药物:酮替芬和新一代组胺 H_1 受体阻滞剂氯雷他定、阿司咪唑、曲尼司特等具有抗变态反应作用,其在哮喘治疗中作用较弱,可用于伴有变应性鼻炎的哮喘患者的治疗。

(苗发敏)

第六节　慢性阻塞性肺疾病

慢性阻塞性肺疾病(chronic obstructive pulmonary diseases,COPD)简称慢阻肺,是以持续气流受限为特征的可以预防和治疗的疾病,其气流受限多呈进行性发展,与气道和肺组织对香烟烟雾等有害气体或有害颗粒的异常慢性炎症反应有关。肺功能检查可确定气流受限。在吸入支气管扩张剂后,第 1 秒用力呼气容积(FEV_1)/用力肺活量(FVC)(FEV_1/FVC)<70％表明存在持续气流受限。

慢性支气管炎是指在除外慢性咳嗽的其他已知原因后,患者每年咳嗽、咳痰 3 个月以上并连续两年者。慢性阻塞性肺疾病是指肺部终末细支气管远端气腔出现异常持久的扩张,并伴有肺泡壁和细支气管的破坏,而无明显的肺纤维化。当慢性支气管炎、慢性阻塞性肺疾病患者肺功能检查出现持续气流受限时,则可诊断为 COPD,若患者无持续气流受限,则不能诊断为 COPD。一些已知病因或具有特征病理表现的疾病也可导致持续气流受限,如支气管扩张症、肺结核纤维化病变、严重的间质性肺疾病、弥漫性泛细支气管炎和闭塞性细支气管炎等,但均不属于 COPD。

一、诊断要点

(一)病史

病史包括:①危险因素,吸烟史、职业性或环境有害物质接触史;②既往史,包括哮喘史、过敏史、儿童时期呼吸道感染及其他呼吸系统疾病;③家族史,COPD 有家族聚集倾向;④发病年龄和好发季节,多于中年以后发病,症状好发于秋冬寒冷季节,常有反复呼吸道感染及急性加重史,随着病情进展,急性加重逐渐频繁。

(二)临床表现特点

COPD 的特征性症状是慢性和进行性加重的呼吸困难、咳嗽和咳痰。慢性咳嗽和咳痰常先于气流受限多年而存在。

1.呼吸困难

呼吸困难是 COPD 最重要的症状,也是患者体能丧失和焦虑不安的主要原因。患者常描述为气短、气喘和呼吸费力等。早期仅在劳力时出现,之后逐渐加重,以致日常活动甚至休息时也感到气短。

2.慢性咳嗽

通常为首发症状,初起咳嗽呈间歇性,早晨较重,以后早晚或整晚均有咳嗽,但夜间咳嗽并不显著,少数病例咳嗽不伴有咳痰,也有少数病例虽有明显气流受限但无咳嗽症状。

3.咳痰

咳嗽后通常咳少量黏液性痰,部分患者在清晨较多,合并感染时痰量增多,常有脓性痰。

4.喘息和胸闷

不是COPD的特异性症状,部分患者特别是重症患者有明显的喘息,听诊有广泛的吸气相或呼气相哮鸣音,胸部紧闷感常于劳力后发生,与呼吸费力和肋间肌收缩有关。

5.其他表现

在COPD的临床过程中,特别是程度较重的患者可能会发生全身性症状,如体重下降、食欲缺乏、外周肌肉萎缩和功能障碍、精神抑郁和/或焦虑等,长时间的剧烈咳嗽可导致咳嗽性晕厥。

(三)辅助检查

1.肺功能检查

肺功能检查是判断持续气流受限的主要客观指标。患者吸入支气管舒张剂后的 FEV_1/FVC <70%,可以确定为持续存在气流受限,是诊断COPD的必备条件。肺总量(TLC)、功能残气量(FRC)和残气量(RV)增高,肺活量(VC)减低,表明肺过度充气。

2.胸部 X 线检查

对确定肺部并发症及与其他疾病(如肺间质纤维化、肺结核等)鉴别具有重要意义。COPD早期 X 线胸片可无明显变化,以后出现肺纹理增多和紊乱等非特征性改变。

3.胸部 CT 检查

胸部 CT 检查不作为常规检查。但在鉴别诊断时,CT 检查有益,高分辨率 CT 对辨别小叶中心型或全小叶型慢性阻塞性肺疾病及确定肺大疱的大小和数量,有很高的敏感性和特异性。

(四)鉴别诊断

COPD 应与哮喘、支气管扩张症、充血性心力衰竭、肺结核和弥漫性泛细支气管炎等相鉴别,尤其要注意与哮喘进行鉴别。虽然哮喘与 COPD 都是慢性气道炎症性疾病,但两者的发病机制不同,临床表现及对治疗的反应性也有明显差别。大多数哮喘患者的气流受限具有显著的可逆性,这是其不同于 COPD 的一个关键特征。但是,部分哮喘患者随着病程延长,可出现较明显的气道重塑,导致气流受限的可逆性明显减小,临床很难与 COPD 相鉴别。COPD 多于中年后起病,而哮喘则多在儿童或青少年期起病;COPD 症状缓慢进展,逐渐加重,而哮喘则症状起伏较大;COPD 多有长期吸烟史和/或有害气体和颗粒接触史,而哮喘常伴有过敏体质、过敏性鼻炎和/或湿疹等,部分患者有哮喘家族史。COPD 和哮喘可以发生于同一位患者,且由于两者都是常见病、多发病,这种概率并不低。

(五)COPD 的评估

COPD 评估是根据患者的临床症状、急性加重风险、肺功能异常的严重程度及并发症情况进行综合评估,其目的是确定疾病的严重程度,包括气流受限的严重程度,患者的健康状况和未来急性加重的风险程度,最终目的是指导治疗。

1.症状评估

可采用改良版英国医学研究委员会呼吸困难问卷(mMRC 问卷)对呼吸困难严重程度进行评估(表 5-5)。

表 5-5　改良版英国医学研究委员会呼吸问卷

呼吸困难评价等级	呼吸困难严重程度
0 级	只有在剧烈活动时感到呼吸困难
1 级	在平地快步行走或步行爬小坡时出现气短
2 级	由于气短,平地行走时比同龄人慢或者需要停下来休息
3 级	在平地行走约 100 m 或数分钟后需要停下来喘气
4 级	因为严重呼吸困难而不能离开家,或在穿脱衣服时出现呼吸困难

2.肺功能评估

应用气流受限的程度进行肺功能评估,即以 FEV_1 占预计值% 为分级标准。COPD 患者气流受限的肺功能分级分为 4 级(表 5-6)。

表 5-6　气流受限严重程度的肺功能分级

肺功能分级	气流受限程度	FEV_1 占预计值%
Ⅰ 级	轻度	$\geqslant 80\%$
Ⅱ 级	中度	$50\% \sim 79\%$
Ⅲ 级	重度	$30\% \sim 49\%$
Ⅳ 级	极重度	$< 30\%$

注:为吸入支气管舒张剂后的 FEV_1 值。

3.急性加重风险评估

上一年发生$\geqslant 2$ 次急性加重史者,或上一年因急性加重住院 1 次,预示以后频繁发生急性加重的风险大。

4.COPD 的综合评估

综合评估(表 5-7)的目的是改善 COPD 的疾病管理。目前临床上采用 mMRC 分级或采用 COPD 患者自我评估测试(COPD assessment test,CAT)问卷评分作为症状评估方法,mMRC 分级>2 级或 CAT 评分$\geqslant 10$ 分表明症状较重,通常没有必要同时使用两种评估方法。临床上评估 COPD 急性加重风险也有两种方法:①常用的是应用气流受限分级的肺功能评估法,气流受限分级Ⅲ级或Ⅳ级表明具有高风险;②根据患者急性加重的病史进行判断,在过去1 年中急性加重次数>2 次或上一年因急性加重住院$\geqslant 1$ 次,表明具有高风险。当肺功能评估得出的风险分类与急性加重史获得的结果不一致时,应以评估得到的风险最高结果为准,即就高不就低。

表 5-7　COPD 的综合评估

组别	特征		肺功能分级(级)	急性加重(次/年)	呼吸困难分级(级)	CAT 评分(分)
	风险	症状				
A 组	低	少	Ⅰ~Ⅱ	<2	<2	<10
B 组	低	多	Ⅰ~Ⅱ	<2	$\geqslant 2$	$\geqslant 10$
C 组	高	少	Ⅱ~Ⅳ	$\geqslant 2$	<2	<10
D 组	高	多	Ⅱ~Ⅳ	$\geqslant 2$	$\geqslant 2$	$\geqslant 10$

(六)COPD 的病程分期

COPD 的病程可分为急性加重期和稳定期。

1.急性加重期

患者呼吸道症状超过日常变异范围的持续恶化,并需改变药物治疗方案,在疾病过程中,患者常有短期内咳嗽、咳痰、气短和/或喘息加重,痰量增多,脓性或黏液脓性痰,可伴有发热等炎症明显加重的表现。

2.稳定期

患者的咳嗽、咳痰和气短等症状稳定或症状轻微,病情基本恢复到急性加重前的状态。

(七)COPD 急性加重期

COPD 急性加重是指患者以呼吸道症状加重为特征的临床事件,其症状变化程度超过日常变异范围并导致药物治疗方案改变。

1.COPD 急性加重的原因

最常见的有气管、支气管感染,主要为病毒、细菌感染。部分病例急性加重的原因难以确定,一些患者表现出急性加重的易感性,每年急性加重≥2 次,被定义为频繁急性加重。环境、理化因素改变,稳定期治疗不规范等均可导致急性加重。肺炎、充血性心力衰竭、心律失常、气胸、胸腔积液和肺血栓栓塞症等的症状酷似 COPD 急性发作,需要仔细加以鉴别。

2.COPD 急性加重的诊断和严重程度评价

COPD 急性加重的诊断主要依靠患者急性起病的临床过程,其特征是呼吸系统症状恶化超出日间的变异,并由此需要改变其药物治疗。主要表现有气促加重,常伴有喘息、胸闷、咳嗽加剧、痰量增加、痰液颜色和/或黏度改变及发热等,也可出现全身不适、失眠、嗜睡、疲乏、抑郁和意识不清等症状。当患者出现运动耐力下降、发热和/或胸部影像学异常时也可能为 COPD 急性加重的征兆。气促加重,咳嗽、痰量增多及出现脓性痰常提示有细菌感染。

COPD 急性加重的评价基于患者的病史、反映严重程度的体征及实验室检查。病史包括 COPD 气流受限的严重程度、症状加重或出现新症状的时间、既往急性加重次数(总数/住院次数)、合并症、目前治疗方法和既往机械通气使用情况。与急性加重前的病史、症状、体征、肺功能测定、动脉血气检测结果和其他实验室检查指标进行对比,对判断 COPD 急性加重及其严重程度评估甚为重要。对于严重 COPD 患者,意识变化是病情恶化和危重的指标,一旦出现需及时送医院救治。是否出现辅助呼吸肌参与呼吸运动,胸腹矛盾呼吸、发绀、外周水肿、右心衰竭和血流动力学不稳定等征象,也有助于判定 COPD 急性加重的严重程度。急性加重期间不推荐进行肺功能检查,因为患者无法配合且检查结果不够准确。动脉血气分析示 $PaO_2 < 8.0$ kPa(60 mmHg)和/或 $PaCO_2 > 6.7$ kPa(50 mmHg),提示有呼吸衰竭。如 $PaO_2 < 6.7$ kPa(50 mmHg),$PaCO_2 > 9.3$ kPa(70 mmHg),pH<7.30 提示病情严重,需进行严密监护或入住 ICU 行无创或有创机械通气治疗。

二、治疗要点

(一)COPD 稳定期的处理

目标:①减轻当前症状,包括缓解症状、改善运动耐量和改善健康状况;②降低未来风险,包括防止疾病进展、防止和治疗急性加重及减少病死率。

1.健康教育

教育和劝导患者戒烟,避免或防止吸入粉尘、烟雾及有害气体等。

2.药物治疗

药物治疗用于预防和控制症状,减少急性加重的频率和严重程度,提高运动耐力和生命质量。根据病情的严重程度不同,选择的治疗方法也有所不同。COPD 稳定期分级治疗药物推荐方案见表 5-8。

表 5-8　COPD 稳定期起始治疗药物推荐方案

组别	首选方案	次选方案	替代方案
A 组	SAMA(需要时)或 SABA(需要时)	LAMA 或 LABA 或 SAMA 和 SABA	茶碱
B 组	LAMA 和 LABA	LAMA 和 LABA	SABA 和/或 SAMA 茶碱
C 组	ICS+LABA 或 LAMA	LAMA 和 LABA	PDE-4 抑制剂 SABA 和/或 SAMA 茶碱
D 组	ICS+LABA 或 LAMA	ICS 和 LAMA 或 ICS+LABA 和 LAMA 或 ICS+LABA 和 PDE-4 抑制剂 或 LAMA 和 LABA 或 LAMA 和 PDE-4 抑制剂	羧甲司坦 SABA 和/或 SAMA 茶碱

注:SAMA,短效抗胆碱药;SABA,短效 β_2 受体激活剂;LAMA,长效抗胆碱药;LABA,长效 β_2 受体激活剂;ICS,吸入激素;PDE-4,磷酸二酯酶-4;替代方案中的药物可单独应用或与首选方案和次选方案中的药物联合应用,各栏中药物并非按照优先顺序排序。

(1)支气管舒张剂:支气管舒张剂可松弛支气管平滑肌、扩张支气管、缓解气流受限,是控制 COPD 症状的主要治疗措施。短期按需应用可缓解症状,长期规则应用可预防和减轻症状,增加运动耐力,但不能使所有患者的 FEV_1 得到改善。与口服药物相比,吸入剂的不良反应小,因此多首选吸入治疗。联合应用不同作用机制与作用时间的药物可以增强支气管舒张作用,减少不良反应。联合应用 β_2 受体激动剂、抗胆碱药物和/或茶碱,可以进一步改善患者的肺功能与健康状况。①β_2 受体激动剂:主要有沙丁胺醇和特布他林等,为短效定量雾化吸入剂,数分钟内起效,15～30 分钟达到峰值,疗效持续 4～5 小时,每次剂量 100～200 μg(每喷 100 μg),24 小时内不超过 8～12 喷。主要用于缓解症状,按需使用。福莫特罗为长效定量吸入剂,作用持续 12 小时以上,较短效 β_2 受体激动剂更有效且使用方便,吸入福莫特罗后 1～3 分钟起效,常用剂量为 4.5～9.0 μg,每天 2 次。茚达特罗是一种新型长效 β_2 受体激动剂,2012 年 7 月已在我国批准上市,该药起效快,支气管舒张作用长达 24 小时,每天 1 次吸入 150 μg 或 300 μg 可以明显改善肺功能和呼吸困难症状。②抗胆碱药:短效制剂有异丙托溴铵气雾剂,定量吸入,起效较沙丁胺醇等短效 β_2 受体激动剂慢,但其持续时间长,30～90 分钟达最大效果,可维持 6～8 小时,使用剂量为 40～80 μg(每喷 20 μg),每天 3～4 次,不良反应小。噻托溴铵是长效抗胆碱药,可以选择性作用于 M_1 和 M_2 受体,作用长达 24 小时以上,吸入剂量为 18 μg,每天 1 次。③茶碱类药物:茶碱缓释或控释片,0.2 g,每 12 小时 1 次;氨茶碱 0.1 g,每天 3 次。

(2)激素:对高风险 COPD 患者(C 组和 D 组患者),长期吸入激素与长效 β_2 受体激动剂的联合制剂可增加运动耐量、减少急性加重发作频率、提高生活质量。目前常用剂型有氟地卡松/沙美特罗、布地奈德/福莫特罗。不推荐对 COPD 患者采用长期口服激素及单一吸入激素治疗。

（3）祛痰药：常用药物有盐酸氨溴索 30 mg，每天 3 次，N-乙酰半胱氨酸 0.2 g，每天 3 次，或羧甲司坦 0.5 g，每天 3 次。

3.氧疗

长期氧疗的目的是使患者在静息状态下达到 $PaO_2 \geq 8.0$ kPa（60 mmHg）和/或使 SaO_2 升至 90%。COPD 稳定期患者进行长期家庭氧疗（LTOT），可以提高有慢性呼吸衰竭患者的生存率，对血流动力学、血液学特征、运动能力、肺生理和精神状态都会产生有益的影响。LTOT 应在极重度 COPD 患者中应用，具体指征：①$PaO_2 \leq 7.3$ kPa（55 mmHg）或 $SaO_2 \leq 88\%$，有或无高碳酸血症；②PaO_2 为 $7.3 \sim 8.0$ kPa（$55 \sim 60$ mmHg）或 $SaO_2 < 89\%$，并有肺动脉高压、心力衰竭水肿或红细胞增多症（血细胞比容 > 0.55）。LTOT 一般是经鼻导管吸入氧气，流量 $1.0 \sim 2.0$ L/min，每天吸氧持续时间 > 15 小时。

4.通气支持

无创通气已广泛用于极重度 COPD 稳定期患者。无创通气联合长期氧疗对某些患者，尤其是在日间有明显高碳酸血症的患者或许有一定益处。无创通气可以改善生存率但不能改善生命质量。COPD 合并阻塞性睡眠呼吸暂停综合征的患者，应用持续正压通气在改善生存率和住院率方面有明确益处。

5.康复治疗

康复治疗对进行性气流受限、严重呼吸困难而很少活动的 COPD 患者，可以改善其活动能力，提高生命质量。康复治疗包括呼吸生理治疗、肌肉训练、营养支持、精神治疗和教育等多方面措施。

6.其他措施

（1）免疫调节剂：该类药物对降低 COPD 急性加重的严重程度可能具有一定作用，但尚未得到确证，不推荐作为常规使用。

（2）疫苗：流行性感冒（流感）疫苗有灭活疫苗和减毒活疫苗，应根据每年预测的流感病毒种类制备，该疫苗可降低 COPD 患者的严重程度和病死率，可每年接种 1 次（秋季）或 2 次（秋、冬季）。肺炎链球菌疫苗含有 23 种肺炎链球菌荚膜多糖，虽已用于 COPD 患者，但尚缺乏有力的临床观察资料。

（二）COPD 急性加重期的处理

COPD 急性加重的治疗目标为最小化本次急性加重的影响，预防再次急性加重的发生。根据急性加重期的原因和病情严重程度，决定患者院外治疗或住院治疗。多数患者可以使用支气管舒张剂、激素和抗生素在院外治疗。COPD 急性加重可以预防，减少急性加重及住院次数的措施有戒烟、接种流感和肺炎疫苗、掌握吸入装置用法等与治疗有关的知识、吸入长效支气管舒张剂或联合应用吸入激素、使用 PDE-4 抑制剂。

1.院外治疗

COPD 急性加重早期、病情较轻的患者可以在院外治疗，但需注意病情变化，及时决定送医院治疗的时机。院外治疗包括适当增加以往所用支气管舒张剂的剂量及频度，单一吸入短效 β_2 受体激动剂或联合应用吸入短效 β_2 受体激动剂和短效抗胆碱药物。对较严重的病例可给予较大剂量雾化治疗数天，如沙丁胺醇 2 500 μg，异丙托溴铵 500 μg，或沙丁胺醇 1 000 μg 加用异丙托溴铵 $250 \sim 500$ μg 雾化吸入，每天 $2 \sim 4$ 次。症状较重及有频繁急性加重史的患者除使用支气管舒张剂外,还可考虑口服激素,泼尼松龙 30～40 mg/d,连用 10～14 天,也可用激素联合 SABA 雾化吸入治疗。COPD 症状加重,特别是有脓性痰液时应积极给予抗生素治疗。抗生素 的选择应依据患者急性加重的严重程度及常见的致病菌,结合患者所在地区致病菌及耐药菌的 流行情况,选择敏感的抗生素,疗程为 5～10 天。

2.住院治疗

病情严重的 COPD 急性加重患者需要住院治疗,到医院就医或住院治疗的指征:①症状明 显加重,如突然出现静息状况下呼吸困难;②重度 COPD;③出现新的体征或原有体征加重(如发 绀、意识改变和外周水肿);④有严重的伴随疾病(如心力衰竭或新近发生的心律失常);⑤初始治 疗方案失败;⑥高龄;⑦诊断不明确;⑧院外治疗无效或条件欠佳。

COPD 急性加重患者收入 ICU 的指征:①严重呼吸困难且对初始治疗反应不佳;②意识障 碍(如嗜睡、昏迷等);③经氧疗和无创机械通气低氧血症[PaO_2<6.7 kPa(50 mmHg)]仍持续或 呈进行性恶化,和/或高碳酸血症[$PaCO_2$>9.3 kPa(70 mmHg)]无缓解甚至恶化,和/或严重呼 吸性酸中毒(pH<7.30)无缓解,甚至恶化。

(1)低流量吸氧:氧流量调节以改善患者的低氧血症、保证 88%～92%氧饱和度为目标,氧 疗 30 分钟后应进行动脉血气分析,以确定氧合满意而无二氧化碳潴留或酸中毒。

(2)抗菌药物:抗菌药物治疗的指征如下。①呼吸困难加重、痰量增加和脓性痰是 3 个必要 症状;②脓性痰在内的 2 个必要症状;③需要有创或无创机械通气治疗。临床上应用何种类型的 抗菌药物要根据当地细菌耐药情况选择,对于反复发生急性加重、严重气流受限和/或需要机械 通气的患者应进行痰培养。药物治疗途径(口服或静脉给药)取决于患者的进食能力和抗菌药物 的药代动力学特点,最好给予口服治疗。呼吸困难改善和脓痰减少提示治疗有效。抗菌药物的 治疗疗程为 5～10 天。

临床上选择抗生素要考虑有无铜绿假单胞菌感染的危险因素:①近期住院史;②经常 (>4 次/年)或近期(近 3 个月内)抗菌药物应用史;③病情严重(FEV_1占预计值%<30%);④应 用口服类固醇激素(近 2 周服用泼尼松>10 mg/d)。

初始抗菌治疗的建议:①对无铜绿假单胞菌危险因素者,主要依据急性加重严重程度、当地 耐药状况、费用和潜在的依从性选择药物,病情较轻者推荐使用青霉素、阿莫西林加或不加用克 拉维酸、大环内酯类、氟喹诺酮类、第 1 代或第 2 代头孢菌素类抗生素,一般可口服给药,病情较 重者可用 β 内酰胺类/酶抑制剂、第 2 代头孢菌素类、氟喹诺酮类和第 3 代头孢菌素类;②有铜绿 假单胞菌危险因素者如能口服,则可选用环丙沙星,需要静脉用药时可选择环丙沙星、抗铜绿假 单胞菌的 β 内酰胺类,不加或加用酶抑制剂,同时可加用氨基糖苷类药物;③应根据患者病情的 严重程度和临床状况是否稳定选择使用口服或静脉用药,静脉用药 3 天以上,如病情稳定可以改 为口服。

(3)支气管舒张剂:药物同稳定期。短效支气管舒张剂雾化吸入治疗较适用于 COPD 急性 加重期的治疗,对于病情较严重者可考虑静脉滴注茶碱类药物。联合用药的支气管舒张作用 更强。

(4)激素:住院的 COPD 急性加重患者宜在应用支气管舒张剂基础上,口服或静脉滴注激 素,激素剂量要权衡疗效及安全性,建议口服泼尼松 30～40 mg/d,连续用 10 天后停药,对个别 患者视情况逐渐减量停药;也可以静脉给予甲泼尼龙 40～80 mg,每天 1 次,3 天后改为口服。

(5)辅助治疗:在监测出入量和血电解质的情况下适当补充液体和电解质,注意维持液体和电解质平衡,注意补充营养,对不能进食者需经胃肠补充要素饮食或给予静脉高营养;对卧床、红细胞增多症或脱水的患者,无论是否有血栓栓塞性疾病史,均需考虑使用肝素或低分子肝素抗凝治疗。此外,还应注意痰液引流,积极排痰治疗(如刺激咳嗽、叩击胸部、体位引流和湿化气道等),识别及治疗合并症(如冠状动脉粥样硬化、糖尿病和高血压等)及其并发症(如休克、弥散性血管内凝血和上消化道出血等)。

(6)机械通气:可通过无创或有创式实施机械通气,在此条件下,通过药物治疗消除COPD急性加重的原因,使急性呼吸衰竭得到逆转。进行机械通气的患者应有动脉血气监测。

无创通气:COPD急性加重期患者应用无创通气可降低$PaCO_2$,降低呼吸频率、呼吸困难程度,减少呼吸机相关肺炎等并发症和住院时间,更重要的是降低病死率和插管率。①适应证:具有下列至少1项:呼吸性酸中毒[动脉血pH≤7.35和/或$PaCO_2$≥6.0 kPa(45 mmHg)];严重呼吸困难且具有呼吸肌疲劳或呼吸功增加的临床征象,或两者皆存在,如使用辅助呼吸肌、腹部矛盾运动或肋间隙凹陷。②禁忌证(符合下列条件之一):呼吸抑制或停止;心血管系统功能不稳定(低血压、心律失常和心肌梗死);嗜睡、意识障碍或患者不合作;易发生误吸(吞咽反射异常、严重上消化道出血);痰液黏稠或有大量气道分泌物;近期曾行面部或胃食管手术;头面部外伤,固有的鼻咽部异常;极度肥胖;严重胃肠胀气。

有创通气:在积极的药物和无创通气治疗后,患者的呼吸衰竭仍进行性恶化,出现危及生命的酸碱失衡和/或意识改变时,宜用有创机械通气治疗,待病情好转后,可根据情况采用无创通气进行序贯治疗,具体应用指征:①不能耐受无创通气,或无创通气失败,或存在使用无创通气的禁忌证;②呼吸或心搏骤停;③呼吸暂停导致意识丧失或窒息;④意识模糊、镇静无效的精神运动性躁动;⑤严重误吸;⑥持续性气道分泌物排出困难;⑦心率<50次/分且反应迟钝;⑧严重的血流动力学不稳定,补液和血管活性药无效;⑨严重的室性心律失常;⑩危及生命的低氧血症,且患者不能耐受无创通气。在决定终末期COPD患者是否使用机械通气时,还需充分考虑到病情好转的可能性,患者本人及家属的意愿,以及强化治疗条件是否许可。使用最广泛的3种通气模式包括同步间歇指令通气(SIMV)、压力支持通气(PSV)和SIMV与PSV联合模式。由于COPD患者广泛存在内源性呼气末正压,导致吸气功耗增加和人机不协调,因此,可常规加用适度的外源性呼气末正压,压力为内源性呼气末正压的70%~80%。

(楚娟娟)

第六章

消化内科疾病的综合治疗

第一节 酒精性肝病

一、概述

正常人 24 小时内体内可代谢酒精 120 g,而酒精性肝病(ALD)是由于长期大量饮酒,超过机体的代谢能力所导致的疾病。临床上分为轻症酒精性肝病(AML)、酒精性脂肪肝(AFL)、酒精性肝炎(AH)、酒精性肝纤维化(AF)和酒精性肝硬化(AC)不同阶段。严重酗酒时可诱发广泛肝细胞坏死甚至急性肝功能衰竭。因饮酒导致的 ALD 在西方国家已成为常见病、多发病,占中年人死因的第 4 位。我国由酒精所致肝损害的发病率也呈逐年上升趋势,酒精已成为继病毒性肝炎后导致肝损害的第二大病因,严重危害人民健康。

ALD 的发病机制较为复杂,目前尚不完全清楚。可能与酒精及其代谢产物对肝脏的毒性作用、氧化应激、内毒素、细胞因子(TNF-α、TGF-β 等)产生异常、免疫异常、蛋氨酸代谢异常、酒精代谢相关酶类基因多态性、细胞凋亡等多种因素有关。

二、诊断

(一)酒精性肝病临床诊断标准

(1)有长期饮酒史,一般超过 5 年,折合酒精量男性不低于 40 g/d,女性不低于 20 g/d,或 2 周内有大量饮酒史,折合酒精量超过 80 g/d。但应注意性别、遗传易感性等因素的影响。酒精量换算公式为:酒精量(g)=饮酒量(mL)×酒精含量(%)×0.8。

(2)临床症状为非特异性,可无症状,或有右上腹胀痛、食欲缺乏、乏力、体重减轻、黄疸等;随着病情加重,可有神经精神、蜘蛛痣、肝掌等症状和体征。

(3)血清天冬氨酸氨基转移酶(AST)、丙氨酸氨基转移酶(ALT)、γ-谷氨酰转肽酶(GGT)、总胆红素(TBIL)、凝血酶原时间(PT)和平均红细胞容积(MCV)等指标升高,禁酒后这些指标可明显下降,通常4周内基本恢复正常,AST/ALT>2,有助于诊断。

(4)肝脏 B 超或 CT 检查有典型表现。

(5)排除嗜肝病毒的感染、药物和中毒性肝损伤等。

符合第(1)、(2)、(3)项和第(5)项或第(1)、(2)、(4)项和第(5)项可诊断酒精性肝病;仅符合第(1)、(2)项和第(5)项可疑诊酒精性肝病。

(二)临床分型诊断

1.轻症酒精性肝病

肝脏生物化学、影像学和组织病理学检查基本正常或轻微异常。

2.酒精性脂肪肝

影像学诊断符合脂肪肝标准,血清 ALT、AST 可轻微异常。

3.酒精性肝炎

血清 ALT、AST 或 GGT 升高,可有血清 TBIL 增高。重症酒精性肝炎是指酒精性肝炎中,合并肝性脑病、肺炎、急性肾衰竭、上消化道出血,可伴有内毒素血症。

4.酒精性肝纤维化

症状及影像学无特殊。未做病理检查时,应结合饮酒史、血清纤维化标志物(透明质酸、Ⅲ型胶原、Ⅳ型胶原、层粘连蛋白)、GGT、AST/ALT、胆固醇、载脂蛋白-A1、TBIL、α_2 巨球蛋白、铁蛋白、稳态模式胰岛素抵抗等改变,这些指标十分敏感,应联合检测。

5.酒精性肝硬化

有肝硬化的临床表现和血清生物化学指标的改变。

三、鉴别诊断

鉴别诊断见表 6-1。

表 6-1 酒精性肝病的鉴别诊断

	病史	病毒学检查
非酒精性肝病	好发于肥胖、2 型糖尿病患者	肝炎标志物阴性
病毒性肝炎	无长期饮酒史	肝炎标志物阳性
酒精性肝病	有长期饮酒史	肝炎标志物阴性

四、治疗

(一)治疗原则

治疗包括戒酒、改善营养、治疗肝损伤、防治并发存在的其他肝病、阻止或逆转肝纤维化的进展、促进肝再生、减少并发症、提高生活质量、终末期肝病进行肝移植等措施。

1.戒酒

戒酒是 ALD 治疗的最关键措施,戒酒或显著减少酒精摄入可显著改善所有阶段患者的组织学改变和生存率;Child A 级的 ALD 患者戒酒后 5 年生存率可超过 80%;Child B、C 级患者在戒酒后也能使 5 年生存率从 30% 提高至 60%,除戒酒以外尚无 ALD 特异性治疗方法。戒酒过程中应注意戒断综合征(包括酒精依赖者,神经精神症状的出现与戒酒有关,多呈急性发作过程,常有四肢抖动及出汗等症状,严重者有戒酒性抽搐或癫痫样痉挛发作)的发生。

2.营养支持

ALD 患者同时也需良好的营养支持,因其通常并发热量、蛋白质缺乏性营养不良,而营养不良又可加剧酒精性肝损伤。因此,宜给予富含优质蛋白和 B 族维生素、高热量的低脂饮食,必要时适当补充支链氨基酸为主的复方氨基酸制剂。酒精性肝病的饮食治疗可参考表 6-2。

表 6-2　ALD 患者的饮食指导原则

1.蛋白质＝1.0～1.5/kg 体重

2.总热量＝1.2～1.4(休息状态下的能量消耗最少)126 kJ/kg 体重

3.50％～55％为糖类,最好是复合型糖类

4.30％～35％为脂肪,最好不饱和脂肪酸含量高并含有足量的必须脂肪酸

5.营养最好是肠内或口服(或)经小孔径喂食给予;部分肠道外营养为次要选择;全肠外营养为最后的选择

6.水、盐摄入以保持机体水、电解质平衡

7.多种维生素及矿物质

8.支链氨基酸的补充通常并不需要

9.许多患者能耐受标准的氨基酸补充

10.若患者不能耐受标准氨基酸补充仍可补充支链氨基酸

11.避免仅仅补充支链氨基酸,支链氨基酸并不能保持氮的平衡

12.有必要补充必需氨基酸,必需氨基酸指正常时可从前体合成而在肝硬化患者不能合成,包括胆碱、胱氨酸、氨基乙磺酸、酪氨酸

3.维生素及微量元素

慢性饮酒者可能因摄入不足、肠道吸收减少、肝内维生素代谢障碍、疾病后期肠道黏膜屏障衰竭等导致维生素(维生素 B_1、维生素 B_6、维生素 A、维生素 E、叶酸等)、微量元素(锌、硒)的严重缺乏。因此适量补充上述维生素和微量元素是必需的,尤其是补充维生素 B_1(目前,推荐应用脂溶性维生素 B_1 前体苯磷硫胺)和补锌在预防和治疗 ALD 非常重要。而维生素 E 是临床上使用较早的抗氧化剂,脂溶性的维生素 E 可以在细胞膜上积聚,结合并清除自由基,减轻肝细胞膜及线粒体膜的脂质过氧化。Sokol 等发现维生素 E 能明显减轻胆汁淤积时疏水性胆汁酸所引起的肝细胞膜脂质过氧化,从而减轻肝细胞损伤。

(二)药物治疗

1.非特异性抗感染治疗

(1)糖皮质激素:多项随机对照研究和荟萃分析,使用糖皮质激素治疗 ALD 仍有一些争议,对于严重急性肝炎(AH)患者,糖皮质激素是研究得最多也可能是最有效的药物。然而,接受激素治疗的患者病死率仍较高,特别在伴发肾衰竭的患者。激素是否能延缓肝硬化进展及改善长期生存率尚不明确。并发急性感染、胃肠道出血、胰腺炎、血糖难以控制的糖尿病者为应用皮质激素的禁忌证。

(2)己酮可可碱(PTX):PTX 是一种非选择性磷酸二酯酶抑制剂,具有拮抗炎性细胞因子的作用,可降低 TNF-α 基因下游许多效应细胞因子的表达。研究表明 PTX 可以显著改善重症 AH 患者的短期生存率,但在 PTX 成为 AH 的常规治疗方法之前,还需进行 PTX 与糖皮质激素联合治疗或用于对皮质激素有禁忌证的 AH 患者的临床试验。

2.保肝抗纤维化

(1)还原型谷胱甘肽:还原型谷胱甘肽由谷氨酸、半胱氨酸组成,具有广泛的抗氧化作用,可与酒精的代谢产物乙醛、氧自由基结合,使其失活,并加速自由基的排泄,抑制或减少肝细胞膜及线粒体膜过氧化脂质形成,保护肝细胞。此外,还可以通过 γ-谷氨酸循环,维护肝脏蛋白质合

成。目前临床应用比较广泛。

（2）多稀磷脂酰胆碱（易善复）：多稀磷脂酰胆碱是由大豆中提取的磷脂精制而成，其主要活性成分是1,2-二亚油酰磷脂酰胆碱（DLPC）。DLPC可将人体内源性磷脂替换，结合并进入膜成分中，增加膜流动性，同时还可以维持或促进不同器官及组织的许多膜功能，包括可调节膜结合酶系统的活性；能抑制细胞色素 $P_{450}2E_1$（$CYP2E_1$）的含量及活性，减少自由基；可增强过氧化氢酶活性、超氧化物歧化酶活性和谷胱甘肽还原酶活性。研究表明，多稀磷脂酰胆碱可提高ALD患者治疗的有效率，改善患者的症状和体征，并提高生存质量，但不能改善患者病理组织学，只能防止组织学恶化的趋势。常用多稀磷脂酰胆碱500 mg静脉给药。

（3）丙硫氧嘧啶（PTU）：多个长期疗效的观察研究提示PTU对重度ALD有一定效果，而对于轻、中度ALD无效。Rambaldi A通过随机、多中心、双盲、安慰剂对照的临床研究，发现PTU与安慰剂相比，在降低病死率、减少并发症及改善肝脏组织学等方面没有显著差异。由于PTU能引起甲状腺功能减退，因此应用PTU治疗ALD要慎重选择。

（4）腺苷蛋氨酸：酒精通过改变肠道菌群，使肠道对内毒素的通透性增加，同时对内毒素清除能力下降，导致高内毒素血症，激活库弗细胞释放 TNF-α、TGF-β、白细胞介素-1、白细胞介素-6、白细胞介素-8等炎症细胞因子，使具有保护作用的白细胞介素-10水平下调。腺苷蛋氨酸能降低 TNF-α水平，下调TGF-β的表达，抑制肝细胞凋亡和肝星状细胞的激活，提高细胞内腺苷蛋氨酸/S-腺苷半胱氨酸比值，并能够去除细胞内增加的S-腺苷半胱氨酸，提高肝微粒体谷胱甘肽贮量从而阻止酒精性肝损发生，延缓肝纤维化的发生和发展的作用。

（5）硫普罗宁：含有巯基，能与自由基可逆性结合成二硫化合物，作为一种自由基清除剂在体内形成一个再循环的抗氧化系统，可有效清除氧自由基，提高机体的抗氧化能力，调节氧代谢平衡，修复乙醇引起的肝损害，对抗酒精性肝纤维化。临床试验显示，硫普罗宁在降酶、改善肝功能方面疗效显著，对抗酒精性肝纤维化有良好的作用。

（三）肝移植

晚期ALD是原位肝移植的最常见指征之一。Child C级酒精性肝硬化患者的1年生存率为50%~85%，而 Child B级患者1年生存率为75%~95%。因此，如果不存在其他提示病死率增高的情况如自发性细菌性腹膜炎、反复食管胃底静脉曲张出血或原发性肝细胞癌等，肝移植应限于Child C级肝硬化患者。虽然大多数移植中心需要患者在移植前有一定的戒酒期（一般为6个月），但移植后患者再饮酒的问题及其对预后的影响仍值得重视。目前，统计的移植后再饮酒的比例高达35%。大多数移植中心为戒酒后 Child-Pugh 积分仍较高的患者提供肝移植治疗。多项研究显示，接受肝移植的酒精性肝硬化患者的生存率与其他病因引起的肝硬化患者相似，5年和10年生存率介于胆汁淤积性肝病和病毒性肝病之间。移植后生活质量的改善也与其他移植指征相似。

（楚娟娟）

第二节　非酒精性脂肪性肝病

非酒精性脂肪性肝病（NAFLD）是一种无过量饮酒和其他明确的肝损害因素所致，以肝实质细胞脂肪变性为特征的临床病理综合征。组织学上，NAFLD分为非酒精性脂肪肝（NAFL）和非酒精性脂肪性肝炎(NASH)两种类型。NAFL 指存在大泡为主脂肪变,无肝细胞损伤,多为良性、非进展性。NASH 指肝脏脂肪变性,合并炎症和肝细胞损伤,伴或不伴纤维化,可进展为肝硬化、肝衰竭和肝癌。

一、流行病学

不同种族、不同年龄组男女均可发病。欧美等发达国家普通成人中 NAFLD 患病率高达 20%～40%,亚洲国家为 12%～30%。肥胖症患者 NAFLD 患病率为 60%～90%,NASH 为 20%～25%。2 型糖尿病和高脂血症患者 NAFLD 患病率分别为 28%～55%和 27%～92%。近年来中国患病率不断上升,呈低龄化趋势,发达城区成人 NAFLD 患病率在 15%左右。绝大多数 NAFLD 患者与代谢危险因素有关。

二、病因与发病机制

NAFLD 主要分为原发性和继发性两大类,通常所指的 NAFLD 是原发性的,与胰岛素抵抗和遗传易感性相关;而继发性 NAFLD 包括了由药物(胺碘酮、他莫西芬等的使用)、广泛小肠切除、内分泌疾病等病因所致的脂肪肝。此外,NAFLD 与一些少见的脂质代谢病和存在严重胰岛素抵抗的罕见综合征有关。

本病病因复杂。发病机制中,"二次打击"或"多重打击"学说已被广泛接受。初次打击主要指胰岛素抵抗引起的肝细胞内脂质,特别是甘油三酯异常沉积,引起线粒体形态异常和功能障碍。第二次打击主要为反应性氧化代谢产物增多,形成脂质过氧化产物,导致损伤肝细胞内磷脂膜氧化,溶酶体自噬异常,凋亡信号通路活化;内质网应激,炎症因子通路活化,促进脂肪变性。"多重打击"学说即遗传因素(家族聚集、种族等)、环境因素(胰岛素抵抗、肠道菌群紊乱、脂肪细胞因子失调、氧化应激等)共同导致 NAFLD 的发生和进展。

三、病理

推荐 NAFLD 的病理学诊断和临床疗效评估参照美国国立卫生研究院 NASH 临床研究网病理工作组指南,常规进行 NAFLD 活动度积分(NAS)和肝纤维化分期。

(一)NAS 评分

NAS(0～8 分)评分如下。①肝细胞脂肪变:0 分(<5%);1 分(5%～33%);2 分(34%～66%);3 分(>66%)。②小叶内炎症(20 倍镜计数坏死灶):0 分,无;1 分(<2 个);2 分(2～4 个);3 分(>4 个)。③肝细胞气球样变:0 分,无;1 分,少见;2 分,多见。NAS 为半定量评分系统,NAS<3 分可排除 NASH,NAS>4 分则可诊断 NASH,介于两者之间者为 NASH 可能。规定不伴有小叶内炎症、气球样变和纤维化,但肝脂肪变>33%者为 NAFL,脂肪变达不到此程度者仅称为肝细胞脂肪变。

(二)肝纤维化分期

肝纤维化分期(0～4 期)如下。①0 期:无纤维化;②1 期:肝腺泡 3 区轻～中度窦周纤维化或仅有门脉周围纤维化;③2 期:腺泡 3 区窦周纤维化合并门脉周围纤维化;④3 期:桥接纤维化;⑤4 期:高度可疑或确诊肝硬化,包括 NASH 合并肝硬化、脂肪性肝硬化及隐源性肝硬化(因为肝脂肪变和炎症随着肝纤维化进展而减轻)。

四、临床表现

非酒精性脂肪性肝病起病隐匿，发病缓慢，常无症状。少数患者可有乏力、肝区隐痛或上腹胀痛等非特异症状。严重脂肪性肝炎可出现黄疸、食欲减退、恶心、呕吐等症状。部分患者可有肝大。失代偿期的肝硬化患者临床表现与其他原因所致的肝硬化相似。

查体可见 30%～100% 的患者存在肥胖，50% 患者有肝大，表面光滑，边缘圆钝，质地正常，无明显压痛。进展至肝硬化时，患者可出现黄疸、水肿、肝掌、蜘蛛痣等慢性肝病体征及门脉高压体征。

五、实验室检查

血清转氨酶（ALT/AST）上升 2～5 倍常见于 NASH 患者，但不是反映 NAFLD 严重程度。30% NAFLD 患者碱性磷酸酶（ALP）、γ-谷氨酰转肽酶（GGT）可升高 2～3 倍。肝硬化和肝衰竭时，可出现血白蛋白和凝血酶原时间异常，常早于血清胆红素的升高。30%～50% 的 NASH 患者存在血糖增高或糖耐量异常。20%～80% 的患者存在高脂血症。近年来，细胞角蛋白片段作为诊断 NASH 的新型标志物被广泛研究。

六、辅助检查

(一)超声检查

当肝脂肪沉积超过 30% 时，可检出脂肪肝，肝脂肪含量达 50% 时，超声诊断敏感性可达 90%。弥漫性脂肪肝表现为肝脏近场回声弥漫性增强，强于肾脏回声，远场回声逐渐衰减，肝内管道结构显示不清。

(二)CT 检查

弥漫性脂肪肝表现为肝的密度（CT 值）普遍降低，严重脂肪肝 CT 值可变为负值。增强后肝内血管显示非常清楚，其形态走向均无异常。0.7＜肝/脾 CT 比值≤1.0 为轻度；肝/脾比值 0.5＜CT比值≤0.7 为中度；肝/脾 CT 比值≤0.5 者为重度脂肪肝。CT 诊断脂肪肝的特异性优于 B 超。

(三)MRI 检查

MRI 检查主要用于鉴别超声与 CT 上难以区分的局灶性脂肪肝、弥漫性脂肪肝伴正常肝岛与肝脏肿瘤。MRI 波谱分析、二维磁共振成像是目前无创性诊断研究的热点。

(四)肝活组织检查

肝活组织检查指征：①经常规检查和诊断性治疗仍未能确诊的患者；②存在脂肪性肝炎和进展期肝纤维化风险，但临床或影像学缺乏肝硬化证据者；③鉴别局灶性脂肪性肝病与肝肿瘤、某些少见疾病如血色病、胆固醇酯贮积病和糖原贮积病；④血清铁蛋白和铁饱和度持续增高者推荐进行肝活检，尤其是存在血色沉着病 C282Y 基因纯合子或杂合子突变的患者。

七、诊断

明确 NAFLD 的诊断必须符合以下 3 项条件：①无饮酒史或饮酒折合乙醇量每周＜140 g（女性每周＜70 g）；②除外病毒性肝炎、药物性肝病、Wilson 病、全胃肠外营养、自身免疫性肝病等可导致脂肪肝的特定疾病；③肝脏组织学表现符合脂肪性肝病的病理学诊断标准。

鉴于肝组织学诊断有时难以获得,NAFLD工作组定义为:①肝脏影像学表现符合弥漫性脂肪肝的诊断标准并无其他原因可供解释;和/或②有代谢综合征相关组分如肥胖、2型糖尿病、高脂血症的患者出现不明原因 ALT/AST/GGT 持续增高半年以上,减肥或改善胰岛素抵抗后,异常酶谱和影像学脂肪肝改善甚至恢复正常者可明确 NAFLD 的诊断。

八、鉴别诊断

(一)酒精性肝病

酒精性肝病和 NAFLD 在组织学特征、临床特点和实验室检查存在一定的重叠。故而应重视病史、体检信息的采集。NAFLD 常为肥胖和/或糖尿病,高血脂患者,AST/ALT 比值<1,而酒精性肝病则一般病情较重,血清胆红素水平较高,AST/ALT 比值>2;酒精性肝病常见组织学表现如 Mallory 小体、胆管增生、巨大线粒体等在 NAFLD 中常不明显;酒精性肝病一般发生于每天摄入乙醇量超过 40 g(女性 20 g)的长期酗酒者,无饮酒史或每周摄入乙醇量<140 g 基本可以排除酒精性肝病。但是每周摄入乙醇介于少量(男性每周<140 g,女性每周<70 g)和过量(男性每周>280 g,女性每周>140 g)之间的患者,其血清酶学异常和脂肪肝原因常难以界定,需考虑酒精滥用和代谢因素共存可能。

(二)NASH

NASH 需与慢性病毒性肝炎(特别是丙型肝炎)、自身免疫性肝炎、早期 Wilson 病等可导致脂肪肝的肝病相鉴别。NASH 肝细胞损害、炎症和纤维化主要位于肝小叶内,且病变以肝腺泡3区为重;其他疾病的肝组织学改变主要位于门脉周围等特征,病史资料、肝炎病毒标志、自身抗体和铜蓝蛋白等检测有助于相关疾病的明确诊断。NASH 如存在血清铁及铁饱和持续性增高,需与血色病相鉴别。

(三)其他原因导致的脂肪肝

还需除外药物、全胃肠外营养、炎症性肠病、甲状腺功能减退、库欣综合征、β脂蛋白缺乏血症及一些与胰岛素抵抗有关的综合征导致脂肪肝的特殊情况。

九、治疗

治疗的首要目标是改善胰岛素抵抗,防治代谢综合征和终末期靶器官病变;次要目标是减少肝脏脂肪沉积,避免"多重打击"导致 NASH 和肝功能失代偿。治疗包括病因治疗、饮食控制、运动疗法和药物治疗。

(一)病因治疗

针对原发病和危险因素予以治疗,如减肥、合理控制血糖和血脂、纠正营养失衡等。

(二)控制饮食和适量运动

控制饮食和适量运动是治疗关键。建议低热量低脂平衡饮食,肥胖成人每天热量摄入需减少 119.45~4 185.85 kJ(500~1 000 kcal)。中等量有氧运动(每周至少 150 分钟)。体重至少下降 3%~5%才能改善肝脂肪变,达到 10%可改善肝脏炎症坏死程度。

(三)药物治疗

1.改善胰岛素抵抗,纠正糖脂代谢紊乱

噻唑烷二酮类,可改善胰岛素抵抗,可用来治疗肝活检证实 NASH 的脂肪性肝炎。二甲双胍并不能改善 NAFLD 患者肝组织学损害,不推荐用于 NASH 的治疗。

如无明显肝功能异常、失代偿期肝硬化,NAFLD 患者可安全使用血管紧张素Ⅱ受体阻断药降血压,他汀类、依折麦布调脂治疗。Omega-3 可作为 NAFLD 患者高甘油三酯一线治疗药物。

2.抗氧化剂

维生素 E 800 U/d 可作为无糖尿病的 NASH 成人的一线治疗药物。但尚未推荐用于合并糖尿病和肝硬化的 HASH 患者。

3.护肝抗炎药

无足够证据推荐 NAFLD/NASH 患者常规使用护肝药物。可以根据疾病的活动度、病期、药物的效能选择以下药物:如必需磷脂、还原型谷胱甘肽、水飞蓟宾。

4.中医药治疗

常用中药有丹参、泻泽、决明子、山楂、柴胡等。

(四)外科手术

(1)BMI>40 kg/m² ,或>35 kg/m² 伴有并发症如难以控制的 2 型糖尿病可以考虑减肥手术。

(2)肝衰竭晚期 NASH 患者推荐进行肝移植。然而部分患者肝移植后容易复发,并迅速进展至 NASH 和肝硬化,可能与遗传及术后持续性高脂血症、糖尿病和皮质激素治疗等有关。BMI>40 kg/m² 不宜做肝移植。

(楚娟娟)

第三节　胃食管反流病

一、概说

胃食管反流病(GERD)是指胃内容物反流入食管,引起不适症状和/或并发症的一种疾病。如酸(碱)反流导致的食管黏膜破损称为反流性食管炎(RE)。常见症状有胸骨后疼痛或烧灼感、反酸、胃灼热、恶心、呕吐、咽下困难,甚至吐血等。

本病经常和慢性胃炎,消化性溃疡或食管裂孔疝等病并存,但也可单独存在。广义上讲,凡能引起胃食管反流的情况,如进行性系统性硬化症、妊娠呕吐及任何原因引起的呕吐,或长期放置胃管、三腔管等,均可导致胃食管反流,引起继发性反流性食管炎。长期反复不愈的食管炎可致食管瘢痕形成、食管狭窄,或裂孔疝、慢性局限性穿透性溃疡,甚至发生癌变。

中国胃食管反流病共识意见中提出 GERD 可分为非糜烂性反流病(NERD)、糜烂性食管炎(EE)和 Barrett 食管(BE)三种类型,也可称为 GERD 相关疾病。有人认为 GERD 的三种类型相对独立,相互之间不转化或很少转化,但有些学者则认为这三者之间可能有一定相关性。①NERD 是指存在反流相关的不适症状,但内镜下未见 BE 和食管黏膜破损。②EE 是指内镜下可见食管远端黏膜破损。③BE 是指食管远端的鳞状上皮被柱状上皮所取代。

在 GERD 的三种疾病形式中,NERD 最为常见,EE 可合并食管狭窄、溃疡和消化道出血,BE 有可能发展为食管腺癌。这三种疾病形式之间相互关联和进展的关系需作进一步研究。

蒙特利尔共识意见对 GERD 进行了分类,将 GERD 的表现分为食管综合征和食管外综合征,食管外综合征再分为明确相关和可能相关。食管综合征包括以下两种。①症状综合征:典型反流综合征,反流性胸痛综合征。②伴食管破损的综合征:反流性食管炎,反流性食管狭窄,Barrett食管,食管腺癌。食管外综合征包括以下两种。①明确相关的:反流性咳嗽综合征,反流性喉炎综合征,反流性哮喘综合征,反流性牙侵蚀综合征。②可能相关的:咽炎,鼻窦炎,特发性肺纤维化,复发性中耳炎。广泛使用 GERD 蒙特利尔定义中公认的名词将会使 GERD 的研究更加全球化。

在正常情况下,食管下端与胃交界线上 3~5 cm,有一高压带(LES)构成一个压力屏障,能防止胃内容物反流入食管。当食管下端括约肌关闭不全时,或食管黏膜防御功能破坏时,不能防止胃十二指肠内容物反流到食管,以致胃酸、胃蛋白酶、胆盐和胰酶等损伤食管黏膜,均可促使发生胃食管反流病。其中尤以 LES 功能失调引起的反流性食管炎为主要机制。

二、诊断

(一)临床表现

本病初起,可不出现症状,但有胃食管明显反流者,常出现下列自觉症状。

1.胸骨后烧灼感或疼痛

此为最早最常见的症状,表现为在胸骨后感到烧灼样不适,并向胸骨上切迹、肩胛部或颈部放射,在餐后 1 小时躺卧或增高腹内压时出现,严重者可使患者于夜间醒来,口服抗酸剂后迅速缓解,但一部分长期有反流症状的患者,也可伴有挤压性疼痛,与体位或进食无关,抗酸剂不能使之缓解,进酸性或热性液体时,则反使疼痛加重。

但胃灼热也可在食管运动障碍或心、胆囊及胃十二指肠疾病中出现,确诊仍有赖于其他客观检查。

2.胃、食管反流

胃、食管反流表现为酸性或苦味液体反流到口腔,偶尔有食物从胃反流到口内,若严重者夜间出现反酸,可将液体或食物吸入肺内,引起阵发性咳嗽、呼吸困难及非季节性哮喘等。

3.咽下困难

初期多因炎症而有咽下轻度疼痛和阻塞不顺之感觉,进而食管痉挛,多有间歇性咽下梗阻,后期食管狭窄则咽下困难,甚至有进食后不能咽下的间断反吐现象,严重患者可呈间歇性咽下困难,伴有咽下疼痛,此时,不一定有食管狭窄,可能为食管远端的运动功能障碍,继发食管痉挛所致。慢性患者由于持续的咽下困难,饮食减少,摄取营养不足,体重明显下降。

4.出血

严重的活动性炎症,由于黏膜糜烂出血,可出现大便隐血阳性,或吐出物带血,或引起轻度缺铁性贫血,饮酒后,出血更重。

5.消化道外症状

Delahuntg 综合征即发生慢性咽炎,慢性声带炎和气管炎等综合征。这是由于胃食管的经常性反流,对咽部和声带产生损伤性炎症,引起咽部灼酸苦辣感觉;还可以并发 Zenker 憩室和"唇烧灼"综合征,即发生口腔黏膜糜烂和舌、唇、口腔的烧灼感;反流性食管炎还可导致反复发作的咳嗽、哮喘、夜间呼吸暂停、心绞痛样胸痛。

反流性食管炎出现症状的轻重,与反流量,伴发裂孔疝的大小及内镜所见的组织病变程度均无明显的正相关,而与反流物质和食管黏膜接触时间有密切关系。症状严重者,反流时食管 pH 在 4.0 以下,而且酸清除时间明显延长。

(二)辅助检查

1.上消化道内镜检查

上消化道内镜检查有助于确定有无反流性食管炎及有无并发症,如食管裂孔疝、食管炎性狭窄、食管癌等,结合病理活检有利于明确病变性质。但内镜下的食管炎不一定均有反流所致,还有其他病因如吞服药物、真菌感染、腐蚀剂等,需除外。一般来说,远端食管炎常常由反流引起。

2.钡餐检查

反流性食管炎患者的食管钡餐检查可显示下段食管黏膜皱襞增粗、不光滑,可见浅龛影或伴有狭窄等,食管蠕动可减弱。有时可显示食管裂孔疝,表现为贲门增宽,胃黏膜疝入食管内,尤其在头低位时,钡剂可向食管反流。卧位时如吞咽小剂量的硫酸钡,则显示多数 GERD 患者的食管体部和 LES 排钡延缓。一般来说,此项检查阳性率不高,有时难以判断病变性质。

3.食管 pH 监测

24 小时食管 pH 监测能详细显示酸反流、昼夜酸反流规律、酸反流与症状的关系及患者对治疗的反应,使治疗个体化。其对 EE 的阳性率>80%,对 NERD 的阳性率为 50%～75%。此项检查虽能显示过多的酸反流,也是迄今为止公认的金标准,但也有假阴性。

4.食管测压

食管测压能显示 LESP 低下,一过性 LES 松弛情况。尤其是松弛后蠕动压低及食管蠕动收缩波幅低下或消失,这些正是胃食管反流的运动病理基础。在 GERD 的诊断中,食管测压除帮助食管 pH 电极定位、术前评估食管功能和预测手术外,还能预测抗反流治疗的疗效和是否需长期维持治疗。

5.食管胆汁反流监测

其方法是将光纤导管的探头放置 LES 上缘之上 5 cm 处,以分光光度法监测食管反流物内的胆红素含量,并将结果输回光电子系统。胆汁是十二指肠内容物的重要成分。其中含有的胆红素是胆汁中的主要的色素成分,在 453 nm 处有特殊的吸收高峰,可间接表明食管暴露于十二指肠内容物的情况。此项检查虽能间接反映十二指肠胃食管的反流情况,但有其局限性,一是胆红素不是唯一的有害物质,二是反流物中的黏液、食物颗粒、血红蛋白等的影响可出现假阳性的结果。

6.其他

对食管黏膜超微结构的研究可了解反流存在的病理生理学基础;无线食管 pH 测定可提供更长时间的酸反流检测;腔内阻抗技术的应用可监测所有反流事件,明确反流物的性质(气体、液体或气体液体混合物),与食管 pH 监测联合应用可明确反流物为酸性或非酸性及反流物与反流症状的关系。

三、临床诊断

(一)GERD 诊断

1.临床诊断

(1)有典型的胃灼热和反流症状,且无幽门梗阻或消化道梗阻的证据,临床上可考虑为GERD。

(2)有食管外症状,又有反流症状,可考虑是反流相关或可能相关的食管外症状,如反流相关的咳嗽、哮喘。

(3)如仅有食管外症状,但无典型的胃灼热和反流症状,尚不能诊断为 GERD。宜进一步了解食管外症状发生的时间、与进餐和体位的关系及其他诱因。需注意有无重叠症状（如同时有GERD和肠易激综合征或功能性消化不良）、焦虑、抑郁状态、睡眠障碍等。

2.上消化道内镜检查

由于我国是胃癌、食管癌的高发国家，内镜检查已广泛开展，因此，对于拟诊患者一般先进行内镜检查，特别是症状发生频繁、程度严重，伴有报警征象，或有肿瘤家族史，或患者很希望内镜检查时。上消化道内镜检查有助于确定有无反流性食管炎及有无并发症，如食管裂孔疝、食管炎性狭窄及食管癌等；有助于NERD的诊断；先行内镜检查比先行诊断性治疗，能够有效地缩短诊断时间。对食管黏膜破损者，可按洛杉矶会议提出的分级标准，将内镜下食管病变严重程度分为A～D级。A级：食管黏膜有一个或几个<5 mm的黏膜损伤。B级：同A级外，连续病变黏膜损伤>5 mm。C级：非环形的超过两个皱襞以上的黏膜融合性损伤（范围<75％食管周径）。D级：广泛黏膜损伤，病灶融合，损伤范围>75％食管周径或全周性损伤。

3.诊断性治疗

对拟诊患者或疑有反流相关食管外症状的患者，尤其是上消化道内镜检查阴性时，可采用诊断性治疗。

质子泵抑制剂（PPI）诊断性治疗（PPI试验）已被证实是行之有效的方法。建议服用标准剂量PPI一天2次，疗程为1～2周。服药后如症状明显改善，则支持酸相关GERD的诊断；如症状改善不明显，则可能有酸以外的因素参与或不支持诊断。

PPI试验不仅有助于诊断GERD，同时还启动了治疗。其本质在于PPI阳性与否充分强调了症状与酸之间的关系，是反流相关的检查。PPI阴性有以下几种可能：①抑酸不充分；②存在酸以外因素诱发的症状；③症状不是反流引起的。

PPI试验具有方便、可行、无创和敏感性高的优点，缺点是特异性较低。

（二）NERD诊断

1.临床诊断

NERD主要依赖症状学特点进行诊断，典型的症状为胃灼热和反流。患者以胃灼热症状为主诉时，如能排除可能引起胃灼热症状的其他疾病，且内镜检查未见食管黏膜破损，可做出NERD的诊断。

2.相关检查

内镜检查对NERD的诊断价值在于可排除EE或BE及其他上消化道疾病，如溃疡或胃癌。

3.诊断性治疗

PPI试验是目前临床诊断NERD最为实用的方法。PPI治疗后，胃灼热等典型反流症状消失或明显缓解提示症状与酸反流相关，如内镜检查无食管黏膜破损的证据，临床可诊断为NERD。

（三）BE诊断

1.临床诊断

BE本身通常不引起症状，临床主要表现为GERD的症状，如胃灼热、反流、胸骨后疼痛、吞咽困难等。但约25％的患者无GERD症状，因此在筛选BE时不应仅局限于有反流相关症状的人群，行常规胃镜检查时，对无反流症状的患者也应注意有无BE存在。

2.内镜诊断

BE的诊断主要根据内镜检查和食管黏膜活检结果。如内镜检查发现食管远端有明显的柱状上皮化生并得到病理学检查证实时,即可诊断为 BE。按内镜下表现分型如下。①全周型:红色黏膜向食管延伸,累及全周,与胃黏膜无明显界限,游离缘距 LES 在 3 cm 以上。②岛型:齿状线 1 cm 以上出现斑片状红色黏膜。舌型:与齿状线相连,伸向食管呈火舌状。

按柱状上皮化生长度分为以下 2 种:①长段 BE。上皮化生累及食管全周,且长度≥3 cm。②短段 BE。柱状上皮化生未累及食管全周,或虽累及全周,但长度<3 cm。

内镜表现:①SCJ 内镜标志,食管鳞状上皮表现为淡粉色光滑上皮,胃柱状上皮表现为橘红色,鳞、柱状上皮交界处构成的齿状 Z 线,即为 SCJ。②EGJ内镜标志,管状食管与囊状胃的交界处,其内镜下定位的标志为最小充气状态下胃黏膜皱襞的近侧缘和/或食管下端纵行栅栏样血管末梢。③明确区分 SCJ 及 EGJ,这对于识别 BE 十分重要,因为在解剖学上 EGJ 与内镜观察到的 SCJ 并不一致,且反流性食管炎黏膜在外观上可与 BE 混淆,所以确诊 BE 需病理活检证实。④BE 内镜下典型表现,EGJ 近端出现橘红色柱状上皮,即 SCJ 与 EGJ 分离。BE 的长度测量应从 EGJ 开始向上至 SCJ。内镜下亚甲蓝染色有助于对灶状肠化生的定位,并能指导活检。

3.病理学诊断

(1)活检取材:推荐使用四象限活检法,即常规从 EGJ 开始向上以 2 cm 的间隔分别在 4 个象限取活检;对疑有 BE 癌变者应向上每隔 1 cm 在 4 个象限取活检对有溃疡、糜烂、斑块、小结节狭窄和其他腔内异常者,均应取活检行病理学检查。

(2)组织分型。①贲门腺型:与贲门上皮相似,有胃小凹和黏液腺,但无主细胞和壁细胞。②胃底腺型:与胃底上皮相似,可见主细胞和壁细胞,但 BE 上皮萎缩较明显,腺体较少且短小,此型多分布于 BE 远端近贲门处。③特殊肠化生型:又称Ⅲ型肠化生或不完全小肠化生型,分布于鳞状细胞和柱状细胞交界处,化生的柱状上皮中可见杯状细胞为其特征性改变。

(3)BE 的异型增生。①低度异型增生(LGD):由较多小而圆的腺管组成,腺上皮细胞拉长,细胞核染色质浓染,核呈假复层排列,黏液分泌很少或不分泌,增生的细胞可扩展至黏膜表面。②高度异型增生(HGD):腺管形态不规则,呈分支或折叠状,有些区域失去极性。与 LGD 相比,HGD 细胞核更大、形态不规则且呈簇状排列,核膜增厚,核仁呈明显双嗜性,间质无浸润。

四、鉴别诊断

(一)反流性食管炎

两病可合并存在,在临床上,两者均可出现反流性症状,如胃灼热感、反酸、咽下困难及出血等。也可因腹内压或胃内压增高而加重症状。但反流性食管炎症状仅限于胃食管反流现象。而食管裂孔疝不但影响食管,也侵及附近神经,甚至影响心肺功能,故其反流症状较重,胸骨后可出现明显疼痛,也可出现咽部异物感和阵发性心律不齐。而在诊断上,食管裂孔疝主要依靠 X 线钡餐,而反流性食管炎主要依靠内镜。

(二)食管贲门黏膜撕裂综合征

前者最典型的病史是先有干呕或呕吐正常胃内容物一次或多次,随后呕吐新鲜血液,诊断主要靠内镜。由于浅表的撕裂病损,在出血后 48～72 小时多数已愈合,因此应及时做内镜检查。

(三)食管贲门失弛缓症

这是一种食管的神经肌肉功能障碍性疾病,也可出现如反流性食管炎样的食物反流、吞咽困难及胸骨后疼痛等症状。但本症多见于 20～40 岁的年轻患者,发病常与情绪波动及冷饮有关。X 线钡餐检查,可见鸟嘴状及钡液平面等特征性改变。食管压力测定可观察到食管下端 2/3 无蠕动,吞咽时 LES 压力比静止压升高 1.3 kPa,并松弛不完全,必要时可做内镜检查,以排除其他疾病。

（四）弥漫性食管痉挛

弥漫性食管痉挛也可伴有吞咽困难和胸骨后疼痛,是一种食管下端 2/3 无蠕动而又强烈收缩的疾病,一般不常见,可发生在任何年龄。食管钡餐检查可见"螺旋状食管",即食管收缩时食管外观呈锯齿状。食管测压试验可观察到反复非蠕动性高幅度持久的食管收缩。

（五）食管癌

食管癌以进行性咽下困难为典型症状,出现胃灼热和反酸的症状较少,但若由于癌瘤的糜烂及溃疡形成或伴有食管炎症,也可见到胸骨后烧灼痛,一般进行食管 X 线钡餐检查,或食管镜检查,不难与反流性食管炎做出鉴别。

五、并发症

（一）食管并发症

1.反流性食管炎

反流性食管炎是内镜下可见远段食管黏膜的破损,甚至出现溃疡,是胃食管反流病食管损伤的最常见后果和表现。

2.Barrett 食管

Barrett 食管多发生于鳞状上皮与柱状上皮交界处。蒙特利尔定义认为,当内镜疑似食管化生活检发现柱状上皮时,应诊断为 Barrett 食管,并具体说明是否存在肠型化生。

3.食管狭窄和出血

反流性食管狭窄是严重反流性疾病的结果。长期食管炎症由于瘢痕形成而致食管狭窄,表现为吞咽困难,反胃和胸骨后疼痛,狭窄多发生于食管下段。GERD 引起的出血罕见,主要见于食管溃疡者。

4.食管腺癌

蒙特利尔共识意见明确指出食管腺癌是 GERD 的并发症,食管腺癌的危险性与胃灼热的频率和时间成正比,慢性 GERD 症状增加食管腺癌的危险性。长节段 Barrett 食管伴化生是食管腺癌最重要的、明确的危险因素。

（二）食管外并发症

反流性食管炎由于反流的胃液侵袭咽部、声带和气管,引起慢性咽炎、声带炎和气管炎,甚至吸入性肺炎。

六、治疗

参照"中国胃食管反流病治疗共识意见"进行治疗。

（一）改变生活方式

抬高床头、睡前 3 小时不再进食、避免高脂肪食物、戒烟酒、减少摄入可以降低食管下段括约肌(LES)压力的食物(如巧克力、薄荷、咖啡、洋葱、大蒜等)。减轻体质量可减少 GERD 患者反流症状。

（二）抑制胃酸分泌

抑制胃酸的药物包括 H_2 受体拮抗剂(H_2RA)和质子泵抑制剂(PPI)等。

1.初始治疗的目的是尽快缓解症状,治愈食管炎

(1)H_2RA仅适用于轻至中度GERD治疗。H_2-RA(西咪替丁、雷尼替丁、法莫替丁等)治疗反流性GERD的食管炎愈合率为50%~60%,胃灼热症状缓解率为50%。

(2)PPI是GERD治疗中最常用的药物,伴有食管炎的GERD治疗首选。临床奥美拉唑、兰索拉唑、泮托拉唑、雷贝拉唑和埃索美拉唑可供选用。在标准剂量下,新一代PPI具有更强的抑酸作用。

PPI治疗糜烂性食管炎的内镜下4周、8周愈合率分别为80%和90%,PPI推荐采用标准剂量,疗程8周。部分患者症状控制不满意时可加大剂量或换一种PPI。

(3)非糜烂性反流病(NERD)治疗的主要药物是PPI。由于NERD发病机制复杂,PPI对其症状疗效不如糜烂性食管炎,但PPI是治疗NERD的主要药物,治疗的疗程应不少于8周。

2.维持治疗是巩固疗效、预防复发的重要措施

GERD是一种慢性疾病,停药后半年的食管炎与症状复发率分别为80%和90%,故经初始治疗后,为控制症状、预防并发症,通常需采取维持治疗。

目前维持治疗的方法有3种:维持原剂量或减量、间歇用药、按需治疗。采取哪一种维持治疗方法,主要根据患者症状及食管炎分级来选择药物与剂量,通常严重的糜烂性食管炎(LAC-D级)需足量维持治疗,NERD可采用按需治疗。H_2RA长期使用会产生耐受性,一般不适合作为长期维持治疗的药物。

(1)原剂量或减量维持:维持原剂量或减量使用PPI,每天1次,长期使用以维持症状持久缓解,预防食管炎复发。

(2)间歇治疗:PPI剂量不变,但延长用药周期,最常用的是隔天疗法。3天1次或周末疗法因间隔太长,不符合PPI的药代动力学,抑酸效果较差,不提倡使用。在维持治疗过程中,若症状出现反复,应增至足量PPI维持。

(3)按需治疗:按需治疗仅在出现症状时用药,症状缓解后即停药。按需治疗建议在医师指导下,由患者自己控制用药,没有固定的治疗时间,治疗费用低于维持治疗。

3.Barrett食管治疗

虽有文献报道PPI能延缓BE的进程,尚无足够的循证依据证实其能逆转Barrett食管。Barrett食管伴有糜烂性食管炎及反流症状者,采用大剂量PPI治疗,并长期维持治疗。

4.控制夜间酸突破(NAB)

NAB指在每天早、晚餐前服用PPI治疗的情况下,夜间胃内pH<4持续时间>1小时。控制NAB是治疗GERD的措施之一。治疗方法包括调整PPI用量、睡前加用H_2RA、应用血浆半衰期更长的PPI等。

(三)对GERD可选择性使用促动力药物

在GERD的治疗中,抑酸药物治疗效果不佳时,考虑联合应用促动力药物,特别是对于伴有胃排空延迟的患者。

(四)手术与内镜治疗应综合考虑,慎重决定

GERD手术与内镜治疗的目的是增强LES抗反流作用,缓解症状,减少抑酸剂的使用,提高患者的生活质量。

BE伴高度不典型增生、食管严重狭窄等并发症,可考虑内镜或手术治疗。

(赵启文)

第四节　慢　性　胃　炎

　　慢性胃炎是由各种病因引起的胃黏膜慢性炎症。根据新悉尼胃炎系统和我国颁布的《中国慢性胃炎共识意见》标准,由内镜及病理组织学变化,将慢性胃炎分为非萎缩性(浅表性)胃炎及萎缩性胃炎两大基本类型和一些特殊类型胃炎。

一、流行病学

　　幽门螺杆菌(Hp)感染为慢性非萎缩性胃炎的主要病因。大致上说来,慢性非萎缩性胃炎发病率与 Hp 感染情况相平行,慢性非萎缩性胃炎流行情况因不同国家、不同地区 Hp 感染情况而异。一般 Hp 感染率发展中国家高于发达国家,感染率随年龄增加而升高。我国属 Hp 高感染率国家,估计人群中 Hp 感染率为 40%～70%。慢性萎缩性胃炎是原因不明的慢性胃炎,在我国是一种常见病、多发病,在慢性胃炎中占 10%～20%。

二、病因

(一)慢性非萎缩性胃炎的常见病因

1.Hp 感染

　　Hp 感染是慢性非萎缩性胃炎最主要的病因,两者的关系符合 Koch 提出的确定病原体为感染性疾病病因的 4 项基本要求,即该病原体存在于该病的患者中,病原体的分布与体内病变分布一致,清除病原体后疾病可好转,在动物模型中该病原体可诱发与人相似的疾病。

　　研究表明,80%～95% 的慢性活动性胃炎患者胃黏膜中有 Hp 感染,5%～20% 的 Hp 阴性率反映了慢性胃炎病因的多样性;Hp 相关胃炎者,Hp 胃内分布与炎症分布一致;根除 Hp 可使胃黏膜炎症消退,一般中性粒细胞消退较快,但淋巴细胞、浆细胞消退需要较长时间;志愿者和动物模型中已证实 Hp 感染可引起胃炎。

　　Hp 感染引起的慢性非萎缩性胃炎中,胃窦为主全胃炎患者胃酸分泌可增加,十二指肠溃疡发生的危险度较高;而胃体为主全胃炎患者胃溃疡和胃癌发生的危险性增加。

2.胆汁和其他碱性肠液反流

　　幽门括约肌功能不全时含胆汁和胰液的十二指肠液反流入胃,可削弱胃黏膜屏障功能,使胃黏膜遭到消化液的刺激作用,产生炎症、糜烂、出血和上皮化生等病变。

3.其他外源性因素

　　酗酒、服用 NSAIDs 等药物、某些刺激性食物等均可反复损伤胃黏膜。这类因素均可各自或与 Hp 感染协同作用而引起或加重胃黏膜慢性炎症。

(二)慢性萎缩性胃炎的主要病因

　　1973 年,Strickland 将慢性萎缩性胃炎分为 A、B 两型,A 型是胃体弥漫性萎缩,导致胃酸分泌下降,影响维生素 B_{12} 及内因子的吸收,因此常合并恶性贫血,与自身免疫有关;B 型在胃窦部,少数人可发展成胃癌,与幽门螺杆菌、化学损伤(胆汁反流、非皮质激素消炎药、吸烟、酗酒等)有关,在我国,80% 以上的属于第二类。

胃内攻击因子与防御修复因子失衡是慢性萎缩性胃炎发生的根本原因。具体病因与慢性非萎缩性胃炎相似。其包括 Hp 感染;长期饮浓茶、烈酒、咖啡,食用过热、过冷、过于粗糙的食物,可导致胃黏膜的反复损伤;长期大量服用非甾体抗炎药如阿司匹林、吲哚美辛等可抑制胃黏膜前列腺素的合成,破坏黏膜屏障;烟草中的尼古丁不仅影响胃黏膜的血液循环,还可导致幽门括约肌功能紊乱,造成胆汁反流;各种原因的胆汁反流均可破坏黏膜屏障造成胃黏膜慢性炎症改变。比较特殊的是壁细胞抗原和抗体结合形成免疫复合体在补体参与下,破坏壁细胞;胃黏膜营养因子(如胃泌素、表皮生长因子等)缺乏;心力衰竭、动脉粥样硬化、肝硬化合并门脉高压、糖尿病、甲状腺病、慢性肾上腺皮质功能减退、尿毒症、干燥综合征、胃血流量不足及精神因素等均可导致胃黏膜萎缩。

三、病理生理学和病理学

(一)病理生理学

1.Hp 感染

Hp 感染途径为粪-口或口-口途径,其外壁靠黏附素而紧贴胃上皮细胞。

Hp 感染的持续存在,致使腺体破坏,最终发展成为萎缩性胃炎。而感染 Hp 后胃炎的严重程度则除了与细菌本身有关外,还决定与患者机体情况和外界环境。如带有空泡毒素(VacA)和细胞毒相关基因(CagA)者,胃黏膜损伤明显较重。患者的免疫应答反应强弱、其胃酸的分泌情况、血型、民族和年龄差异等也影响胃黏膜炎症程度。此外,患者饮食情况也有一定作用。

2.自身免疫机制

研究早已证明,以胃体萎缩为主的 A 型萎缩性胃炎患者血清中,存在壁细胞抗体(PCA)和内因子抗体(IFA)。前者的抗原是壁细胞分泌小管微绒毛膜上的质子泵 H^+/K^+-ATP 酶,它破坏壁细胞而使胃酸分泌减少。而 IFA 则对抗内因子(壁细胞分泌的一种糖蛋白),使食物中的维生素 B_{12} 无法与后者结合被末端回肠吸收,最后引起维生素 B_{12} 吸收不良,甚至导致恶性贫血。IFA 具有特异性,几乎仅见于胃萎缩伴恶性贫血者。

造成胃酸和内因子分泌减少或丧失,恶性贫血是 A 型萎缩性胃炎的终末阶段,是自身免疫性胃炎最严重的标志。当泌酸腺完全萎缩时称为胃萎缩。

另外,近年发现 Hp 感染者中也存在着自身免疫反应,其血清抗体能与宿主胃黏膜上皮及黏液起交叉反应,如菌体 LewisX 和 LewisY 抗原。

3.外源性损伤因素破坏胃黏膜屏障

碱性十二指肠液反流等,可减弱胃黏膜屏障功能。致使胃腔内 H^+ 通过损害的屏障,反弥散入胃黏膜内,使炎症不易消散。长期慢性炎症,又加重屏障功能的减退,如此恶性循环使慢性胃炎久治不愈。

4.生理因素和胃黏膜营养因子缺乏

萎缩性变化和肠化生等皆与衰老相关,而炎症细胞浸润程度与年龄关系不大。这主要是老龄者的退行性变-胃黏膜小血管扭曲,小动脉壁玻璃样变性,管腔狭窄导致黏膜营养不良、分泌功能下降引起的。

新近研究证明,某些胃黏膜营养因子(胃泌素、表皮生长因子等)缺乏或胃黏膜感觉神经终器对这些因子不敏感可引起胃黏膜萎缩。如手术后残胃炎原因之一是 G 细胞数量减少,而引起胃泌素营养作用减弱。

5.遗传因素

萎缩性胃炎、维生素 B_{12} 吸收不良的患病率和 PCA、IFA 的阳性率很高,提示可能有遗传因素的影响。

(二)病理学

慢性胃炎病理变化是由胃黏膜损伤和修复过程所引起。病理组织学的描述包括活动性慢性炎症、萎缩和化生及异型增生等。此外,在慢性炎症过程中,胃黏膜也有反应性增生变化,如胃小凹上皮形成、黏膜肌增厚、淋巴滤泡形成、纤维组织和腺管增生等。

近年来对于慢性胃炎尤其是慢性萎缩性胃炎的病理组织学,有不少新的进展。以下结合中华医学会消化病学分会的"全国第二届慢性胃炎共识会议"中制订的慢性胃炎诊治的共识意见,论述以下关键进展问题。

1.萎缩的定义

1996 年,新悉尼系统把萎缩定义为"腺体的丧失",这是模糊而易产生歧义的定义,反映了当时肠化是否属于萎缩,病理学家有不同认识。其后国际上一个病理学家的自由组织——萎缩联谊会进行了 3 次研讨会,并在 2002 年发表了对萎缩的新分类,12 位学者中有 8 位也曾是悉尼系统的执笔者,故此意见可认为是悉尼系统的补充和发展,有很高的权威性。

萎缩联谊会把萎缩新定义为"萎缩是胃固有腺体的丧失",将萎缩分为 3 种情况:无萎缩、未确定萎缩和萎缩,进而将萎缩分两个类型:非化生性萎缩和化生性萎缩。前者特点是腺体丧失伴有黏膜固有层中的纤维化或纤维肌增生;后者是胃黏膜腺体被化生的腺体所替换。这两类萎缩的程度分级仍用最初悉尼系统标准和新悉尼系统的模拟评分图,分为 4 级,即无、轻度、中度和重度萎缩。国际的萎缩新定义对我国来说不是新的,我国学者早年就认为"肠化或假幽门腺化生不是胃固有腺体,因此尽管胃腺体数量未减少,但也属萎缩",并在"全国第一届慢性胃炎共识会议"中做了说明。

对于上述第 2 个问题,答案显然是肯定的。这是因为多灶性萎缩性胃炎的胃黏膜萎缩呈灶状分布,即使活检块数少,只要病理活检发现有萎缩,就可诊断为萎缩性胃炎。在此次全国慢性胃炎共识意见中强调,需注意取材于糜烂或溃疡边缘的组织易存在萎缩,但不能简单地视为萎缩性胃炎。此外,活检组织太浅、组织包埋方向不当等因素均可影响萎缩的判断。

"未确定萎缩"是国际新提出的观点,其认为黏膜层炎症很明显时,单核细胞密集浸润造成腺体被取代、移置或隐匿,以致难以判断这些"看来似乎丧失"的腺体是否真正丧失,此时暂先诊断为"未确定萎缩",最后诊断延期到炎症明显消退(大部分在 Hp 根除治疗 3 个月后),再取活检时做出。对萎缩的诊断采取了比较谨慎的态度。

目前,我国共识意见并未采用此概念。因为:①炎症明显时腺体被破坏、数量减少,在这个时候,按照病理可以诊断为萎缩,非病理不能。②一般临床希望活检后有病理结论,病理如不做诊断,会出现临床难做出诊断、对治疗效果无法评价的情况。尤其是在临床研究上,设立此诊断项会使治疗前或后失去相当一部分统计资料。慢性胃炎是个动态过程,炎症可以有两个结局:完全修复和不完全修复(纤维化和肠化),炎症明显期病理无责任预言今后趋向哪个结局。可以预料对萎缩采用的诊断标准不一,治疗有效率也不一,采用"未确定萎缩"的研究课题,因为事先去除了一部分可逆的萎缩,萎缩的可逆性就低。

2.肠化分型的临床意义与价值

用 AB-PAS 和 HID-AB 黏液染色能区分肠化亚型,然而,肠化分型的意义并未明了。传统观念认为,肠化亚型中的小肠型和完全型肠化无明显癌前病变意义,而大肠型肠化的胃癌发生危险性增高,从而引起临床的重视。支持肠化分型有意义的学者认为化生是细胞表型的一种非肿瘤性改变,通常在长期不利环境作用下出现。这种表型改变可以是干细胞内出现体细胞突变的结果,或是表现遗传修饰的变化导致后代细胞向不同方向分化的结果。胃内肠化生部位发现很多遗传改变,这些改变甚至可出现在异型增生前。他们认为肠化生中不完全型结肠型者,具有大多数遗传学改变,有发生胃癌的危险性。但近年来,越来越多的临床资料显示其预测胃癌价值有限而更强调重视肠化范围,肠化分布范围越广,其发生胃癌的危险性越高。多年来罕有从大肠型肠化随访发展成癌的报道。另外,从病理检测的实际情况看,肠化以混合型多见,大肠型肠化的检出率与活检块数有密切关系,即活检块数越多,大肠型肠化检出率越高。客观地讲,该型肠化生的遗传学改变和胃不典型增生(上皮内瘤)的改变相似。因此,对肠化分型的临床意义和价值的争论仍未有定论。

3.关于异型增生

异型增生(上皮内瘤变)是重要的胃癌癌前病变,分为轻度和重度(或低级别和高级别)两级。异型增生和上皮内瘤变是同义词,后者是世界卫生组织国际癌症研究协会推荐使用的术语。

4.萎缩和肠化发生过程是否存在不可逆转点

胃黏膜萎缩的产生主要有两种途径:一是干细胞区室和/或腺体被破坏;二是选择性破坏特定的上皮细胞而保留干细胞。这两种途径在慢性 Hp 感染中均可发生。

萎缩与肠化的逆转报道已经不在少数,但是否所有病患均有逆转可能,是否在萎缩的发生与发展过程中存在某一不可逆转点。这一转折点是否可能为肠化生,已明确 Hp 感染可诱发慢性胃炎,经历慢性炎症→萎缩→肠化→异型增生等多个步骤最终发展至胃癌(Correa 模式)。可否通过根除 Hp 来降低胃癌发生危险性始终是近年来关注的热点。多数研究表明,根除 Hp 可防止胃黏膜萎缩和肠化的进一步发展,但萎缩、肠化是否能得到逆转尚待更多研究证实。

Mera 和 Correa 等最新报道了一项长达 12 年的大型前瞻性随机对照研究,纳入 795 例具有胃癌前病变的成人患者,随机给予他们抗 Hp 治疗和/或抗氧化治疗。他们观察到萎缩黏膜在 Hp 根除后持续保持阴性 12 年后可以完全消退,而肠化黏膜也有逐渐消退的趋向,但可能需要随访更长时间。他们认为通过抗 Hp 治疗来进行胃癌的化学预防是可行的策略。

但是,部分学者认为在考虑萎缩的可逆性时,需区分缺失腺体的恢复和腺体内特定细胞的再生。在后一种情况下,干细胞区室被保留,去除有害因素可使壁细胞和主细胞再生,并完全恢复腺体功能。当腺体及干细胞被完全破坏后,腺体的恢复只能由周围未被破坏的腺窝单元来完成。

当萎缩伴有肠化生时,逆转机会进一步减小。如果肠化生是对不利因素的适应性反应,而且不利因素可以被确定和去除,此时肠化生有可能逆转。但是,肠化生还有很多其他原因,如胆汁反流、高盐饮食、乙醇。这意味着即使在 Hp 感染个体,感染以外的其他因素也可以引发或加速化生的发生。如果肠化生是稳定的干细胞内体细胞突变的结果,则改变黏膜的环境也许不能使肠化生逆转。

曾有 34 篇文献报道中根治 Hp 后萎缩可逆和无好转的基本各占一半,主要由于萎缩诊断标准、随访时间和间隔长短、活检取材部位和数量不统一所造成。建议今后制订统一随访方案,联合各医疗单位合作研究,使能得到大宗患者的统计资料。根治 Hp 可以产生某些有益效应,如消除炎症,消除活性氧所致的 DNA 损伤,缩短细胞更新周期,提高低胃酸者的泌酸量,并逐步恢复胃液维生素 C 的分泌。在预防胃癌方面,这些已被证实的结果可能比希望萎缩和肠化生逆转重要得多。

实际上,国际著名学者对有否此不可逆转点也有争论。如美国的 Correa 教授并不认同它的存在,而英国 Aberdeen 大学的 Emad Munir El-Omar 教授则强烈认为在异型增生发展至胃癌的过程中有某个节点,越过此则基本处于不可逆转阶段,但至今为止尚未明确此点的确切位置。

四、临床表现

流行病学研究表明,多数慢性非萎缩性胃炎患者无任何症状。少数患者可有上腹痛或不适、上腹胀、早饱、嗳气、恶心等非特异性消化不良症状。某些慢性萎缩性胃炎患者可有上腹部灼痛、胀痛、钝痛或胀闷且以餐后为著,食欲缺乏、恶心、嗳气、便秘或腹泻等症状。内镜检查和胃黏膜组织学检查结果与慢性胃炎患者症状的相关分析表明,患者的症状缺乏特异性,且症状的有无及严重程度与内镜所见及组织学分级并无肯定的相关性。

伴有胃黏膜糜烂者,可有少量或大量上消化道出血,长期少量出血可引起缺铁性贫血。胃体萎缩性胃炎可出现恶性贫血,常有全身衰弱、疲软、神情淡漠、隐性黄疸,消化道症状一般较少。

体征多不明显,有时上腹轻压痛,胃体胃炎严重时可有舌炎和贫血。

慢性萎缩性胃炎的临床表现不仅缺乏特异性,而且与病变程度并不完全一致。

五、辅助检查

(一)胃镜及活组织检查

1.胃镜检查

随着内镜器械的长足发展,内镜观察更加清晰。内镜下慢性非萎缩性胃炎可见红斑(点状、片状、条状),黏膜粗糙不平,出血点(斑),黏膜水肿及渗出等基本表现,尚可见糜烂及胆汁反流。萎缩性胃炎则主要表现为黏膜色泽白,不同程度的皱襞变平或消失。在不过度充气状态下,可透见血管纹,轻度萎缩时见到模糊的血管,重度时看到明显血管分支。内镜下肠化黏膜呈灰白色颗粒状小隆起,重者贴近观察有绒毛状变化。肠化也可以呈平坦或凹陷外观的。如果喷撒亚甲蓝色素,肠化区可能被染上蓝色,非肠化黏膜不着色。

胃黏膜血管脆性增加可致黏膜下出血,谓之壁内出血,表现为水肿或充血胃黏膜上见点状、斑状或线状出血,可多发、新鲜和陈旧性出血相混杂。如观察到黑色附着物常提示糜烂等致出血。

值得注意的是,少数 Hp 感染性胃炎可有胃体部皱襞肥厚,甚至宽度达到 5 mm,且在适当充气后皱襞不能展平,用活检钳将黏膜提起时,可见帐篷征,这是和恶性浸润性病变鉴别点之一。

2.病理组织学检查

萎缩的确诊依赖于病理组织学检查。萎缩的肉眼与病理之符合率仅为 $38\% \sim 78\%$,这与萎缩或肠化甚至 Hp 的分布都是非均匀的,或者说多灶性萎缩性胃炎的胃黏膜萎缩呈灶状分布有关。当然,只要病理活检发现有萎缩,就可诊断为萎缩性胃炎。但如果未能发现萎缩,却不能轻易排除之。如果不取足够多的标本或者内镜医师并未在病变最重部位(这也需要内镜医师的经验)活检,则势必可能遗漏病灶。反之,当在糜烂或溃疡边缘的组织活检时,即使病理发现了萎缩,却不能简单地视为萎缩性胃炎,这是因为活检组织太浅、组织包埋方向不当等因素均可影响萎缩的判断。还有,根除 Hp 可使胃黏膜活动性炎症消退,慢性炎症程度减轻。一些因素可影响结果的判断,如:①活检部位的差异。②Hp 感染时胃黏膜大量炎症细胞浸润,形如萎缩;但根除 Hp 后胃黏膜炎症细胞消退,黏膜萎缩、肠化可望恢复。然而在胃镜活检取材多少问题上,病理学家的要求与内镜医师出现了矛盾。从病理组织学观点来看,5 块或更多则有利于组织学的准确判断,然而,就内镜医师而言,考虑到患者的医疗费用,主张 2～3 块即可。

(二)Hp 检测

活组织病理学检查时可同时检测 Hp,并可在内镜检查时多取 1 块组织做快呋塞米素酶检查以增加诊断的可靠性。其他检查 Hp 的方法包括以下几种:①胃黏膜直接涂片或组织切片,然后以 Gram 或 Giemsa 或Warthin-Starry 染色(经典方法),甚至 HE 染色,免疫组化染色则有助于检测球形 Hp。②细菌培养:金标准;需特殊培养基和微需氧环境,培养时间 3～7 天,阳性率可能不高但特异性高,且可做药敏试验。③血清 Hp 抗体测定:多在流行病学调查时用。④尿素呼吸试验:一种非侵入性诊断法,口服^{13}C 或^{14}C 标记的尿素后,检测患者呼气中的^{13}CO$_2$ 或^{14}CO$_2$量,结果准确。⑤聚合酶联反应法(PCR 法):能特异地检出不同来源标本中的 Hp。

根除 Hp 治疗后,可在胃镜复查时重复上述检查,也可采用非侵入性检查手段,如^{13}C 或^{14}C尿素呼气试验、粪便 Hp 抗原检测及血清学检查。应注意,近期使用抗生素、质子泵抑制剂、铋剂等药物,因有暂时抑制 Hp 作用,会使上述检查(血清学检查除外)呈假阴性。

(三)X 线钡剂检查

X 线钡剂检查主要是很好地显示胃黏膜相的气钡双重造影。对于萎缩性胃炎,常常可见胃皱襞相对平坦和减少。但依靠 X 线诊断慢性胃炎价值不如胃镜和病理组织学。

(四)实验室检查

1.胃酸分泌功能测定

非萎缩性胃炎胃酸分泌常正常,有时可以增高。萎缩性胃炎病变局限于胃窦时,胃酸可正常或低酸,低酸是由于泌酸细胞数量减少和 H$^+$ 向胃壁反弥散所致。测定基础胃液分泌量(BAO)及注射组胺或五肽胃泌素后测定最大泌酸量(MAO)和高峰泌酸量(PAO)以判断胃泌酸功能,有助于萎缩性胃炎的诊断及指导临床治疗。A 型慢性萎缩性胃炎患者多无酸或低酸,B 型慢性萎缩性胃炎患者可正常或低酸,往往在给予酸分泌刺激药后,也不见胃液和胃酸分泌。

2.胃蛋白酶原(PG)测定

胃体黏膜萎缩时血清 PGⅠ水平及 PGⅠ/Ⅱ比例下降,严重者可伴餐后血清 G-17 水平升高;胃窦黏膜萎缩时餐后血清 G-17 水平下降,严重者可伴 PGⅠ水平及 PGⅠ/Ⅱ比例下降。然而,这主要是一种统计学上的差异。

日本学者发现无症状胃癌患者,本法 85％阳性,PGⅠ或比值降低者,推荐进一步胃镜检查,以检出伴有萎缩性胃炎的胃癌。该试剂盒用于诊断萎缩性胃炎和判断胃癌倾向在欧洲国家应用要多于我国。

3.血清胃泌素测定

如果以放射免疫法检测血清胃泌素,则正常值应低于 100 pg/mL。慢性萎缩性胃炎胃体为主者,因壁细胞分泌胃酸缺乏、反馈性地 G 细胞分泌胃泌素增多,致胃泌素中度升高。特别是当伴有恶性贫血时,该值可达 1 000 pg/mL 或更高。注意此时要与胃泌素瘤相鉴别,后者是高胃酸分泌。慢性萎缩性胃炎以胃窦为主时,空腹血清胃泌素正常或降低。

4.自身抗体

血清 PCA 和 IFA 阳性对诊断慢性胃体萎缩性胃炎有帮助,尽管血清 IFA 阳性率较低,但胃液中 IFA 的阳性,则十分有助于恶性贫血的诊断。

5.血清维生素 B_{12} 浓度和维生素 B_{12} 吸收试验

慢性胃体萎缩性胃炎时,维生素 B_{12} 缺乏,常低于 200 ng/L。维生素 B_{12} 吸收试验(Schilling 试验)能检测维生素 B_{12} 在末端回肠吸收情况且可与回盲部疾病和严重肾功能障碍相鉴别。同时服用 ^{58}Co 和 ^{57}Co(加有内因子)标记的氰钴素胶囊。此后收集 24 小时尿液。如两者排出率均 $>10\%$ 则正常,若尿中 ^{58}Co 排出率低于 10%,而 ^{57}Co 的排出率正常则常提示恶性贫血;而两者均降低的常常是回盲部疾病或者肾衰竭者。

六、诊断和鉴别诊断

(一)诊断

鉴于多数慢性胃炎患者无任何症状,或即使有症状也缺乏特异性体征,因此根据症状和体征难以做出慢性胃炎的正确诊断。慢性胃炎的确诊主要依赖于内镜检查和胃黏膜活检组织学检查,尤其是后者的诊断价值更大。

按照悉尼胃炎标准要求,完整的诊断应包括病因、部位和形态学三个方面。例如,诊断为"胃窦为主慢性活动性 Hp 胃炎"和"NSAIDs 相关性胃炎"。当胃窦和胃体炎症程度相差 2 级或以上时,加上"为主"修饰词,如"慢性(活动性)胃炎,胃窦显著"。当然这些诊断结论最好是在病理报告后给出,实际的临床工作中,胃镜医师可根据胃镜下表现给予初步诊断。病理诊断则主要依据新悉尼胃炎系统,如图 6-1 所示。

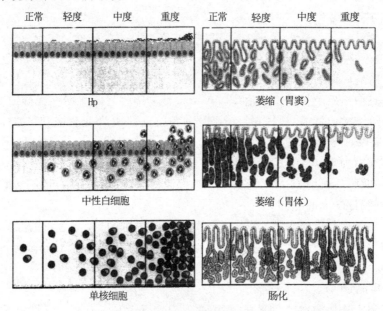

图 6-1 新悉尼胃炎系统

对于自身免疫性胃炎诊断,要予以足够的重视。因为胃体活检者甚少,或者很少开展 PCA 和 IFA 的检测,诊断该病者很少。为此,如果遇到以全身衰弱和贫血为主要表现,而上消化道症状往往不明显者,应做血清胃泌素测定和/或胃液分析,异常者进一步做维生素 B_{12} 吸收试验,血清维生素 B_{12} 浓度测定可获确诊。注意不能仅仅凭活检组织学诊断本病,特别标本数少时,这是因为 Hp 感染性胃炎后期,胃窦肠化,Hp 上移,胃体炎症变得显著,可与自身免疫性胃炎表现相重叠,但后者胃窦黏膜的变化很轻微。另外,淋巴细胞性胃炎也可出现类似情况,而其并无泌酸腺萎缩。

A型、B型萎缩性胃炎特点见表6-3。

表6-3 A型和B型慢性萎缩性胃炎的鉴别

项目	A型慢性萎缩性胃炎	B型慢性萎缩性胃炎
部位　胃窦	正常	萎缩
胃体	弥漫性萎缩	多然性
血清胃泌素	明显升高	不定,可以降低或不变
胃酸分泌	降低	降低或正常
自身免疫抗体(内因子抗体和壁细胞抗体)阳性率	90%	10%
恶性贫血发生率	90%	10%
可能的病因	自身免疫,遗传因素	幽门螺杆菌、化学损伤

(二)鉴别诊断

1.功能性消化不良

《中国慢性胃炎共识意见》将消化不良症状与慢性胃炎做了对比:一方面慢性胃炎患者可有消化不良的各种症状;另一方面,一部分有消化不良症状者如果胃镜和病理检查无明显阳性发现,可能仅仅为功能性消化不良。当然,少数功能性消化不良患者可同时伴有慢性胃炎。这样在慢性胃炎与消化不良症状功能性消化不良之间形成较为错综复杂的关系。但一般说来,消化不良症状的有无和严重程度与慢性胃炎的内镜所见或组织学分级并无明显相关性。

2.早期胃癌和胃溃疡

几种疾病的症状有重叠或类似,但胃镜及病理检查可鉴别。重要的是,如遇到黏膜糜烂,尤其是隆起性糜烂,要多取活检和及时复查,以排除早期胃癌。这是因为即使是病理组织学诊断,也有一定局限性。原因主要:①胃黏膜组织学变化易受胃镜检查前夜的食物(如某些刺激性食物加重黏膜充血)性质、被检查者近日是否吸烟、胃镜操作者手法的熟练程度、患者恶心反应等诸种因素影响。②活检是点的调查,而慢性胃炎病变程度在整个黏膜面上并非一致,要多点活检才能做出全面估计,判断治疗效果时,尽量在黏膜病变较重的区域或部位活检,如为治疗前后比较,则应在相同或相近部位活检。③病理诊断易受病理医师主观经验的影响。

3.慢性胆囊炎与胆石症

其与慢性胃炎症状十分相似,同时并存者也较多。对于中年女性诊断慢性胃炎时,要仔细询问病史,必要时行胆囊B超检查,以了解胆囊情况。

4.其他

慢性肝炎和慢性胰腺疾病等,也可出现与慢性胃炎类似症状,在详询病史后,行必要的影像学检查和特异的实验室检查。

七、预后

慢性萎缩性胃炎常合并肠上皮化生。慢性萎缩性胃炎绝大多数预后良好,少数可癌变,其癌变率为1%~3%。目前认为慢性萎缩性胃炎若早期发现及时积极治疗,病变部位萎缩的腺体是可以恢复的,其可转化为非萎缩性胃炎或被治愈,改变了以往人们对慢性萎缩性胃炎不可逆转的认识。根据萎缩性胃炎每年的癌变率为0.5%~1.0%,那么,胃镜和病理检查的随访间期定位多既提高早期胃癌的诊断率,又方便患者和符合医药经济学要求。这也一直是不同地区和不同学者分歧较大的问题。在我国,城市和乡村由不同胃癌发生率和医疗条件差异。如果纯粹从疾病进展和预防角度考虑,一般认为,不伴有肠化和异型增生的萎缩性胃炎可 1～2 年做内镜和病理随访 1 次;活检有中重度萎缩伴有肠化的萎缩性胃炎 1 年左右随访 1 次。伴有轻度异型增生并剔除取于癌旁者,根据内镜和临床情况缩短至 6～12 个月随访 1 次;而重度异型增生者需立即复查胃镜和病理,必要时手术治疗或内镜下局部治疗。

八、治疗

慢性非萎缩性胃炎的治疗目的是缓解消化不良症状和改善胃黏膜炎症。治疗应尽可能针对病因,遵循个体化原则。消化不良症状的处理与功能性消化不良相同。无症状、Hp 阴性的非萎缩性胃炎无须特殊治疗。

(一)一般治疗

慢性萎缩性胃炎患者,不论其病因如何,均应戒烟、忌酒,避免使用损害胃黏膜的药物,如NSAIDs 等及避免对胃黏膜有刺激性的食物和饮品,如过于酸、甜、咸、辛辣和过热、过冷食物,浓茶、咖啡等,饮食宜规律,少吃油炸、烟熏、腌制食物,不食腐烂变质的食物,多吃新鲜蔬菜和水果,所食食品要新鲜并富于营养,保证有足够的蛋白质、维生素(如维生素 C 和叶酸等)及铁质摄入,精神上乐观,生活要规律。

(二)针对病因或发病机制的治疗

1.根除 Hp

慢性非萎缩性胃炎的主要症状为消化不良,其症状应归属于功能性消化不良范畴。目前,国内外均推荐对 Hp 阳性的功能性消化不良行根除治疗。因此,有消化不良症状的 Hp 阳性慢性非萎缩性胃炎患者均应根除 Hp。另外,如果伴有胃黏膜糜烂,也该根除 Hp。大量研究结果表明,根除 Hp 可使胃黏膜组织学得到改善;对预防消化性溃疡和胃癌等有重要意义;对改善或消除消化不良症状具有费用-疗效比优势。

2.保护胃黏膜

关于胃黏膜屏障功能的研究由来已久。1964 年,美国密歇根大学 Horace Willard Davenport 博士首次提出"胃黏膜具有阻止 H^+ 自胃腔向黏膜内扩散的屏障作用"。1975 年,美国密歇根州Upjohn 公司的 A.Robert 博士发现前列腺素可明显防止或减轻 NSAIDs 和应激等对胃黏膜的损伤,其效果呈剂量依赖性。从而提出细胞保护的概念。1996 年,加拿大的 Wallace 教授较全面阐述胃黏膜屏障,根据解剖和功能将胃黏膜的防御修复分为 5 个层次——黏液-HCO_3^- 屏障、单层柱状上皮屏障、胃黏膜血流量、免疫细胞-炎症反应和修复重建因子作用等。至关重要的上皮屏障主要包括胃上皮细胞顶膜能抵御高浓度酸、胃上皮细胞之间紧密连接、胃上皮抗原呈递,免疫探及并限制潜在有害物质,并且它们大约每 72 小时完全更新一次。这说明它起着关键作用。

近年来,有关前列腺素和胃黏膜血流量等成为胃黏膜保护领域的研究热点。这与 NSAIDs药物的广泛应用带来的不良反应日益引起学者的重视有关。美国加州大学戴维斯分校的Tarnawski 教授的研究显示,前列腺素保护胃黏膜抵抗致溃疡及致坏死因素损害的机制不仅是抑制胃酸分泌。当然表皮生长因子(EGF)、成纤维生长因子(bFGF)和血管内皮生长因子(VEGF)及热休克蛋白等都是重要的黏膜保护因子,在抵御黏膜损害中起重要作用。

然而,当机体遇到有害因素强烈攻击时,仅依靠自身的防御修复能力是不够的,强化黏膜防卫能力,促进黏膜的修复是治疗胃黏膜损伤的重要环节之一。具有保护和增强胃黏膜防御功能或者防止胃黏膜屏障受到损害的一类药物统称为胃黏膜保护药。包括铝碳酸镁、硫糖铝、胶体铋剂、地诺前列酮、替普瑞酮、吉法酯、谷氨酰胺类、瑞巴派特等药物。另外,吉法酯能增加胃黏膜更新,提高细胞再生能力,增强胃黏膜对胃酸的抵抗能力,达到保护胃黏膜作用。

3.抑制胆汁反流

促动力药如多潘立酮可防止或减少胆汁反流;胃黏膜保护药,特别是有结合胆酸作用的铝碳酸镁制剂,可增强胃黏膜屏障、结合胆酸,从而减轻或消除胆汁反流所致的胃黏膜损害。考来烯胺可络合反流至胃内的胆盐,防止胆汁酸破坏胃黏膜屏障,方法为每次 $3\sim4$ g,每天 $3\sim4$ 次。

(三)对症处理

消化不良症状的治疗由于临床症状与慢性非萎缩性胃炎之间并不存在明确关系,因此症状治疗事实上属于功能性消化不良的经验性治疗。慢性胃炎伴胆汁反流者可应用促动力药(如多潘立酮)和/或有结合胆酸作用的胃黏膜保护药(如铝碳酸镁制剂)。

(1)有胃黏膜糜烂和/或以反酸、上腹痛等症状为主者,可根据病情或症状严重程度选用抗酸药、H_2 受体拮抗剂或质子泵抑制剂(PPI)。

(2)促动力药如多潘立酮、马来酸曲美布汀、莫沙必利、盐酸伊托必利主要用于上腹饱胀、恶心或呕吐等为主要症状者。

(3)胃黏膜保护药如硫糖铝、瑞巴派特、替普瑞酮、吉法酯、依卡倍特适用于有胆汁反流、胃黏膜损害和/或症状明显者。

(4)抗抑郁药或抗焦虑治疗:可用于有明显精神因素的慢性胃炎伴消化不良症状患者,同时应予耐心解释或心理治疗。

(5)助消化治疗:对于伴有腹胀、食欲缺乏等消化不良症状而无明显上述胃灼热、反酸、上腹饥饿痛症状者,可选用含有胃酶、胰酶和肠酶等复合酶制剂治疗。

(6)其他对症治疗:包括解痉止痛、止吐、改善贫血等。

(7)对于贫血,若为缺铁,应补充铁剂。大细胞贫血者根据维生素 B_{12} 或叶酸缺乏分别给予补充。

(赵启文)

第五节 溃疡性结肠炎

一、病因和发病机制

(一)病因

溃疡性结肠炎的病因尚不十分明确,可能与基因因素、心理因素、自身免疫因素、感染因素等有关。

(二)发病机制

肠道菌群失调后,一些肠道有害菌或致病菌分泌的毒素、脂多糖等激活了肠黏膜免疫和肠道产酪酸菌减少,引起易感患者肠免疫功能紊乱造成的肠黏膜损伤。

二、临床表现

(一)临床症状

本病多发病缓慢,偶有急性发作者,病程多呈迁延发作与缓解期交替发作。

1.消化系统表现

腹泻、腹痛和便血为最常见症状。初期症状较轻,粪便表面有黏液,以后大便次数增多,粪中常混有脓血和黏液,可呈糊状软便。重者腹胀、食欲缺乏、恶心、呕吐,体检可发现左下腹压痛,可有腹肌紧张、反跳痛等。

2.全身表现

全身表现可有发热、贫血、消瘦和低蛋白血症、精神焦虑等。急性暴发型重症患者,出现发热,水、电解质失衡,维生素和蛋白质从肠道丢失,贫血,体重下降等。

3.肠外表现

肠外表现可有关节炎、结节性红斑、口腔黏膜复发性溃疡、巩膜外层炎、前葡萄膜炎等。这些肠外表现在结肠炎控制或结肠切除后可以缓解和恢复;强直性脊柱炎、原发性硬化性胆管炎及少见的淀粉样变性等可与溃疡性结肠炎共存,但与溃疡性结肠炎本身的病情变化无关。

(二)体征

轻型患者除左下腹有轻压痛外,无其他阳性体征。重症和暴发型患者,可有明显鼓肠、腹肌紧张、腹部压痛和反跳痛。有些患者可触及痉挛或肠壁增厚的乙状结肠和降结肠,肠鸣音亢进,肝脏可因脂肪浸润或并发慢性肝炎而肿大。直肠指检常有触痛,肛门括约肌常痉挛,但在急性中毒症状较重的患者可松弛,指套染血。

(三)并发症

并发症主要包括中毒性巨结肠、大出血、穿孔、癌变等。

三、诊断要点

(一)症状

有持续或反复发作的腹痛、腹泻,排黏液血便,伴里急后重,重者伴有恶心、呕吐等症状,病程多在4周以上。可有关节、皮肤、眼、口及肝胆等肠外表现。需再根据全身表现来综合判断。

(二)体征

轻型患者常有左下腹或全腹压痛伴肠鸣音亢进。重型和暴发型患者可有腹肌紧张、反跳痛,或可触及痉挛或肠壁增厚的乙状结肠和降结肠。直肠指检常有压痛。

(三)实验室检查

血常规示小细胞性贫血,中性粒细胞增高。血沉增快。血白蛋白降低,球蛋白升高。严重者可出现电解质紊乱,低血钾。大便外观有黏液脓血,镜下见红细胞、白细胞及脓细胞。

(四)放射学钡剂检查

急性期一般不宜做钡剂检查。特别注意的是重度溃疡性结肠炎在做钡灌肠时,有诱发肠扩张与穿孔的可能性。钡灌肠对本病的诊断和鉴别诊断有重要价值。尤其是对克罗恩病、结肠恶变有意义。临床静止期可做钡灌肠检查,以判断近端结肠病变,排除克罗恩病者宜再做全消化道钡餐检查。钡剂灌肠检查可见黏膜粗糙水肿、多发性细小充盈缺损、肠管短缩、袋囊变浅或消失呈铅管状等。

(五)内镜检查

临床上多数病变在直肠和乙状结肠,采用乙状结肠镜检查很有价值,对于慢性或疑为全结肠患者,宜行纤维结肠镜检查。内镜检查有确诊价值,通过直视下反复观察结肠的肉眼变化及组织学改变,既能了解炎症的性质和动态变化,又可早期发现恶变前病变,能在镜下准确地采集病变组织和分泌物以利排除特异性肠道感染性疾病。检查可见病变,病变多从直肠开始呈连续性、弥漫性分布,黏膜血管纹理模糊、紊乱或消失、充血、水肿、质脆、出血、脓性分泌物附着,也常见黏膜粗糙,呈细颗粒状等炎症表现。病变明显处可见弥漫性、多发性糜烂或溃疡。重者有多发性糜烂或溃疡,缓解期患者结肠袋囊变浅或消失,可有假息肉或桥形黏膜等。肠镜图片见图 6-2、图 6-3。

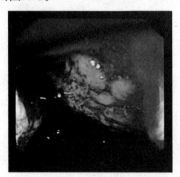

图 6-2 溃疡性结肠炎肠镜所见

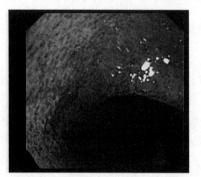

图 6-3 溃疡性结肠炎肠镜所见

(六)黏膜活检和手术取标本

1.黏膜组织学检查

本病活动期和缓解期有不同表现。

(1)活动期表现:①固有膜内有弥漫性慢性炎性细胞、中性粒细胞、嗜酸性粒细胞浸润。②隐窝有急性炎性细胞浸润,尤其是上皮细胞间有中性粒细胞浸润及隐窝炎,甚至形成隐窝脓肿,脓肿可溃入固有膜。③隐窝上皮增生,杯状细胞减少。④可见黏膜表层糜烂、溃疡形成和肉芽组织增生。

(2)缓解期表现:①中性粒细胞消失,慢性炎性细胞减少。②隐窝大小、形态不规则,排列紊乱。③腺上皮与黏膜肌层间隙增宽。④潘氏细胞化生。

2.手术切除标本病理检查

手术切除标本病理检查可根据黏膜组织学特点进行。

(七)诊断方法

在排除细菌性痢疾、阿米巴痢疾、慢性血吸虫病、肠结核等感染性结肠炎及结肠 CD、缺血性结肠炎、放射性结肠炎等疾病基础上,具体诊断方法如下。

(1)具有临床表现、肠镜检查及放射学钡剂检查三者之一者可拟诊。

(2)如果加上黏膜活检或手术取标本做病理者可确诊。

(3)初发患者、临床表现和结肠镜改变均不典型者,暂不诊断为 UC,但需随访 3~6 个月,观察发作情况。

(4)结肠镜检查发现的轻度慢性直肠炎、乙状结肠炎不能与 UC 等同,应观察病情变化,认真寻找病因。

四、治疗原则

UC 的治疗应掌握好分级、分期、分段治疗的原则。分级指按疾病的严重程度,采用不同药物和不同治疗方法;分期指疾病分为活动期和缓解期,活动期以控制炎症及缓解症状为主要目标,缓解期应继续维持缓解,预防复发;分段治疗指确定病变范围以选择不同给药方法,远段结肠炎可采用局部治疗,广泛性结肠炎或有肠外症状者则以系统性治疗为主。溃疡性直肠炎治疗原则和方法与远段结肠炎相同,局部治疗更为重要,优于口服用药。

(一)一般治疗

休息,进柔软、易消化、富含营养的食物,补充多种维生素。贫血严重者可输血,腹泻严重者应补液,纠正电解质紊乱。

(二)药物治疗

1.活动期的治疗

(1)轻度 UC:可选用柳氮磺吡啶(SASP)制剂,每天 3～4 g,分次口服;或用相当剂量的 5-氨基水杨酸(5-ASA)制剂。病变分布于远端结肠者可酌用 SASP 栓剂 0.5～1.0 g,2 次/天。氢化可的松琥珀酸钠盐 100～200 mg 保留灌肠,每晚 1 次。也可用中药保留灌肠治疗。

(2)中度 UC:可用上述剂量水杨酸类制剂治疗,疗效不佳者,适当加量或改口服类固醇皮质激素,常用泼尼松 30～40 mg/d,分次口服。

(3)重度 UC:①如患者尚未用过口服类固醇激素,可用口服泼尼松龙 40～60 mg/d,观察 7～10 天。也可直接静脉给药。已使用者应静脉滴注氢化可的松 300 mg/d 或甲泼尼龙 48 mg/d。②肠外应用广谱抗生素控制肠道继发感染,如氨苄西林、硝基咪唑及喹诺酮类制剂。③应嘱患者卧床休息,适当补液、补充电解质,防止电解质紊乱。便血量大者应考虑输血。营养不良病情较重者进要素饮食,必要时可给予肠外营养。④静脉类固醇激素使用 7 天后无效者可考虑应用环孢素静脉滴注,每天 2～4 mg/kg。应注意监测血药浓度。⑤慎用解痉剂及止泻剂,避免诱发中毒性巨结肠。如上述药物治疗效果不佳时,应及时予内外科会诊,确定结肠切除手术的时机与方式。

综上,对于各类型 UC 的药物治疗方案可以总结见表 6-4。

表 6-4　各类型溃疡性结肠炎药物治疗方案

类型	药物治疗方案
轻度 UC	柳氮磺吡啶片 1.0 g,口服,1 次/天或相当 5-美沙拉泰(5-ASA)
中度 UC	柳氮磺吡啶片 1.0 g,口服,1 次/天或相当 5-ASA 醋酸泼尼松片 10 mg,口服,2 次/天
重度 UC	甲泼尼龙 48 mg/d(或者氢化可的松 300 mg/d)静脉滴注广谱抗生素(喹诺酮或头孢类＋硝基咪唑类)

2.缓解期的治疗

症状缓解后,维持治疗的时间至少 1 年,一般认为类固醇类无维持治疗效果,在症状缓解后逐渐减量,应尽可能过渡到用 SASP 维持治疗。维持治疗剂量一般为口服每天 1.0～3.0 g,也可用相当剂量的 5-氨基水杨酸类药物。6-巯基嘌呤(6-MP)或硫唑嘌呤等用于对上述药物不能维持或对类固醇激素依赖者。

3.手术治疗

大出血、穿孔、明确的或高度怀疑癌变者;重度 UC 伴中毒性巨结肠,静脉用药无效者;内科治疗症状顽固、体能下降、对类固醇类药物耐药或依赖者应考虑手术治疗。　　　**(赵启文)**

第六节　消化性溃疡

消化性溃疡主要指发生在胃和十二指肠的慢性溃疡,即胃溃疡(GU)和十二指肠溃疡(DU),因溃疡形成与胃酸/胃蛋白酶的消化作用有关而得名。溃疡的黏膜缺损超过黏膜肌层,不同于糜烂。

一、流行病学

消化性溃疡是全球性常见病。西方国家资料显示,自 20 世纪 50 年代以后,消化性溃疡发病率呈下降趋势。我国临床统计资料提示,消化性溃疡患病率在近十多年来也开始呈下降趋势。本病可发生于任何年龄,但中年最为常见,DU 多见于青壮年,而 GU 多见于中老年,后者发病高峰比前者约迟 10 年。男性患病比女性较多。临床上,DU 比 GU 为多见,两者之比为(2～3)∶1,但有地区差异,在胃癌高发区 GU 所占的比例有所增加。

二、病因和发病机制

在正常生理情况下,胃十二指肠黏膜经常接触有强侵蚀力的胃酸和在酸性环境下被激活、能水解蛋白质的胃蛋白酶。此外,还经常受摄入的各种有害物质的侵袭,但却能抵御这些侵袭因素的损害,维持黏膜的完整性,这是因为胃十二指肠黏膜具有一系列防御和修复机制。目前认为,胃十二指肠黏膜的这一完善而有效的防御和修复机制,足以抵抗胃酸/胃蛋白酶的侵蚀。一般而言,只有当某些因素损害了这一机制才可能发生胃酸/胃蛋白酶侵蚀黏膜而导致溃疡形成。近年的研究已经明确,幽门螺杆菌和非甾体抗炎药是损害胃十二指肠黏膜屏障从而导致消化性溃疡发病的最常见病因。少见的特殊情况,当过度胃酸分泌远远超过黏膜的防御和修复作用也可能导致消化性溃疡发生。现将这些病因及其导致溃疡发生的机制分述如下。

(一)幽门螺杆菌

确认幽门螺杆菌为消化性溃疡的重要病因主要基于两方面的证据:①消化性溃疡患者的幽门螺杆菌检出率显著高于对照组的普通人群,在 DU 的检出率约为 90%、GU 为 70%～80%(幽门螺杆菌阴性的消化性溃疡患者往往能找到 NSAIDs 服用史等其他原因);②大量临床研究肯定,成功根除幽门螺杆菌后溃疡复发率明显下降,用常规抑酸治疗后愈合的溃疡年复发率为50%～70%,而根除幽门螺杆菌可使溃疡复发率降至 5% 以下,这就表明去除病因后消化性溃疡可获治愈。至于何以在感染幽门螺杆菌的人群中仅有少部分人(约 15%)发生消化性溃疡,一般认为,这是幽门螺杆菌、宿主和环境因素三者相互作用的不同结果。

幽门螺杆菌感染导致消化性溃疡发病的确切机制尚未阐明。目前比较普遍接受的一种假说试图将幽门螺杆菌、宿主和环境 3 个因素在 DU 发病中的作用统一起来。该假说认为,胆酸对幽门螺杆菌生长具有强烈的抑制作用,因此正常情况下幽门螺杆菌无法在十二指肠生存,十二指肠球部酸负荷增加是 DU 发病的重要环节,因为酸可使结合胆酸沉淀,从而有利于幽门螺杆菌在十二指肠球部生长。幽门螺杆菌只能在胃上皮组织定植,因此在十二指肠球部存活的幽门螺杆菌只有当十二指肠球部发生胃上皮化生才能定植下来,而据认为十二指肠球部的胃上皮化生是十二指肠对酸负荷的一种代偿反应。十二指肠球部酸负荷增加的原因,一方面与幽门螺杆菌感染引起慢性胃窦炎有关,幽门螺杆菌感染直接或间接作用于胃窦 D、G 细胞,削弱了胃酸分泌的负反馈调节,从而导致餐后胃酸分泌增加;另一方面,吸烟、应激和遗传等因素均与胃酸分泌增加有关。定植在十二指肠球部的幽门螺杆菌引起十二指肠炎症,炎症削弱了十二指肠黏膜的防御和修复功能,在胃酸/胃蛋白酶的侵蚀下最终导致 DU 发生。十二指肠炎症同时导致十二指肠黏膜分泌碳酸氢盐减少,间接增加十二指肠的酸负荷,进一步促进 DU 的发生和发展过程。

对幽门螺杆菌引起 GU 的发病机制研究较少,一般认为是幽门螺杆菌感染引起的胃黏膜炎症削弱了胃黏膜的屏障功能,胃溃疡好发于非泌酸区与泌酸区交界处的非泌酸区侧,反映了胃酸对屏障受损的胃黏膜的侵蚀作用。

(二)非甾体抗炎药(NSAIDs)

NSAIDs 是引起消化性溃疡的另一个常见病因。大量研究资料显示,服用 NSAIDs 患者发生消化性溃疡及其并发症的危险性显著高于普通人群。临床研究报道,在长期服用 NSAIDs 患者中 10%~25% 可发现胃或十二指肠溃疡,有 1%~4% 的患者发生出血、穿孔等溃疡并发症。NSAIDs 引起的溃疡以 GU 较 DU 多见。溃疡形成及其并发症发生的危险性除与服用 NSAIDs 种类、剂量、疗程有关外,尚与高龄、同时服用抗凝血药、糖皮质激素等因素有关。

NSAIDs 通过削弱黏膜的防御和修复功能而导致消化性溃疡发病,损害作用包括局部作用和系统作用两方面,系统作用是主要致溃疡机制,主要是通过抑制环加氧酶(COX)而起作用。COX 是花生四烯酸合成前列腺素的关键限速酶,COX 有两种异构体,即结构型 COX-1 和诱生型 COX-2。COX-1 在组织细胞中恒量表达,催化生理性前列腺素合成而参与机体生理功能调节;COX-2 主要在病理情况下由炎症刺激诱导产生,促进炎症部位前列腺素的合成。传统的 NSAIDs 如阿司匹林、吲哚美辛等旨在抑制 COX-2 而减轻炎症反应,但特异性差,同时抑制了 COX-1,导致胃肠黏膜生理性前列腺素 E 合成不足。后者通过增加黏液和碳酸氢盐分泌、促进黏膜血流增加、细胞保护等作用在维持黏膜防御和修复功能中起重要作用。

NSAIDs 和幽门螺杆菌是引起消化性溃疡发病的两个独立因素,至于两者是否有协同作用则尚无定论。

(三)胃酸/胃蛋白酶

消化性溃疡的最终形成是由于胃酸/胃蛋白酶对黏膜自身消化所致。因胃蛋白酶活性是 pH 依赖性的,在 pH>4 时便失去活性,因此,在探讨消化性溃疡发病机制和治疗措施时主要考虑胃酸。无酸情况下罕有溃疡发生及抑制胃酸分泌药物能促进溃疡愈合的事实均确证胃酸在溃疡形成过程中的决定性作用,是溃疡形成的直接原因。胃酸的这一损害作用一般只有在正常黏膜防御和修复功能遭受破坏时才能发生。

DU 患者中约有 1/3 存在五肽胃泌素刺激的最大酸排量(MAO)增高,其余患者 MAO 多在正常高值,DU 患者胃酸分泌增高的可能因素及其在 DU 发病中的间接及直接作用已如前述。GU 患者基础酸排量(BAO)及 MAO 多属正常或偏低。对此,可能解释为 GU 患者多伴多灶萎缩性胃炎,因而胃体壁细胞泌酸功能已受影响,而 DU 患者多为慢性胃窦炎,胃体黏膜未受损或受损轻微因而仍能保持旺盛的泌酸能力。少见的特殊情况如胃泌素瘤患者,极度增加的胃酸分泌的攻击作用远远超过黏膜的防御作用,而成为溃疡形成的起始因素。近年来,非幽门螺杆菌、非 NSAIDs(也非胃泌素瘤)相关的消化性溃疡报道有所增加,这类患者病因未明,是否与高酸分泌有关尚有待研究。

(四)其他因素

下列因素与消化性溃疡发病有不同程度的关系。

1.吸烟

吸烟者消化性溃疡发生率比不吸烟者高,吸烟影响溃疡愈合和促进溃疡复发。吸烟影响溃疡形成和愈合的确切机制未明,可能与吸烟增加胃酸分泌、减少十二指肠及胰腺碳酸氢盐分泌、影响胃十二指肠协调运动、黏膜损害性氧自由基增加等因素有关。

2.遗传

遗传因素曾一度被认为是消化性溃疡发病的重要因素,但随着幽门螺杆菌在消化性溃疡发病中的重要作用得到认识,遗传因素的重要性受到挑战。例如,消化性溃疡的家族史可能是幽门螺杆菌感染的"家庭聚集"现象;O 型血胃上皮细胞表面表达更多黏附受体而有利于幽门螺杆菌定植。因此,遗传因素的作用尚有待进一步研究。

3.情绪应激

急性应激可引起应激性溃疡已是共识。但在慢性溃疡患者,情绪应激和心理障碍的致病作用却无定论。临床观察发现长期精神紧张、过劳,确实易使溃疡发作或加重,但这多在慢性溃疡已经存在时发生,因此情绪应激可能主要起诱因作用,可能通过神经内分泌途径影响胃十二指肠分泌、运动和黏膜血流的调节。

4.胃十二指肠运动异常

研究发现部分 DU 患者胃排空增快,这可使十二指肠球部酸负荷增大;部分 GU 患者有胃排空延迟,这可增加十二指肠液反流入胃,加重胃黏膜屏障损害。但目前认为,胃肠运动障碍不大可能是原发病因,但可加重幽门螺杆菌或 NSAIDs 对黏膜的损害。

概言之,消化性溃疡是一种多因素疾病,其中幽门螺杆菌感染和服用 NSAIDs 是已知的主要病因,溃疡发生是黏膜侵袭因素和防御因素失平衡的结果,胃酸在溃疡形成中起关键作用。

三、病理

DU 发生在球部,前壁比较常见;GU 多在胃角和胃窦小弯。组织学上,GU 大多发生在幽门腺区(胃窦)与泌酸腺区(胃体)交界处的幽门腺区一侧。幽门腺区黏膜可随年龄增长而扩大[假幽门腺化生和/或肠化生],使其与泌酸腺区之交界线上移,故老年患者 GU 的部位多较高。溃疡一般为单个,也可多个,呈圆形或椭圆形。DU 直径多＜10 mm,GU 要比 DU 稍大。也可见到直径＞2 cm 的巨大溃疡。溃疡边缘光整、底部洁净,由肉芽组织构成,上面覆盖有灰白色或灰黄色纤维渗出物。活动性溃疡周围黏膜常有炎症水肿。溃疡浅者累及黏膜肌层,深者达肌层甚至浆膜层,溃破血管时引起出血,穿破浆膜层时引起穿孔。溃疡愈合时周围黏膜炎症、水肿消退,边缘上皮细胞增生覆盖溃疡面,其下的肉芽组织纤维转化,变为瘢痕,瘢痕收缩使周围黏膜皱襞向其集中。

四、临床表现

上腹痛是消化性溃疡的主要症状,但部分患者可无症状或症状较轻以致不为患者所注意,而以出血、穿孔等并发症为首发症状。典型的消化性溃疡有如下临床特点:①慢性过程,病史可达数年至数十年;②周期性发作,发作与自发缓解相交替,发作期可为数周或数月,缓解期也长短不一,短者数周、长者数年;发作常有季节性,多在秋冬或冬春之交发病,可因精神情绪不良或过劳而诱发;③发作时上腹痛呈节律性,表现为空腹痛即餐后 2～4 小时和/或午夜痛,腹痛多为进食或服用抗酸药所缓解,典型节律性表现在 DU 多见。

(一)症状

上腹痛为主要症状,性质多为灼痛,也可为钝痛、胀痛、剧痛或饥饿样不适感。多位于中上腹,可偏右或偏左。一般为轻至中度持续性痛。疼痛常有典型的节律性如上述。腹痛多在进食或服用抗酸药后缓解。

部分患者无上述典型表现的疼痛,而仅表现为无规律性的上腹隐痛或不适。具或不具典型疼痛者均可伴有反酸、嗳气、上腹胀等症状。

(二)体征

溃疡活动时上腹部可有局限性轻压痛,缓解期无明显体征。

五、特殊类型的消化性溃疡

(一)复合溃疡

复合溃疡指胃和十二指肠同时发生的溃疡。DU 往往先于 GU 出现。幽门梗阻发生率较高。

(二)幽门管溃疡

幽门管位于胃远端,与十二指肠交界,长约 2 cm。幽门管溃疡与 DU 相似,胃酸分泌一般较高。幽门管溃疡上腹痛的节律性不明显,对药物治疗反应较差,呕吐较多见,较易发生幽门梗阻、出血和穿孔等并发症。

(三)球后溃疡

DU 大多发生在十二指肠球部,发生在球部远段十二指肠的溃疡称球后溃疡。多发生在十二指肠乳头的近端。具 DU 的临床特点,但午夜痛及背部放射痛多见,对药物治疗反应较差,较易并发出血。

(四)巨大溃疡

巨大溃疡指直径＞2 cm 的溃疡。对药物治疗反应较差、愈合时间较慢,易发生慢性穿透或穿孔。胃的巨大溃疡注意与恶性溃疡鉴别。

(五)老年人消化性溃疡

近年,老年人发生消化性溃疡的报道增多。临床表现多不典型,GU 多位于胃体上部甚至胃底部,溃疡常较大,易误诊为胃癌。

(六)无症状性溃疡

约 15% 消化性溃疡患者可无症状,而以出血、穿孔等并发症为首发症状。可见于任何年龄,以老年人较多见;NSAIDs 引起的溃疡近半数无症状。

六、实验室和其他检查

(一)胃镜检查

胃镜检查是确诊消化性溃疡首选的检查方法。胃镜检查不仅可对胃十二指肠黏膜直接观察、摄像,还可在直视下取活组织作病理学检查及幽门螺杆菌检测,因此胃镜检查对消化性溃疡的诊断及胃良、恶性溃疡鉴别诊断的准确性高于 X 线钡餐检查。例如,在溃疡较小或较浅时钡餐检查有可能漏诊;钡餐检查发现十二指肠球部畸形可有多种解释;活动性上消化道出血是钡餐检查的禁忌证;胃的良、恶性溃疡鉴别必须由活组织检查来确定。

内镜下消化性溃疡多呈圆形或椭圆形,也有呈线形,边缘光整,底部覆有灰黄色或灰白色渗出物,周围黏膜可有充血、水肿,可见皱襞向溃疡集中。内镜下溃疡可分为活动期(A)、愈合期(H)和瘢痕期(S)3个病期,其中每个病期又可分为1和2两个阶段。

(二)X线钡餐检查

X线钡餐检查适用于对胃镜检查有禁忌或不愿接受胃镜检查者。溃疡的X线征象有直接和间接两种:龛影是直接征象,对溃疡有确诊价值;局部压痛、十二指肠球部激惹和球部畸形、胃大弯侧痉挛性切迹均为间接征象,仅提示可能有溃疡。

(三)幽门螺杆菌检测

幽门螺杆菌检测应列为消化性溃疡诊断的常规检查项目,因为有无幽门螺杆菌感染决定治疗方案的选择。检测方法分为侵入性和非侵入性两大类。前者需通过胃镜检查取胃黏膜活组织进行检测,主要包括快呋塞米素酶试验、组织学检查和幽门螺杆菌培养;后者主要有^{13}C或^{14}C尿素呼气试验、粪便幽门螺杆菌抗原检测及血清学检查(定性检测血清抗幽门螺杆菌IgG抗体)。

快呋塞米素酶试验是侵入性检查的首选方法,操作简便、费用低。组织学检查可直接观察幽门螺杆菌,与快呋塞米素酶试验结合,可提高诊断准确率。幽门螺杆菌培养技术要求高,主要用于科研。^{13}C或^{14}C尿素呼气试验检测幽门螺杆菌敏感性及特异性高而无须胃镜检查,可作为根除治疗后复查的首选方法。

应注意,近期应用抗生素、质子泵抑制剂、铋剂等药物,因暂时抑制幽门螺杆菌作用,会使上述检查(血清学检查除外)呈假阴性。

(四)胃液分析和血清胃泌素测定

胃液分析和血清胃泌素测定一般仅在疑有胃泌素瘤时做鉴别诊断之用。

七、诊断和鉴别诊断

慢性病程、周期性发作的节律性上腹疼痛,且上腹痛可为进食或抗酸药所缓解的临床表现是诊断消化性溃疡的重要临床线索。但应注意,一方面有典型溃疡样上腹痛症状者不一定是消化性溃疡,另一方面部分消化性溃疡患者症状可不典型甚至无症状。因此,单纯依靠病史难以做出可靠诊断。确诊有赖胃镜检查。X线钡餐检查发现龛影也有确诊价值。

鉴别诊断本病主要临床表现为慢性上腹痛,当仅有病史和体检资料时,需与其他有上腹痛症状的疾病如肝、胆、胰、肠疾病和胃的其他疾病相鉴别。功能性消化不良临床常见且临床表现与消化性溃疡相似,应注意鉴别。如做胃镜检查,可确定有无胃十二指肠溃疡存在。

胃镜检查如见胃十二指肠溃疡,应注意与引起胃十二指肠溃疡的少见特殊病因或以溃疡为主要表现的胃十二指肠肿瘤鉴别。其中,与胃癌、胃泌素瘤的鉴别要点如下。

(一)胃癌

内镜或X线检查见到胃的溃疡,必须进行良性溃疡(胃溃疡)与恶性溃疡(胃癌)的鉴别。Ⅲ型(溃疡型)早期胃癌单凭内镜所见与良性溃疡鉴别有困难,放大内镜和染色内镜对鉴别有帮助,但最终必须依靠直视下取活组织检查鉴别。恶性溃疡的内镜特点:①溃疡形状不规则,一般较大;②底凹凸不平、苔污秽;③边缘呈结节状隆起;④周围皱襞中断;⑤胃壁僵硬、蠕动减弱(X线钡餐检查也可见上述相应的X线征)。活组织检查可以确诊,但必须强调,对于怀疑胃癌而一次活检阴性者,必须在短期内复查胃镜进行再次活检;即使内镜下诊断为良性溃疡且活检阴性,仍有漏诊胃癌的可能,因此对初诊为胃溃疡者,必须在完成正规治疗的疗程后进行胃镜复查,胃镜复查溃疡缩小或愈合不是鉴别良、恶性溃疡的最终依据,必须重复活检加以证实。

(二)胃泌素瘤

胃泌素瘤也称 Zollinger-Ellison 综合征,是胰腺非 β 细胞瘤分泌大量胃泌素所致。肿瘤往往很小(直径<1 cm),生长缓慢,半数为恶性。大量胃泌素可刺激壁细胞增生,分泌大量胃酸,使上消化道经常处于高酸环境,导致胃十二指肠球部和不典型部位(十二指肠降段、横段,甚或空肠近端)发生多发性溃疡。胃泌素瘤与普通消化性溃疡的鉴别要点是该病溃疡发生于不典型部位,具难治性特点,有过高胃酸分泌(BAO 和 MAO 均明显升高,且 BAO/MAO>60%)及高空腹血清胃泌素(>200 pg/mL,常>500 pg/mL)。

八、并发症

(一)出血

溃疡侵蚀周围血管可引起出血。出血是消化性溃疡最常见的并发症,也是上消化道大出血最常见的病因(约占所有病因的 50%)。

(二)穿孔

溃疡病灶向深部发展穿透浆膜层则并发穿孔。溃疡穿孔临床上可分为急性、亚急性和慢性3 种类型,以第一种常见。急性穿孔的溃疡常位于十二指肠前壁或胃前壁,发生穿孔后胃肠的内容物漏入腹腔而引起急性腹膜炎。十二指肠或胃后壁的溃疡深至浆膜层时已与邻近的组织或器官发生粘连,穿孔时胃肠内容物不流入腹腔,称为慢性穿孔,又称为穿透性溃疡。这种穿透性溃疡改变了腹痛规律,变得顽固而持续,疼痛常放射至背部。邻近后壁的穿孔或游离穿孔较小,只引起局限性腹膜炎时称亚急性穿孔,症状较急性穿孔轻而体征较局限,且易漏诊。

(三)幽门梗阻

幽门梗阻主要是由 DU 或幽门管溃疡引起。溃疡急性发作时可因炎症水肿和幽门部痉挛而引起暂时性梗阻,可随炎症的好转而缓解;慢性梗阻主要由于瘢痕收缩而呈持久性。幽门梗阻临床表现为餐后上腹饱胀、上腹疼痛加重,伴有恶心、呕吐,大量呕吐后症状可以改善,呕吐物含发酵酸性宿食。严重呕吐可致失水和低氯低钾性碱中毒。可发生营养不良和体重减轻。体检可见胃型和胃蠕动波,清晨空腹时检查胃内有振水声。进一步做胃镜或 X 线钡剂检查可确诊。

(四)癌变

少数 GU 可发生癌变,DU 则否。GU 癌变发生于溃疡边缘,据报道癌变率在 1% 左右。长期慢性GU 病史、年龄在 45 岁以上、溃疡顽固不愈者应提高警惕。对可疑癌变者,在胃镜下取多点活检做病理检查;在积极治疗后复查胃镜,直到溃疡完全愈合;必要时定期随访复查。

九、治疗

治疗的目的是消除病因、缓解症状、愈合溃疡、防止复发和防治并发症。针对病因的治疗如根除幽门螺杆菌,有可能彻底治愈溃疡病,是近年消化性溃疡治疗的一大进展。

(一)一般治疗

生活要有规律,避免过度劳累和精神紧张。注意饮食规律,戒烟、酒。服用 NSAIDs 者尽可能停用,即使未用也要告诫患者今后慎用。

(二)治疗消化性溃疡的药物及其应用

治疗消化性溃疡的药物可分为抑制胃酸分泌的药物和保护胃黏膜的药物两大类,主要起缓解症状和促进溃疡愈合的作用,常与根除幽门螺杆菌治疗配合使用。现就这些药物的作用机制及临床应用分别简述如下。

1.抑制胃酸药物

溃疡的愈合与抑酸治疗的强度和时间成正比。抗酸药具中和胃酸作用,可迅速缓解疼痛症状,但一般剂量难以促进溃疡愈合,故目前多作为加强止痛的辅助治疗。H_2受体拮抗剂(H_2RA)可抑制基础及刺激的胃酸分泌,以前一作用为主,而后一作用不如 PPI 充分。使用推荐剂量各种 H_2RA 溃疡愈合率相近,不良反应发生率均低。西咪替丁可通过血-脑屏障,偶有精神异常不良反应;与雄激素受体结合而影响性功能;经肝细胞色素 P_{450} 代谢而延长华法林、苯妥英钠、茶碱等药物的肝内代谢。雷尼替丁、法莫替丁和尼扎替丁上述不良反应较少。已证明 H_2RA 全天剂量于睡前顿服的疗效与每天 2 次分服相仿。由于该类药物价格较 PPI 便宜,临床上特别适用于根除幽门螺杆菌疗程完成后的后续治疗及某些情况下预防溃疡复发的长程维持治疗。质子泵抑制剂(PPI)作用于壁细胞胃酸分泌终末步骤中的关键酶 H^+/K^+-ATP酶,使其不可逆失活,因此抑酸作用比 H_2RA 更强且作用持久。与 H_2RA 相比,PPI 促进溃疡愈合的速度较快、溃疡愈合率较高,因此特别适用于难治性溃疡或 NSAIDs 溃疡患者不能停用 NSAIDs 时的治疗。对根除幽门螺杆菌治疗,PPI 与抗生素的协同作用较 H_2RA 好,因此是根除幽门螺杆菌治疗方案中最常用的基础药物。使用推荐剂量的各种 PPI,对消化性溃疡的疗效相仿,不良反应均少。

2.保护胃黏膜药物

硫糖铝和胶体铋目前已少用作治疗消化性溃疡的一线药物。枸橼酸铋钾(胶体次枸橼酸铋)因兼有较强抑制幽门螺杆菌作用,可作为根除幽门螺杆菌联合治疗方案的组分,但要注意此药不能长期服用,因会过量蓄积而引起神经毒性。米索前列醇具有抑制胃酸分泌、增加胃十二指肠黏膜的黏液及碳酸氢盐分泌和增加黏膜血流等作用,主要用于 NSAIDs 溃疡的预防,腹泻是常见不良反应,因会引起子宫收缩,故孕妇忌服。

(三)根除幽门螺杆菌治疗

对幽门螺杆菌感染引起的消化性溃疡,根除幽门螺杆菌不但可促进溃疡愈合,而且可预防溃疡复发,从而彻底治愈溃疡。因此,凡有幽门螺杆菌感染的消化性溃疡,无论初发或复发、活动或静止、有无并发症,均应予以根除幽门螺杆菌治疗。

1.根除幽门螺杆菌的治疗方案

已证明在体内具有杀灭幽门螺杆菌作用的抗生素有克拉霉素、阿莫西林、甲硝唑(或替硝唑)、四环素、呋喃唑酮、某些喹诺酮类如左氧氟沙星等。PPI 及胶体铋体内能抑制幽门螺杆菌,与上述抗生素有协同杀菌作用。目前尚无单一药物可有效根除幽门螺杆菌,因此必须联合用药。应选择幽门螺杆菌根除率高的治疗方案力求一次根除成功。研究证明以 PPI 或胶体铋为基础加上两种抗生素的三联治疗方案有较高根除率。这些方案中,以 PPI 为基础的方案所含 PPI 能通过抑制胃酸分泌提高口服抗生素的抗菌活性从而提高根除率,再者 PPI 本身具有快速缓解症状和促进溃疡愈合作用,因此是临床中最常用的方案。而其中,又以 PPI 加克拉霉素再加阿莫西林或甲硝唑的方案根除率最高。幽门螺杆菌根除失败的主要原因是患者的服药依从性问题和幽门螺杆菌对治疗方案中抗生素的耐药性。因此,在选择治疗方案时要了解所在地区的耐药情况,近年世界不少国家和我国一些地区幽门螺杆菌对甲硝唑和克拉霉素的耐药率在增加,应引起注意。呋喃唑酮(200 mg/d,分 2 次)耐药性少见、价廉,国内报道用呋喃唑酮代替克拉霉素或甲硝唑的三联疗法也可取得较高的根除率,但要注意呋喃唑酮引起的周围神经炎和溶血性贫血等不良反应。治疗失败后地再治疗比较困难,可换用另外两种抗生素(阿莫西林原发和继发耐药均极少见,可以不换)如 PPI 加左氧氟沙星(500 mg/d,每天 1 次)和阿莫西林,或采用 PPI 和胶体铋合用再加四环素(1 500 mg/d,每天 2 次)和甲硝唑的四联疗法。

2.根除幽门螺杆菌治疗结束后的抗溃疡治疗

在根除幽门螺杆菌疗程结束后,继续给予一个常规疗程的抗溃疡治疗(如 DU 患者予 PPI 常规剂量,每天 1 次,总疗程 2～4 周,或 H_2RA 常规剂量、疗程 4～6 周;GU 患者 PPI 常规剂量、每天 1 次、总疗程 4～6 周,或 H_2RA 常规剂量、疗程 6～8 周)是最理想的。这在有并发症或溃疡面积大的患者尤为必要,但对无并发症且根除治疗结束时症状已得到完全缓解者,也可考虑停药以节省药物费用。

3.根除幽门螺杆菌治疗后复查

治疗后应常规复查幽门螺杆菌是否已被根除,复查应在根除幽门螺杆菌治疗结束至少 4 周后进行,且在检查前停用 PPI 或铋剂 2 周,否则会出现假阴性。可采用非侵入性的 ^{13}C 或 ^{14}C 尿素呼气试验,也可通过胃镜在检查溃疡是否愈合的同时取活检做尿素酶和/或组织学检查。对未排除胃恶性溃疡或有并发症的消化性溃疡应常规进行胃镜复查。

(四)NSAIDs 溃疡的治疗、复发预防及初始预防

对服用 NSAIDs 后出现的溃疡,如情况允许应立即停用 NSAIDs,如病情不允许可换用对黏膜损伤少的 NSAIDs 如特异性 COX-2 抑制剂(如塞来昔布)。对停用 NSAIDs 者,可予常规剂量常规疗程的 H_2RA 或 PPI 治疗;对不能停用 NSAIDs 者,应选用 PPI 治疗(H_2RA 疗效差)。因幽门螺杆菌和 NSAIDs 是引起溃疡的两个独立因素,因此应同时检测幽门螺杆菌,如有幽门螺杆菌感染应同时根除幽门螺杆菌。溃疡愈合后,如不能停用 NSAIDs,无论幽门螺杆菌阳性还是阴性都必须继续 PPI 或米索前列醇长程维持治疗以预防溃疡复发。对初始使用 NSAIDs 的患者是否应常规给药预防溃疡的发生仍有争论。已明确的是,对于发生 NSAIDs 溃疡并发症的高危患者,如既往有溃疡病史、高龄、同时应用抗凝血药(包括低剂量的阿司匹林)或糖皮质激素者,应常规予抗溃疡药物预防,目前认为 PPI 或米索前列醇预防效果较好。

(五)溃疡复发的预防

有效根除幽门螺杆菌及彻底停服 NSAIDs,可消除消化性溃疡的两大常见病因,因而能大大减少溃疡复发。对溃疡复发同时伴有幽门螺杆菌感染复发(再感染或复燃)者,可予根除幽门螺杆菌再治疗。下列情况则需用长程维持治疗来预防溃疡复发:①不能停用 NSAIDs 的溃疡患者,无论幽门螺杆菌阳性还是阴性(如前述);②幽门螺杆菌相关溃疡,幽门螺杆菌感染未能被根除;③幽门螺杆菌阴性的溃疡(非幽门螺杆菌、非 NSAIDs 溃疡);④幽门螺杆菌相关溃疡,幽门螺杆菌虽已被根除,但曾有严重并发症的高龄或有严重伴随病患者。长程维持治疗一般以 H_2RA 或 PPI 常规剂量的半量维持,而 NSAIDs 溃疡复发的预防多用 PPI 或米索前列醇,已如前述。

(六)外科手术指征

由于内科治疗的进展,目前外科手术主要限于少数有并发症者,包括以下几种:①大量出血经内科治疗无效;②急性穿孔;③瘢痕性幽门梗阻;④胃溃疡癌变;⑤严格内科治疗无效的顽固性溃疡。

十、预后

由于内科有效治疗的发展,预后远较过去为佳,病死率显著下降。死亡主要见于高龄患者,死亡的主要原因是并发症,特别是大出血和急性穿孔。 **(赵启文)**

第七节 功能性消化不良

一、概述

功能性消化不良(FD)为一组持续或反复发作的上腹部疼痛或不适的消化不良症状,包括上腹胀痛、餐后饱胀、嗳气、早饱、腹痛、厌食、恶心呕吐等,经生化、内镜和影像检查排除了器质性疾病的临床综合征,是临床上最常见的一种功能性胃肠病,几乎每个人一生中都有过消化不良症状,只是持续时间长短和对生活质量影响的程度不同而已。国内最新资料表明,采用罗马Ⅲ诊断标准对消化专科门诊连续就诊消化不良的患者进行问卷调查,发现符合罗马Ⅲ诊断标准者占就诊患者的28.52%,占接受胃镜检查患者的7.2%。FD的病因及发病机制尚未完全阐明,可能是多种因素综合作用的结果。目前认为其发病机制与胃肠运动功能障碍、内脏高敏感性、胃酸分泌、幽门螺杆菌感染、精神心理因素等有关,而内脏运动及感觉异常可能起主导作用,是FD的主要病理生理学基础。

二、诊断

(一)临床表现

FD的临床症状无特异性,主要有上消化道症状,包括上腹痛、腹胀、早饱、嗳气、恶心、呕吐、反酸、胃灼热、厌食等,以上症状多因人而异,常以其中某一种或一组症状为主,在病程中这些症状及其严重程度多发生改变。起病缓慢,病程长短不一,症状常呈持续或反复发作,也可相当一段时间无任何症状,可因饮食精神因素和应激等诱发,多数无明显诱因。腹胀为FD最常见的症状,多数患者发生于餐后或进餐加重腹胀程度,早饱、嗳气也较常见。上腹痛也是FD的常见症状,上腹痛无规律性,可表现为弥漫或烧灼样疼痛。少数可伴胃灼热反酸症状,但经内镜及24小时食管pH检测,不能诊断为胃食管反流病。恶心、呕吐不常见,一般见于胃排空明显延迟的患者,呕吐多为干呕或呕出当餐胃内食物。有的还可伴有腹泻等下消化道症状。还有不少患者同时合并精神症状如焦虑、抑郁、失眠、注意力不集中等。

(二)诊断标准

依据FD罗马Ⅲ诊断标准,FD患者临床表现个体差异大,罗马Ⅲ标准根据患者的主要症状特点及其与症状相关的病理生理学机制及症状的模式将FD分为两个亚型,即餐后不适综合征(PDS)和上腹痛综合征(EPS),临床上两个亚型常有重叠,有时难以区分,但通过分型对不同亚型的病理生理机制的理解对选择治疗将有一定的帮助,在FD诊断中,还要注意FD与胃食管反流病和肠易激综合征等其他功能性胃肠病的重叠。

FD的罗马Ⅲ诊断标准:①以下1项或多项。餐后饱胀,早饱感,上腹痛,上腹烧灼感。②无可以解释上述症状的结构性疾病的证据(包括胃镜检查),诊断前症状出现至少6个月,且近3个月符合以上诊断标准。

PDS诊断标准必须符合以下1项或2项:①正常进食后出现餐后饱胀不适,每周至少发生数次。②早饱阻碍正常进食,每周至少发生数次。诊断前症状出现至少6个月,近3个月症状符合以上标准。支持诊断标准是可能存在上腹胀气或餐后恶心或过度嗳气。可能同时存在 EPS。

EPS 诊断标准必须符合以下所有条件：①至少中等程度的上腹部疼痛或烧灼感，每周至少发生 1 次。②疼痛呈间断性。③疼痛非全腹性，不位于腹部其他部位或胸部。④排便或排气不能缓解症状。⑤不符合胆囊或 Oddi 括约肌功能障碍的诊断标准。诊断前症状出现至少 6 个月，近 3 个月症状符合以上标准。支持诊断标准是疼痛可以烧灼样，但无胸骨后痛。疼痛可由进餐诱发或缓解，但可能发生于禁食期间。可能同时存在 PDS。

三、鉴别诊断

鉴别诊断如图 6-4 所示。

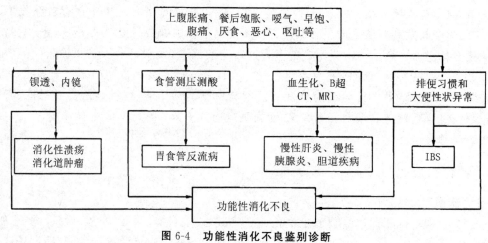

图 6-4　功能性消化不良鉴别诊断

四、治疗

FD 的治疗以对症治疗为主，目的是在于缓解或消除症状，改善患者的生活质量。

FD 的治疗策略应是依据其可能存在的病理生理学异常进行整体调节，选择个体化的治疗方案。

经验治疗适用于 40 岁以下，无报警征象，无明显精神心理障碍的患者。与进餐相关的消化不良（即 PDS）者可首先用促动力药或合用抑酸药；与进餐无关的消化不良/酸相关性消化不良（即 EPS）者可选用抑酸药或合用促动力药。经验治疗时间一般为 2~4 周。无效者应行进一步检查，明确诊断后有针对性进行治疗。

(一)药物治疗

1.抗酸药

抗酸剂如氢氧化铝、铝碳酸镁等可减轻症状，但疗效不及抑酸药，铝碳酸镁除抗酸外，还能吸附胆汁，伴有胆汁反流患者可选用。

2.抑酸药

目前广泛应用于 FD 的治疗，适用于非进餐相关的消化不良中以上腹痛、烧灼感为主要症状者。常用抑酸药包括 H_2 受体拮抗剂（H_2RA）和质子泵抑制剂（PPI）两大类。H_2RA 常用药物有西咪替丁 400 mg，每天 2~3 次；雷尼替丁 150 mg，每天 2 次；法莫替丁 20 mg，每天 2 次，早、晚餐后服，或 40 mg 每晚睡前服；罗沙替丁 75 mg，每天 2 次；尼扎替丁 300 mg 睡前服。不同的

H_2 受体拮抗剂抑制胃酸的强度各不相同,西咪替丁最弱,雷尼替丁和罗沙替丁比西咪替丁强 5～10 倍,法莫替丁较雷尼替丁强 7.5 倍。这类药主要经肝脏代谢,肾脏排出,因此肝、肾功能损害者应减量,75 岁以上老人服用药物剂量应减少。PPI 常用药物有奥美拉唑 20 mg,每天 2 次;兰索拉唑 30 mg,每天 1 次;雷贝拉唑 10 mg,每天 1 次;泮托拉唑 40 mg,每天 1 次;埃索美拉唑 20 mg,每天 1 次。

3.促动力药

促动力药可明显改善与进餐相关的上腹症状,如上腹饱胀、早饱等。常用的促动力剂包括多巴胺受体阻滞剂、5-HT_4 受体激动药及多离子通道调节剂等。多巴胺受体阻滞剂常用药物有甲氧氯普胺 5～10 mg,每天 3 次,饭前半小时服;多潘立酮 10 mg,每天 3 次,饭前半小时服;伊托必利 50 mg,每天 3 次,口服。甲氧氯普胺可阻断延髓催吐化学敏感区的多巴胺受体而具有强大的中枢镇吐作用,还可以增加胃肠道平滑肌对乙酰胆碱的敏感性,从而促进胃运动功能,提高静止状态时胃肠道括约肌的张力,增加食管下端括约肌张力,防止胃内容物反流,增强胃和食管的蠕动,促进胃排空及幽门和十二指肠的扩张,加速食物通过。主要的不良反应见于中枢神经系统,如头晕、嗜睡、倦怠、泌乳等,用量过大时,会出现锥体外系反应,表现为肌肉震颤、斜颈、发音困难、共济失调等。多潘立酮为选择性外周多巴胺 D_2 受体阻滞剂,可增加食管下端括约肌的张力,增加胃运动,促进胃排空、止吐。不良反应轻,不引起锥体外系症状,偶有流涎、惊厥、平衡失调、泌乳现象。伊托必利通过拮抗多巴胺 D_2 受体和抑制乙酰胆碱酯酶活性起作用,增加胃的内源性乙酰胆碱,促进胃排空。5-HT_4 受体激动药常用药物为莫沙必利 5 mg,每天 3 次,口服。莫沙必利选择性作用于上消化道,促进胃排空,目前未见心脏严重不良反应的报道,但对 5-HT_4 受体激动药的心血管不良反应仍应引起重视。多离子通道调节剂药物为马来酸曲美布汀,常用量 100～200 mg,每天 3 次口服。该药对消化道运动的兴奋和抑制具有双向调节作用,不良反应轻微。红霉素具有胃动素作用,静脉给药可促进胃排空,主要用于胃轻瘫的治疗,不推荐作为 FD 治疗的首选药物。

4.助消化药

消化酶和微生态制剂可作为治疗消化不良的辅助用药。复方消化酶、益生菌制剂可改善与进餐相关的腹胀、食欲缺乏等症状。

5.根除幽门螺杆菌治疗

根除 Hp 可使部分 FD 患者症状得以长期改善,对合并 Hp 感染的 FD 患者,应用抑酸、促动力剂治疗无效时,建议向患者充分解释根除治疗的利弊,征得患者同意后给予根除 Hp 治疗。根除 Hp 治疗可使部分 FD 患者的症状得到长期改善,使胃黏膜炎症得到消退,而长期胃黏膜炎症则是消化性溃疡、胃黏膜萎缩/肠化生和胃癌发生的基础病变,根除 Hp 可预防胃癌前病变进一步发展。

根据 2005 年欧洲幽门螺杆菌小组召开的第 3 次 MaastrichtⅢ共识会议意见,推荐在初级医疗中实施“检测和治疗”策略,即对年龄小于 45 岁,有持续消化不良症状的成人患者应用非侵入性试验(尿素呼气试验、粪便抗原试验)检测 Hp,对 Hp 阳性者进行根除治疗。包含 PPI、阿莫西林、克拉霉素或甲硝唑,每天 2 次给药的三联疗法仍推荐作为首选疗法。铋剂的四联疗法也被推荐作为首选治疗选择。补救治疗应结合药敏试验结果。

对 PPI(标准剂量,每天 2 次),克拉霉素(500 mg,每天 2 次),阿莫西林(1 000 mg,每天 2 次)或甲硝唑 400 mg 或 500 mg,每天 2 次,组成的方案,疗程 14 天比 7 天更有效,在克拉霉素耐药率小于15%的地区,仍推荐PPI联合应用克拉霉素、阿莫西林/甲硝唑的三联短程疗法作为一线治疗方案。其中PPI联合克拉霉素和甲硝唑方案应当在人群甲硝唑耐药率小于40%时才可应用,含铋剂四联治疗除了作为二线方案使用外,还可作为可供选择的一线方案。除了药敏感试验外,对于三线治疗不做特别推荐。喹诺酮类(左氧氟沙星、利福霉素、利福布汀)抗生素与PPI和阿莫西林合用作为一线疗法,而不是作为补救的治疗,被评估认为有较高的根除率,但利福布汀是一种选择分枝杆菌耐药的抗生素,必须谨慎使用。

6.黏膜保护药

FD发病原因中可能涉及胃黏膜防御功能减弱,作为辅助治疗,常用的胃黏膜保护药有硫糖铝、胶体铋、前列腺素E,复方谷氨酰胺等,联合抑酸药可提高疗效。硫糖铝餐前1小时和睡前各服1.0 g,肾功不全者不宜久服。枸橼酸铋钾一次剂量5 mL加水至20 mL或胶囊120 mg,每天4次,于每餐前半小时和睡前一次口服,不宜久服,最长8周,老年人及肾功能障碍者慎用。已用于临床的人工合成的前列腺素为米索前列醇(喜克溃),常用剂量200 mg,每天4次,主要不良反应为腹泻和子宫收缩,孕妇忌服。复方谷氨酰胺,常用量0.67 g,每天3次,剂量可随年龄与症状适当增减。

(二)精神心理治疗

抗焦虑、抑郁药对FD有一定的疗效,对抑酸和促动力药治疗无效,且伴有明显精神心理障碍的患者,可选用三环类抗抑郁药或5-HT$_4$再摄取抑制剂;除药物治疗外,行为治疗、认知疗法及心理干预等可能对这类患者也有益。精神心理治疗不但可以缓解症状还可提高患者的生活质量。

(三)外科手术

经过长期内科治疗无效的严重患者,可考虑外科手术。一般采用胃大部切除术、幽门成形术和胃空肠吻合术。

(赵启文)

第八节　功能性便秘

功能性便秘(FC)是临床常见的功能性胃肠病之一,主要表现为持续性排便困难,排便次数减少或排便不尽感。严重便秘者可伴有烦躁、易怒、失眠、抑郁等心理障碍。

一、病因和发病机制

FC的发病往往是多因素的综合效应。

正常的排便生理包括产生便意和排便动作两个过程。直肠壁受压力刺激并超过阈值时引起便意,这种冲动沿盆神经、腹下神经传至腰骶部脊髓的排便中枢,再上升至丘脑达大脑皮质。若环境允许排便,则耻骨直肠肌和肛门内括约肌及肛门外括约肌松弛,两侧肛提肌收缩,盆底下降,腹肌和膈肌也协调收缩,腹压增高,促使粪便排出。正常排便生理过程中出现某一环节的障碍都可能引起便秘。研究发现FC患者可有直肠黏膜感觉减弱、排便动作不协调,从而发生排便出口梗阻。

相当多的FC患者有全胃肠或结肠通过时间延缓,低下的结肠动力无法将大便及时地推送至直肠,从而产生便秘。食物纤维不足,水分保留少,较少的容量难以有效地刺激肠道运动,肠内容物转运减慢,而结肠细菌消化食用纤维形成的挥发性脂肪酸和胆盐衍化的脱氧胆酸减少,它们刺激结肠的分泌、抑制水与电解质的吸收的作用降低,从而引起便秘。

排便习惯不良是便秘产生的重要原因。排便动作受意识控制,反复多次的抑制排便将可能导致胃肠通过时间延长、排便次数减少、直肠感觉减退。

长期便秘会产生顽固的精神心理异常,从而加重便秘。

二、临床表现

功能性便秘患者主要表现为排便次数减少(<3 次/周)、粪便干硬(指 Bristol 粪便性状量表的1 型和 2 型粪便);由于粪便干结,患者可出现排便费力,也可以有排便时肛门直肠堵塞感、排便不尽感,甚至需要手法辅助排便等。粪便性状与全胃肠传输时间具有一定相关性,提示结肠传输时间延缓;在诸多的便秘症状中,排便次数减少、粪便干硬常提示为结肠传输延缓所致的便秘,如排便费力突出、排便时肛门直肠堵塞感、排便不尽感、需要手法辅助排便则提示排便障碍的可能性更大。

部分便秘患者有缺乏便意、定时排便、想排便而排不出(空排)、排便急迫感、每次排便量少、大便失禁等现象,这些症状更可能与肛门直肠功能异常有关。功能性便秘常见的伴随症状有腹胀及腹部不适、黏液便等。辛海威等在全国进行的多中心分层调查发现,15.1%慢性便秘患者有肛门直肠疼痛,尚不清楚慢性便秘与肛门直肠疼痛的内在联系。

老年患者对便秘症状的感受和描述可能不准确,自行服用通便药或采用灌肠也会影响患者的症状。在老年人,功能性排便障碍症状更常见。需要注意的是,不少老年人,便秘症状并不明显,他们仍坚持使用泻剂或灌肠。

功能性便秘患者病程较长,患者便秘表现多为持续性,也可表现为间歇性或时轻时重,与情绪、生活习惯改变、出差或季节有关。对长期功能性便秘患者,如排便习惯和粪便性状发生改变,需警惕新近发生器质性疾病的可能性。

便秘通常不会对营养状况造成影响。功能性便秘患者在体格检查多无明显腹部体征,在部分患者可触及乙状结肠祥和盲肠祥,肠鸣音正常。出现肠型、肠蠕动波和肠鸣音改变需要与机械性和假性肠梗阻鉴别。肛门直肠指诊可触及直肠内多量干硬粪块,缩肛无力、力排时肛门括约肌不能松弛提示患者存在肛门直肠功能异常。

此外,慢性便秘患者常伴睡眠障碍、紧张沮丧情绪,或表现为焦虑、惊恐、抑郁、强迫等,伴有自主神经功能紊乱的症状。精神心理因素是引起或加重便秘的因素,使患者对便秘的感受、便秘对生活的影响放大,也影响治疗效果。

三、诊断原则及流程

(一)诊断标准

功能性便秘罗马Ⅲ诊断标准如下。

(1)必须包括下列 2 个或 2 个以上的症状:①至少有 25%的排便感到费力。②至少 25%的排便为块状便或硬便。③至少 25%的排便有排便不尽感。④至少 25%的排便有肛门直肠的阻塞感。⑤至少有 25%的排便需要人工方法辅助(如指抠、盆底支持)。⑥每周少于 3 次排便。

(2)如果不使用泻药,松散便很少见到。

（3）诊断肠易激综合征依据不充分。患者须在诊断前 6 个月出现症状，在最近的 3 个月满足诊断标准。

（二）鉴别诊断

需要鉴别的主要是继发性便秘，主要包括以下几种因素：①肠道疾病。结直肠肿瘤、肛管狭窄、直肠黏膜脱垂、Hirschsprung 病。②代谢或内分泌紊乱。糖尿病、甲状腺功能减退、高钙血症、垂体功能低下、卟啉病。③神经源性疾病。脑卒中、帕金森病、多发性硬化、脊髓病变、自主神经病及某些精神疾病。④系统性疾病。系统性硬化、皮肌炎、淀粉样变。⑤药物。麻醉剂、抗胆碱能药物、含阳离子类药物（铁剂、铝剂、含钙剂、钡剂）、阿片类制剂、神经节阻断药、长春碱类、抗惊厥药物、钙通道阻滞剂等。

（三）诊断流程

引起慢性便秘的原因很多，通过详细的病史采集、体格检查，结合适当的辅助检查，大多可以鉴别。诊断为功能性便秘者，如能区分其属于慢性传输性便秘或出口梗阻性便秘，对治疗有重要指导意义。

1.病史采集

询问患者病程及大便的频率、形状、便意、排便是否费力、有无不尽感、是否需要手法排便、用药史及盆腹腔手术史等，同时注意询问与便秘相关器质性疾病情况。

2.体格检查

注意患者全身状况，有无贫血；腹部检查有无包块或胃肠型；肛门视诊及指诊注意有无表皮脱落、皮赘、肛裂、脓肿、痔疮、直肠脱垂、肛门狭窄、直肠及肛管占位性病变、有无指套染血，指检时可让患者做排便动作，注意肛门外括约肌有无松弛或矛盾运动。还需进行神经系统相关检查，如会阴部感觉及肛门反射，如有异常注意有无神经系统病变；对男性患者，尚需注意前列腺及膀胱。

3.辅助检查

患者一般常规进行粪常规及隐血检查，对疑有器质性病变患者应进行相应检查。特别是有报警体征者，如年龄超过 40 岁、贫血、便血、隐血阳性、消瘦、腹块、明显腹痛、有肿瘤家族史等，应进行内镜和必要的实验室检查。

（1）腹部平片：对于疑似肠梗阻患者，需进行腹平片检查。

（2）钡剂灌肠：可以发现乙状结肠冗长、巨结肠、巨直肠、狭窄及占位病变。

（3）肠功能检查：包括结肠动力检查、结肠传输实验、肛管直肠测压、直肠气囊排出试验等，非临床诊断必需，但对于科学评估肠功能、便秘分类、药物评估、治疗方法选择及科学研究是必要的。

（4）排粪造影：可发现肛管直肠的功能及形态变化。

（5）肌电图：可以区分盆底随意肌群肌肉和神经功能异常，对出口梗阻型便秘的诊断具有重要意义。

四、治疗

由于各型便秘的发病机制不同，临床应综合患者对便秘的自我感受特点及相关检查结果，仔细分析并进行分型后采取相应的治疗措施，对于部分同时伴焦虑和抑郁的 FC 患者，应详细调查，判断精神因素和便秘的因果关系，必要时采取心理行为干预治疗。

（一）一般疗法

采取合理的饮食习惯，增加膳食纤维及水分的摄入量。另外，需保持健康心理状态，养成良好的排便习惯,同时进行适当有规律的运动及腹部按摩。

(二)药物治疗

经高纤维素饮食、训练排便习惯仍无效者或顽固性便秘者可考虑给予药物治疗。

1.泻剂

主要通过刺激肠道分泌、减少肠道吸收、提高肠腔内渗透压促进排便。容积性泻剂、刺激性泻剂及润滑性泻剂短时疗效理想,但长期服用不良反应大,停药后可加重便秘。渗透性泻剂不良反应相对较小,近年来,高效安全的新一代缓泻剂聚乙二醇(PEG)备受青睐,是一种长链高分子聚合物,口服后通过分子中氢键固定肠腔内水分子而增加粪便含水量,使粪便体积及重量增加,从而软化粪便,因肠道内缺乏降解 PEG 的酶,故其在肠道不被分解,相对分子量超过 3 000 则不被肠道吸收,还不影响脂溶性维生素吸收和电解质代谢,对慢传输型便秘和出口梗阻性便秘患者均有效。

2.促动力药物

西沙比利选择性促乙酰胆碱释放,从而加速胃肠蠕动,使粪便易排出,文献报道其治疗便秘的有效率为 $50\%\sim95\%$,但少数患者服药后可发生尖端扭转型室性心动过速伴 Q-T 间期延长,故已在多数国家中被撤出。莫沙比利、普芦卡必利为新型促动力药,是强效选择性 5-HT$_4$ 受体激动剂,通过兴奋胃肠道胆碱能中间神经元及肌间神经丛运动神经元的 5-HT$_4$ 受体,使神经末梢乙酰胆碱释放增加及肠肌神经对胆碱能刺激活性增高,从而促进胃肠运动,同时还增加肛管括约肌的正性促动力效应和促肛管自发性松弛。

3.微生态制剂

通过肠道繁殖并产生大量乳酸和醋酸而促进肠蠕动,有文献报道其近期疗有一定的疗效,但尚需进一步临床观察验证。

(三)清洁灌肠

对有粪便嵌塞或严重出口梗阻的患者需采用清洁灌肠帮助排便。一般采用甘油栓剂或开塞露灌肠。

(四)生物反馈疗法

该疗法借助声音和图像反馈刺激大脑,训练患者正确控制肛门外括约肌舒缩,从而阻止便秘发生。具有无痛苦、无创伤性、无药物不良反应的特点。生物反馈治疗 FC 的机制尚不十分明确。经过 12～24 个月随访观察后发现,便秘症状缓解率达 62.5%,出口梗阻性便秘有效率达 72.2%。生物反馈治疗不仅是一种物理治疗方法,且有一定的心理治疗作用,其症状的改善与心理状态水平相关联。目前,生物反馈疗法多用于出口梗阻性便秘患者的治疗。

(楚娟娟)

第九节　贲门失弛缓症

贲门失弛缓症是一种食管运动障碍性疾病,以食管缺乏蠕动和食管下括约肌(LES)松弛不良为特征。临床上贲门失弛缓症表现为患者对液体和固体食物均有吞咽困难、体重减轻、餐后反食、夜间呛咳及胸骨后不适或疼痛。本病曾称为贲门痉挛。

一、流行病学

贲门失弛缓症是一种少见疾病。欧美国家较多,发病率每年为(0.5～8)/10 万,男女发病率接近,约为 1.00：1.15。本病多见于 30～40 岁的成年人,其他年龄也可发病。

二、病因和发病机制

病因可能与基因遗传、病毒感染、自身免疫及心理-社会因素有关。贲门失弛缓症的发病机制有先天性、肌源性和神经源性学说。先天性学说认为本病是常染色体隐性遗传;肌源性学说认为贲门失弛缓症 LES 压力升高是由 LES 本身病变引起,但最近的研究表明,贲门失弛缓症患者的病理改变主要在神经而不在肌肉,目前人们广泛接受的是神经源性学说。

三、临床表现

患者主要症状为吞咽困难、反食、胸痛,也可有呼吸道感染、贫血、体重减轻等表现。

(一)吞咽困难

几乎所有的患者均有程度不同的吞咽困难。起病多较缓慢,病初吞咽困难时有时无,时轻时重,后期则转为持续性。吞咽困难多呈间歇性发作,常因与人共餐、情绪波动、发怒、忧虑、惊骇或进食过冷和辛辣等刺激性食物而诱发。大多数患者吞咽固体和液体食物同样困难,少部分患者吞咽液体食物较固体食物更困难,故以此征象与其他食管器质性狭窄所产生的吞咽困难相鉴别。

(二)反食

多数患者合并反食症状。随着咽下困难的加重,食管的进一步扩张,相当量的内容物可潴留在食管内达数小时或数天之久,而在体位改变时反流出来。尤其是在夜间平卧位更易发生。从食管反流出来的内容物因未进入过胃腔,故无酸臭的特点,但可混有大量黏液和唾液。

(三)胸痛

胸痛是发病早期的主要症状之一,发生率为 40%～90%,性质不一,可为闷痛、灼痛或针刺痛。疼痛部位多在胸骨后及中上腹,疼痛发作有时酷似心绞痛,甚至舌下含化硝酸甘油片后可获缓解。疼痛发生的原因可能是食管平滑肌强烈收缩,或食物滞留性食管炎所致。随着吞咽困难的逐渐加剧,梗阻以上食管的进一步扩张,疼痛反而逐渐减轻。

(四)体重减轻

此症与吞咽困难的程度相关。严重吞咽困难可有明显的体重下降,但很少有恶病质样变。

(五)呼吸道症状

由于食物反流,尤其是夜间反流,误入呼吸道引起吸入性感染。出现刺激性咳嗽、咳痰、气喘等症状。

(六)出血和贫血

患者可有贫血表现。偶有出血,多为食管炎所致。

(七)其他

在后期患者,极度扩张的食管可压迫胸腔内器官而产生干咳、气急、发绀和声音嘶哑等。患者很少发生呃逆,为本病的重要特征。

(八)并发症

本病可继发食管炎、食管溃疡、巨食管症、自发性食管破裂、食管癌等。贲门失弛缓症患者患食管癌的风险为正常人的 14～140 倍。有研究报道,贲门失弛缓症治疗 30 年后,19％的患者死于食管癌。因其合并食管癌时,临床症状可无任何变化,临床诊断比较困难,容易漏诊。

四、实验室及其他检查

(一)X 线检查

X 线检查是诊断本病的首选方法。

1.胸部平片检查

本病初期,胸片可无异常。随着食管扩张,可在后前位胸片见到纵隔右上边缘膨出。在食管高度扩张、伸延与弯曲时,可见纵隔增宽而超过心脏右缘,有时可被误诊为纵隔肿瘤。当食管内潴留大量食物和气体时,食管内可见液平面。大部分患者可见胃泡消失。

2.食管钡餐检查

动态造影可见食管的收缩具有紊乱和非蠕动性质,吞咽时 LES 不松弛,钡餐常难以通过贲门部而潴留于食管下端,并显示远端食管扩张、黏膜光滑,末端变细呈鸟嘴形或漏斗形。

(二)内镜检查

内镜下可见食管体部扩张呈憩室样膨出,无张力,蠕动差。食管内见大量食物和液体潴留,贲门口紧闭,内镜通过有阻力,但均能通过。若不能通过则要考虑有无其他器质性原因所致狭窄。

(三)食管测压

本病最重要的特点是吞咽后 LES 松弛障碍,食管体部无蠕动收缩,LES 压力升高[＞4.0 kPa(30 mmHg)],不能松弛、松弛不完全或短暂松弛(＜6 秒),食管内压高于胃内压。

(四)放射性核素检查

用 ^{99m}Tc 标记液体后吞服,显示食管通过时间和节段性食管通过时间,同时也显示食管影像。立位时,食管通过时间平均为 7 秒,最长不超过 15 秒。卧位时比立位时要慢。

五、诊断

根据病史有典型的吞咽困难、反食、胸痛等临床表现,结合典型的食管钡餐影像及食管测压结果即可确诊本病。

六、鉴别诊断

(一)反流性食管炎伴食管狭窄

本病反流物有酸臭味,或混有胆汁,胃灼热症状明显,应用质子泵抑制剂治疗有效。食管钡餐检查无典型的"鸟嘴样"改变,LES 压力降低,且低于胃内压。

(二)恶性肿瘤

恶性肿瘤细胞侵犯肌间神经丛,或肿瘤环绕食管远端压迫食管,可见与贲门失弛缓症相似的临床表现,包括食管钡餐影像。常见的肿瘤有食管癌、贲门胃底癌等,内镜下活检具有重要的鉴别作用。如果内镜不能达到病变处则应行扩张后取活检,或行 CT 检查以明确诊断。

(三)弥漫性食管痉挛

本病也为食管动力障碍性疾病,与贲门失弛缓症有相同的症状。但食管钡餐显示为强烈的不协调的非推进型收缩,呈现串珠样或螺旋状改变。食管测压显示为吞咽时食管各段同期收缩,重复收缩,LES 压力大部分是正常的。

(四)继发性贲门失弛缓症

锥虫病、淀粉样变性、特发性假性肠梗阻、迷走神经切断术后等也可以引起类似贲门失弛缓症的表现,食管测压无法区别病变是原发性或继发性。但这些疾病均累及食管以外的消化道或其他器官,借此与本病鉴别。

七、治疗

目前尚无有效的方法恢复受损的肌间神经丛功能,主要是针对 LES,不同程度解除 LES 的松弛障碍,降低 LES 压力,预防并发症。主要治疗手段有药物治疗、内镜下治疗和手术治疗。

(一)药物治疗

目前可用的药物有硝酸甘油类和钙通道阻滞剂,如硝酸甘油 0.6 mg,每天 3 次,餐前 15 分钟舌下含化,或硝酸异山梨酯 10 mg,每天 3 次,或硝苯地平 10 mg,每天 3 次。由于药物治疗的效果并不完全,且作用时间较短,一般仅用于贲门失弛缓症的早期、老年高危患者或拒绝其他治疗的患者。

(二)内镜治疗

1.内镜下 LES 内注射肉毒毒素

肉毒毒素是肉毒梭状杆菌产生的外毒素,是一种神经肌肉胆碱能阻滞剂。它能与神经肌肉接头处突触前胆碱能末梢快速而强烈地结合,阻断神经冲动的传导而使骨骼肌麻痹,还可抑制平滑肌的活动,抑制胃肠道平滑肌的收缩。内镜下注射肉毒毒素是一种简单、安全且有效的治疗手段,但由于肉毒毒素在几天后降解,其对神经肌肉接头处突触前胆碱能末梢的作用减弱或消失,因此,若要维持疗效,需要反复注射。

2.食管扩张

球囊扩张术是目前治疗贲门失弛缓症最为有效的非手术疗法,它的近期及远期疗效明显优于其他非手术治疗,但并发症发生率较高,尤以穿孔最为严重,发生率为 1%～5%。球囊扩张的原理主要是通过强力作用,使 LES 发生部分撕裂,解除食管远端梗阻,缓解临床症状。

3.手术治疗

Heller 肌切开术是迄今治疗贲门失弛缓症的标准手术,其目的是降低 LES 压力,缓解吞咽困难。同时保持一定的 LES 压力,防止食管反流的发生。手术方式分为开放性手术和微创性手术两种,开放性手术术后症状缓解率为 80%～90%,但 10%～46% 的患者可能发生食管反流。因此大多数学者主张加做防反流手术。尽管开放性手术的远期效果是肯定的,但是由于其创伤大、术后恢复时间长、费用昂贵,一般不作为贲门失弛缓症的一线治疗手段,仅在其他治疗方法失败,且患者适合手术时才选用开放性手术。

(赵启文)

第七章

肾内科疾病的综合治疗

第一节　急性肾盂肾炎

急性肾盂肾炎是由各种常见的革兰阴性杆菌或革兰阳性球菌引起的炎症性疾病,它是泌尿系统感染性疾病之一。泌尿系统感染性疾病是内科疾病中最常见的感染性疾病之一。根据受侵犯的部位其分为上泌尿系统感染和下泌尿系统感染。前者包括输尿管炎、肾盂肾炎、肾多发性脓肿和肾周围脓肿;后者常包括膀胱炎和尿道炎。有时当泌尿系统感染后较难准确的界定发病部位,为此,总称尿路感染。

一、病因病机

(一)发病原因

1.尿路梗阻性疾病引发

如结石、肿瘤、前列腺肥大、尿道狭窄、术后输尿管狭窄,神经源性膀胱等引发的排尿不畅,细菌不易被冲洗清除,细菌在梗阻部位大量繁殖生长而引起感染。

2.泌尿系统解剖异常

如膀胱、输尿管反流症、输尿管、肾脏、肾盂畸形结构异常,尿液排泄不畅而致感染。

3.妇女易感因素

如妊娠期、月经期、产褥期等,由于妊娠早期孕酮分泌增加,使肾盂、肾盏、输尿管张力减退,妊娠后期扩大的子宫压迫输尿管,有利于细菌的繁殖。另外,分娩时膀胱受伤更易诱致上行性感染。

4.医源性作用引发

在疾病的诊治过程中,尿路手术器械的应用,膀胱镜检查逆行肾盂造影,妇科检查,留置导尿管等易引起感染。

5.代谢疾病引发

最常见的是糖尿病患者引起的感染。因糖尿病糖代谢紊乱导致血糖浓度升高,白细胞功能缺陷,易于细菌生长繁殖,常易引起感染、肾乳头坏死、肾脓肿、肾盂肾炎。

6.其他因素

尿路感染是老年人的常见病,发病率仅次于呼吸道感染。其原因是老年人的免疫功能低下,抗感染能力下降,特别是伴有全身疾病者,如高血压、糖尿病、长期卧床、营养不良等。更年期女性雌激素分泌降低;老年男性前列腺液分泌减少,因前列腺液有抗菌作用;老年性肾血管硬化;肾及膀胱黏膜相对处于缺血状态,骨盆肌肉松弛,局部黏膜血液循环不良,使尿路黏膜抗病功能下降;老年人生理性口渴感下降,饮水量减少,尿路冲洗作用减弱;老年痴呆者,大小便失常,污染会阴等。

(二)感染途径与发病机制

1.上行性感染

绝大部尿路感染是上行性感染引发的。在正常人中,膀胱以上尿路是无菌的,后尿道也基本上是无菌的,而前尿道是有菌的。尿道黏膜有抵抗细菌侵袭的功能,且有尿液经常冲洗,故在正常情况下一般不会引起感染。当机体抵抗力下降,或外阴不洁,有粪便等感染,致病菌由前尿道通过后尿道、膀胱、输尿管、肾盂,到达肾髓质而引起急性肾盂肾炎。

2.血行感染

细菌从感染灶,如扁桃体炎、牙龈炎、皮肤等感染性疾病,侵入血液循环到肾脏,先在肾皮质引起多发性小脓肿,沿肾小管向下扩展,引起肾盂肾炎。但炎症也可从肾乳头部向上、向下扩散。

3.淋巴道感染

下腹部和盆腔的器官与肾,特别是升结肠与右肾的淋巴管是沟通的。当盆腔器官、阑尾和结肠发生感染时,细菌也可通过淋巴道进入肾脏而引发,但临床少见。

4.直接感染

如果邻近肾脏的器官、组织、外伤、或有感染时,细菌直接进入肾脏引发感染。

(三)尿路感染的致病菌

1.细菌性病原体

任何细菌侵入尿路均可引起感染,最常见的致病菌是革兰阴性菌。大肠埃希菌是最常见的致病菌,占90%以上;也可见于克雷伯杆菌、产气杆菌等;其次是由革兰阳性菌引起,主要是葡萄球菌和链球菌,占5%～10%;金葡萄球菌较少见;腐生性葡萄球菌的尿路感染,常发生于性生活活跃的女性。妊娠期菌尿的菌种,以大肠埃希菌多见,占80%以上。

2.真菌性病原体

近年来真菌性尿路感染呈增多趋势,最常见的真菌感染由念珠菌引起。主要与长期应用糖皮质激素及细胞毒类药物和抗生素有关。糖尿病患者和长期留置导尿管者也常见。

3.其他病原体

支原体、衣原体感染,多见于青年女性,一般同时伴有阴道炎。淋菌感染尿道致病也常见。另外,各种病毒也可能损害尿道感染。免疫缺陷患者,除上述病原菌外,尚可能有巨细胞病毒,或疱疹病毒感染。已有证明腺苷病毒是引发学龄期儿童出血性膀胱炎的原因,但对成年人损害较少。

二、临床表现

典型的急性肾盂肾炎起病急骤,临床表现有严重的菌尿、肾系和全身症状。常见寒战、高热、腰痛或肋脊角叩痛、尿频尿急尿痛的一组综合征。通常还伴有腹部绞痛、恶心、呕吐等。急性肾盂肾炎年龄多见于 20～40 岁的女性和 50 岁以上的男性,女婴幼儿也常见,男女比约为 1：10。任何致病菌皆可引起急性肾盂肾炎,但绝大多数为革兰阴性菌,如大肠埃希菌、副大肠埃希菌等,其中以大肠埃希菌为多见,占 60%～70%,球菌主要为葡萄球菌,但较少见。

严重的急性肾盂肾炎可引起革兰阴性杆菌败血症中毒性休克,急性肾乳头坏死和发生急性肾衰竭。或感染性病灶穿破肾包膜引起肾周脓肿,或并发肾盂积液。非复杂急性肾盂肾炎 90% 以上可以治愈,而复杂性肾盂肾炎很难彻底治愈,需引起重视。

(一)全身表现

(1)寒战高热:体温多在 38～39 ℃,也可高达 40 ℃,热型不一,一般为弛张热型,也可为间歇热或稽留热,伴有头痛、全身酸痛,热退时有大汗等。

(2)腰痛、腹痛、恶心、呕吐、食欲缺乏:腰痛为酸胀刺痛,腹痛常表现为绞痛,或隐痛不一,多为输尿管炎症刺激向腹股沟反射而致。

(3)泌尿系统症状:尿频、尿急、尿痛症状。

(4)体征:肾区叩击痛、肋脊角压痛等。

(5)严重者出现烦躁不安、意识不清、血压下降、休克等表现。

(二)辅助检查

1.尿常规检测

肉眼观察尿色不清,浑浊,少数患者呈现肉眼血尿,并有腐败气味。40%～60%的患者有镜下血尿。多数患者红细胞 3～10 个/HP,少数患者镜下大量红细胞,常见白细胞或脓细胞,离心沉渣镜下＞5 个/HP。急性期常呈白细胞满视野,若见到白细胞管型则为肾盂肾炎,诊断提供重要依据。尿蛋白可见 24 小时蛋白定量＜1.0 g。

2.尿细菌培养

尿培养是确定尿路感染的重要指标。在有条件的情况下均应做尿细菌定量培养和药敏试验,中段尿培养,菌落数均≥10^5/mL 即可诊断为尿路感染。

3.血常规检查

急性肾盂肾炎白细胞可轻或中度升高,中性粒细胞可增多,并有核左移,血沉可增快。急性膀胱炎时,常无上述表现。

4.肾功能测定

急性肾盂肾炎时,偶有一过性尿浓缩功能障碍,治疗后可恢复。在严重感染时,少数患者可见血肌酐升高、尿素氮升高,应引起重视。尿 N-乙酰葡萄糖苷酶和半乳糖苷酶多升高,尿 β_2-微球蛋白多升高,而下尿路感染多正常。

5.影像学检查

B超检查时急性肾盂肾炎患者的肾脏多表现为不同程度增大或正常,回声粗乱,如有结石、肿瘤、脓肿、畸形、肾盂积脓等均可发现。

静脉肾盂造影、CT 等检查均可发现尿路梗阻或其他肾脏疾病。

三、诊断与鉴别诊断

(一)诊断

各年龄段男女均可发生急性肾盂肾炎,但常见于育龄女性。临床表现有两组症状群:①尿路局部表现,如尿频、尿急、尿痛等尿路刺激症状,多伴有腰痛、肾区压痛或叩击痛,或有各输尿管点压痛。如出现严重的腹痛,并向下腹部或腹股沟放射者,常提示有尿路梗阻伴感染。②全身感染表现,起病多急剧,寒战高热,全身酸痛不适,乏力,热退时大汗,约有10％的患者可表现为食欲减退、恶心、呕吐、腹痛或腹泻等消化道症状。如高热持续不退者,常提示有肾脓肿、败血症和中毒性休克的可能。常伴有白细胞计数升高和血沉增快,一般无高血压表现,少数患者可因有肾功能损害而肌酐升高。尿液外观浑浊,可见脓尿和血尿。但需注意部分患者临床表现与急性膀胱炎非常相似,有条件者应做定位确诊。另外,尿路感染也是小儿常见病。儿童急性感染多以全身症状为主,尿路刺激征随年龄增长逐渐明显。如反复感染者,多伴有泌尿系统解剖结构异常,应认真查找原因。

在经过对症及抗菌治疗后未见好转的患者,应注意做血尿细菌培养。如患者存在真菌的易感因素,尿中白细胞计数增多,而尿细菌培养阴性和/或镜检有真菌者,应确诊真菌感染存在。导尿标本培养菌落计数在 $10^4/mL$ 以上有诊断价值。如导尿标本不离心,每高倍视野找到 $1\sim3$ 个真菌,菌落计数多在 $1.5\times10^4/mL$ 以上,其正确性可达到80％。血培养阳性有重要的诊断价值。血清抗念珠菌抗体的测定有助于诊断。

(二)鉴别诊断

有典型的临床表现及尿细菌学检查阳性者诊断不难。但在不典型的患者易误认为其他系统感染,应与以下疾病相鉴别。

1.其他发热性疾病

急性肾盂肾炎以发热等全身症状较突出者,但尿路的刺激症状不明显,常易与其他感染性疾病相混淆而被误诊,如流感、疟疾、败血症、伤寒等,如能详细询问病史,注意尿路感染的局部症状及肾区叩击痛,并作尿沉渣和细菌学检查,不难鉴别。

2.腹部器官炎症

部分患者急性肾盂肾炎表现为腹痛、恶心、呕吐、白细胞计数增高等消化道症状,而无尿路感染的局部症状,常易被误诊为急性胃肠炎、急性胆囊炎、阑尾炎、附件炎,但注意询问病史及尿沉渣镜检尿细菌培养不难鉴别。

3.肾结核

以血尿为主而伴有白细胞尿及尿路刺激征,易被误诊为肾结核,应予以排除。肾结核的主要表现以尿路刺激征更为明显,晨尿结核菌培养可阳性,而普通细菌培养阴性;尿沉渣可找到抗酸杆菌;尿结核杆菌DNA可阳性,部分患者可有肺、附睾等肾外和低热等表现。但需注意肾结核常与普通菌感染并存,如普通感染经抗生素治疗后,仍残留有尿路感染症状和尿沉渣异常者,应高度注意肾结核的可能性。

4.非细菌性尿道综合征

尿路刺激症状明显,但反复多次尿检及清洁中段尿培养均为阴性,多数患者不发热,体温正常。尿道刺激综合征的病因尚不明确。

四、诊断标准

(一)尿路感染的诊断标准

(1)正规清洁中段尿(要求尿液停留在膀胱中4小时以上)细菌定量培养,菌落数 $\geqslant10^5/mL$,2天内应重复培养1次。

(2)参考清洁离心中段尿沉渣检查,白细胞 >10 个/HP,或有尿路感染症状者。

(3)或做膀胱穿刺尿培养,如细菌阳性(不论菌落数多少)也可确诊。

(4)做尿培养计算有困难者,可用治疗前清晨清洁中段尿(尿停留在膀胱 4 小时以上)正规方法的离心尿沉渣革兰染色找细菌,如细菌>1/油镜视野,结合临床泌尿系统感染症状也可确诊。

(5)尿细菌数在 $10^4 \sim 10^5$/mL 者应复查。如仍为 $10^4 \sim 10^5$/mL,需结合临床表现来诊断或做膀胱穿刺尿培养来确诊。

(二)急性肾盂肾炎的诊断标准

尿检查阳性者,符合上述尿路感染标准并有下列情况时,可进行诊断。

(1)尿抗体包裹细菌检查阳性者多为肾盂肾炎,阴性者多为膀胱炎。

(2)膀胱灭菌后的尿标本细菌培养结果阳性者为肾盂肾炎,阴性者多为膀胱炎。

(3)参考临床症状:有寒战、发热、体温>38 ℃,或伴有腰痛、腹痛、肾区叩击痛或压痛,尿中有白细胞尿和管型者多为肾盂肾炎。

(4)经治疗后症状已消失,但又复发者多为肾盂肾炎(多在停药后 6 周内);用单剂量抗生素治疗无效,或复发者多为肾盂肾炎。

(三)与慢性肾盂肾炎鉴别诊断

(1)尿路感染病史在 1 年以上,经抗菌治疗效果不佳,多次尿细菌定量培养均阳性或频频发作者,多为慢性肾盂肾炎。

(2)经治疗症状消失后,仍有肾小管功能(尿浓缩功能)减退,能排除其他原因所致的慢性肾盂肾炎。

(3)X 线造影证实有肾盂、肾盏变形,肾影不规则,甚至缩小者,或 B 超检查肾、肾盏回声粗糙不均,或肾略有缩小者为慢性肾盂肾炎的表现。

五、治疗

因急性肾盂肾炎未能得到彻底痊愈或反复发作时,可导致慢性炎症,使肾衰竭日趋严重。为此,对于初发的急性肾盂肾炎或慢性尿路感染急性发作表现为急性肾盂肾炎患者,尽其找出基础原因,如结石、肿瘤、畸形等梗阻病因及感染致病菌,力求彻底治疗。

(一)一般治疗

(1)感染急性期:临床症状明显时,以卧床休息为主,尤其在急性肾盂肾炎发热时,更需卧床休息。

(2)祛除病因:如结石、输尿管狭窄、前列腺肥大、尿反流、畸形等。

(3)补充水分:摄入充分的水分,给予易消化又富含维生素的食品。

(4)排空尿液:定时排空尿液,减轻膀胱内压力及减少残余尿,减轻膀胱输尿管反流。

(5)讲卫生:注意会阴部清洁卫生,避免上行性感染。

(二)抗生素的应用

由于新的更为有效的抗生素不断问世,治疗尿路感染的效果不断提高。在临床中应合理选择使用以达到疗效最好,不良反应较小的目的,需注意以下原则。

仅治疗有症状的细菌尿,使用抗生素最好行清洁中段尿培养,根据药敏结果选用抗生素。若发病严重,在来不及做尿培养时应选用对革兰阴性杆菌有效的抗菌药物,氨苄西林加氨基苷类加他唑巴坦。轻者可用复方磺胺甲噁唑、喹诺酮类、氨曲南等。在治疗 72 小时无效者,应按药敏结果用药。由于第一代头孢类如氨苄西林耐药菌球明显增加,故不宜作为治疗尿路感染的一线药物。复方磺胺甲噁唑和喹诺酮类对大多数尿感细菌敏感,可作为首选药物治疗。第三代头孢类如亚胺培南和氨基苷类抗生素可作为复杂性尿感的经验用药。氨基苷类抗生素有肾、耳毒性,一般采取单剂注射后,改为其他抗生素口服,可达到保持其疗效而减少不良反应。

联合用药:在病情较轻时,可选用一种药物。因病情危重,或治疗无明显好转(通常 24～36 小时可好转),若 48 小时无效,病情难于控制,或有渐进加重时,采用药物或应用两种以上药物联合治疗。在联合用药时应严密检测观察肾功能的变化,年龄、体质和药物的相互作用,严重者取静脉给药和肌内注射为主,轻症者多采用内服给药。抗菌药物的应用通常为 2～3 周。若尿菌仍为阳性,应治疗 4～6 周。若积极的治疗后仍持续发热者,应注意肾盂积脓或肾脏肾周脓肿的可能。

(薛嘉宁)

第二节　慢性肾盂肾炎

慢性肾盂肾炎是指肾脏肾盂由细菌感染而引发的肾脏损害和由此产生的疾病。病程常超过6～12 个月,具有独特的肾脏、肾盂病理改变。表现复杂,症状多端。若尿路感染持续反复发作半年以上,呈持续性或间断性菌尿,同时伴有肾小管间质持续性功能和结构的改变,即可诊断为慢性肾盂肾炎。慢性肾盂肾炎如不彻底祛除病因和积极治疗,可进一步发展而损伤肾实质,出现肾小球、肾小管间质功能障碍,而致肾衰竭。其所致的肾衰竭占慢性肾衰竭病例总数的 2%。

一、病因病机

(一)病因病机

尿路具有抵抗微生物感染的能力,其中最重要的作用是尿液冲刷的作用。如果这种作用受到影响而减弱,容易引发细菌感染,导致病情难以控制而迁延不愈,反复发作,最终导致肾脏永久性损害。影响减弱尿路抵抗力的因素多为复杂因素,而在尿路无复杂情况下则极少发生慢性肾盂肾炎。

慢性肾盂肾炎多发生于尿路解剖结构异常和异物长期阻塞。功能发生改变情况下,微生物尿路感染者,其细菌性尿感是在尿路解剖异常、异物长期阻塞、功能改变基础上发生的。引发慢性肾盂肾炎的因素有 3 种:①伴有慢性反流性肾盂肾炎(即反流性肾病);②伴有尿路梗阻的慢性肾盂肾炎(慢性梗阻性肾盂肾炎,如结石、肿瘤、前列腺肥大、膀胱源性、输尿管狭窄、尿道狭窄等);③为数极少的特发性慢性肾盂肾炎(即发病原因不明确者)。

(二)病理改变

慢性肾盂肾炎的病理改变除慢性间质性肾炎改变外,同时还有肾盏、肾盂的炎症纤维化及变形。主要有肾盏、肾盂的炎症表现,肾盂扩大,畸形,肾皮质及乳头部有瘢痕形成,肾脏较正常缩小;双侧肾的病变常不对称,肾髓质变形,肾盂、肾盏黏膜及输尿管增厚,严重者肾实质广泛萎缩;光镜下肾小管萎缩及瘢痕形成,间质可有淋巴、单核细胞浸润,急性发作时可有中性粒细胞浸润;肾小球可正常或轻度小球周围纤维化,如有长期高血压,则可见肾小球毛细血管硬化,肾小囊内胶原沉着;其中肾盂、肾盏扩张或变形是慢性肾盂肾炎的特征性表现。

二、临床表现

慢性肾盂肾炎临床表现多隐匿,病程较长,缠绵不愈,反复发作。根据临床表现可分为两种类型。

(一)尿路感染表现

多数感染的症状不太明显,但有轻度尿频,排尿不适,腰部轻度隐痛或困重,下腹隐痛不适感,但更为常见的为间歇性、无症状性细菌尿和/或间歇性低热。

(二)慢性间质性肾炎损害的表现较突出

如尿浓缩功能减弱出现多尿,夜尿增多,尿比重或渗透压下降,脱水等。由于肾小管重吸收钠的能力下降而致低钠;并发生肾小管性酸中毒和高钾血症;并可有肾性糖尿(血糖不高)和氨基酸尿;当炎症渐进侵犯肾实质时,可出现高血压、水肿、肾功能障碍。各种肾脏疾病的晚期,均可有上述表现。但在慢性肾盂肾炎或反流性肾脏病时,这些表现出现的早,通常在血肌酐为 $200\sim300\ \mu mol/L$ 时已出现。

(三)特发性慢性肾盂肾炎

特发性慢性肾盂肾炎为数少的特发性慢性肾盂肾炎。

(四)实验室检查

1.尿检验

尿检验与一般间质性肾炎相同,但可间歇出现真性细菌尿;白细胞尿,或偶见白细胞管型;这是可以与一般间质性肾炎相鉴别的地方。尿细菌培养可能阴性;在急性发作时,与急性肾盂肾炎表现相同,但尿培养多有真性细菌尿。慢性肾盂肾炎尿 β_2-微球蛋白常增高;尿蛋白通常不超过 $1.0\ g/24\ h$,少数患者尿蛋白量 24 小时超过 $3.0\ g$ 以上者,常提示预后不佳,或提示非本病的可能。

2.血生化检查

通常肾小管尿浓缩功能减低,可有尿钠、尿钾排出增多,代谢性酸中毒。尿少时血钾常增高,晚期出现肾小球功能障碍,血尿素氮、肌酐增高,肾小球滤过率下降,并导致尿毒症。

(五)影像学检查

1.X 线检查及 CT 检查

两项检查,同时做肾盂静脉造影,诊断价值颇高。可以发现显示局灶的粗糙的皮质瘢痕,伴有邻近的肾盏变钝,或呈鼓槌状变形;肾盂扩大,积水等变形现象;发现瘢痕具有特征性意义。双肾病理变化多不对称。

2.B 超检查

B 超检查有一定的诊断价值,无创伤而操作简便,表现肾皮质变薄,回声粗乱,肾盂、肾盏扩张,肾积水等。彩超检查多表现血流不畅,肾内血管粗细不等,双侧肾大小不等,表面不平。

三、诊断与鉴别诊断

本病常隐匿发病。少数有急性肾盂肾炎既往史,尿路感染的反复发作史,多在 1 年以上。一般多在泌尿系统解剖异常或功能异常基础上发病。各种原因的尿路梗阻或膀胱输尿管反流。如结石、肿瘤、输尿管狭窄、前列腺肥大增生;或放疗等因素引发的尿道狭窄。也可仅有尿路感染的病史,而无细菌学检查的证据。持续性肾小管功能损害,对诊断有参考价值。而影像学的改变是诊断的关键,如肾盂静脉造影、B超检查,显示局灶粗糙的肾皮质瘢痕,伴有相关肾乳头收缩,肾盏扩张变短。瘢痕常见于上下极,当久治不愈时,可出现夜尿增多、水肿、贫血、高血压及肾功能不全,主要体征有肋脊角压痛或双肾叩击痛等。

(一)诊断

1.反复发作型

该类型为典型的慢性肾盂肾炎,患者经常反复发生尿路刺激症状,伴有菌尿、白细胞尿,常有间歇性低热和中等热,肾区钝痛,诊断多不困难。

2.长期低热型

患者无尿路刺激症状,仅有较长时间低热、头晕、疲乏无力、体重减轻、食欲减退等一般症状,易误诊为神经性低热、结核病或其他慢性感染性疾病。

3.血尿型

少数患者以反复发作性血尿为特征,尿色略红而浑浊,多伴有腰脊酸痛,有轻度的尿路刺激症状,血尿可自行缓解。

4.无症状性菌尿(也称隐匿型菌尿)

患者既无全身症状,又无尿路刺激症状,而尿中常有多量的细菌,少量白细胞,偶见白细胞管型,此型多见于妊娠妇女及女孩。

5.高血压型

患者既往可有尿路刺激感染的病史。但临床表现是以头昏、头痛及疲乏为特征的高血压症状;或偶尔检查发现有高血压;而无尿路刺激症状,可间歇性菌尿。因此极易误诊为特发性高血压病。

本病是急进型高血压的基础病之一,当遇有青壮年妇女患高血压者,应考虑到慢性肾盂肾炎的可能,患者可伴有蛋白尿和贫血,肾小球滤过率降低。

(二)鉴别诊断

有典型的临床表现及尿细菌学检查阳性者,诊断不难。但在不典型的病例中,易误诊为其他疾病。诊断和漏诊的原因主要是对本病的临床表现多样化认识不够,对本病的流行病学及易感因素注意不够,以及未及时的做影像学检查及实验室检查有关。主要应与以下疾病相鉴别。

1.非细菌性尿道综合征

患者有尿频、尿急、尿痛等排尿困难的症状,少数伴有下腹隐痛不适,但尿常规检验多无明显变化。尿培养多阳性,或菌落计数多$<10^4$/mL,又称尿频-排尿困难综合征,也称症状性无菌尿、急性尿道综合征。

2.肾结核

如尿道刺激症状逐渐加重时,伴有低热、盗汗,应考虑肾结核。同时肾结核多伴有生殖器结核,如附睾和睾丸,或有其他系统结核病史者。而且血尿多与尿路刺激同时出现。而膀胱炎时,血尿为"终末血尿"。尿结核菌阳性,影像学检查多有帮助。

3.慢性肾小球肾炎

本病无尿路刺激症状,无白细胞管型,或白细胞、尿菌阴性,尿蛋白含量多,常>1.0 g/24 h,肾小球功能损害较明显。

4.慢性肾盂肾炎的急性发作与急性肾盂肾炎

慢性肾盂肾炎急性发作,常有慢性肾盂肾炎的病史。而急性肾盂肾炎无慢性病史,常急骤发作,不难鉴别。

四、诊断标准

(1)尿路感染病史 1 年以上,而且经常反复发作。

(2)持续性细菌尿,尿白细胞或白细胞管型。

(3)X 线造影或 B 超证实,有肾盂变形,肾影不规则,瘢痕形成,回声粗糙不均,双肾形态不一致。

(4)经治疗症状消失后,仍有肾小管浓缩功能减退者,夜尿多,尿比重下降,肾小球滤过率下降。

五、治疗

对本病的治疗目的为纠正尿路异常或反流,控制感染,防止肾功能进一步恶化。选择对细菌敏感、毒性较小的抗生素,疗程要长,避免使用具有肾毒性药物。

(一)一般治疗

注意个人卫生,保持会阴清洁;摄入充足的水分,避免便秘;定期排空膀胱尿液,睡前排空膀胱以减轻膀胱内压及减少残余尿。注意休息,防过度疲劳;适当参加劳作和运动。

(二)祛除诱因

因本病迁延不愈,具有复杂因素,因此要注意复杂因素的存在,如结石、输尿管反流、输尿管狭窄、尿道狭窄、前列腺增大和耐药细菌的存在等。此类因素应寻求外科治疗,只有祛除了复杂因素,尿路感染才易控制痊愈。

(三)抗生素治疗

选择抗生素时,最好先用清洁中段尿细菌培养后做药敏试验,选择对细菌敏感的抗生素。如果需在培养结果前应用抗生素,需选择广谱抗生素和耐敏的抗生素,如氨苄西林、氨基苷类、他唑巴坦、复方磺胺甲噁唑等,疗程为 4~6 周,以免复发。

(四)控制高血压

应引起重视的是慢性肾盂肾炎患者常引起高血压,而高血压又可进一步加重肾损害,因此,应严密控制高血压,尽量把血压控制在 17.3/10.7 kPa(130/80 mmHg),可有效保护靶器官。

(五)对症治疗

控制清除体内感染病灶,如前列腺炎、慢性妇科炎症;对肾功能不全者,按肾功能不全进行治疗。注意维持体内水、电解质和酸碱平衡。

（薛嘉宁）

第三节　急性肾小管间质性肾炎

对于肾小管间质性肾炎(tubulointerstitial nephritis,TIN)的认识,最早可追溯到 1792 年。当时有 1 位患者死于肾衰竭、高血压,尸体解剖时发现肾间质有明显炎症改变,推测与饮用船上含铅较高的淡水有关。TIN 是由多种病因引起、发病机制各异、以肾小管间质病变为主的一组疾病,按其肾脏病理变化的特点分为:以肾间质水肿、炎性细胞浸润为主的急性肾小管间质性肾炎(acute tubulointerstitial nephritis,ATIN)和以肾间质纤维化、肾小管萎缩为主的慢性肾小管间质性肾炎(chronic tubulointerstitial nephritis,CTIN)。文献报道 10%～15%的急性肾损伤和25%的慢性肾衰竭是分别由急、慢性 TIN 引起,因此 TIN 已日益受到重视。

文献报道,在蛋白尿和/或血尿肾活检的病例中 ATIN 约占 1%,而在急性肾损伤患者进行肾活检的病例中 ATIN 所占比例为 5%～15%。ATIN 如能早期诊断、及时治疗,肾功能多可完全恢复或显著改善。因此,重视 ATIN 的早期诊断和治疗对提高肾脏疾病的整体防治水平具有重要意义。

一、ATIN 的病因及发病机制研究现状

(一)病因

原发性 ATIN 的病因主要为药物及感染。历史上感染相关性 ATIN 十分常见,近代由于疫苗及大量抗微生物药物问世,许多感染都已能有效预防和/或迅速控制,所以感染相关性 ATIN 患病率已显著下降;相反,近代由于大量新药上市,药物过敏日益增多,它已成为 ATIN 的首要病因。除此而外,尚有少数病因不明者,被称为"特发性 ATIN",不过其后某些特发性 ATIN 如肾小管间质性肾炎-葡萄膜炎综合征(TINU)病因已基本明确,是自身抗原导致的免疫反应致病。

(二)发病机制的研究现状

1.药物过敏性 ATIN

药物已成为 ATIN 最常见的病因,免疫反应是其发病的主要机制。大多数研究显示本病主要由细胞免疫引起,但是也有研究在少数病例的肾活检标本中见到抗肾小管基底膜(TBM)抗体沉积,提示体液免疫也可能参与致病。所以不同患者及不同药物的发病机制可能有所不同。

(1)细胞免疫反应:有如下证据提示细胞免疫参与药物所致 ATIN 的发病。①肾间质呈现弥漫性淋巴细胞、单核-巨噬细胞和嗜酸性粒细胞浸润;②免疫组化检查显示肾间质浸润细胞是以 T 淋巴细胞为主;③肾间质中出现非干酪性肉芽肿,提示局部存在迟发型超敏反应。

目前认为参与药物过敏性 ATIN 发病的细胞免疫反应主要是 T 细胞直接细胞毒反应及抗原特异性迟发型超敏反应。多数药物过敏性 ATIN 的肾间质浸润细胞是以 $CD4^+$ 细胞为主,$CD4^+/CD8^+>1$,而西咪替丁和 NSAID 诱发的 ATIN 却以 $CD8^+$ 为主,$CD4^+/CD8^+<1$。药物(半抗原)与肾小管上皮细胞蛋白(载体)结合形成致病抗原,经肾小管上皮细胞抗原递呈作用,使肾间质浸润 T 细胞(包括 $CD4^+$ 和 $CD8^+$)致敏,当再次遇到此相应抗原时,$CD4^+$ 细胞就可通过Ⅱ类主要组织相容性复合物、$CD8^+$ 细胞通过Ⅰ类主要组织相容性复合物限制性地识别小管上皮细胞,诱发 T 细胞直接细胞毒反应和迟发型超敏反应($CD8^+$ 细胞主要介导前者,而 $CD4^+$ 细胞主要介导后者),损伤肾小管,导致肾间质炎症(包括非干酪性肉芽肿形成)。

这些活化的 T 细胞还可以合成及释放大量细胞因子,包括 γ 干扰素、白细胞介素-2(IL-2)、白细胞介素-4(IL-4)、肿瘤坏死因子 α(TNFα)参与致病。同时细胞毒 T 细胞所产生的粒酶、穿孔素等物质,也具有细胞毒作用而损伤肾小管。此外,肾间质中激活的单核-巨噬细胞也能释放蛋白溶解酶、活性氧等物质加重肾小管间质损伤,并能分泌转化生长因子-β(TGF-β)活化肾间质成纤维细胞,促进细胞外基质合成,导致肾间质病变慢性化。

NSAID 在引起 ATIN 同时还可能引起 MCD,其发病也与 T 细胞功能紊乱有关。NSAID 抑制环氧化酶,使前列腺素合成受抑制,花生四烯酸转为白三烯增加,后者激活 T 细胞。激活的辅

助性 T 细胞通过释放细胞因子而使肾小球基膜通透性增加,引起肾病综合征。

(2)体液免疫反应:药物及其代谢产物可作为半抗原与宿主体内蛋白(即载体,如肾小管上皮细胞蛋白)结合形成致病抗原,然后通过如下体液免疫反应致病。①Ⅰ型超敏反应:部分患者血清 IgE 升高,外周血嗜酸性粒细胞计数增多、出现嗜酸性粒细胞尿,病理显示肾间质嗜酸性粒细胞浸润,提示Ⅰ型超敏反应致病。②Ⅱ型超敏反应:部分患者血中出现抗 TBM 抗体,免疫病理显示 TBM 上有 IgG 及 C_3 呈线样沉积,提示Ⅱ型超敏反应致病。这主要见于甲氧西林(methicillin,又称二甲氧苯青霉素及新青霉素Ⅰ)所致 ATIN,也可见于苯妥英钠、别嘌醇、利福平等致病者。目前认为这种抗 TBM 疾病的靶抗原是 3M-1 糖蛋白,由近曲小管分泌黏附于肾小管基底膜的外表面,相对分子质量为 48 kDa。正常人对此蛋白具有免疫耐受,但是药物半抗原与其结合形成一种新抗原时,免疫耐受即消失,即能诱发抗 TBM 抗体产生,导致 ATIN。此外,从前报道Ⅲ型超敏反应(循环免疫复合物致病)也可能参与药物过敏性 ATIN 发病,其实基本见不到这种病例。

2.感染相关性 ATIN

广义上的感染相关性 ATIN 也包括病原微生物直接侵袭肾间质导致的 ATIN 如急性肾盂肾炎。此处所讲感染相关性 ATIN 仅指感染诱发免疫反应导致的 ATIN。

一般认为,感染相关性 ATIN 也主要是由细胞免疫反应致病,理由如下:①肾组织免疫荧光检查阴性,不支持体液免疫致病;②肾间质中有大量淋巴细胞和单核细胞浸润;③免疫组化检查显示肾间质中浸润的淋巴细胞主要是 T 细胞。

3.TINU 综合征

TINU 综合征是一个 ATIN 合并眼色素膜炎的综合征,临床较少见。1975 年首先由 Dinrin 等报道。此综合征的病因及发病机制至今尚不完全明确,但与机体免疫功能紊乱及遗传因素影响相关,简述如下。

(1)细胞免疫:目前较公认的发生机制是细胞免疫致病。其主要依据为:①患者的皮肤试验反应能力降低;②外周血中 T 细胞亚群(CD3$^+$、CD4$^+$、CD8$^+$)异常,CD4$^+$/CD8$^+$ 比值降低,CD56$^+$ 的 NK 细胞增多;③肾脏病理检查可见肾间质中有大量 CD3$^+$、CD4$^+$、CD8$^+$ 淋巴细胞浸润,多数报道以 CD4$^+$ 细胞为主,并长期存在。④在部分患者肾间质中可见非干酪性肉芽肿,提示局部存在迟发型超敏反应。

(2)体液免疫:目前有证据表明,TINU 综合征也可存在体液免疫的异常。其依据为:①患者存在多克隆高丙种球蛋白血症,尤以血 IgG 水平升高明显;②在部分 TINU 综合征患儿肾组织中检测出抗肾小管上皮细胞抗体成分。Wakaki 等对 1 例 13 岁女孩肾组织匀浆中的 IgG 纯化后测得 125 kDa 抗体成分,证实为抗肾小管上皮细胞抗体,并通过免疫组化法明确该抗体存在于皮质区肾小管上皮细胞的胞质中。③少数病例血清检测出抗核抗体、类风湿因子、抗肾小管及眼色素膜抗体等自身抗体及循环免疫复合物,提示体液免疫异常在部分 TINU 综合征中起作用,并可能是一种自身免疫性疾病。

(3)遗传因素:有关单卵双生兄弟、同胞姐妹共患 TINU 综合征,以及 TINU 综合征患者母亲患有肉芽肿病的报道,均强烈显示出本症具有遗传倾向。已有报道证实 TINU 综合征与人类白细胞抗原(HLA)系统有着密切关联,主要集中在 *HLA-DQA*1 和 *DQB*1 及 *DR*6、*DR*14 等等位基因。

二、ATIN 的临床及病理表现、诊断与鉴别诊断

(一)临床表现及辅助检查

1.临床表现

(1)药物过敏性 ATIN:典型表现如下。①用药史:患者发病前均有明确的用药史。20 世纪80 年代前,青霉素、半合成青霉素、磺胺类等抗菌药物是诱发 ATIN 的主要药物;而 20 世纪80 年代后,国内外文献报道诱发 ATIN 最多的药物是 NSAID 和头孢菌素类抗生素。②药物过敏表现:常为药物热及药疹(常为小米至豆大斑丘疹或红斑,弥漫对称分布,伴瘙痒)。③肾损害:患者常在用药后一至数天出现尿化验异常和肾小球及肾小管功能损害,少尿性(病情较重者)或非少尿性(病情较轻者)急性肾损伤十分常见。

但是,NSAID 引起的过敏性 ATIN 常有如下独特表现:①虽然有患者在用药后 1 天至数天出现肾损害,但是有的却可在用药后数周至数月才发病;②临床常无药物过敏的全身表现,如药物热及药疹;③在导致 ATIN 的同时,又能引起 MCD,临床出现肾病综合征。若不认识它的这些特点,即易导致误漏诊。

(2)感染相关性 ATIN:常首先出现与感染相关的全身表现,而后才呈现尿化验异常、急性肾损伤及肾小管功能异常。既往此 ATIN 常由细菌感染引起,而现代病毒等微生物引起者更常见。

(3)TINU 综合征:常发生于青少年,女性居多。病前常有乏力、食欲减退、体重下降及发热等非特异症状,而后出现肾损害(尿化验异常、急性肾损伤及肾小管功能异常)及眼色素膜炎(虹膜睫状体炎或全色素膜炎,常两侧同时发生)。少数患者眼色素膜炎出现在肾损害前,多数同时出现,或眼色素膜炎出现在肾损害后(一个月到数月)。患者常伴随出现血沉增快、血清 C 反应蛋白及 γ 球蛋白增高。

2.实验室检查

(1)尿常规化验:常表现为轻度蛋白尿(<1 g/d,以小分子性蛋白尿为主),镜下血尿(甚至肉眼血尿),无菌性白细胞尿(早期尚能见嗜酸性粒细胞尿),以及管型尿(包括白细胞管型)。

(2)血常规化验:一般无贫血,偶尔出现轻度贫血。30%～60% 的药物过敏性 ATIN 患者外周血嗜酸性粒细胞计数增多。

(3)肾小管损伤指标及肾小管功能检查:患者尿 N-乙酰-β-D-氨基葡萄糖苷酶(NAG)、γ-谷氨酰转肽酶(γ-GT)及亮氨酸氨基肽酶(LAP)增多,提示肾小管上皮细胞损伤。尿 $β_2$ 微球蛋白、$α_1$ 微球蛋白、视黄醇结合蛋白及溶菌酶常增多,提示近端肾小管重吸收功能障碍;尿比重和尿渗透压减低,提示远端肾小管浓缩功能减退。患者有时还能出现肾性尿糖,甚至范可尼综合征,以及肾小管酸中毒。

近年,一些能反映早期急性肾损害的尿生物标志物检验已开始应用于临床,这对早期发现及诊断 ATIN 很有帮助,例如尿中性粒细胞明胶酶相关脂质运载蛋白(NGAL)检验,尿肾脏损伤分子-1(KIM-1)检验,及尿白细胞介素-18(IL-18)检验等。

(4)肾小球功能检查:患者出现急性肾损伤时,血肌酐及尿素氮将迅速升高,血清胱抑素 C 水平也升高。

(5)其他检验:对疑及药物诱发抗 TBM 抗体的患者,应进行血清抗 TBM 抗体检测。

3.影像学检查

超声等影像学检查显示 ATIN 患者的肾脏体积正常或增大,若能除外淀粉样变肾病及糖尿

病肾病,肾脏体积增大对提示急性肾损伤很有意义。

4.^{67}Ga 核素扫描

20 世纪 70 年代末即有报道 ATIN 患者肾脏摄取核素^{67}Ga 明显增多,因此认为^{67}Ga 核素扫描有助 ATIN 诊断。但是,在此后的研究中发现^{67}Ga 核素扫描诊断 ATIN 的敏感性仅58%～68%,特异性也不高。因此,^{67}Ga 同位素扫描并不是理想的 ATIN 检测指标,临床上很少应用。不过,文献报道急性肾小管坏死患者极少出现^{67}Ga 核素扫描阳性,因此认为此检查对鉴别 ATIN 与急性肾小管坏死仍有一定意义。

(二)病理表现

1.光学显微镜检查

ATIN 的病理特点主要是肾间质炎细胞浸润及水肿。无论药物过敏性 ATIN、感染相关性 ATIN 或 TINU 综合征,肾间质中弥漫浸润的炎细胞均以淋巴细胞(主要是 T 细胞)及单核细胞为主,常伴不同程度的嗜酸性粒细胞(药物过敏性 ATIN 最明显),并偶见中性粒细胞。可见肾小管炎(炎细胞趋化至肾小管周围,并侵入肾小管壁及管腔)。此外,在部分药物过敏性 ATIN 及 TINU 综合征患者的肾间质中,还可见上皮样细胞肉芽肿。肾小管上皮细胞常呈不同程度的退行性变,可见刷状缘脱落,细胞扁平,甚至出现灶状上皮细胞坏死及再生。肾小球及肾血管正常。

2.电子显微镜检查

无特殊诊断意义。NSAID 引起 ATIN 同时可伴随出现 MCD,此时可见肾小球足细胞足突广泛融合。

3.免疫荧光检查

多呈阴性。但是药物(如甲氧西林)诱发抗 TBM 抗体致病者,能在 TBM 上见到 IgG 及 C_3 呈线样沉积。

(三)诊断与鉴别诊断

1.诊断

原发性 ATIN 确诊需要依靠肾组织病理检查,但是在此基础上还必须结合临床表现才能进行准确分类。

(1)药物过敏性 ATIN:若有明确用药史,典型药物过敏表现(药疹、药物热、血嗜酸性粒细胞计数增多等),尿检验异常(轻度蛋白尿、血尿、无菌性白细胞尿及管型尿),急性肾损伤及肾小管功能损害(肾性糖尿及低渗透压尿等),一般认为临床即可诊断药物过敏性 ATIN(当然,能进行肾组织病理检查确认更好)。如果上述表现不典型(尤其是无全身药物过敏表现,常见于 NSAID 致病者),则必须进行肾穿刺病理检查才能确诊。

(2)感染相关性 ATIN:若有明确感染史,而后出现 ATIN 肾损害表现(轻度尿检验异常、急性肾损伤及肾小管功能损害)即应疑及此病,及时进行肾活检病理检查确诊。

(3)TINU 综合征:在出现 ATIN 肾损害表现前后,又出现眼色素膜炎(虹膜睫状体炎或全色素膜炎),即应高度疑及此病,及时做肾活检病理检查确诊。

2.鉴别诊断

应该与各种能导致急性肾损伤的疾病鉴别,与肾小球及肾血管疾病鉴别不难,此处不拟讨论。只准备在此讨论如下两个疾病。

(1)药物中毒性急性肾小管坏死:应与药物过敏性 ATIN 鉴别,尤其是无全身药物过敏表现的 ATIN。两者均有用药史,尿常规检验均改变轻微(轻度蛋白尿,少许红、白细胞及管型),都常出现少尿性或非少尿性急性肾损伤。但是,药物中毒性急性肾小管坏死具有明确的肾毒性药物用药史,发病与用药剂量相关,而无药物过敏表现;尿检验无或仅有少许白细胞,无嗜酸性粒细胞;除某些肾毒性中药(如含马兜铃酸中草药)致病者外,很少出现肾性糖尿等近端肾小管功能损害。上述临床实验室表现可资初步鉴别。此外,正如前述,有学者认为 ^{67}Ga 同位素扫描对两者鉴别也有意义,而肾活检病理检查可以明确将两者区分。

(2)IgG$_4$ 相关性 TIN:这是近年才认识的一个自身免疫性疾病。此病能累及多个器官系统,被称为 IgG$_4$ 相关性疾病,但是也有约 5% 患者仅表现为 IgG$_4$ 相关 TIN,而无全身系统表现。此病仅表现为 TIN 且出现急性肾损伤时,则需要与原发性 ATIN 鉴别。IgG$_4$ 相关 TIN 具有特殊的临床病理表现,例如,血清 IgG$_4$ 水平增高,补体 C$_3$ 水平下降,肾活检病理检查在肾间质中可见大量 IgG$_4$ 阳性浆细胞浸润,并伴随轻重不等的席纹样纤维化等。这些表现均与原发性 ATIN 不同,鉴别并不困难。

三、ATIN 的治疗对策、预后及防治展望

(一)去除病因

早期诊断,去除病因是治疗的关键。对药物过敏性 ATIN 患者及时停用致敏药物,对感染相关性 ATIN 患者有效控制感染,都是治疗的关键。许多患者在去除上述病因后病情可自行好转,轻者甚至可以完全恢复。

(二)糖皮质激素治疗

一些较小型的非随机对照临床试验结果显示,糖皮质激素治疗药物过敏性 ATIN 疗效明显,与单纯停用致敏药物比较,ATIN 的完全缓解率更高,缓解时间缩短;但是,另外一些小型临床试验却未获得上述效果,认为与单纯停用致敏药物相比疗效无异。由于缺乏高质量大样本的前瞻随机对照临床试验证据,故目前尚难下确切结论。

根据主张用激素治疗学者的意见,对药物过敏性 ATIN 患者用激素治疗的指征为:①ATIN 病情严重,如肾功能急剧恶化需要透析治疗,和/或病理检查肾间质炎症严重或肉芽肿形成;②停用致敏药后数天肾功能无明显改善者。若治疗过晚(往往 ATIN 病期已超过 3 周),病理检查已发现肾间质明显纤维化时,激素则不宜应用。

若拟用糖皮质激素进行治疗,那么激素起始剂量应多大?全部疗程应多长?目前也无指南推荐意见或建议。美国经典肾脏病专著《The Kidney(第 9 版)》认为可用泼尼松 1 mg/(kg·d)作起始剂量口服,3 周后逐渐减量,再过 3~4 周停药。国内不少单位主张泼尼松起始剂量宜小,30~40 mg/d 即可,减停药方法与上基本相同。另外,如果应用糖皮质激素正规治疗 4 周无效时(这常见于治疗过晚病例),也应停用激素。

感染相关性 ATIN 是否也适用糖皮质激素治疗?意见更不统一。不少学者都主张仅给予抗感染治疗,而不应用激素,尤其在感染未被充分控制时。但是,某些感染相关性 ATIN(如汉坦病毒导致的出血热肾综合征)病情极重,感染控制后 ATIN 恢复十分缓慢,很可能遗留下慢性肾功能不全。有学者对这种患者应用了激素治疗,并发现其中部分病例确能有促进疾病缓解和减少慢性化结局的疗效,所以他们认为,在特定条件下,感染相关性 ATIN 在感染控制后仍可考虑激素治疗。

至于 TINU 综合征,由于它是一个自身免疫性疾病,故必须使用糖皮质激素治疗。TINU

综合应用激素治疗的疗效往往很好,对个别疗效较差者和/或肾间质出现上皮样细胞肉芽肿者,必要时还可加用免疫抑制剂治疗。

(三)免疫抑制剂治疗

药物过敏性 ATIN 一般不需要使用免疫抑制剂治疗。但是,也有报道认为,若激素治疗 2 周无效时,仍可考虑加用免疫抑制剂如环磷酰胺或吗替麦考酚酯。环磷酰胺的常用量为 1～2 mg/(kg·d),一般仅用 4～6 周,不宜过长;而文献报道的吗替麦考酚酯用量为 0.5～1.0 g,每天 2 次,应该服用多久,尚无统一意见。

另外,当药物诱发抗 TBM 抗体致病时,除需用激素及免疫抑制剂积极治疗外,必要时还要配合进行血浆置换治疗。不过自从甲氧西林被弃用后,现在抗 TBM 抗体所致 ATIN 已很难遇到。

(四)透析治疗

当 ATIN 患者出现急性肾损伤达到透析指征时,就应及时进行透析,以清除代谢废物,纠正水、电解质和酸碱平衡紊乱,维持生命,赢得治疗时间。

(五)ATIN 的预后

药物过敏性 ATIN 的大系列研究资料显示,约 64.1% 的患者治疗后疾病能完全缓解,23.4% 能部分缓解,而 12.5% 将进入终末肾衰竭需依靠肾脏替代治疗维持生命。另一篇文献统计,约 36% 的药物过敏性 ATIN 将最终转变成慢性肾脏病。

影响疾病预后的因素如下。①治疗是否及时:这是影响疾病预后的关键因素。一般认为发病＞3 周未及时停用致敏药物进行治疗者,往往预后差。②年龄:老年患者预后差。③病理检查:肾间质纤维化(常伴肾小管萎缩及肾小管周毛细血管消失)程度重者、出现上皮样细胞肉芽肿者预后差。但是血清肌酐峰值高低、病理检查肾间质炎细胞浸润轻重及是否存在肾小管炎,与疾病预后无关。

感染相关性 ATIN 的预后与感染是否被及时有效控制及肾损害严重程度密切相关。而TINU 综合征从总体上讲预后较好,不过疾病(尤其眼色素膜炎)较易复发。

(六)对 ATIN 治疗的思考及期望

正如前述,影响药物过敏性 ATIN 预后的首要因素是有否及时停用致敏药物,停药不及时的患者往往预后差。为此早期识别此病进而及时停用致敏药非常重要。既往在讲述本病临床表现时,很强调发热、皮疹及关节痛"三联征","这"三联征"的描述最早来自甲氧西林所致 ATIN 的报道,在甲氧西林被弃用后,近年已很少出现(文献报道仅呈现在约 10% 患者中)。为此在识别药物过敏性 ATIN 时,对"三联征"不宜过度强调,否则必将导致 ATIN 诊断延误。应该说,对所有用药后出现急性肾损伤及尿检验异常(轻度蛋白尿,伴或不伴血尿及无菌性白细胞尿)的患者,均应及时做肾活检病理检查,看是否药物过敏性 ATIN? 这对于临床无全身过敏表现的 ATIN患者(常见于 NSAID 致病时)尤为重要。

至今,对药物过敏性 ATIN 是否该用糖皮质激素治疗? 看法仍未统一;而对某些感染相关性 ATIN 重症病例,在感染控制后能否应用激素去减轻病情、改善预后? 争论更大。即使应用激素治疗,治疗方案(药物起始剂量,持续用药时间及停药指征等)应如何制订? 也没有一致意见。这主要是由于对上述 ATIN 治疗,一直缺乏高质量的前瞻随机对照临床试验证据。ATIN的发病率不是很高,正如前述,在血尿和/或蛋白尿进行肾活检的患者中其所占比例仅 1% 左右,因此欲组织大样本的临床试验去验证某一治疗方案对 ATIN 的疗效,会有一定困难。但是这项工作必须去做,可能需要众多医疗单位参与的多中心研究去完成,我们期望在不久的将来能看到这种高质量的临床试验证据。

（薛嘉宁）

第四节 肾 结 核

肾结核是由结核杆菌引起的慢性、进行性、破坏性的肾脏感染性病变。肾结核是全身结核的一部分,绝大多数继发于肺结核。原发病灶多在肺部,其次为肠、骨关节和淋巴结,其感染传播途径主要是体内结核病灶中的结核菌播散至肾脏,属继发性结核。肾结核往往在肺结核发生或恢复多年后,才出现肾结核临床症状。肾结核占肺外结核的 8% ~ 20%。

一、病因病机

(一)感染途径

肾结核的病原体是结核分枝杆菌,感染途径包括血源性感染、淋巴管播散和直接蔓延,尿液上行性达到肾脏。其中血行感染是公认的最主要的途径。原发病灶几乎都在肾脏,其次为附睾、女性生殖器附件、淋巴、骨关节等,偶见继发于腹膜和全身粟粒性结核。

(二)发病机制

原发性的病灶结核杆菌经过血行等途径进入肾脏,主要在肾小球的毛细血管丛中形成多发性结核病灶,几乎都在肾皮质。常无症状,不易发觉,多数可自愈,此属肾皮质病理性结核。如果机体免疫力较强时,双侧肾皮质结核可完全自愈,不会发展为临床结核。

当机体免疫功能下降时,病灶不愈合,随之结核杆菌经肾血管侵犯肾髓质,则多为单侧发生。如病变未得到控制而进行性发展,可致肾乳头溃破、坏死,病变蔓延至肾盏,形成空洞性溃疡。病变可随尿液直接向下蔓延,可直接引发输尿管、膀胱结核。随淋巴管或肾盂播散,可累及全肾,有时病灶可发生纤维化、钙化,可引起肾小盏颈部瘢痕狭窄,使肾盏形成闭合性脓腔,使病变加速发展,成为无功能脓肾。病变直接扩展至肾同时,可发生肾周围寒性脓肿。肾结核灶的钙化多呈散在性结核灶,也可使全肾成为弥漫性钙化肾。

当输尿管狭窄时,可引起尿流梗阻,而发生肾盂积水或积脓。膀胱结核可引起黏膜小溃疡和结节,肌层纤维化可引起膀胱容量减少,如膀胱三角区病变严重时,可使输尿管口狭窄或闭锁。尿道也可因结核发生狭窄,排尿困难。

二、临床表现

肾结核发病多隐匿,潜伏期可达 20 年之久,病变过程非常缓慢,病变主要在肾脏。但病肾本身症状并不多见,多数都表现为尿频、尿急、尿痛的下尿道刺激症状。由于双肾病灶发展不同步,故临床上 90% 的患者表现为单侧肾结核。

肾结核多在肺结核发生或恢复多年后才出现症状。由于耐药结核菌的产生与扩展,再加上抗结核药物易引发肝肾损害等不良反应,部分患者不能坚持长疗程治疗,所以肾结核目前较为常见。

肾结核好发于成年人,多见于青壮年,男性稍多于女性,但幼年和老年也可发生。肾结核的临床表现与病变侵犯的部位及组织损害的程度不同而不同。病变的初期,病灶局限,仅在尿检时有异常变化。尿镜检白细胞、红细胞增多,尿中可找到结核杆菌,当侵犯输尿管、膀胱、尿道时,则有一系列症状出现,其主要表现有以下几点。

(一)全身症状及体征

由于肾结核是全身结核传播其中的一个部位,为此当结核进展严重而典型时,即可出现结核病变的全身表现。如乏力、盗汗或自汗、低热、食欲缺乏、消瘦、精神不佳等。

肾结核进展严重时可出现脓肾,肾脏体积增大而致腰部疼痛,肾区压痛,叩击痛,肾区包块、肿胀等。

(二)尿道刺激症状

当病变蔓延到下尿路,膀胱尿道黏膜出现结核性炎症时,可出现尿频、尿急、尿痛、脓尿、血尿、耻骨弓上或下腹部隐痛、灼烧等不适感。上述刺激症状是肾结核、膀胱结核最主要也是最早出现的临床症状。

(三)血尿

血尿是肾结核第 2 个主要症状,发生率为 70％～80％。少数患者可出现肉眼血尿,多数为镜下血尿、全程血尿和终末血尿交替出现,常与尿路刺激症状等同时出现。

(四)脓尿

脓尿的发生率为 20％～30％。由于局部组织的破坏,干酪样坏死组织随尿路下行而致尿液浑浊不清,尿常规可见大量脓细胞。

(五)其他

肾结核如果是继发于其他系统部位者,可出现其他系统结核病症的表现,如淋巴结肿大、溃破、窦道形成,骨结核的冷脓肿,男性生殖系统结核的附睾、睾丸肿痛或结节,肺结核的胸痛、咳嗽、咯血、盗汗等症状。

三、辅助检查

(一)尿液检查

1.尿液常规检查

新鲜尿液呈酸性,是肾结核尿液的特点,含有少量蛋白(±～＋),大多数患者可有镜下血尿和脓尿,但是在发生混合性感染时,尿液可呈碱性反应。镜下可见大量白细胞。

2.尿沉渣抗酸杆菌检查

留清晨第一次尿或留 24 小时尿做直接涂片,抗酸染色后做抗酸杆菌检查,阳性率可达50％～70％。但应注意由于肾结核杆菌常呈间断少量从尿中排出,为此应多次反复检查。其次约有 12％的假阳性,主要因包皮垢杆菌、非结核分枝杆菌污染尿液而导致假阳性,故不能依靠一次阳性结果确立诊断。故阳性结果仅有参考意义,不能作为确诊依据。

3.尿结核杆菌培养

尿结核杆菌培养对肾结核的诊断有决定性作用,其阳性率可达 90％以上。由于肾脏排菌是间断性的,所以应连续培养 3 次以上;再则尿结核杆菌培养应在抗菌治疗前进行培养,时间过长,需 1～2 个月才能得到结果,操作较难。

4.尿结核菌动物接种检查

进行豚鼠接种,其结果诊断价值极高,可作为诊断依据,其阳性率高达 90％以上,需 2 个月得出结果,时间长。

(二)血液检查

1.红细胞沉降率(血沉)

因肾结核是一种慢性消耗疾病,血沉常增快,无特异性,是检查有无结核的一种常用筛选方法,有参考价值,即使血沉正常也不能排除结核存在。

2.肾功能检查

血尿素氮、肌酐、尿酸测定。在单侧肾脏患有结核,而另一侧肾正常时,肾功能可代偿,检查肾功能正常。当累及双肾病变较严重时,上述项目常增高。肾功能检查虽说不是肾结核的直接诊断依据,但对治疗和预后和严重程度有非常重要价值,故需做常规检查。

3.血结核菌抗体测定(PPD-IgG)

阳性者表示有过结核菌感染。

4.分枝杆菌抗体测试

在结核活动期,结核病患者呈阳性。

(三)影像学检查

1.X线胸片检查

X线片可发现肺有结核陈旧性病灶。

2.X线腹部平片

X线片可见肾外形增大,或呈分叶状,晚期可缩小,钙化。4.5%~31%可显示肾结核特征性改变,片状、云絮状或斑块状钙化灶,分布不规则,不定型,常表现局限于一侧肾脏。若钙化遍及结核肾全部时,甚至输尿管时,即形成所谓的"自截肾"。早期诊断价值不大,约40%无异常X线表现。

3.B超检查

由于肾脏病理改变结构不同,所以轻中重度损害者图像表现各异。

(1)囊肿型:肾包膜很不规则,肾实质和肾窦区有一个或多个大小不等的无回声区,边缘不规则,内有云雾状光点回声,囊壁厚薄不均,甚至呈锯齿状,囊内壁有不均的斑片状强回声。

(2)积水型:肾包膜不规则,肾盂肾盏扩张,其内为无回声区,如同肾积水。但积水型肾结核内壁多呈粗糙不整,边缘回声增强。可见输尿管受累、增粗、僵硬,管腔狭窄,管壁增厚、粗糙,回声增强。

(3)积脓型:肾轮廓明显增大,包膜欠光滑,局部凹凸不平,皮质肿胀,回声低,肾盂、肾盏明显扩张,边界模糊,其内弥漫分布云雾状细光点,或粗大斑片状回声。

(4)炎症萎缩型:肾脏明显缩小,包膜不规则,皮髓质分界不清,回声粗糙混乱,多为单侧肾脏病变,如为双侧病理表现大小变形,回声多有异差。可与慢性肾衰竭的肾形变化相鉴别。

(5)钙化型:肾包膜不规则,皮质区可见多个大小不等形态不规则的团块,与斑片状强回声。

(6)混合型:肾脏大小不等表示不光滑,肾实质内回声粗乱,可见多个无回声区及斑片状强回声,肾盂、肾盏分离可伴输尿管扩张。目前由于超声波检查技术的提高,超声波检查因此属于一种无创伤、简便易行、较准确的诊断方法。

4.膀胱镜检查

此项检查是诊断泌尿系统结核重要诊断方法。在膀胱镜的直观下,可以发现膀胱内典型结核,黏膜被破坏的改变而确立诊断。同时又可取病理组织进行病理检查和细菌培养。再则,又可通过膀胱镜两侧输尿管插管做逆行造影,以确诊双侧输尿管肾盂的病理改变情况和严重程度。

在行膀胱镜检查时,有严重的膀胱刺激征时和膀胱过于缩小,容量过于少时不宜做此项检查。

5.静脉肾盂造影(IVP)

通过此项检查,可以发现肾脏的病理改变和肾功能情况。在肾实质有明显病理改变时,IVP可在 63%～90% 的病例中发现异常改变。最先出现肾盏变钝,肾乳头和肾小盏的病变为杯口模糊,毛糙不整,如虫蚀样变,瘢痕形成,使肾小盏变形、缩小或消失。肾乳头空洞,干酪样病灶,可有散在钙化影。肾集合系统狭窄,皮质瘢痕和充盈缺损等。晚期可见整个肾钙化(自截肾),多个肾盏不显影或大空洞。如果全肾被破坏形成脓肾,肾功能丧失时,造影检查患肾不可显影。如输尿管被结核破坏时,可呈管壁不规则,管腔粗细不匀,狭窄而失去正常的弯曲度和弹性而呈现串珠样特征性改变。当 IVP 发现空洞形成和尿路狭窄时,是诊断肾结核强有力的证据,可与肾结石、肾瘤、单纯性肾积水、反流性肾病相鉴别。

6.CT 检查

肾脏 CT 检查是诊断肾结核的一项重要手段。其简便易行,又无创伤,并可与其他肾脏病相鉴别。CT 诊断肾结核可以清晰地观察到扩大的肾盏、肾盂、空洞、钙化、纤维化、管壁增厚的肾盂及输尿管,并可观察到肾的大小和肾实质的厚度和结核的破坏程度,了解肾周围组织结构变化,有助于肿瘤、结石、畸形等疾病的鉴别诊断。

四、诊断与鉴别诊断

肾结核发病多隐匿,常易被医患忽视,除详细追访病史、接触史、家族史及临床理学检查外,应做进一步检验室及光学检查,一般确诊并不难。

(1)慢性膀胱刺激症状渐渐加重,经抗生素治疗效果不佳。

(2)血尿普通细菌多次培养阴性者。

(3)有肾外结核,尿检查有血尿者;男性附睾、精囊、前列腺发现有硬结者。

(4)有低热、肾区隐痛、压痛、叩击痛者。

五、鉴别诊断

需与肾肿瘤、尿路结石、尿路畸形等合并感染相鉴别,与慢性肾盂肾炎鉴别诊断。

六、诊断标准

(1)多发生于 20～40 岁,伴进行性尿频、尿急、尿痛、脓尿、血尿,严重者可导致尿失禁。

(2)尿常规检查呈酸性尿,有少量白蛋白,有红细胞或脓细胞,普通细菌培养阴性。

(3)24 小时尿沉渣可找到抗酸杆菌。

(4)膀胱镜检查可见一侧输尿管口附近黏膜充血,或有结核结节、溃疡,严重者可有膀胱黏膜广泛充血,结构不清。

(5)肾盂造影检查可见肾盏边缘如蛀状或空洞形成,晚期患侧可不显影,对侧肾和输尿管有积水现象。

(6)可伴有生殖系结核,或并存有其他器官结核。有不明原因的血尿或脓尿,有膀胱刺激症状者,在除外引起膀胱炎的明显原因后,应考虑肾结核的可能。

(7)B超、CT 检查,有扩大的肾盏、肾盂、空洞钙化及肾实质等的变化。

(8)尿培养结核杆菌,如在使用抗结核药前反复送尿培养阳性者。

七、治疗

对于肾结核的治疗,需重视对患者的全身整体综合调治,和局部病变情况相结合的全面考虑,以选择最合理的治疗方案,持续长疗程彻底治疗。

(一)一般治疗

以休息为主,适当地运动锻炼,加强营养食品的摄入,保持心情舒畅乐观态度。

(二)抗结核化学药物治疗

药物治疗的原则,早期联合用药适量、规律、疗程要长,或在全疗程中使用药敏感的药物,彻底治疗。最常见的治疗失败的原因是未有按规律用药而治疗不充分。

1.抗结核药物治疗指征

(1)临床前期肾结核。

(2)局限在一组大肾盏以内的单侧或双侧肾结核。

(3)孤立肾肾结核。

(4)伴有其他部位的活动性结核。

(5)双侧肾结核不宜手术者。

(6)肾结核伴有其部位严重疾病不宜手术者。

(7)手术前后的治疗。

2.抗结核药的选择

首选第一线、第二线药物。而三线药物只有在一线、二线药物无效或产生耐药时才考虑应用。目前认为异烟肼、利福平、吡嗪酰胺、链霉素是抗结核要点第一线药物。常用抗结核药物介绍如下。

(1)异烟肼:抑制结核菌 DNA 的合成,杀菌力强,不良反应小,吸收快,70% 从肾脏排出,常用每天剂量 300 mg,一次口服。偶见周围神经炎,可加服维生素 B_6,无周围神经反应时不必用,因其可减低异烟肼的疗效。一般疗程为 6～12 个月。

(2)利福平:是利福霉素半合成衍生物,为广谱抗生素,作用机制为抑制菌体 RNA 聚合酶,常与异烟肼联合应用,每天用量为 450～600 mg,一次口服。偶有消化道反应,短暂性肝功能损害,血小板减少和间质性肾炎。

(3)吡嗪酰胺:能杀灭巨噬细胞内酸性环境中的结核杆菌,每天剂量为 1.5 g,分 3 次口服。不良反应可见肝损害而出现黄疸和转氨酶升高,偶见高尿酸血症、关节痛、胃肠不适反应。

(4)链霉素:为广谱氨基苷类抗生素,有杀灭结核杆菌作用。能干扰结核菌酶活性,阻碍其蛋白合成。在尿 pH 在 7～7.8 时作用最强,pH＜6.0 时作用明显减弱。如同时服用碳酸氢钠碱化尿液,可增强其疗效。每天肌内注射 1.0 g,如伴有肾功能减退者或 50 岁以上患者,可每天注射 0.50～0.75 g。不良反应有口麻,使用中可渐渐消失。主要的不良反应可致听神经损伤而出现耳鸣、耳聋,肾功能严重损害者忌用。其他氨基苷类抗生素如卡那霉素、卷曲霉素等虽有抗结核作用,但效果不如链霉素。

(5)乙胺丁醇:对结核杆菌有抑菌作用,与其他抗结核药联用时,可减少其他药物的耐菌作用。该药吸收及组织渗透性较好,每天剂量为 25 mg/kg,一次口服,8 周后改为 15 mg/kg,不良反应小,剂量过大时可引起球后视神经炎、视力减退、视野缩小、中心盲点等,停药后可恢复。

(6)对氨基水杨酸钠:为抑菌药,能加强链霉素、异烟肼抗结核菌作用。用量为每天 8～12 g,

分 3～4 次口服。不良反应为胃肠道不适、恶心、呕吐、腹泻等,餐后服用可减少反应,也可每天 12 g 加入 5‰葡萄糖 500 mL 静脉滴注。

(三)外科治疗

虽然抗结核药物治疗肾结核可使绝大部分肾结核患者完全控制治愈,但仍有少部分患者化疗仍不奏效,仍需外科治疗,如进行全肾切除术、肾部分切除术及肾病灶清除术。

(薛嘉宁)

第五节　IgA 肾病

IgA 肾病是一组以系膜区 IgA 沉积为特征的肾小球肾炎,1968 年由法国病理学家 Berger 和 Hinglais 最先报道,目前已成为全球最常见的原发性肾小球疾病。我国最早于 1984 年由北京协和医院与北京医科大学第一医院联合报道了一组 40 例 IgA 肾病,此后,国内各中心对该病的报道日益增多,研究百花齐放。本章将针对 IgA 肾病的一些重要而值得探索的问题加以讨论。

一、IgA 肾病的流行病学特点与发病机制

(一)流行病学特点

1.广泛性与异质性

IgA 肾病为全世界范围内最常见的原发肾小球疾病。各个年龄段都能发病,但高峰在 20～40 岁。北美和西欧的调查显示男女比例为 2∶1,而亚太地区比例为 1∶1。IgA 肾病的发病率存在着明显的地域差异,亚洲地区明显高于其他地区。美国的人口调查显示 IgA 肾病年发病率为 1/100 000,儿童人群年发病率为 0.5/100 000,而这个数字仅为日本的 1/10。中国的一项 13 519 例肾活检资料显示,IgA 肾病在原发肾小球疾病中所占比例高达 45%。此外,在无肾病临床表现的人群中,于肾小球系膜区能发现 IgA 沉积者也占 3%～16%。

以上数据提示了 IgA 肾病的广泛性与异质性特点。首先,IgA 肾病发病的地域性及发患者群的构成存在明显差异。这些差异可能与遗传、环境因素相关,也可能与各地选择肾活检的指征不同有关。日本和新加坡选择尿检异常(如镜下血尿)的患者常规进行肾穿刺病理检查,为此 IgA 肾病发生率即可能偏高;而美国主要选择蛋白尿>1.0 g/d 的患者进行肾穿刺,则其 IgA 肾病发生率即可能偏低。其次,IgA 肾病的发病存在明显的个体差异性。肾脏病理检查发现系膜区 IgA 沉积却无肾炎表现的个体并不少。同样为系膜区 IgA 沉积,有的患者出现肾炎有的患者却无症状,原因并不清楚。欲回答这个问题必须对发病机制有更透彻理解,IgA 于肾小球沉积的过程与免疫复合物造成的肾损伤过程可能是分别独立调控的环节,同时,基因的多态性的研究或许能解释这些表型差异。最后,不同地域患者、不同个体的临床表现及治疗反应的差异势必会影响治疗决策,为此目前国际上尚无统一的治疗指南。2012 年改善全球肾脏病预后组织(KDIGO)发表了《肾小球肾炎临床实践指南》,其中对 IgA 肾病治疗的建议几乎都来自较低级别证据。

2.病程迁延,认识过程曲折

早期观点认为 IgA 肾病是一良性过程疾病,预后良好。随着研究深入及随访期延长,现已明确其中相当一部分患者的病程呈进展性,高达 50% 的患者能在 20～25 年逐渐进入终末期肾

脏病(ESRD),这就提示对 IgA 肾病积极进行治疗、控制疾病进展很重要。

(二)发病机制

1.免疫介导炎症的发病机制

(1)黏膜免疫反应与异常 IgA_1 产生:大量研究表明 IgA 肾病的启动与血清中出现过量的异常 IgA_1(铰链区 O-糖链末端半乳糖缺失,对肾小球系膜组织有特殊亲和力)密切相关。这些异常 IgA_1 在循环中蓄积到一定程度,并沉积于肾小球系膜区,才可能引发 IgA 肾病。目前关于致病性 IgA_1 的来源主要有两种观点,均与黏膜免疫反应相关。其一,从临床表现来看,肉眼血尿往往发生于黏膜感染(如上呼吸道、胃肠道或泌尿系统感染)之后,提示 IgA_1 的发生与黏膜免疫相关,推测肾小球系膜区沉积的 IgA_1 可能来源于黏膜免疫系统。其二,IgA 肾病患者过多的 IgA_1 可能来源于骨髓免疫活性细胞。Julian 等提出"黏膜-骨髓轴"观点,认为血清异常升高的 IgA 并非由黏膜产生,而是由黏膜内抗原特定的淋巴细胞或抗原递呈细胞进入骨髓腔,诱导骨髓 B 细胞增加 IgG_1 分泌所致。所以,血中异常 IgA_1 的来源目前尚未明确,有可能来源于免疫系统的某一个部位,也可能是整个免疫系统失调的结果。

以上发病机制的认识开阔了治疗思路,即减少黏膜感染,控制黏膜免疫反应,有可能减少 IgA 肾病的发病及复发。对患有慢性扁桃体炎并反复发作的患者,现在认为择机摘除扁桃体有可能减少黏膜免疫反应,降低血中异常 IgA_1 和循环免疫复合物水平,从而减少肉眼血尿发作和尿蛋白。

(2)免疫复合物形成与异常 IgA_1 的致病性:异常 IgA_1 沉积于肾小球系膜区的具体机制尚未完全清楚,可能通过与系膜细胞抗原(包括种植的外源性抗原)或细胞上受体结合而沉积。大量研究证实免疫复合物中的异常 IgA_1 与系膜细胞结合后,即能激活系膜细胞,促其增殖、释放细胞因子和合成系膜基质,诱发肾小球肾炎;而非免疫复合物状态的异常 IgA_1 并不能触发上述致肾炎反应。上述含异常 IgA_1 的免疫复合物形成过程能被多种因素调控,包括补体成分 C_{3b} 及巨噬细胞和中性粒细胞上的 IgA Fc 受体(CD89)的可溶形式。

以上过程说明系膜区的异常 IgA_1 沉积与肾炎发病并无必然相关性,其致肾炎作用在一定程度上取决于免疫复合物形成及其后续效应。此观点可能也解释了为何有人系膜区有 IgA 沉积却无肾炎表现的原因。

(3)受体缺陷与异常 IgA_1 清除障碍:现在认为肝脏可能是清除异常 IgA 的主要场所。研究发现,与清除异常 IgA_1 免疫复合物相关的受体有肝细胞上的去唾液酸糖蛋白受体(ASGPR)及肝脏 Kupffer 细胞上的 IgA Fc 受体(FcαRI,即 CD89),如果这些受体数量减少或功能异常,就导致异常 IgA_1 免疫复合物清除受阻,这也与 IgA 肾病发病相关。

肝硬化患者能产生一种病理表现与 IgA 肾病十分相似的肾小球疾病,被称为"肝硬化性小球疾病",其发病机制之一即可能与异常 IgA_1 清除障碍相关。

(4)多种途径级联反应致肾脏损伤:正如前述,含有异常 IgA_1 的免疫复合物沉积于系膜,将触发炎症反应致肾脏损害。从系膜细胞活化、增殖,释放前炎症及前纤维化细胞因子,合成及分泌细胞外基质开始,通过多种途径的级联放大反应使肾损害逐渐加重。受累细胞从系膜细胞扩展到足细胞、肾小管上皮细胞、肾间质成纤维细胞等肾脏固有细胞及循环炎症细胞;病变性质从炎症反应逐渐进展成肾小球硬化及肾间质纤维化等不可逆病变,最终患者进入 ESRD。

免疫-炎症损伤的级联反应概念能为治疗理念提出新思路。2013 年 Coppo 等人认为应该对 IgA 肾病早期进行免疫抑制治疗,这可能会改善肾病的长期预后。他们认为 IgAN 治疗存在"遗产效应",若在疾病早期阻断一些免疫发病机制的级联放大反应,即可能留下持久记忆,获得长时期疗效。这一观点大大强调了早期免疫抑制治疗的重要性。

综上所述,随着基础研究的逐步深入,IgA 肾病的发病机制已越来越趋清晰,但是遗憾的是,至今仍无基于 IgA 肾病发病机制的特异性治疗问世,当前治疗多在减轻免疫病理损伤的下游环节,今后应力争改变这一现状。

2.基因相关的遗传发病机制

遗传因素一定程度上影响着 IgA 肾病发生。在不同的种族群体中,血清糖基化异常的 IgA_1 水平显现出不同的遗传特性。约 75% 的 IgA 肾病患者血清异常 IgA_1 水平超过正常对照的第 90 百分位,而其一级亲属中也有 30%~40% 的成员血清异常 IgA_1 水平升高,不过,这些亲属多数并不发病,提示还有其他决定发病的关键因素存在。

家族性 IgA 肾病的病例支持发病的遗传机制及基因相关性。多数病例来自美国和欧洲的高加索人群,少数来自日本,中国香港也有相关报道。北京大学第一医院曾对 777 例 IgA 肾病患者进行了家族调查,发现 8.7% 患者具有阳性家族史,其中 1.3% 已肯定为家族性 IgA 肾病,而另外 7.4% 为可疑家族性 IgA 肾病,为此有学者认为在中国 IgA 肾病也并不少见。

目前对于 IgA 肾病发病的遗传因素的研究主要集中于 HLA 基因多态性、T 细胞受体基因多态性、肾素-血管紧张素系统基因多态性、细胞因子基因多态性及子宫珠蛋白基因多态性。IgA 肾病可能是个复杂的多基因性疾病,遗传因素在其发生发展中起了多大作用,尚有待进一步的研究。

二、IgA 肾病的临床-病理表现与诊断

(一)IgA 肾病的临床表现分类

1.无症状性血尿、伴或不伴轻度蛋白尿

患者表现为无症状性血尿,伴或不伴轻度蛋白尿(少于 1 g/d),肾功能正常。我国一项试验对表现为单纯镜下血尿的 IgA 肾病患者随访 12 年,结果显示 14% 的镜下血尿消失,但是约 1/3 患者出现蛋白尿(超过 1 g/d)或者肾小球滤过率(GFR)下降。这个结果也提示对表现无症状性血尿伴或不伴轻度蛋白尿的 IgA 肾病患者,一定要长期随访,因为其中部分患者随后可能出现病变进展。

2.反复发作肉眼血尿

多于上呼吸道感染(细菌性扁桃体炎或病毒性上呼吸道感染)后 3 天内发病,出现全程肉眼血尿,儿童和青少年(80%~90%)较成人(30%~40%)多见,多无伴随症状,少数患者有排尿不适或胁腹痛等。一般认为肉眼血尿程度与疾病严重程度无关。患者在肉眼血尿消失后,常遗留下无症状性血尿、伴或不伴轻度蛋白尿。

3.慢性肾炎综合征

常表现为镜下血尿、不同程度的蛋白尿(常>1.0 g/d,但少于大量蛋白尿),而且随病情进展常出现高血压、轻度水肿及肾功能损害。这组 IgA 肾病患者的疾病具有慢性进展性质。

4.肾病综合征

表现为肾病综合征的 IgA 肾病患者并不少见。对这类患者首先要做肾组织的电镜检查,看是否 IgA 肾病合并微小病变病,如果是,则疾病治疗及转归均与微小病变病相似。但是,另一部分肾病综合征患者,常伴高血压和/或肾功能减退,肾脏病理常为 Lee 氏分级(详见下述)Ⅲ~Ⅴ级,这类 IgA 肾病治疗较困难,预后较差。

5.急性肾损伤

IgA 肾病在如下几种情况下可以出现急性肾损害(AKI)：①急进性肾炎，临床呈现血尿、蛋白尿、水肿及高血压等表现，肾功能迅速恶化，很快出现少尿或无尿，肾组织病理检查为新月体肾炎。IgA 肾病导致的急进性肾炎还经常伴随肾病综合征。②急性肾小管损害，这往往由肉眼血尿引起，可能与红细胞管型阻塞肾小管及红细胞破裂释放二价铁离子致氧化应激反应损伤肾小管相关。常为一过性轻度 AKI。③恶性高血压，IgA 肾病患者的高血压控制不佳时，较容易转换成恶性高血压，伴随出现 AKI，严重时出现急性肾损伤(ARF)。

上述各种类型 IgA 肾病患者的血尿，均为变形红细胞血尿或变形红细胞为主的混合型血尿。

(二)IgA 肾病的病理特点、病理分级及对其评价

1.IgA 肾病的病理特点

(1)免疫荧光(或免疫组化)表现：免疫病理检查可发现明显的 IgA 和 C_3 于系膜区或系膜及毛细血管壁沉积，也可合并较弱的 IgG 和/或 IgM 沉积，但 C_{1q} 和 C_4 的沉积少见。有时小血管壁可以见到 C_3 颗粒沉积，此多见于合并高血压的患者。

(2)光学显微镜表现：光镜下 IgA 肾病最常见的病理改变是局灶或弥漫性系膜细胞增生及系膜基质增多，因此最常见的病理类型是局灶增生性肾炎及系膜增生性肾炎，有时也能见到新月体肾炎或膜增生性肾炎，可以伴或不伴节段性肾小球硬化。肾小球病变重者常伴肾小管间质病变，包括不同程度的肾间质炎症细胞浸润，肾间质纤维化及肾小管萎缩。IgA 肾病的肾脏小动脉壁常增厚(不伴高血压也增厚)。

(3)电子显微镜表现：电镜下可见不同程度的系膜细胞增生和系膜基质增多，常见大块高密度电子致密物于系膜区或系膜区及内皮下沉积。这些电子致密物的沉积部位与免疫荧光下免疫沉积物的沉积部位一致。肾小球基底膜正常。

所以，对于 IgA 肾病诊断来说，免疫荧光(或免疫组化)表现是特征性表现，不做此检查即无法诊断 IgA 肾病；电镜检查若能在系膜区(或系膜区及内皮下)见到大块高密度电子致密物，对诊断也有提示意义。而光镜检查无特异表现。

2.IgA 肾病的病理分级

(1)Lee 氏和 Hass 氏分级：目前临床常用的 IgA 肾病病理分级为 Lee 氏(见表 7-1)和 Hass 氏分级(见表 7-2)。这两个分级系统简便实用，对判断疾病预后具有较好作用。

表 7-1　Lee 氏病理学分级系统

分级	肾小球病变	肾小球-间质病变
I	多数正常、偶尔轻度系膜增宽(阶段)伴/不伴细胞增生	无
II	<50%的肾小球呈现局灶性系膜增生和硬化，罕见小新月体	无
III	弥漫系膜细胞增生和基质增宽(偶尔局灶节段)，偶见小新月体和粘连	局灶肾间质水肿，偶见细胞浸润，罕见肾小管萎缩
IV	显著的弥漫系膜细胞增生和硬化，<45%的肾小球出现新月体，常见肾小球硬化	肾小管萎缩，肾间质炎症和纤维化
V	病变性质类似IV级，但更重，肾小球新月体形成>45%	类似IV级病变，但更重

表 7-2　Hass 氏病理学分级系统

亚型	肾小球病变
Ⅰ（轻微病变）	肾小球仅有轻度系膜细胞增加,无节段硬化,无新月体
Ⅱ（局灶节段肾小球硬化）	肾小球病变类似于原发性局灶节段肾小球硬化,伴肾小球系膜细胞轻度增生,无新月体
Ⅲ（局灶增殖性肾小球肾炎）	≤50%的肾小球出现细胞增殖,为系膜细胞增生,可伴内皮细胞增生,绝大多数病例为节段性增生。可见新月体
Ⅳ（弥漫增殖性肾小球肾炎）	＞50%的肾小球出现细胞增殖,为系膜细胞增生,伴或不伴内皮细胞增生,细胞增生可为节段性或球性。可见新月体
Ⅴ（晚期慢性肾小球肾炎）	≥40%的肾小球球性硬化,其余可表现为上述各种肾小球病变。≥40%的皮质肾小管萎缩或消失

（2）牛津分型：国际 IgA 肾病组织与肾脏病理学会联合建立的国际协作组织,提出了一项具有良好重复性和预后预测作用的新型 IgA 肾病病理分型——牛津分型。

牛津分型应用了 4 个能独立影响疾病预后的病理指标,并详细制定了评分标准。这些指标包括系膜细胞增生（评分 M0 及 M1）、节段性硬化或粘连（评分 S0 及 S1）、内皮细胞增生（评分 E0 及 E1）及肾小管萎缩/肾间质纤维化（评分 T0、T1 及 T2）。牛津分型的最终病理报告,除需详细给出上述 4 个指标的评分外,还要用附加报告形式给出肾小球个数及一些其他定量病理指标（如细胞及纤维新月体比例、纤维素样坏死比例、肾小球球性硬化比例等）,以更好地了解肾脏急性和慢性病变情况。

牛津分型的制定过程比以往任何分级标准都严谨及科学,而且聚集了国际肾脏病学家及病理学家的共同智慧。但是,牛津分型也存在一定的局限性,例如,新月体病变对肾病预后的影响分析较少,且其研究设计没有考虑到不同地区治疗方案的差异性,亚洲的治疗总体较积极（用激素及免疫抑制剂治疗者较多）,因此牛津分型在亚洲的应用尚待进一步验证。

综上可见,病理分级（或分型）的提出需要兼顾指标全面、可重复性好及临床实用（包括操作简便、指导治疗及判断预后效力强）多方面因素,任何病理分级（或分型）的可行性都需要经过大量临床实践予以检验。

（三）诊断方法、诊断标准及鉴别诊断

1.肾活检指征及意义

IgA 肾病是一种依赖于免疫病理学检查才可确诊的肾小球疾病。但是目前国内外进行肾活检的指征差别很大,欧美国家大多主张对持续性蛋白尿＞1.0 g/d 的患者进行肾活检,而在日本对于尿检异常（包括单纯性镜下血尿）的患者均建议常规做肾活检。有学者认为,掌握肾活检指征太紧有可能漏掉一些需要积极治疗的患者,而且目前肾穿刺活检技术十分成熟,安全性高,故肾活检指征不宜掌握过紧。确有这样一部分 IgA 肾病患者,临床表现很轻,尿蛋白＜1.0 g/d,但是病理检查却显示中度以上肾损害（Lee 氏分级 Ⅲ级以上）,通过肾活检及时发现这些患者并给予干预治疗很重要。所以,正确掌握肾活检指征,正确分析和评价肾组织病理检查结果,对指导临床合理治疗具有重要意义。

2.IgA 肾病的诊断标准

IgA 肾病是一个肾小球疾病的免疫病理诊断。免疫荧光（或免疫组化）检查见 IgA 或 IgA 为主的免疫球蛋白伴补体 C_3 呈颗粒状于肾小球系膜区或系膜及毛细血管壁沉积,并能从临床除

外过敏性紫癜肾炎、肝硬化性肾小球疾病、强直性脊柱炎肾损害及银屑病肾损害等继发性 IgA 肾病,诊断即能成立。

3.鉴别诊断

IgA 肾病应注意与以下疾病鉴别。

(1)以血尿为主要表现者:需要与薄基底膜肾病及 Alport 综合征等遗传性肾小球疾病鉴别。前者常呈单纯性镜下血尿,肾功能长期保持正常;后者除血尿及蛋白尿外,肾功能常随年龄增长而逐渐减退直至进入 ESRD,而且还常伴眼耳病变。肾活检病理检查是鉴别的关键,薄基底膜肾病及 Alport 综合征均无 IgA 肾病的免疫病理表现,而电镜检查却能见到各自特殊的肾小球基底膜病变。

(2)以肾病综合征为主要表现者:需要与非 IgA 肾病的系膜增生性肾炎鉴别。两者都常见于青少年,肾病综合征表现相似。假若患者血清 IgA 增高和/或血尿显著(包括肉眼血尿),则较支持 IgA 肾病。鉴别的关键是肾活检免疫病理检查,IgA 肾病以 IgA 沉积为主,而非 IgA 肾病常以 IgM 或 IgG 沉积为主,沉积于系膜区或系膜及毛细血管壁。

(3)以急进性肾炎为主要表现者:少数 IgA 肾病患者临床呈现急进性肾炎综合征,病理呈现新月体性肾炎,他们实为 IgA 肾病导致的 Ⅱ 型急进性肾炎。这种急进性肾炎应与抗肾小球基底膜抗体或抗中性白细胞胞质抗体致成的 Ⅰ 型或 Ⅲ 型急进性肾炎鉴别。血清抗体检验及肾组织免疫病理检查是准确进行鉴别的关键。

三、IgA 肾病的预后评估及治疗选择

(一)疾病活动性及预后的评估指标及其意义

1.疾病预后评价指标

(1)蛋白尿及血压控制:蛋白尿和高血压的控制好坏会影响肾功能的减退速率及肾病预后。Le 等通过多变量分析显示,与肾衰竭关系最密切的因素为时间平均尿蛋白水平(time-average proteinuria,TA-UP)及时间平均动脉压水平(time-average mean arterial blood pressure,TA-MAP)。计算方法为:求 6 个月内每次随访时的尿蛋白量及血压的算术平均值,再计算整个随访期间所有算术平均值的均值。

(2)肾功能状态:起病或病程中出现的肾功能异常与不良预后相关,表现为 GFR 下降,血清肌酐水平上升。日本一项针对 2 270 名 IgA 肾病患者7 年随访的研究发现,起病时血清肌酐水平与达到 ESRD 的比例成正相关。

(3)病理学参数:病理分级的预后评价意义已被许多研究证实。系膜增生、内皮增生、新月体形成、肾小球硬化、肾小管萎缩及间质纤维化的程度与肾功能下降速率及肾脏存活率密切相关。重度病理分级患者预后不良。

(4)其他因素:肥胖 IgA 肾病患者肾脏预后更差,体重指数(BMI)超过25 kg/m² 的患者,蛋白尿、病理严重度及 ESRD 风险均显著增加。此外,低蛋白血症、高尿酸血症也是肾脏不良结局的独立危险因素。

2.治疗方案选择的依据

只有对疾病病情及预后进行全面评估才可能制订合理治疗方案。应根据患者年龄、临床表现(如尿蛋白、血压、肾功能及其下降速率)及病理分级来综合评估病情,分析各种治疗的可能疗效及不良反应,最后选定治疗方案。而且,在治疗过程中还应根据疗效及不良反应来实时对治疗

进行调整。

(二)治疗方案选择的共识及争议

1.非免疫抑制治疗

(1)拮抗血管紧张素Ⅱ药物：目前血管紧张素转换酶抑制剂(ACEI)或血管紧张素 AT_1 受体阻滞剂(ARB)已被用作 IgA 肾病治疗的第一线药物。研究表明，ACEI/ARB 不仅具有降血压作用，而且还有减少蛋白尿及延缓肾损害进展的肾脏保护效应。由于 ACEI/ARB 类药物的肾脏保护效应并不完全依赖于血压降低，因此 ACEI/ARB 类药物也能用于血压正常的 IgA 肾病蛋白尿患者治疗。2012 年 KDIGO 制定的《肾小球肾炎临床实践指南》，推荐对尿蛋白>1 g/d 的 IgA 肾病患者长期服用 ACEI 或 ARB 治疗(证据强度 1B)；并建议对尿蛋白 0.5~1 g/d 的 IgA 肾病患者也用 ACEI 或 ARB 治疗(证据强度 2D)。指南还建议，只要患者能耐受，ACEI/ARB 的剂量可逐渐增加，以使尿蛋白降至 1 g/d 以下(证据强度 2C)。

ACEI/ARB 类药物用于肾功能不全患者需慎重，应评估患者的药物耐受性并密切监测药物不良反应。服用 ACEI/ARB 类药物之初，患者血清肌酐可能出现轻度上升(较基线水平上升<30%)，这是由药物扩张出球小动脉引起。长远来看，出球小动脉扩张使肾小球内高压、高灌注及高滤过降低，对肾脏是起保护效应，因此不应停药。但是，用药后如果出现血清肌酐明显上升(超过了基线水平的30%~35%)，则必须马上停药。多数情况下，血清肌酐异常升高是肾脏有效血容量不足引起，故应及时评估患者血容量状态，寻找肾脏有效血容量不足的原因，加以纠正。除急性肾损害外，高钾血症也是ACEI/ARB类药物治疗的另一严重不良反应，尤易发生在肾功能不全时，需要高度警惕。

这里还需要强调，根据大量随机对照临床试验的观察结果，近年国内外的高血压治疗指南均不提倡 ACEI 和 ARB 两药联合应用。指南明确指出：在治疗高血压方面两药联用不能肯定增强疗效，却能增加严重不良反应；而在肾脏保护效应上，也无足够证据支持两药联合治疗。2013 年发表的西班牙 PRONEDI 试验及美国VANEPHRON-D试验均显示，ACEI 和 ARB 联用，与单药治疗相比，在减少 2 型糖尿病肾损害患者的尿蛋白排泄及延缓肾功能损害进展上并无任何优势。而在 VANEPHRON-D 试验中，两药联用组的高钾血症及急性肾损害不良反应却显著增加，以致试验被迫提前终止。

(2)深海鱼油：深海鱼油富含的 n-3(ω-3)多聚不饱和脂肪酸，理论上讲可通过竞争性抑制花生四烯酸，减少前列腺素、血栓素和白三烯的产生，从而减少肾小球和肾间质的炎症反应，发挥肾脏保护作用。几项大型随机对照试验显示，深海鱼油治疗对 IgA 肾病患者具有肾功能保护作用，但是荟萃分析却未获得治疗有益的结论。因此，深海鱼油的肾脏保护效应还需要进一步研究验证。鉴于深海鱼油治疗十分安全，而且对防治心血管疾病肯定有益，所以 2012 年 KDIGO 制定的《肾小球肾炎临床实践指南》建议，给尿蛋白持续>1 g/d 的 IgA 肾病患者予深海鱼油治疗(证据强度 2D)。

(3)扁桃体切除：扁桃体是产生异常 IgA_1 的主要部位之一。很多 IgA 肾病患者都伴有慢性扁桃体炎，而且扁桃体感染可导致肉眼血尿发作，所以择机进行扁桃体切除就被某些学者推荐作为治疗 IgA 肾病的一个手段，认为可以降低患者血清 IgA 水平和循环免疫复合物水平，使肉眼血尿发作及尿蛋白排泄减少，甚至对肾功能可能具有长期保护作用。

近期日本一项针对肾移植后复发 IgA 肾病患者的小规模研究表明，扁桃体切除术组降低尿蛋白作用显著(从 880 mg/d 降到 280 mg/d)，而未行手术组则无明显变化。日本另外一项针对原发性 IgA 肾病的研究也同样显示,扁桃体切除联合免疫抑制剂治疗,在诱导蛋白尿缓解和/或血尿减轻上效果均较单用免疫抑制治疗优越。不过上面两个研究均为非随机研究,且样本量较小,因此存在一定局限性。Wang 等人的荟萃分析也认为,扁桃体切除术联合激素和肾素-血管紧张素系统(RAS)阻断治疗,至少对轻中度蛋白尿且肾功能尚佳的 IgA 肾病患者具有肾功能的长远保护效应。

但是,2012 年 KDIGO 制定的《肾小球肾炎临床实践指南》认为,扁桃体切除术常与其他治疗(特别是免疫抑制剂)联合应用,所以疗效中扁桃体切除术的具体作用难以判断,而且也有临床研究并未发现扁桃体切除术对改善 IgA 肾病病情有益。所以,该指南不建议用扁桃体切除术治疗 IgA 肾病(证据强度 2C),认为还需要更多的随机对照试验进行验证。不过,有学者认为如果扁桃体炎与肉眼血尿发作具有明确关系时,仍可考虑择机进行扁桃体切除。

(4)抗血小板药物:抗血小板药物曾被广泛应用于 IgA 肾病治疗,并有小样本临床试验显示双嘧达莫治疗 IgA 肾病有益,但是许多抗血小板治疗都联用了激素和免疫抑制治疗,故其确切作用难以判断。2012 年 KDIGO 制定的《肾小球肾炎临床实践指南》不建议使用抗血小板药物治疗 IgA 肾病(证据强度 2C)。

2.免疫抑制治疗

(1)单用糖皮质激素治疗:2012 年 KDIGO 的《肾小球肾炎临床实践指南》建议,IgA 肾病患者用 ACEI/ARB 充分治疗 3～6 个月,尿蛋白仍未降达 1 g/d 以下,而患者肾功能仍相对良好(GFR>50 mL/min)时,应考虑给予 6 个月的激素治疗(证据强度 2C)。多数随机试验证实,6 个月的激素治疗确能减少尿蛋白排泄及降低肾衰竭风险。

不过,Hogg 等人进行的试验,是采用非足量激素相对长疗程治疗,随访 2 年,未见获益。另一项 Katafuchi 等人开展的低剂量激素治疗,虽然治疗后患者尿蛋白有所减少,但是最终进入 ESRD 的患者比例并无改善。这两项试验结果均提示中小剂量的激素治疗对 IgA 肾病可能无效。Lv 等进行的文献回顾分析也发现,在肾脏保护效应上,相对大剂量短疗程的激素治疗方案比小剂量长疗程治疗方案效果更优。

在以上研究中,激素相关的不良反应较少,即使是采用激素冲击治疗,3 月内使用甲泼尼龙达到 9 g,不良反应报道也较少。但是,既往的骨科文献认为使用甲泼尼龙超过 2 g,无菌性骨坏死发生率就会上升;Lv 等进行的文献复习也认为激素治疗会增加不良反应(如糖尿病或糖耐量异常、高血压、消化道出血、Cushing 样体貌、头痛、体重增加、失眠等)发生,因此仍应注意。

(2)激素联合环磷酰胺或硫唑嘌呤治疗:许多回顾性研究和病例总结(多数来自亚洲)报道,给蛋白尿>1 g/d 和/或 GFR 下降和/或具有高血压的 IgA 肾病高危患者,采用激素联合环磷酰胺或硫唑嘌呤治疗,病情能明显获益。但是,其中不少研究存在选择病例及观察的偏倚,因此说服力牵强。

近年有几篇联合应用激素及上述免疫抑制剂治疗 IgA 肾病的前瞻随机对照试验结果发表,多数试验都显示此联合治疗有效。两项来自日本同一组人员的研究,给肾脏病理改变较重和/或蛋白尿显著而 GFR 正常的 IgA 肾病患儿,进行激素、硫唑嘌呤、抗凝剂及抗血小板制剂的联合治疗,结果均显示此联合治疗能获得较高的蛋白尿缓解率,并且延缓了肾小球硬化进展,因此在改善疾病长期预后上具有优势。2002 年 Ballardie 等人报道的一项小型随机临床试验,用激素联合环磷酰胺续以硫唑嘌呤进行治疗,结果肾脏的 5 年存活率联合治疗组为 72%,而对照组仅为 6%。但是,2010 年 Pozzi 等发表了一项随机对照试验却获得了阴性结果。此试验入组患者为血清肌酐水平低于 176.8 μmol/L(2 mg/dL)、蛋白尿水平高于 1 g/d 的 IgA 肾病病例,分别接受激素或激素联合硫唑嘌呤治疗,经过平均 4.9 年的随访,两组结局无显著性差异。

总的来说,联合治疗组的不良反应较单药治疗组高,包括激素不良反应及免疫抑制剂的不良反应(骨髓抑制等),而且两者联用时更容易出现严重感染(各种微生物感染,包括卡氏肺孢子菌及病毒感染等),这必须高度重视。因此,在治疗 IgA 肾病时,一定要认真评估疗效与风险,权衡利弊后再作出决策。

2012 年 KDIGO 制定的《肾小球肾炎临床实践指南》建议,除非 IgA 肾病为新月体肾炎肾功能迅速减退,否则不应用激素联合环磷酰胺或硫唑嘌呤治疗(证据强度 2D);IgA 肾病患者 GFR<30 mL/(min·1.73 m^2)时,若非新月体肾炎肾功能迅速减退,不用免疫抑制剂治疗(证据强度 2C)。

(3)其他免疫抑制剂的应用:①吗替麦考酚酯,分别来自中国、比利时及美国的几项随机对照试验研究了高危 IgA 肾病患者使用吗替麦考酚酯(MMF)治疗的疗效。来自中国的研究指出,在 ACEI 的基础上使用 MMF(2 g/d),有明确降低尿蛋白及稳定肾功能的作用。另外一项中文发表的研究也显示 MMF 治疗能够降低尿蛋白,12 个月内尿蛋白量由 1~1.5 g/d 降至 0.5~0.75 g/d,比大剂量口服泼尼松更有益。与此相反,比利时和美国在白种人群中所做的研究(与前述中国研究设计相似)均认为 MMF 治疗对尿蛋白无效。此外,Xu 等进行的荟萃分析也认为,MMF 在降尿蛋白方面并没有显著效益。所以 MMF 治疗 IgA 肾病的疗效目前仍无定论,造成这种结果差异的原因可能与种族、MMF 剂量或者其他尚未认识到的影响因素相关,基于此,2012 年 KDIGO 制定的《肾小球肾炎临床实践指南》并不建议应用 MMF 治疗 IgA 肾病(证据强度 2C)。认为需要进一步研究观察。值得注意的是,如果将 MMF 用于肾功能不全的 IgA 肾病患者治疗,必须高度警惕卡氏肺孢子菌肺炎等严重感染,以前国内已有使用 MMF 治疗 IgA 肾病导致卡氏肺孢子菌肺炎死亡的案例。②雷公藤总甙,雷公藤作为传统中医药曾长期用于治疗自身免疫性疾病,其免疫抑制作用已得到大量临床试验证实。雷公藤总甙是从雷公藤中提取出的有效成分。Chen 等的荟萃分析认为,应用雷公藤总甙治疗 IgA 肾病,其降低尿蛋白作用肯定。但是国内多数临床研究的证据级别都较低,因此推广雷公藤总甙的临床应用受到限制。此外,还需注意此药的毒副作用,如性腺抑制(男性不育及女性月经紊乱、闭经等)、骨髓抑制、肝损害及胃肠道反应。③其他药物,环孢素 A 用于 IgA 肾病治疗的相关试验很少,而且它具有较大的肾毒性,有可能加重肾间质纤维化,目前不推荐它在 IgA 肾病治疗中应用。来氟米特能通过抑制酪氨酸激酶和二氢乳清酸脱氢酶而抑制 T 细胞和 B 细胞的活化增殖,发挥免疫抑制作用,临床已用其治疗类风湿关节炎及系统性红斑狼疮。国内也有少数用其治疗 IgA 肾病的报道,但是证据级别均较低,其确切疗效尚待观察。

3.对 IgA 肾病慢性肾功能不全患者进行免疫抑制治疗的争议

几乎所有的随机对照研究均未纳入 GFR<30 mL/min 的患者,GFR 在 30~50 mL/min 的患者也只有少数入组。对这部分人群来说,免疫抑制治疗是用或者不用?若用应该何时用?如何用?均存在争议。

有观点认为,即使 IgA 肾病已出现慢性肾功能不全,一些依然活跃的免疫或非免疫因素仍可能作为促疾病进展因素发挥不良效应,所以可以应用激素及免疫抑制剂进行干预治疗。一项病例分析报道,对平均 GFR 为 22 mL/min 的 IgA 肾病患者,用大剂量环磷酰胺或激素冲击续以 MMF 治疗,患者仍有获益。另外,Takahito 等的研究显示,给 GFR 小于 60 mL/min 的 IgA

肾病患者予激素治疗,在改善临床指标上较单纯支持治疗效果好,但是对改善肾病长期预后无效。

对于进展性 IgA 肾病患者,如果血清肌酐水平超过 $221 \sim 265\ \mu mol/L(2.5 \sim 3.0\ mg/dL)$ 时,至今无足够证据表明免疫抑制治疗仍然有效。有时这种血肌酐阈值被称为"一去不返的拐点",因此选择合适的治疗时机相当关键。但是该拐点的具体范围仍有待进一步研究确证。

综上所述,对于 GFR 在 $30 \sim 50\ mL/min$ 范围的 IgA 肾病患者,是否仍能用免疫抑制治疗?目前尚无定论;但是对 GFR<$30\ mL/min$ 的患者,一般认为不宜进行免疫抑制治疗。

(三)关于 IgA 肾病治疗的思考

IgA 肾病的临床过程变异很大,从完全良性过程到快速进展至 ESRD,预后较难预测。国内多数医师根据 IgA 肾病的临床-病理分型来选用不同治疗方案,但是具体的治疗适应证及治疗措施,仍缺乏规范化的推荐或建议。2012 年 KDIGO 制定的《肾小球肾炎临床实践指南》关于 IgA 肾病治疗的推荐或建议证据级别也欠高,存疑较多。正如前述,指南对非新月体肾炎的 IgA 肾病患者,不推荐用激素联合环磷酰胺或硫唑嘌呤治疗,但是临床实践中仍可见不少这类患者用上述治疗后明显获益。另外,对于 ACEI/ARB 充分治疗无效、尿蛋白仍>$1\ g/d$ 而 GFR 在 $30 \sim 50\ mL/min$ 水平的 IgA 肾病患者,就不能谨慎地应用免疫抑制治疗了吗? 也未必如此。因此,有关 IgA 肾病的治疗,包括治疗适应证、时机及方案还有许多研究工作需要去做。应努力开展多中心、前瞻性、随机对照临床研究,选择过硬的研究终点(如血肌酐倍增、进入 ESRD 和全因死亡等),进行长时间的队列观察(IgA 肾病临床经过漫长,可能需要 10 年以上追踪观察)。只有这样,才能准确地判断治疗疗效,获得高水平的循证证据,以更合理地指导临床实践。

(薛嘉宁)

第六节　肾病综合征

一、概述

肾病综合征(Nephrotic Syndrome,NS)不是一独立疾病,而是指由多种病因引起的,以肾小球基底膜通透性增加伴肾小球滤过率降低等肾小球病变为主的一组综合征。包括大量的蛋白尿、低蛋白血症、高脂血症和水肿。临床特点:"三高一低",即大量蛋白尿、高脂血症、水肿,血浆蛋白低($\leqslant 30\ g/L$)。病情严重者会有浆膜腔积液、无尿表现。

根据病因,NS 可分为原发性、继发性和先天性三大类。先天性 NS 指出生后 3 个月内发病,临床表现符合 NS。成人的 2/3 和大部分儿童 NS 为原发性,成人的 1/3 和儿童的 10% 可由继发性因素引起。NS 分类和常见病因见表 7-3。

二、病理特点

原发性 NS 根据病理可分为五种,分型及特点见表 7-4。

表 7-3　NS 分类和常见病因

分类	病因
原发性	免疫机制
继发性	药物、毒物、过敏:非甾体抗炎药,有机或无机汞,花粉、疫苗等过敏 感染:细菌、病毒、寄生虫感染 肿瘤:肺、胃等器官肿瘤,白血病及淋巴瘤等 系统性疾病:系统性红斑狼疮、过敏性紫癜、淀粉样变等 代谢性疾病:糖尿病、甲状腺疾病等 其他:Wegner 肉芽肿、妊娠高血压综合征、肾移植后排异、肾动脉狭窄等
先天性	遗传因素

表 7-4　原发性 NS 病理分型及临床特点

分型	病理特点	临床特点
微小病变型肾病	光镜下肾小球基本正常,近端肾小管上皮细胞可见脂肪变性。免疫荧光阴性,电镜下特征性表现为广泛的肾小球脏层上皮细胞足突消失	男性多于女性,儿童高发,成人发病率降低,60 岁后发病率又升高。占儿童原发性 NS 的 80%～90%,成人原发性 NS 的 10%～20%。典型临床表现为 NS,约 15% 的患者伴镜下血尿
系膜增生性肾小球肾炎	光镜可见肾小球弥漫性系膜细胞增生伴系膜基质增多。按免疫荧光结果可分为 IgA 肾病(单纯 IgA 或以 IgA 沉积为主)和非 IgA 系膜增生性肾小球肾炎(以 IgG 或 IgM 沉积为主)。电镜下系膜区可见到电子致密物	在我国发病率很高,约占原发性 NS 的 30%,显著高于西方国家。男性多于女性,好发于青少年。约 50% 患者有前驱感染,于上呼吸道感染后急性起病。IgA 肾病者几乎均有血尿,约 15% 表现为 NS;非 IgA 型约 50% 患者出现 NS 约 70% 伴有血尿
系膜毛细血管性肾小球肾炎	光镜下共同特点为系膜细胞和系膜基质弥漫重度增生,可插入到基底膜和内皮细胞之间,使毛细血管袢呈"双轨征"为其典型特征性病理改变	占我国原发性 NS 的 10%～20%。男性多于女性,好发于青壮年。50%～60% 的患者表现为 NS,几乎所有的患者均有血尿;1/4～1/3 的患者常在呼吸道感染后发病,表现为急性肾炎综合征
膜性肾病	光镜下肾小球弥漫性病变,一局限于肾小球基膜的免疫复合物沿肾小球基底膜外侧(上皮下)沉积,刺激基底膜增殖,致使"钉突"形成,基底膜弥漫增厚为特征的一种疾病	占我国原发 NS 的 20%。男性多于女性,好发于中老年。一般起病隐匿,月 80% 表现为 NS,30% 可伴有镜下血尿,一般无肉眼血尿。极易发生血栓栓塞并发症,深静脉血栓发生率高达 50%
局灶性节段性肾小球硬化	光镜下其病理特征为局灶、节段损害。病变以系膜基质增多、血浆蛋白沉积、球囊粘连、玻璃样变性为特征,电镜可见弥漫性足细胞足突消失,免疫荧光呈现 IgM 和 C_3 沉积	占我国原发性 NS 的 5%～10%。好发于青少年男性,多为隐匿起病。50%～75% 表现为大量白尿及 NS,3/4 的患者伴有血尿,部分可见肉眼血尿

三、临床表现

(一)大量蛋白尿

大量蛋白尿是 NS 的标志。正常人每天尿蛋白质排泄量不超过 150 mg。而 NS 的患者每天从尿液中丢失的蛋白质远远超过正常人,多≥3.5 g,儿童≥50 mg/kg。体重为 60 kg 的成人,每天丢失蛋白质达 3.5 g 以上,即可认为大量蛋白尿。

正常肾小球滤过膜对血浆蛋白有选择性滤过作用,能有效阻止绝大部分血浆蛋白从肾小球滤过,只有极小量的血浆蛋白进入肾小球滤液。大量蛋白尿的产生是由于肾小球滤过屏障发生异常所致。肾小球滤过屏障异常,可分为电荷异常及通透性异常。当电荷屏障受损时,肾小球滤过膜对带负电荷的白蛋白的通透性增加,致使原尿中蛋白含量增多。其次,肾小球滤过膜通透性异常时,对大中分子量蛋白质选择性滤过作用受损,导致大中分子蛋白质等大量漏出。当超过近曲小管回吸收量时,形成大量蛋白尿。此外,肾小球动脉压力增加及高灌注、高滤过的因素如高血压、高蛋白饮食或大量输注人血白蛋白(ALB)均可加重尿蛋白的排出。

(二)低蛋白血症

低蛋白血症即血浆蛋白水平低于 30 g/L,见于绝大部分 NS 患者。肝脏血浆白蛋白合成与分解及丢失不平衡时,则出现低蛋白血症。出现低蛋白血症主要有以下几方面原因。

(1)NS 患者大量白蛋白从尿中丢失。每天丢失蛋白质达 3.5 g 以上。而正常人每天尿蛋白质排泄量不超过 150 mg。

(2)肾小管分解白蛋白的量增加。正常人肝脏合成的白蛋白约 10% 在近曲小管上皮细胞被分解。在 NS 患者,由于近曲小管摄取和分解滤过蛋白明显增加,肾内白蛋白代谢可增加至16%～30%。

(3)胃肠黏膜水肿致蛋白质吸收不足。NS 患者因胃肠道黏膜水肿导致饮食减退,蛋白质摄入不足,吸收不良或丢失。

另外,年龄、病程、慢性肝病及营养不良等均可影响血浆白蛋白水平。

低蛋白血症导致 NS 患者药物与白蛋白的结合有所减少,因而血中游离药物的水平升高,此时,常规剂量也可产生毒性或不良反应。

(三)高脂血症

NS 患者脂代谢异常的特点为血浆中几乎各种脂蛋白成分均增加,如血浆总胆固醇(Ch)、甘油三酯(TG)、低密度脂蛋白胆固醇(LDL-C)、极低密度脂蛋白胆固醇(VLDL-C)均升高。而高密度脂蛋白胆固醇(HDL-C)可升高、正常或降低。在疾病过程中,各脂质成分的增加出现在不同的时间,一般以 Ch 升高出现最早,其次才为磷脂及 TG。除数量改变外,脂质的比例也发生改变,各种脂蛋白中胆固醇/甘油三酯及胆固醇/磷脂的比例均升高。载脂蛋白也常有异常,如ApoB 明显升高,ApoC 和 ApoE 轻度升高。

脂质代谢异常发生的原因有肝脏合成 Ch、TG 及脂蛋白增加;尿中 HDL 丢失增加;脂质调节酶活性改变及 LDL 受体活性或数目改变致脂质清除障碍。NS 时,HDL 的 ApoAI 可有50%～100%从尿中丢失。

NS 患者的高脂血症对心血管疾病发生率的影响,主要与高脂血症出现时间的长短、LDL/HDL 的比例、高血压史及吸烟等因素有关。长期的高脂血症,尤其是 LDL 上升、HDL 下降,可加速冠状动脉粥样硬化的发生,增加患者发生急性心肌梗死的危险性。

(四)水肿

临床上,患者水肿常渐起,最初多见于踝部,呈凹陷性。晨起眼睑、面部可见水肿,随病情发展,水肿可发展至全身,出现胸腔、腹腔,甚至出现心包腔的大量积液及阴囊或会阴部高度水肿。水肿的出现及其严重程度与低蛋白血症的程度呈正相关。水肿的发生与以下因素有关。

(1)低蛋白血症使血浆胶体渗透压降低,当血浆白蛋白低于 25 g/L 时,液体在间质区潴留;低于 15 g/L 时,可有腹水或胸腔积液形成。

(2)血浆胶体渗透压降低导致血容量减少,使交感神经兴奋性增高,近端小管 Na^+ 吸收增加。

(3)低血容量使渗透压和容量感受器受到刺激,促使抗利尿激素和肾素-血管紧张素-醛固酮分泌,最终致使远端肾小管水钠吸收增加,导致水、钠潴留。

(4)某些肾内因子改变了肾小管周围体液平衡机制,使近曲小管 Na^+ 吸收增加。

(五)NS 的主要并发症

1.血栓栓塞

NS 患者由于血液浓缩及高脂血症造成血液黏稠度增加。另外,大量蛋白质从尿中丢失,肝代偿性合成蛋白增加,血小板功能亢进等因素均加重高凝状态。血栓栓塞是 NS 常见的甚至严重致死性的并发症之一。临床上以肾静脉和深静脉血栓最为常见。

2.感染

由于存在营养不良、免疫状态异常、激素及免疫抑制剂的应用,感染的机会增加。感染部位多发生在呼吸道、泌尿系统和皮肤。常见的致病菌有肺炎链球菌、溶血性链球菌和大肠埃希菌等。由于糖皮质激素的应用,其感染的临床征象常不明显。

3.急性肾衰竭

急性肾衰竭是 NS 的主要并发症。可发生在 NS 的不同阶段,但以疾病初期和肾病未获缓解时的发生率为最高。发生急性肾衰竭的原因:①缺血、感染或药物引起的急性肾小管坏死;②严重血容量不足所致的肾前性氮质血症;③感染、药物及过敏所致的急性间质性肾炎;④高凝所致的急性肾静脉血栓形成;⑤肾间质水肿。对 NS 合并急性肾衰竭者应积极寻找原因,及早给予对因治疗,肾功能大多可恢复正常。

4.代谢紊乱

NS 患者存在明显的低白蛋白血症,蛋白代谢呈负平衡。长期低白蛋白血症可造成患者贫血、营养不良、生长发育迟缓、机体抵抗力下降、甲状腺素水平低下、钙磷代谢紊乱、维生素 D 缺乏等。高脂血症增加血液黏稠度,易发生血栓、栓塞并发症。

四、实验室和其他检查

(一)尿常规检查
大量蛋白尿,尿蛋白定量＞3.5 g/d。

(二)血浆蛋白测定
绝大部分 NS 患者血浆白蛋白＜30 g/L。

(三)血脂测定
血脂升高。

(四)尿沉渣镜检
可见红细胞增多,可见管型,肾功能正常或受损(GFR 下降)。

(五)肾穿刺活检
肾穿刺活检有助于诊断。

五、诊断与鉴别诊断

(一)诊断

1.确诊 NS

临床上根据"三高一低"即大量蛋白尿(尿蛋白定量＞3.5 g/d)、高脂血症、水肿和低蛋白血症(≤30 g/L)的典型表现,临床上只要满足大量蛋白尿和低蛋白血症即可诊断 NS。

2.确认病因

确定 NS 后,应鉴别是原发性、继发性或先天性;三者病因各异,治疗方法不一,临床上一般需先排除继发性因素才考虑原发性或先天性。有条件的医院,最好能进行肾活检,以作出病理诊断。

3.判断

判定有无并发症出现。

(二)鉴别诊断

需与继发性 NS 进行鉴别诊断的主要包括下列疾病。

1.过敏性紫癜肾炎

好发于青少年,患者具备皮疹、紫癜、关节痛、腹痛及便血等紫癜特征表现,多在皮疹出现后1～4 周出现血尿、蛋白尿、水肿、高血压等肾炎的特点。若紫癜特征表现不典型,易误诊为原发性 NS。本病早期往往伴血清 IgA 升高。肾活检弥漫系膜增生为常见病理改变,免疫病理是 IgA 及 C_3 为主要沉积物,故不难鉴别。

2.系统性红斑狼疮肾炎

系统性红斑狼疮肾炎多见于青少年和中年女性,患者多有发热、皮疹及关节痛,血清抗核抗体、抗 ds-DNA、抗 SM 抗体阳性,补体 C_3 下降,肾活检光镜下除系膜增生外,病变有多样性特征。免疫病理呈"满堂亮"。

3.糖尿病肾病

糖尿病肾病好发于中老年人,多发于糖尿病史 10 年以上的患者,可表现为 NS。眼底检查有微血管改变。肾活检示肾小球基底膜增厚和系膜基质增生,典型损害为 Kimmelstiel-Wilson 结节形成。糖尿病病史及特征性眼底改变有助于鉴别诊断。肾活检可明确诊断。

4.乙肝病毒相关肾炎

乙肝病毒相关肾炎多见于儿童和青少年,以 NS 或蛋白尿为主要临床表现。血清 HBV 抗原阳性,肾活检切片中可找到 HBV 抗原。

5.Wegner 肉芽肿

本病的三大特征为鼻及鼻窦坏死性炎症、肺炎、坏死性肾小球。肾损害的临床特征为急进性肾小球肾炎或 NS。血清 γ-球蛋白、IgG、IgA 增高。

6.淀粉样肾病

淀粉样肾病好发于中老年,肾淀粉样变是全身多器官受累的一部分。早期可仅有蛋白尿,一般经 3～5 年出现 NS,确诊依靠肾活检。

7.恶性肿瘤所致的 NS

各种恶性肿瘤均可通过免疫机制引起 NS,甚至以 NS 为早期临床表现。因此对 NS 患者应做全面检查,排除恶性肿瘤。

8.肾移植术后移植肾复发

肾移植后 NS 的复发率约为 10%,通常术后 1 周至 25 个月,出现蛋白尿,受者往往出现严重的 NS,并在 6 个月至 10 年间丧失移植肾。

六、治疗原则

NS 是肾内科的常见疾病,常用以肾上腺皮质激素为主的综合治疗。原则为控制水肿,维持水、电解质平衡,预防和控制感染及并发症。合理使用肾上腺皮质激素,对复发性肾病或对激素耐药者应配合使用细胞毒类药物、免疫抑制药,治疗不仅以消除尿蛋白为目的,同时还应重视肾功能的保护。

(一)病因治疗

有继发性病因者应积极治疗原发病。对基础疾病采取积极有效的治疗:包括进行积极有效的抗肝炎病毒治疗;手术或化疗治疗肿瘤;停用相关药物;治疗感染性疾病;有效控制自身免疫性疾病等。

(二)一般对症处理

1.休息与活动

NS 发生时应以卧床休息为主,在一般情况好转后。水肿基本消退后可适度起床活动,以防肢体血管血栓形成。病情基本缓解后可逐步增加活动,缓解病情半年无复发者可考虑增加室内轻工作,尽量避免各种感染。

2.饮食

宜进清淡、易消化食物,应低盐(<3 g/d)饮食,禁用腌制食品,少用味精及食碱。应给予较高的优质蛋白摄入,每天 0.8~1.0 g/kg。能量供给每天以 30~35 kcal/kg(1 kcal=4.184 kJ)体重为宜。严重高脂血症患者应当限制脂类的摄入量,采用少油低胆固醇饮食。同时注意补充铜、铁、锌等微量元素,在激素应用过程中,适当补充维生素及钙剂。

(三)利尿消肿治疗

对 NS 患者利尿治疗的原则是不宜过快过猛,以免造成血容量不足、加重血液高黏倾向,诱发血栓、栓塞并发症。

以噻嗪类(如氢氯噻嗪)加保钾利尿剂(如氨苯蝶啶、螺内酯)并用效果好;效果不佳时,改用渗透性利尿剂(如右旋糖酐-40、羟乙基淀粉),静脉滴注白蛋白提高血浆胶体渗透压,并用袢利尿剂(如呋塞米)。

对严重顽固性水肿患者,上述治疗无效者可试用短期血液超滤治疗,可迅速脱水,严重腹水患者还可考虑在严格无菌操作条件下放去腹水,体外浓缩后自身静脉回输。

(四)抑制免疫与炎症反应治疗

1.糖皮质激素(简称激素)

原发性 NS 最基本的治疗药物是糖皮质激素。激素通过抑制炎症反应、抑制免疫反应、抑制醛固酮和抗利尿激素分泌,影响肾小球基底膜通透性等综合作用而发挥利尿、消除尿蛋白的疗效。使用原则是:起始足量;缓慢减药;长期维持。

临床上根据患者对糖皮质激素的治疗反应,分为"激素敏感型"(用药 8~12 周 NS 缓解)、"激素依赖型"(激素减药到一定程度即复发)和"激素抵抗型"(激素治疗无效)三类,各自的进一步治疗措施有所区别。大剂量激素冲击疗法可迅速、完全地抑制一些酶的活性,并使激素特异性受体达到饱和,在短时间内发挥激素抗炎的最大效应;另一方面大剂量激素的免疫抑制及利尿效应也均较常规剂量更为明显。因而,大剂量激素冲击疗法可用来治疗对常规激素无效的难治性 NS,可使部分患者得以缓解。

长期应用激素的患者易出现药物性糖尿、感染、骨质疏松等不良反应,少数病例还可能发生股骨头无菌性缺血性坏死,须加强监测,及时处理。

2.细胞毒药物

激素治疗无效,或激素依赖型或反复发作型,因不能耐受激素的不良反应而难以继续用药的NS可以试用细胞毒药物治疗。由于此类药物多有性腺毒性、降低人体抵抗力及诱发肿瘤的危险,因此,在用药指征及疗程上应慎重掌握。若无激素禁忌,一般不作为首选或单独治疗用药。目前临床上常用的此类药物有环磷酰胺(CTX)、氮芥、苯丁酸氮芥、硫唑嘌呤、长春新碱及噻替哌等。

3.免疫抑制剂

对激素有依赖或激素抵抗,或不适宜激素治疗的患者可考虑在激素基础上加用或单用免疫抑制剂治疗。能增加 NS 的缓解率、降低复发率、减少激素等药物的不良反应。但仍需密切观察其不良反应如骨髓抑制及消化道反应等,用药前应慎重权衡利弊。临床常用的有环孢素(CsA)、吗替麦考酚酯(MMF)、他克莫司(FK506,普乐可复)等。具体剂量、疗程因个体而异。

应用激素、细胞毒药物及其他新型免疫抑制药治疗 NS 可有多种方案,原则是增强疗效的同时,最大限度地减少不良反应。临床上应结合患者肾小球病理类型、年龄、肾功能和有否相对禁忌证等情况不同而区别对待,制定个体化治疗方案。

(五)降低尿蛋白治疗

持续性大量蛋白尿可导致肾小球高滤过、促进肾小球硬化,加重肾小管-间质损伤,进而影响肾小球病的预后。已经证实减少尿蛋白可以有效缓解肾功能恶化。已经证实血管紧张素转换酶抑制剂(ACEI)或血管紧张素 Ⅱ 受体拮抗剂(ARB)可通过降低肾小球内压和直接影响肾小球基底膜对大分子的通透性,减少尿蛋白。但在 NS 严重水肿时,存在血流量相对不足时,使用 ACEI 或 ARB 易引起肾前性急性肾衰竭,因此应避免使用。在 NS 部分缓解或稳定后开始应用,根据病情剂量可翻倍,降低尿蛋白。

(六)并发症治疗

1.降脂治疗

由于 NS 常合并高脂血症,增加血浆黏度和红细胞变性,机体处于高凝状态。临床上根据血脂的异常情况选择降脂药物。应用降脂药物时要注意其肝毒性和横纹肌溶解的不良反应,使用过程中注意监测肝功能和肌酸激酶,避免两类降脂药物同时使用,注意药物相互作用。

2.抗凝和抗血小板黏附治疗

NS 患者由于低蛋白血症、凝血因子改变和激素应用,常处于高凝状态,血栓栓塞并发症发生率较高,以肾静脉血栓形成和下肢深静脉栓塞常见。当血浆蛋白低于 20 g/L 时,提示存在高凝状态,建议常规开始预防性抗凝治疗。常用的药物有普通肝素和低分子量肝素、双香豆素、抗血小板黏附药如阿司匹林、磷酸二酯酶抑制药如双嘧达莫等。

3.抗感染治疗

一般情况下,在激素治疗时无须应用抗生素预防感染,因使用抗生素易诱发真菌二重感染。但应用糖皮质激素易诱发感染,一旦发现感染,应及时选用对致病菌敏感、强效且无肾毒性的抗生素积极治疗。严重感染难控制时,可考虑减少或停用激素。

(薛嘉宁)

第七节　急性肾衰竭

急性肾衰竭(ARF)是临床常见的一种综合征。由于各种原因引起的双肾排泄功能在短时间内(数小时或数天)肾小球滤过率突然下降,代谢迅速减退,氮质废物堆积体内;水、电解质、酸碱平衡紊乱失调;血清肌酐绝对值升高≥0.3 mg/dL(26.5 μmol/L),或 7 天内血清肌酐增至≥1.5 倍基础值,或尿量＜0.5 mL/(kg・d),持续时间＞6 小时,预后情况各异。

急性肾小管坏死导致的急性肾衰竭,临床上常表现为少尿期、多尿期及恢复期 3 个阶段。急性肾衰竭也有尿量不减少者,称为非少尿型急性肾衰竭。

一、病因病机

(一)病因分类

急性肾衰竭可见于各种疾病,尤其常见于内科、外科和妇产科疾病。不同原因所致急性肾衰竭发病机制不同,临床表现及治疗预后也不尽相同。如及早诊断和治疗,则肾功能可完全恢复。若病情严重,诊治不及时,或并发多脏器功能衰竭,病死率很高。

按发病因素将急性肾衰竭可分为 3 类:即肾前性急性肾衰竭、肾实质性急性肾衰竭、肾后性急性肾衰竭。

1.肾前性急性肾衰竭

由于肾前因素而致机体有效微循环血容量减少,肾血流量灌注不足引起急性肾功能损害,肾小球滤过率降低,肾小管对尿素氮、水和钠的重吸收相对增加,使血尿素氮升高,尿量减少,尿比重增高,多见于下列情况。

(1)血容量不足:多种原因的失血、体液丢失,如严重的外伤、外科手术、烧伤、呕吐、腹泻、大量腹水、大量运用利尿剂等。

(2)有效循环血容量减少:常见于肾病综合征、肝功能衰竭,大量应用血管扩张药或麻醉药物等。

(3)循环功能不全:见于充血性心力衰竭、心源性休克、严重心律失常、心脏压塞等。

(4)肾脏血流动力学的自身调节紊乱:见于血管紧张转换酶抑制剂、前列腺素抑制剂等的应用导致肾血流量灌注不足。

2.肾实质性急性肾衰竭

由于各种肾脏实质性病变或肾前性肾衰竭发展而导致的急性肾衰竭。

(1)肾小管疾病:急性肾衰竭由肾小管疾病导致者占 40%～60%,其中以急性肾小管坏死(ATN)最为常见。病因可分为两类,即肾毒性物质或肾缺血而致,如药物、造影剂、重金属、有机溶剂、生物毒素,以及血管内溶血、血红蛋白尿、胆红素尿、轻链蛋白及高钙血症均可引起肾小管损伤,导致急性肾衰竭。

(2)肾小球疾病:任何原因引起急性肾小球肾炎综合征,如各型急进型肾小球肾炎、急性肾小球肾炎、狼疮性肾炎等。

(3)急性间质性肾炎:如药物过敏,如青霉素类、利福平、磺胺类等,严重感染休克败血症所致。

(4)肾小血管和微血管疾病:如原发性或继发性坏死性血管炎、恶性高血压肾损害、妊娠高血压综合征、溶血性尿毒症综合征、产后特发性急性肾衰竭等。

(5)肾动静脉阻塞:常见于肾脏的双侧或单侧肾动脉或肾静脉血栓形成,或胆固醇结晶栓塞,夹层动脉瘤出血压迫肾动脉,导致急性肾衰竭。

(6)某些慢性肾脏疾病:在某些诱因作用下,如感染、心力衰竭、尿路梗阻、使用肾毒性药物、水、电解质紊乱等,使肾功能急骤减退,导致急性肾衰竭。

3.肾后性急性肾衰竭

由于各种原因引起的急性尿路梗阻,下尿路梗阻使上尿路压力升高,形成大量肾积水而压迫肾实质,使肾功能急骤下降,常见于结石、前列腺肥大、尿道狭窄、神经源性膀胱、肿瘤、血块堵塞、各种原因引起的输尿管狭窄等。

(二)发病机制

急性肾衰竭是由于多种病因及多种因素参与,常是多种因素综合作用的结果。目前尚无一种学说能完全解释各种急性肾衰竭病机。现在大多数学者认为:着重于肾缺血或肾中毒引起肾小管损伤学说。

1.肾小管损伤

当肾小管急性严重损伤时,由于肾小管阻塞和肾小管基底膜断裂,引起肾小管内液反漏入间质,从而引起急性肾小管上皮细胞变性坏死,肾间质水肿,肾小管阻塞,肾小球有效滤过率下降。

2.肾小管上皮细胞代谢障碍

肾小管上皮细胞的代谢障碍,导致肾小管上皮细胞坏死。

3.肾血流动力学的改变

肾缺血和肾毒素的作用致血管活性物质释放,引起肾血流学动力改变,导致肾血液灌注量不足,肾小球滤过率下降而致急性肾衰竭。

主要的血管活性物质有肾素-血管紧张素系统、前列腺素、儿茶酚胺、内皮素、心钠素、抗利尿激素、血管内皮舒张因子、肿瘤坏死因子等。

4.缺血再灌注损伤

肾缺血再灌注损伤主要为氧自由基及细胞内钙含量超负荷,使肾小管上皮细胞内膜脂质过氧化增强,导致细胞功能紊乱,以致细胞坏死。

5.表皮生长因子

肾脏是体内合成表皮生长因子的主要部位之一,但对肾脏的修复与再生起重要作用。急性肾衰竭时由于肾脏受损,使表皮生长因子合成减少。在恢复期,肾小管上皮细胞的表皮生长因子及其受体数量明显增多,血肌酐和钠滤过分数下降,提示表皮生长因子与肾损害修复有关。

二、临床表现

(一)病史

急性肾衰竭常继发于各种严重所致的周围循环衰竭,严重的肾脏疾病或肾中毒,尿路梗阻等疾病,但也有个别病例无明显的原发病。

(二)尿量变化

急骤地发生少尿(<400 mL/d),严重者可无尿(<100 mL/d),也有个别病例多尿表现,如处理得当,数天或数周出现多尿期。

(三)尿毒症症状

患者可不同程度出现腰痛、软弱无力、食欲缺乏，或口中有氨臭味，甚至可出现胸闷气短、烦躁不安、嗜睡、意识障碍等。

(四)水钠潴留

由于少尿可出现水肿或全身水肿、高血压、肺水肿、呼吸困难、咯血泡沫痰、两肺布满湿啰音，合并脑水肿者甚至可见嗜睡、躁动、惊厥、昏迷等。

(五)电解质紊乱酸碱失衡

高钾血症可见胸闷、肢体麻木、心率缓慢、心律失常、室颤、停搏、酸中毒出现、恶心呕吐、呼吸深大。

三、诊断

由于引起急性肾衰竭的各种疾病，致病因素多种多样而各有很大差异，在治疗手段上也有很大不同，为此诊断与鉴别诊断的确切与否，给予有效治疗的正确与否直接关系到患者的肾功能恢复。虽然有 70%～80% 的肾功能急性衰竭是由急性肾小管坏死引起的，但也不能主观、简单地做出诊断，所以面对急骤发生少尿和迅速发生氮质血症患者，必须尽可能明确病因，作出正确判断，才能采取相应治疗，消除逆转急性肾衰竭。

(一)病史

常继发于各种严重的疾病所致的周围循环衰竭和肾中毒后，如外伤、烧伤、呕吐、腹泻、脱水，严重细菌感染，药物中毒等。原有肾小管、肾小球、间质性肾病、尿路梗阻性疾病等。

(二)体征

少尿型急性肾衰竭，可有明显的体征、酸中毒及神经系统改变，如昏睡、烦躁、意识模糊、呼吸深长、血压下降、腰痛等。

(三)实验室检查与其他检查

1.尿液分析

尿液分析对肾前性和肾小管坏死的急性肾衰竭有重要意义，包括尿常规镜检、尿比重、渗透压、肾衰竭指数、排泄分数等。

2.尿酶的测定

如 N-乙酰 B 氨基葡萄糖苷酶（NAG）；r-谷氨酰转肽酶（r-GT）等均可显著升高。因这些酶来自肾脏，尤其是肾小管，当肾脏、肾小管受损时，尿酶被大量释放入尿液中，故尿酶增多。这是肾脏，尤其是肾小管损伤的重要指标。在检查尿酶留取标本时应注意生殖腺分泌物污染。因这些污染物中酶含量较高，易影响结果的准确性。

3.血液检验

血肌酐、尿素氮急骤上升，β_2-微球蛋白增高，肾小球滤过率下降。

(四)指甲、头发肌酐测定

由于指甲和头发的生长都需要相对较长时间，因此，取修剪下来的指甲头发，检测肌酐值，将其与血肌酐值相对照，有一定临床意义。

一般若指甲或头发肌酐正常，而血肌酐升高，则提示急性肾衰竭。若指甲或头发肌酐及血肌酐均升高，则提示慢性肾衰竭。

(五)肾脏影像学检查

1.彩色 B 超检查

彩色 B 超检查为最常规检查,简便易行,诊断意义大,一般急性肾衰竭双肾体积增大,肾实质及皮质增厚,肾脏血流动力学改变受阻;诊断肾动脉狭窄和肾脏缺血性灶病变有重要意义。鉴别肾前性急性肾衰竭和急性肾小管坏死:当急性肾小管坏死时,肾阻力指数(RI)明显升高;当肾前性肾衰竭不缓解时,RI 进行性升高,而且临床约一半的急性肾小球肾炎、急性间质性肾炎、狼疮性肾炎患者的 RI 升高。

彩色 B 超可诊断肾后性急性肾衰竭,如对双侧肾积水、结石、肿瘤、前列腺肥大、膀胱源性潴留等尿路梗阻性疾病做出较确切的诊断。

2.CT、MRI 检查

通过体层扫描检查肾脏,可发现肾脏的形态大小、组织结构是否异常,如肾积水、肾周脓肿、肿瘤,对适宜肾静脉造影患者,增强扫描能辨认肾血管,判断肾静脉血栓形成及肾动脉狭窄,主要应用于肾性和肾后性的急性肾衰竭的诊断。

四、鉴别诊断

对急性肾衰竭的诊断,首先应明确是否为急性肾衰竭,当确认为急性肾衰竭时应鉴别病因、病理性质,是否为肾前性、肾性或肾后性,应采取排除法。因这 3 型的治疗原则大不相同且预后各异,因此鉴别诊断十分重要,以求最佳治疗方案。常需与以下疾病鉴别。

(一)肾前性氮质血症与急性肾小管坏死鉴别诊断

肾前性急性肾衰竭常由肾外因素引起的周围循环衰竭,肾脏血流灌注不足,而导致肾小球滤过率急剧下降而发病。此时肾脏本身无器质性病变,而是处于一种应激反应状态。

较常见的有:各种原因引发的休克、失钠失水、失血、充血性心力衰竭和严重的肝脏疾病等。但若这种肾前性氮质血症状态持久不能缓解,肾血流量持续灌注不足,时间 >2 小时,则可能发展至急性肾小管坏死(ATN)。

两者治疗上截然不同,肾前性氮质血症,需要大量补液补血;而急性肾小管坏死,应严格控制输入液量,以防止急性心力衰竭、肺水肿、水中毒。尿的检查指标可以帮助进一步鉴别,所以鉴别是否肾前性氮质血症与急性肾小球坏死非常重要。

(二)肾后性氮质血症与急性肾小管坏死的鉴别诊断

肾后性氮质血症又称急性阻塞性肾病,如果及时解除梗阻,肾功能可迅速得到改善,如长期梗阻超过几个月,则可造成不可逆的肾脏损害,如详细询问病史和结合临床检查并不难诊断。如果临床有导致阻塞的原发病因病史,如结石、肿瘤、前列腺肥大、骨盆外伤史、尿道损伤、尿道感染狭窄、宫颈、阴道、会阴放疗后损伤尿道,长期有排尿不利异常者,脊柱外伤,膀胱源性等,通过临床影像学检查多可确诊。

(三)急性肾小管坏死诊断依据

(1)既往无肾脏病史,此时发病,有引起急性肾小管坏死的病因,如肾缺血、中毒等。

(2)经补液扩容后尿量仍不增多。

(3)指甲、头发肌酐检验在正常范围。

(4)B 超检查显示双肾增大或正常。

(5)多无严重的贫血,只呈中度贫血,但应除外失血和溶血所致贫血。

(6)血尿素氮、肌酐迅速升高,肌酐清除率较正常值下降 50%以上。

(7)排除肾前性和肾后性氮质血症和其他因肾脏疾病引起的急性肾衰竭。

(四)与肾小球疾病、肾间质疾病及肾血管疾病等肾脏本体引起急性肾衰竭鉴别诊断

1.肾小球疾病所致的急性肾衰竭

尿蛋白(＋＋＋)～(＋＋＋＋),24 小时尿蛋白多超过 2.0 g,多伴血尿,红细胞管型,颗粒管型,伴有高血压、水肿、原发性肾小球炎所致的急性肾衰竭,常见于新月体肾炎、重症急性肾小球肾炎及 IgA 肾病。继发性肾小球疾病,见于系统性红斑狼疮,过敏性紫癜性肾炎等。

2.急性间质性肾炎

有可疑药物应用史,有过敏表现,如皮疹、发热、血 IgE 升高、尿中白细胞增多、尿蛋白轻微,血尿及红细胞管型尿少见,常表现尿糖阳性,血糖正常。

3.肾血管性疾病

如急性双侧肾静脉血栓形成,双侧肾动脉闭塞,经彩色多普勒,肾血管造影,可确诊。

4.微小血管炎致急性肾衰竭

临床呈急性肾炎综合征表现,尿蛋白(＋＋＋)～(＋＋＋＋),伴血尿及红细胞管型尿,原发性小血管炎 ANCA 常阳性,继发性血管炎多见于系统性疾病,如系统性红斑狼疮。

5.其他

如肾小管内盐类结晶、肝肾综合征、移植肾排异等,可根据病史和其他相应实验室检查,诊断不难。

对于急性肾衰竭需及时判断病因、采取正确的治疗方案,有时也不容再等待复杂的各项检查结果。况且有些医院不具备相应的检查条件,故详细地询问病史,仔细的体格检查,往往简单的实验检查,如血尿常规及血肌酐、尿素氮等结果进行分析,绝大多数病例可以做出 ARF 的病因诊断。

五、病理诊断

在肾脏疾病中,ARF 起病急骤,病因复杂而各异,在临床初步诊断的基础及时治疗,常可很快恢复或延缓进展,如误治失治,有相当数量的患者可在短时期内死亡或进展为慢性肾衰竭而影响预后,为此在有条件的情况下和患者病情允许的条件下,应及早进行病理检查。肾活检在 AFR 的诊断和治疗中具有很主要的位置,对判断病因和病变性质、轻重程度、预测转归,指导、确立治疗方案有着重要意义。

六、诊断标准

(一)急性肾衰竭诊断标准

全国危重病急救医学学术会议拟定标准如下。

(1)常继发于各种严重疾病所致的周围循环衰竭或肾中毒后,但也有个别病例可无明显的原发病。

(2)急骤地发生少尿(＜400 mL/24 h),但也有非少型表现者,在个别严重病例(肾皮质坏死)可表现无尿(＜100 mL/24 h)。

(3)急骤发生和与日俱增的氮质血症。

(4)经数天至数周后,如处治恰当,会出现多尿期。

(5)尿常规检查,尿呈等张(比重 1.010～1.016),蛋白尿(常为＋～＋＋)、尿沉渣检查常有颗粒管型、上皮细胞碎片、红细胞和白细胞。

(二)急性肾小管坏死临床分期

急性肾小管坏死,临床通常分为少尿期、多尿期、恢复期 3 个阶段。

1.少尿期

突然出现少尿(尿量＜400 mL/d)或无尿(尿量＜100 mL/d),同时伴有氮质血症、电解质紊乱、酸碱平衡失调,一般少尿期持续 7～14 天,但也可短至数天,长至 4～6 周。

2.多尿期

少尿期后,尿量逐渐增多,6 天后尿量可多达 3 000～5 000 mL/d,血尿素氮、血肌酐开始下降,氮质血症症状改善。多尿期因大量水分及电解质随尿排出,可出现脱水和低血钾、低血钠等电解质紊乱情况。

3.恢复期

多尿后肾功能逐渐恢复,血尿素氮、血肌酐降至正常范围。

(三)病情分级标准

1.参照《中药新药治疗急性肾衰竭的临床研究指导原则》分类

(1)重度:血肌酐＞884 μmol/L,血尿素氮＞24.99 mmol/L。

(2)中度:血肌酐为 442～884 μmol/L,血尿素氮为 14.28～24.99 mmol/L。

(3)轻度:血肌酐为 176.8～442.0 μmol/L,血尿素氮为 7.14～14.28 mmol/L。

2.按每天血尿素氮增加数值分类

(1)重度:每天血尿素氮增加＞10.71 mmol/L。

(2)中度:每天血尿素氮增加 5.355～10.710 mmol/L。

(3)轻度:每天血尿素氮增加＜5.355 mmol/L。

七、治疗

(一)防治急性肾衰竭出现

在未进入临床 ARF 之前,就应充分认识到可能导致 ARF 发生的诱因,并采取有效的防范措施,这是最有效预防 ARF 发生的方法。

1.积极控制感染

对机体不同系统的感染,尽早作出确诊,选择有效的抗生素治疗,防治中毒休克。

2.及时纠正血容量

急性缺血性 ARF 在发病初期,多数伴有血容量不足而引发休克,如外伤、产伤、呕吐、腹泻、烧伤等失血失液,应及时纠正补充血液及胶体、晶体液,以纠正血容量不足,是至关重要的一环。这即是治疗措施,也是诊断手段。如难于判断血容量是否充分时,应参考尿比重和尿渗透压指标,80％的患者可明确诊断。另外,还有部分病例可能正处于肾前性 ARF 向肾性过渡阶段,此时,还要防止补充容量过度而发生肺水肿、心力衰竭。在扩容时,严密观察血压、脉搏、呼吸、尿量、尿比重等情况。

3.利尿剂的应用

如经过补充容量,若此时尿量仍少于 30 mL/h,可用 20％甘露醇 250 mL 静脉推注(15～20 分钟)。甘露醇可降低入球小动脉阻力,由于渗透性作用,使血浆水分增加,使肾小球毛细血管内胶体压降低,增加小球有效滤过压,减轻肾小管或间质水肿,临床上可产生渗透性利尿效果。如果仍无效,不主张重复应用,因甘露醇可导致肺水肿,并可能使肾功能恶化。

呋塞米(速尿)的应用:早期应用呋塞米,有预防发生 ARF 的作用。呋塞米可使扩张的肾内血管前列腺素合成增加,使肾血流重新分配。通过排钠利尿,减轻肾小管肿胀,去除肾小管的阻塞。通常首剂 100 mg 静脉注射,4 小时后再给 200～400 mg,如仍无尿,再重复应用或增加剂量。

4.血浆代用品及抗胆碱药物的应用

如右旋糖酐-40,本品能提高血浆胶体渗透压,吸收血管的水分而补充血容量,维持血压;并能使已经聚集的红细胞和血小板聚集降低,血液黏滞性从而改善微循环,防止休克后期的血管内凝血;抑制凝血因子 Ⅱ 的激活,使凝血因子 Ⅰ 和 Ⅷ 活性降低,及其抗血小板作用均可防止血栓形成,尚具有渗透性利尿作用。静脉滴注后立即开始从血流中消除,$t_{1/2}$ 约为 3 小时,临床常用于各种休克的治疗。除补充血容量外,能改善微循环和组织灌注,可用于失血、创伤、烧伤、感染中毒性休克等,还可早期预防因休克引起的弥散性血管内凝血等。

山莨菪碱(654-2)注射液:本品为阻断 M 胆碱受体的抗胆碱药,可使平滑肌明显松弛,并能解除血管痉挛(尤其是纵血管),同时有镇痛作用,注射后迅速从尿中排出,适用于感染中毒性休克。

上述两种药物的应用方法:右旋糖酐-40 250～500 mL(儿童不超过 20 mL/kg),加入山莨菪碱注射液 20～40 mg,抗休克时滴注速度为 20～40 mL/min,在 30～60 分钟可滴注入 500 mL。随时观察尿量,如尿量逐渐增多时,可缓慢滴注。疗程和用量视病情而定,通常每天1次或2次,或隔天1次。

当初次应用右旋糖酐-40 时需做皮试,如果有过敏体质或皮试阳性者禁用。偶有变态反应,如皮疹、哮喘、热源反应而寒战高热,如发现立即停用,对症治疗。用量过大时可致出血。血尿、经血增多、鼻血、皮肤黏膜出血等,有充血性心力衰竭者禁用。

5.高能物质的应用

ATP 等高能物质对 ARF 的肾脏有保护作用,输入 ARF 患者体内 ATP 和 Mg^{2+},可使肾小管濒临死亡的细胞恢复功能。Mg^{2+} 可防止 ATP 的脱氨和去磷酸化作用,从而使体内 ATP 维持较高水平,Mg^{2+} 也有助于维持细胞结构。

(二)一般治疗

1.休息

对所有的 ARF 患者,在少尿期或无尿期应绝对卧床休息,多尿期应注意水分的摄入,注意室内空气流通。恢复期在室内适当活动,仍需注意过度疲劳。

2.营养治疗

急性肾功能不全者,多数存在着营养不良状态,而且在发生 ARF 后,在多种因素作用下可出现高分解状态,也可加重营养不良,可以增加患者的病死率。且合并其他合并症的概率增高,所以在 ARF 的患者营养治疗中显得尤为重要。

尤其是在机体受到严重打击后,如复杂的外科手术、脓毒血症、复合性创伤和大面积烧伤,在以上情况下出现的 ARF 都有高分解代谢改变。为此,营养治疗显得非常重要。营养支持治疗可以在 ARF 患者中促进肾脏功能的恢复,静脉滴注氨基酸治疗可以使患者的临床症状和代谢紊乱得到显著改善,静脉给予高张糖和必需氨基酸可以减慢肾功能的恶化,并减少对透析的需要。而且胃肠外营养可以导致患者血清钾和磷的下降。另外,在肾脏替代疗法时,可适当提高蛋白质的入量及注意维生素和微量元素的补充。

从营养的补充途径而言,口服是营养补充的最安全、最简便的途径,但对于不能进食口服的ARF患者,一般可采用鼻饲、胃肠外营养及静脉疗法等。

(三)对致病因素的控制

(1)积极纠正水、电解质、酸碱失衡。

(2)严格控制感染,选择敏感有效的抗生素。

(3)及时纠正休克,补充血容量,或用药物纠正。

(4)消除病因或诱因,脱离、排除毒性损害,禁用肾毒性药物。

(5)及早治疗原发病,如肾后性、梗阻性疾病,采用外科及内科措施。

(四)急性肾衰竭的透析时机

因内外学者一般认为:在没有出现临床并发症之前即开始透析,或早期预防性透析是有益的。因为发生ARF的年龄不同,原发病不一,病情复杂多变,生理功能紊乱差异较大,内科治疗效果及预后差异较大。医者应详细分析病情的发展,严密观察应用药物等综合治疗。不可逆转者应及时进行血透治疗,防止并发症的产生和加重病情进展。为保持机体内环境的稳定,肾替代疗法具体标准如下。

(1)少尿或无尿。

(2)高血钾 K^+ >6.5 mmol/L。

(3)严重酸中毒 pH<7.1。

(4)氮质血症 BUN>30 mmol/L。

(5)肺水肿。

(6)尿毒症脑病。

(7)尿毒症心包炎。

(8)尿毒症神经病变或肌病。

(9)严重的血钠异常 Na^+ <115 mmol/L 或>160 mmol/L。

(10)高热。

(11)存在可透析性药物过量。

(五)非少尿型急性肾衰竭治疗

临床上很多少尿型ARF的早期不表现非少尿型,只不过非少尿期存在时间较短,或被忽视。急性间质性肾炎并发的ARF,20%~60%为非少尿型。在ATN中,由肾毒性引起的ARF,11%~25%为非少尿型,造影剂引起的占12%。非少尿型ARF也分肾前性、肾性和肾后性。非少尿型ARF的肾功能ATN菊粉清除率降低,肾小管功能均比肾前性差,但优于少尿型ATN,临床症状,需要透析人数、平均住院日也比少尿型好。

非少尿型ARF很少有水潴留,从临床症状和生化检查指标上看也较轻。多数患者不用透析,肾功损害可以恢复。如果要透析治疗,应注意不要除水或少除水,必要时在透析治疗中需输液以补偿强迫超滤的液体丢失。

另外,注意病因治疗、对症治疗、临床护理等。

(薛嘉宁)

第八章

风湿免疫科疾病的综合治疗

第一节 痛 风

痛风是一组由于遗传性或获得性嘌呤代谢紊乱和/或尿酸排泄障碍所致的异质性疾病。其临床特点有高尿酸血症、以尿酸盐结晶和沉积所致的特征性急性关节炎、痛风石、严重者有关节畸形及功能障碍。累及肾脏者可有间质性肾炎,常伴尿酸性尿路结石。高尿酸血症引起急性关节炎发作,痛风石形成及关节、肾脏改变时,称为痛风。仅有高尿酸血症,或高尿酸血症伴随尿酸性、肾结石不能诊断为痛风。患者常伴发肥胖、2型糖尿病、高脂血症、高血压病、冠心病等。高尿酸血症和痛风常是代谢综合征的一部分。随着经济发展,生活方式改变,以及人均寿命的延长,其患病率逐年上升。

一、发病机制和分类

本病是多原因的,分原发性和继发性两大类。原发性的基本属遗传性,遗传方式多数未明,仅1%~2%因酶缺陷引起,如磷酸核糖焦磷酸合成酶(PRS)亢进症、次黄嘌呤-鸟嘌呤磷酸核糖转移酶(HGPRT)缺乏症、腺嘌呤磷酸核糖转移酶(AP-RT)缺乏症等。原发性痛风与肥胖、原发性高血压、血脂异常、糖尿病、胰岛素抵抗关系密切。继发性主要因肾脏病或酸中毒引起的滤过/排泄障碍、血液病或肿瘤的细胞过度增殖和放化疗后的大量破坏、高嘌呤饮食等引起的。

体内80%的尿酸来源于体内嘌呤生物合成(内源性);20%的尿酸来源于富含嘌呤食物的摄取(外源性)。日前尚无证据说明溶解状态的尿酸有毒性。痛风的发生应取决于血尿酸的浓度和在体液中的溶解度。

引起高尿酸血症的病因主要包括:高嘌呤饮食、ATP降解增加、尿酸生成增多、细胞破坏所致的DNA分解增多、尿酸排泄减少等。尿酸是嘌呤代谢的最终产物,参与尿酸代谢的嘌呤核苷酸有次黄嘌呤核苷酸、腺嘌呤核苷酸和鸟嘌呤核苷酸。核苷酸的生成有两个途径:主要是从氨基酸、磷酸核糖及其他小分子的非嘌呤基的前体,从头合成而来;另一途径是从核酸分解而来,核苷酸再一步步生成尿酸。在嘌呤代谢过程中,一旦酶的调控发生异常,即可发生血尿酸量的变化。

肾小球滤出的尿酸减少、肾小管排泌尿酸减少或重吸收增加,均可导致尿酸的排出减少,引起高尿酸血症。其中大部分是由于肾小管排泌尿酸的能力下降,少数为肾小球滤过减少或肾小管重吸收增加。肾脏对尿酸的排泄减少与肾内缺血和乳酸生成增多、离子交换转运系统对尿酸排泄的抑制,以及肾内的钼、硫与铜结合增多等因素有关。另外,噻嗪类利尿剂、呋塞米、乙胺丁醇、吡嗪酰胺、小剂量阿司匹林、烟酸、乙醇等,均可竞争性抑制肾小管排泌尿酸而引起高尿酸血症。

二、病理生理和临床表现

(一)急性关节炎

急性关节炎常是痛风的首发症状,是尿酸盐结晶、沉积引起的炎症反应。当环境温度为 37%,血 pH 为 7.4 时,尿酸钠的饱和浓度为 $380~\mu mol/L(6.4~mg/dL)$。当尿酸浓度超过此水平时,则容易形成针状结晶而析出,引起痛风性关节炎、痛风石。血尿酸过高与血浆白蛋白、α_1 球蛋白、α_2 球蛋白结合减少,关节局部 pH、温度降低等有关。关节滑膜上的痛风微小结晶析出并脱落,析出的结晶激活了 Hageman 因子、5-羟色胺、血管紧张素、缓激肽、花生四烯酸及补体系统,又可趋化白细胞,使之释放白三烯 $B_4(LTB_4)$ 和糖蛋白化学趋化因子,单核细胞也可在刺激后释放白介素 1(IL-1)等引发关节炎发作。

下肢关节尤其是跖趾关节,承受的压力大,容易损伤,局部温度较低,故为痛风性关节炎的好发部位。关节软骨容易发生尿酸盐沉积,发生软骨退行性改变,导致滑囊增厚、软骨下骨质破坏及周围组织纤维化,晚期可发展为关节强硬和关节畸形。

(二)痛风石

长期高尿酸血症可引起一种特征性改变叫痛风石。血尿酸水平持续高于饱和浓度,导致尿酸盐结晶沉积在关节、骨和软骨、滑囊膜、肌腱和皮下结缔组织等,引起慢性炎症反应,形成上皮肉芽肿。其周围有大量单核细胞、巨核细胞,有时还有分叶核细胞的浸润。随着沉积的尿酸盐不断增多,在局部逐渐形成黄白色赘生物,为芝麻至鸡蛋或更大不等。早期质地较软,后期由于痛风石内纤维组织的增多,质地逐渐变硬。痛风石可溃破,排出白色尿酸盐结晶,形成不易愈合的皮肤溃疡。

(三)痛风的肾脏病变

$90\%\sim100\%$ 痛风患者有肾损害,由于患者的肾小管功能障碍,导致尿液的 pH 降低;而尿 pH 为 7.4 时,99% 以上的尿酸呈离子状态;尿液 pH 为 7.0 时,尿酸在尿液中的溶解度增加 10 倍;而 pH 为 5.0 时,85% 的尿酸为非离子状态。因此,尿酸盐在酸性环境下更容易形成结晶。形成恶性循环。尿酸在远曲小管和集合管形成结晶而析出,引起肾小管与肾间质的化学性炎症。痛风主要可引起 3 种类型的肾脏病变。

1.痛风性肾病

痛风性肾病呈慢性进展经过。其特征性组织学表现是肾髓质或乳头处有尿酸盐结晶,其周围有圆形细胞和巨大细胞反应,呈间质性炎症,导致肾小管变形、上皮细胞坏死、萎缩、纤维化、硬化、管腔闭塞,进而累及肾小球血管床。临床可有蛋白尿、血尿、等渗尿,进而发生高血压、氮质血症等肾功能不全表现。尽管痛风患者 $17\%\sim25\%$ 死于尿毒症,但很少是痛风单独引起,常与老化、高血压、动脉粥样硬化、肾结石或感染等综合因素有关。

2.急性梗阻性肾病

急性梗阻性肾病也称为高尿酸血症肾病,主要见于放疗、化疗等致急剧明显的血尿尿酸增高的患者,导致肾小管急性、大量、广泛的尿酸结晶阻塞——急性肾衰竭。

3.尿酸性尿路结石

结石在高尿酸血症期即可出现。其发生率在高尿酸血症中占 40％，占痛风患者的 1/4，比一般人群高 200 倍，在一切结石中占 10％。其发生率与血尿酸水平及尿酸排出量呈正相关，约 84％的尿酸性结石由单纯的尿酸构成，4％为尿酸与草酸钙的混合性结石，其余为草酸或磷酸钙结石。

三、实验室检查

(一)血尿酸测定

临床上多采用血清标本、尿酸氧化酶法，正常值男性 $150\sim380$ $\mu mol/L(2.4\sim6.4$ mg/dL)，女性$100\sim300$ $\mu mol/L(1.6\sim3.2$ mg/dL)。一般男性大于 420 $\mu mol/L(7.0$ mg/dL)，女性大于 350 $\mu mol/L(6$ mg/dL)可确定高尿酸血症。由于存在波动性，应反复监测。

(二)尿尿酸测定

高尿酸血症可分为产生过多型、排泄减少型、混合型、正常型四型。限制嘌呤饮食 5 天后，每天尿酸排出量仍超过 3.57 mmol(600 mg)，可认为尿酸生成增多。

(三)滑囊液检查

急性关节炎期行关节腔穿刺，拍取滑囊液检查，在旋光显微镜下，见白细胞内有双折光现象的针形尿酸盐结晶。同时发现白细胞，特别是分中性粒细胞增多。

(四)痛风结节内容检查

标本取自结节自行破溃物或穿刺结节内容物，判定方法有两种。

1.紫脲酸胺反应

取硝酸 1 滴，滴在标本上，加热使硝酸蒸发掉，然后再滴氨水 1 滴，若是尿酸标本是暗紫红色，特异性很高，氧嘌呤则阴性。

2.旋光显微镜检查

结节内容呈黏土状，镜下可见双折光的针状结晶，呈黄色。

(五)X 线检查

急性关节炎期可见非特征性软组织肿胀；慢性期或反复发作后，可见软骨缘破坏，关节面不规则，软骨面、骨内、腔内可见痛风石沉积，骨质边缘可见增生反应等非特异表现；典型者由于尿酸盐侵蚀骨质，使之呈圆形或不整齐的穿凿样透亮缺损，为痛风的 X 线特征。

(六)关节镜检查

在痛风发作时，常在滑膜上见到微小结节，冲洗关节腔时，可见部分结晶脱落到关节腔内。

(七)X 线双能骨密度检查

在 X 线检查尚无变化时，可早期发现受伤害的关节骨密度下降。

(八)超声显像

尿酸性尿路结石 X 线检查不显影，但超声显像可显影。混合型结石 X 线、超声显像均可显影。

(九)CT 与 MRI 检查

沉积在关节内的痛风石，根据其灰化程度的不同在 CT 扫描中表现为灰度不等的斑点状影像。痛风石在 MRI 检查的 T_1 和 T_2 影像中均呈低到中等密度的块状阴影。两项联合检查可对多数关节内痛风石作出准确诊断。

四、诊断和鉴别诊断

本症可发生于任何年龄,但发病的高峰年龄为 40 岁左右,患病率随年龄的增长有逐渐增高的趋势。临床上以男性患者多见,只有 5% 的患者为女性,且多为绝经后妇女。肥胖及体力活动较少者易患本病。常有家族史及代谢综合征表现,在诱因基础上,突然半夜关节炎发作或尿酸结石发作,大致可考虑痛风,查血尿酸增高可确诊。有条件作关节腔穿刺、痛风石活检 X 线检查、关节腔镜检查等可协助确诊。有困难者用秋水仙碱诊断性治疗迅速显效,具有特征性诊断价值。需注意的是痛风导致的急性关节炎的多呈自限性。轻微发作一般数小时至数天可缓解,严重者可持续 1～2 周或更久。通常痛风的急性关节炎发作缓解后,患者症状全部消失,关节活动完全恢复正常,此阶段称为间隙期,可持续数月至数年。多数患者于 1 年内症状复发,其后每年发作数次或数年发作 1 次。有些病例表现不典型,需与类似疾病做鉴别。

(一)急性关节炎

需与其他原因关节炎相鉴别。

1.风湿性关节炎

风湿性关节炎多见于青少年女性,以膝关节炎为主,常伴环形红斑等。

2.类风湿关节炎

类风湿关节炎多见中青年女性,好发小关节,呈梭形肿胀,类风湿因子效价高。

3.创伤性关节炎

因痛风常在创伤后发作故易误诊,重要的是痛风病情和创伤程度呈不平行关系。

4.化脓性关节炎

全身中毒症状重,而滑囊液无尿酸盐结晶。

5.假性关节炎

老年膝关节炎,滑囊液中可见焦磷酸钙结晶,本病罕见。

(二)慢性关节炎

1.类风湿关节炎

关节呈慢性僵直畸形,多见于中青年女性,血尿酸不增高,X 线缺乏穿凿作特征性缺损。

2.银屑病(牛皮癣)关节炎

20% 左右的患者可伴有血尿酸增高,有时难以与痛风相区别。常累及远端的指(趾)间关节、掌指关节、跖趾关节,少数可累及脊柱和骶髂关节,表现为非对称性关节炎,可有晨僵现象。X 线照片可见关节间隙增宽,骨质增生与破坏可同时存在,末节指(趾)远端呈铅笔尖或帽状。

3.骨肿瘤

多处穿凿样破坏以致骨折、畸形而误诊为骨肿瘤。但无急性关节炎及高尿酸血症病史,鉴别有困难者活组织检查。

4.假性痛风

假性痛风多见于用甲状腺素进行替代治疗的老年人,系关节软骨钙化所致。一般女性较多见,膝关节最常受累。关节炎发作常无明显的季节性。血尿酸水平正常。关节滑囊液检查可发现有焦磷酸钙结晶或磷灰石,X 线照片可见软骨呈线状钙化,尚可有关节旁钙化。部分患者可同时合并有痛风,则可有血尿酸浓度升高,关节滑囊液检查可见尿酸盐和焦磷酸钙两种结晶。

(三)尿路结石

尿路结石需与其他成分的结石鉴别。草酸钙、磷酸钙、碳酸钙结石 X 线显影,易与混合型尿酸结石混淆,但后者有高尿酸血症及相关痛风表现。胱氨酸结石 X 线也不显影,但血尿酸不高。

五、预防和治疗

对原发性痛风目前尚无根治的方法,但通过控制高尿酸血症通常可有效地减少发作,使病情逆转。本病的治疗目标:①迅速终止急性关节炎发作;②控制尿酸性肾病与肾石病,保护肾功能。不同病情阶段的治疗措施各不相同。

(一)一般处理

对疑诊患者及家属进行检查,早期发现高尿酸血症。控制体重、控制血脂、避免过量饮酒等有助于预防血尿酸水平升高。每天蛋白质的摄入量应限制在 1 g/kg 体重左右。由于果糖摄入过多可导致体内嘌呤核苷酸产生增多,进而促进尿酸的生成,故应少食富含果糖的食物。动物内脏(心、肝、肾、脑)及海产品、菌菇酵母类等均为高嘌呤食物,应限制食用。肉类、鱼虾类、豌豆、菠菜等亦含一定量的嘌呤,食用要适量。还应该戒烟、避免劳累,多饮水促进尿酸的排泄。不宜使用抑制尿酸排泄药、利尿剂、小剂量阿司匹林等。生活方式的调整很重要。需定期进行血尿酸浓度监测,以确保血尿酸水平经常控制在正常范围之内。对经饮食控制等非药物治疗后血尿酸浓度仍超过 475 μmol/L(8 mg/dL)、24 小时尿尿酸排泄量大于 6.54 mmol,或有明显家族史者,即使未出现关节炎、痛风石、肾石病等临床表现,也应使用降低尿酸的药物。

(二)急性发作期的处理

首先应绝对卧床休息,抬高患肢,避免受累关节负重,持续至关节疼痛缓解后 72 小时左右方可逐渐恢复活动。并迅速投用抗炎药物。

1.秋水仙碱

对控制痛风急性发作具有非常显著的疗效,为痛风急性关节炎期的首选用药。可减少或终止因白细胞和滑膜内皮细胞吞噬尿酸盐所分泌的化学趋化因子,对于制止炎症有特效。通常用药后 6～12 小时可使症状减轻,约 90% 患者在 24～48 小时可完全缓解。用法如下:①口服法:0.5 mg/h 或 1 mg/2 h,一天总量 4.8 mg,持续 24～48 小时,或在出现胃肠道症状前停止使用;②静脉法:可减少胃肠反应,一般 1.2 mg 溶于生理盐水 20 mL 中,5～10 分钟缓慢注射,4～5 小时可再次注射,总剂量不超过 4 mg。一旦外漏会造成组织坏死。秋水仙碱毒性很大,可能导致恶心、呕吐、腹泻、肝细胞伤害、骨髓抑制、脱发、呼吸抑制等,故有骨髓抑制、肝肾功能不全、白细胞减少者禁用、治疗无效者,不可再用,应改用非甾体抗炎药。极少数患者使用秋水仙碱后,可发生急性心功能衰竭和严重的室性心律失常。

2.非甾体抗炎药(NSAIDs)

效果不如秋水仙碱,但较温和,发作超过 48 小时也可应用,无并发症的急性病风湿性关节炎发作可首选非甾体抗炎药。非甾体抗炎药与秋水仙碱合用,可增强镇痛的效果。此类药物宜在餐后服用,以减轻胃肠道刺激。常用的是吲哚美辛每次 50 mg,1 天 3 次;或保泰松每次 0.1 g,1 天 3 次。其他还有双氯芬酸、布洛芬、酮洛芬、阿明洛芬、阿西美辛、尼美舒利、舒林酸、萘普生、美洛昔康、吡罗昔康等。症状消退后减量。

3.ACTH 或糖皮质激素

仅上述两类药无效或禁忌时用,且易反跳。一般每天以 ACTH 40 U 加入静脉滴注或40～

80 U 肌内注射;泼尼松 10 mg,1 天 3 次等。曲安西龙5～20 mg关节腔注射,常可使症状得到缓解。

4.关节剧烈疼痛者

可口服可待因 30～60 mg,或肌内注射哌替啶 50～100 mg。降低血尿酸的药物在用药早期可使进入血液中的尿酸一过性增多,有加重急性关节炎的可能,故在痛风的急性期不宜使用。

(三)间隙用及慢性期治疗

降低血尿酸药物为本期治疗的主要用药,以控制高尿酸血症,治疗目标为血尿酸水平维持在 360 μmol/L(6 mg/dL)以下。应用降低血尿酸药物的适应证:①经饮食控制后血尿酸仍超过 416 μmol/L(7 mg/dL)者;②每年急性发作在两次以上者;③有痛风石或尿酸盐沉积的 X 线证据者;④有肾石病或肾功能损害者。造成功能障碍者,需适当关节理疗和锻炼,痛风石较大或已破溃形成瘘管者,应行手术治疗减轻局部不适合活动障碍。有关节畸形者可通过手术进行矫形。

1.抑制尿酸合成药

本药主要机制是抑制黄嘌呤氧化酶,阻止黄嘌呤转化为尿酸。适用于尿酸生成过多者和不适合使用促进尿酸排泄药者。用法为别嘌呤醇每次 0.1 g,1 天 3 次,逐渐增至每次 0.2 g。由于别嘌呤醇的生物半衰期为 18～30 小时,亦可每天单次用药,顿服 0.3 g。可与促进尿酸排泄药合用,作用更强;也可单独使用。不良反应有胃肠道刺激、皮疹、发热、肝损害、骨髓抑制等。不良反应多见于有肾功能不全者,故肾功能不全者宜减半量应用。

2.促进尿酸排泄药

本药主要抑制肾小管的再吸收,适用于高尿酸血症期及发作间歇期、慢性期。当内生肌酐清除率小于 30 mL/min 时无效。有尿路结石或每天尿酸排出量大于 3.57 mmol(600 mg)以上时不宜使用。为避免用药后因尿中的尿酸排泄急剧增多而引起肾脏损害及尿路结石,用药时应从小剂量开始。用药期间需多饮水,同时服用碱性药,如碳酸氢钠每天 3～6 g。促排泄药可持续用药 12～18 个月,直至尿酸平稳。常用药有:①丙磺舒:开始剂量每次 0.25 g,1 天 2 次,两周内增至每次 0.5 g,1 天3 次,1 天最大量 2 g;②磺吡酮:作用比丙磺舒强,开始每次 50 mg,1 天 2 次,渐增至每次100 mg,1 天 3 次;③苯溴马隆:作用更强,1 天 1 次,25～100 mg。偶有出疹、发热、胃肠道刺激、促使急性发作等不良反应。

(四)急性肾衰竭

发生急性肾衰竭者,先用乙酰唑胺 0.5 mg,以后 1 天 3 次,每次 0.25 g,并大量经静脉补液和补给1.25％碳酸氢钠溶液,可同时静脉注射呋塞米 60～100 mg,使水分迅速排出,增加尿流量,冲开结晶的堵塞。同时减量使用抑制尿酸合成药别嘌呤醇。处理后如仍不能解除肾衰竭者可行血液透析。肾功能损害严重者,预后较差。

(张　杰)

第二节　多发性肌炎与皮肌炎

多发性肌炎(polymyositis,PM)与皮肌炎(dermatomyositis,DM)均为累及横纹肌的特发性炎症性肌病。临床上以对称性近端肌无力为主要表现,DM 尚有特征性皮疹;病理上以横纹肌肌纤维变性和间质炎症为特点。作为系统性疾病,PM/DM 常累及多脏器,伴发肿瘤和其他结缔组织病。

PM/DM 患病率为 0.5～8.4/10 万,成人男女之比为 1：2,发病高峰分布在 10～15 岁和 45～60 岁2 个时期。伴发恶性肿瘤者的平均年龄约为 60 岁,合并其他结缔组织病的患者平均年龄为 35 岁。儿童期发病以 DM 为主,男女比例接近。

一、病因与发病机制

(一)病因

PM/DM 的病因或诱因尚不清楚,但推测病毒感染可能是重要因素,其证据如下。

(1)不同 MSAs 的肌炎存在发病季节的不同,如抗合成酶综合征多于前半年发病,而抗扰信号识别颗粒(signal-recognition particles,SRP)抗体阳性的肌炎多于后半年发病,提示可能与感染因素相关。

(2)某些微小 RNA 病毒可作为底物与合成酶反应。

(3)大肠埃希菌的组氨酰 tRNA 合成酶、肌蛋白、脑心肌炎病毒(一种微小 RNA 病毒)的衣壳蛋白之间存在氨基酸序列的同源性;而后者可以诱发小鼠发生肌炎;尽管大肠埃希菌的组氨酰 tRNA 合成酶与人类(Jo-1)不完全一致,但病毒或病毒-酶复合体可能通过分子模拟机制,引起自身免疫反应。

(4)某些病毒,如柯萨奇病毒 A9 可引起肌炎症状;在儿童 DM 中,该病毒滴度较正常对照升高;柯萨奇病毒 B1 可引起新生 Swiss 小鼠发生肌炎,2 周后,病毒滴度无法检出,但肌炎持续存在达 70 天以上;裸鼠或无胸腺小鼠感染柯萨奇病毒 B1 后,却可清除病毒,不发生肌炎,说明 T 细胞在本病中的特殊作用。

(5)脑心肌炎病毒诱导成年 BALB/c 小鼠的 PM 模型,呈病毒剂量依赖,且不同表型有不同易感性。

总之,目前认为 PM/DM 是由免疫介导的,在特定的遗传易感性背景下,由环境因素触发而发病;是以横纹肌为主要的靶组织,可以多系统受累的自身免疫性弥漫性结缔组织病。

(二)发病机制

PM/DM 的确切发病机制还不清楚,普遍认为 PM/DM 属于自身性免疫疾病范畴,其证据如下。

(1)包括肌炎特异性自身抗体(myositis-specific autoantibodies,MSAs)在内的一系列自身抗体的检出。

(2)常与其他自身性免疫疾病合并。

(3)骨骼肌抗原免疫动物可发生炎性肌病。

(4)PM/DM 患者外周血淋巴细胞呈肌毒性,并呈现其他免疫学异常。

(5)激素等免疫抑制治疗有效。其中 MSAs 可分为 3 类:即抗合成酶抗体,抗非合成酶细胞质(SRP)抗体和抗核抗原(Mi2)的抗体。抗合成酶抗体中,抗组氨酰 tRNA 合成酶抗体,即抗 Jo-1 抗体,最具代表性。不同 MSAs 与 PM/DM 的临床表现类型密切相关,如抗合成酶抗体阳性的肌炎容易合并肺间质病变等,被称为抗合成酶综合征。

二、病理

PM/DM 的组织病理学改变主要表现为 3 个方面:①肌肉炎性浸润为特征性表现。炎性细胞多为淋巴细胞、巨噬细胞和浆细胞;浸润位于间质、血管周围。②肌纤维变性、坏死、被吞噬。初期轻度改变可见个别肌纤维肿胀,呈灶性透明变性或颗粒变性。在进行性病变中肌纤维可呈玻璃样、颗粒状和空泡变性,甚至坏死。③可见肌细胞再生及胶原结缔组织增生。再生的肌细胞胞质嗜碱,核大呈空泡样,核仁明显。慢性患者可见纤维大小不等,间质纤维化。发生于肌束边缘的肌纤维直径变小的束周萎缩为 DM 特征性改变之一。

　　DM 的病理改变为表皮角化增厚,真皮血管增生,淋巴细胞浸润,真皮浅层水肿,后期表皮萎缩变薄、胶原纤维沉积等。直接免疫荧光检查在皮损处的真皮表皮交界处可见不连续的灶性免疫球蛋白和补体沉积。上述皮肤病理改变为非特异性。

三、临床表现

(一)肌肉病变

　　骨骼肌受累为本病特征。起病多隐袭,受累肌群包括四肢近端肌肉、颈部屈肌、脊柱旁肌肉、咽部肌肉、呼吸肌等,面肌与眼外肌受累极少见。肌无力是主要表现,患者下蹲、起立、平卧位抬头、翻身、正坐,重症患者发音、吞咽以致呼吸均感困难。部分患者肢体远端肌肉也受累。体检见肌力减低,25%患者肌肉有压痛。晚期可出现肌萎缩。罕见的暴发型表现为横纹肌溶解,肌红蛋白尿,急性肾衰竭。

(二)皮肤改变

　　皮肌炎(DM)可出现特异性皮肤表现:①上眼睑和眶周可有特殊的水肿性淡紫色斑(又称"向阳性皮疹")。②四肢关节的伸侧面可见红斑性鳞屑性疹,称为戈特隆征。其他表现还有肩背部,颈部、前胸领口"V"字区弥漫性红斑,分别称为"披肩"征和"V"字征,常伴光敏感。此外,甲周红斑、雷诺现象也可见。

(三)肺部病变

　　5%～10%患者出现肺间质病变。表现为干咳、呼吸困难,易继发感染。体检可及肺底捻发音,血气分析示低氧血症,严重者出现呼吸衰竭,病情可呈进行性发展,预后很差。X 线检查显示磨毛玻璃状、结节状和网格状改变。肺功能示限制性通气障碍。其他表现还有肺门影增大、肺不张、胸膜增厚、胸腔积液、肺动脉高压等。

(四)其他

　　严重患者有心肌受累,表现为心电图 ST-T 改变,充血性心力衰竭,严重心律失常者少见。因再生的骨骼肌纤维可释放肌酸酶同工酶 MB(CK-MB),该同工酶的升高并不意味着心肌受累,可结合更为特异的心肌肌钙蛋白(TnT、TnI)以资鉴别。消化道也可受累,钡餐可见食管扩张,蠕动差,钡剂通过缓慢及梨状窝钡潴留。胃肠道血管炎多见于儿童 DM。

　　发热、体重减轻、关节痛/关节炎并不少见,由于肌肉挛缩可引起关节畸形。

四、实验室和辅助检查

　　PM/DM 的实验室改变有红细胞沉降率增快,有时有轻度贫血和白细胞升高,γ 球蛋白和免疫球蛋白的增高等。此外还可有尿肌酸、肌红蛋白的异常,但临床应用不多。

(一)肌酶谱检查

　　95%～99%患者有肌肉来源的酶活性增高,包括肌酸激酶(CK)、天冬氨酸氨基转移酶(AST)、丙氨酸氨基转移酶(ALT)、乳酸脱氢酶(LDH)、缩醛酶(ALD)等。其中 CK 最为敏感。

CK 主要存在于骨骼肌、心肌、脑组织的细胞质中,相应的 CK 有 3 种同工酶,其中 CK-MM 主要存在于骨骼肌。CK 的作用是催化肌酸向磷酸肌酸的转化,因后者含高能磷酸键,在肌肉收缩时可提供直接的能量来源。CK 主要通过肾脏清除。临床上多以 CK 的高低推断肌炎的轻重、病情的进展和治疗的反应。但常有临床表现与 CK 水平不一致、不平行的情况,如:①起病极早期与晚期肌肉萎缩明显者;②老年 PM/DM;③存在 CK 活性的循环抑制物。上述 3 种情况可有临床显著的肌无力表现,而 CK 无明显升高。反之,患者肌力正常或接近正常,肌活检也提示无明显肌纤维变性坏死表现,但可能由于存在肌细胞膜"渗漏"现象,可伴有 CK 明显升高。有研究提示,CK 相对低水平升高的肌炎预后不良。

(二)肌电图(EMG)

EMG 检查示肌源性损害。典型表现为低波幅,短程多相波(棘波);可有插入性激惹增强,出现正锐波,自发性纤颤波;及自发性、杂乱、高频放电。但有10%～15%患者 EMG 无明显异常。本病晚期可出现神经源性损害,呈神经源性和肌源性的混合相。

(三)肌活检

部位多选肱二头肌、股四头肌。活检应注意避开 EMG 针刺部位,以免出现假阳性。

(四)自身抗体检查

MSAs 对肌炎特异性好,但敏感性不足。尚可出现类风湿因子、抗核抗体及抗肌肉成分的抗体,如肌红蛋白、肌球蛋白、肌钙蛋白、原肌球蛋白抗体等,但均不特异。

(五)肌肉磁共振成像(MRI)检查

在 T_2 加权像和脂肪抑制序列(STIR)可显示受累肌肉炎症/水肿导致的高信号改变,敏感性较高。并有助于引导肌活检,提高阳性率。

五、诊断和鉴别诊断

(一)诊断

1.PM/DM 诊断标准

(1)肢带肌(肩胛带、骨盆带、四肢近端肌肉)和颈前屈肌呈对称性无力,可伴有吞咽困难和呼吸肌无力。

(2)肌肉活检显示有横纹肌纤维变性、坏死、被吞噬、再生及单个核细胞浸润。

(3)血清肌酶谱增高。

(4)EMG 有肌源性损害。

符合 4 项标准可确诊 PM;符合前 4 项标准,且满足皮肤特征性皮疹,则可诊断 DM。

2.抗合成酶综合征和 MSAs 相关综合征

抗合成酶综合征是指 PM/DM 有抗 Jo-1 或其他抗合成酶抗体阳性,合并间质性肺病、发热、关节炎、雷诺现象,技工手的临床综合征。其中"技工手"是指手指侧面或掌面粗糙、脱屑、"肮脏"的外观表现。该综合征及其他 MSAs 相关综合征与相应的肌炎特异性自身抗体之间的内在联系尚有待进一步研究。

3.无肌炎的皮肌炎

DM 中有 10%表现为无肌炎的皮肌炎,即有戈特隆征等 DM 典型皮肤改变,而无肌炎的临床和/或亚临床表现。其中部分患者始终无肌炎出现。"无肌炎的皮肌炎"究竟是不是 DM 的一个独立的临床表现型,或仅为 DM 过渡性表现尚有争议。

(二)鉴别诊断

PM/DM 的有关鉴别诊断,主要要求回答 3 个问题:①有无肌无力的客观证据？有助于与风湿性多肌痛、纤维肌痛综合征等有疲乏、肌痛症状的疾病相鉴别。②有无肌炎？有助于与神经源性疾病、神经肌肉接头疾病和非炎性的肌源性疾病等一大组疾病相鉴别。③是否为 PM/DM？这 3 个问题有助于和其他炎性肌病,如包涵体肌炎鉴别。

1.包涵体肌炎

包涵体肌炎(inclusion body myositis,IBM)属于炎性肌病,其病理特征为光镜下肌纤维内见线状空泡,肌质内和/或核内可见包涵体;电镜下可见直径10～25 nm 的丝状包涵体,本病也因此而得名。IBM 多发生于中年以上人群,男性多见。起病隐袭,进展缓慢。肌无力表现可累及近端和远端肌肉,可呈不对称性,无肌痛,CK 正常或呈低水平升高。少见肺脏、关节累及,ANA 偶可阳性,无 MSA 出现。EMG 表现为肌源性损害或合并神经源性损害。IBM 的临床表现、甚至早期组织病理学改变,常与 PM 无法区分。而对激素及免疫抑制治疗的低反应性是其特点之一。因此,出现治疗抵抗的肌炎应重新审视,进一步除外 IBM 的可能。

2.恶性肿瘤相关 DM/PM

40 岁以上 DM/PM 患者合并肿瘤的发生率为 10％～20％,DM 较 PM 更易与肿瘤相关。肿瘤可于 DM/PM 之前、同时或之后发生。当肌炎呈不典型性:如有肌无力等临床表现,但反复查肌酶正常,或 EMG 正常,或肌活检不典型,或呈激素抵抗;需结合年龄性别,其他临床表现和危险因素,积极除外合并肿瘤之可能。

3.与其他结缔组织病伴发的 PM/DM

炎性肌病的表现可以出现于硬皮病、系统性红斑狼疮、混合结缔组织病、干燥综合征。有时仅有肌无力的症状,无肌酶或 EMG 的异常。PM 偶见于类风湿关节炎、成人 Still 病、Wegener 肉芽肿和结节性多动脉炎。在系统性血管炎中,肌无力症状更多与动脉炎和周围神经受累相关,而不是肌肉本身的免疫性炎症。风湿科常用药物,如糖皮质激素、青霉胺、氯喹、秋水仙碱等也可引起肌病,停药后可缓解,也应鉴别。

4.神经系统疾病

运动神经元病中的进行性脊肌萎缩症、肌萎缩侧索硬化症等因累及脊髓前角细胞可引起缓慢进展的肌肉无力、萎缩,但其受累肌肉的模式与 PM 不同,多从远端向近端延伸,常伴肌束颤动,肌萎缩较早出现;进行性延髓性瘫痪有后组脑神经运动核及皮质脑干束受累,可出现吞咽困难,但均有上运动神经元受累表现,肌电图呈明显的神经源性损害。

肌肉神经接头疾病中,重症肌无力为针对突触后膜乙酰胆碱受体的自身性免疫疾病,最常有眼外肌累及,而 PM 几无眼外肌受累报道。其晨轻暮重的表现,疲劳试验、新斯的明或依酚氯铵试验,血清抗乙酰胆碱受体(AChR)抗体测定,以及 EMG 重复电刺激试验可资鉴别。肌无力综合征(Eaton-Lambert 综合征)发病机制为神经末梢乙酰胆碱释放障碍,大多伴发肿瘤或自身免疫性疾病如系统性红斑狼疮、Graves 病,也有肢体近端肌无力,其 EMG 以高频重复电刺激波幅逆增为特征。

5.其他

非炎性肌病中,遗传性肌营养不良症常有阳性家族史。多于儿童发病,近端肌肉萎缩明显,多伴腓肠肌等假性肥大现象。甲状腺功能亢进和减退均可并发肌病,甲减性肌病尤可出现 CK

的明显增高,其具体机制不清楚,可能与 CK 清除障碍有关,应予鉴别。其他如线粒体肌病、糖原累积病等代谢性肌病也须鉴别。

六、治疗

(一)一般性治疗

支持疗法、对症处理、功能锻炼等不容忽视。有呼吸肌、吞咽肌受累的 PM/DM,呼吸道的护理、必要时机械通气,胃肠道或静脉营养支持,维持水、电解质和酸碱平衡,防治感染、抗生素合理使用等均至关重要。

(二)首选糖皮质激素治疗

一般认为开始剂量泼尼松 1~2 mg/(kg·d),严重者可用甲泼尼龙 200 mg 以上静脉冲击治疗。病情控制后逐渐减量。自开始用药到病情最大限度改善需 1~6 个月,减药过快,常可出现病情复发。疗程一般不应少于 2 年。糖皮质激素除可改善肌无力外,对伴随的间质性肺病、关节炎、吞咽困难也均有效。

(三)细胞毒性药物的使用

细胞毒性药物常与糖皮质激素联合治疗,有助于控制疾病,还能减少激素用量。常用药物为甲氨蝶呤(MTX,每周 10~25 mg)和硫唑嘌呤[AZA,2 mg/(kg·d)]。两者均须定期观察血常规和肝功能情况。

PM/DM 治疗中的激素抵抗,是指激素大剂量[>1~2 mg/(kg·d)]、长疗程使用(>1 至数月),仍不能改善症状和使肌酶正常化的情况。临床多以联合使用细胞毒性药物强化治疗。对难治性 PM/DM,即有激素抵抗且联用一种细胞毒性药物(MTX 或 AZA)仍无效,则可联合使用 MTX+AZA,或在前述一个细胞毒性药物基础上加用环孢素[CsA,3 mg/(kg·d)];对呈激素抵抗的合并肺间质病变的患者,还可考虑使用环磷酰胺冲击治疗。

(四)大剂量静脉丙种球蛋白(IVIG)

丙种球蛋白 IVIG 治疗 DM/PM 疗效肯定,尤其对改善重症 DM/PM 的呼吸肌、吞咽肌受累的症状有效。不良反应少见,偶有发热、头痛、呼吸急促、血管收缩症状、白细胞减少表现,但对有心功能、肾功能不全、高凝状态或有深静脉血栓形成应慎用。

(五)其他药物

羟氯喹(0.2~0.4 g/d)对 DM 皮损有一定疗效。须注意其视网膜毒性。

七、预后

在糖皮质激素、细胞毒性药物及其他治疗手段得到广泛应用后,本病的预后已得到明显改观。但 PM/DM 的 5 年与 10 年存活率仍为 70%~80% 和 60%。多数 PM/DM 患者呈慢性经过,2 年后逐渐趋向恢复,也可缓解复发交替,一般认为病程超过 7 年者,很少死于本病。提示预后不良的主要因素有:全身性肌无力,有呼吸肌受累、吞咽困难者;肺脏、心脏等重要脏器受累者;发病年龄大、合并恶性肿瘤者和激素抵抗者。

(张 杰)

第三节　干燥综合征

干燥综合征(Sjögren syndrome,SS)是一种以侵犯泪腺和唾液腺等外分泌腺,具有高度淋巴细胞浸润为特征的弥漫性结缔组织病。最常见的表现是口、眼干燥症,且常伴有内脏损害而出现多种临床表现。本病分为原发性和继发性两类:后者指与某肯定的弥漫性结缔组织病(如类风湿关节炎、系统性红斑狼疮、系统性硬化症等)并存的干燥综合征。本节主要叙述原发性干燥综合征(primary SS,pSS)。pSS 在我国的患病率为 0.29%～0.77%,以女性多发(男女比例约为1∶9),发病年龄集中于 30～60 岁,而老年人群的患病率可高达 4%。随着临床医师对 pSS 认识的不断提高,以及我国人口的老龄化,pSS 的发病率和患病率均呈上升趋势。

一、病因与发病机制

(一)病因

pSS 的病因至今不清,一般认为是感染因素、遗传背景、内分泌因素等多种病因相互作用的结果。某些病毒如 EB 病毒、丙型肝炎病毒、HIV 等可能与本病的发生和延续有一定关系。病毒通过分子模拟交叉,感染过程中使易感人群或其组织隐藏抗原暴露而成为自身抗原,诱发自身免疫病。而流行病学调查显示 pSS 具有明显的家族聚集倾向,该病患者的亲属易发生自身免疫性疾病,但在基因检测调查中尚未发现公认的 HLA 易感基因。

(二)发病机制

pSS 免疫功能紊乱为其发病及病变延续的主要基础。确切原因不明。由于唾液腺组织的导管上皮细胞起了抗原递呈细胞的作用。细胞识别后,通过细胞因子促使 T、B 细胞增殖,使后者分化为浆细胞,产生大量免疫球蛋白及自身抗体,同时 NK 细胞功能下降,导致机体细胞免疫和体液免疫的异常反应,进一步通过各种细胞因子和炎症介质造成组织损伤。

二、病理和病理生理

本病主要累及由柱状上皮细胞构成的外分泌腺体。以唾液腺和泪腺的病变为代表,表现为腺体间质有大量淋巴细胞浸润并形成淋巴滤泡样结构,腺体导管的上皮细胞增生和肥大,腺体导管管腔扩张和狭窄等,小唾液腺的上皮细胞则有破坏和萎缩,功能受到严重损害。类似病变涉及其他外分泌腺体,如皮肤、呼吸道黏膜、胃肠道黏膜、阴道黏膜以及内脏器官具外分泌腺体结构的组织包括肾小管、胆小管、胰腺管等。血管受损也是本病的一个基本病变,如白细胞型或淋巴细胞型血管炎、急性坏死性血管炎和闭塞性血管炎等。上述 2 种病变尤其是外分泌腺体炎症是造成本病特殊临床表现的基础。

三、临床表现

pSS 多起病缓慢、隐匿,临床表现多种多样,但最终均会出现外分泌腺损伤和功能障碍。

(一)局部表现

1.口干燥症

因唾液腺病变而引起下述症状:①有 70%～80%患者诉有口干,严重者因口腔黏膜、牙齿和舌发黏以致在讲话时需频频饮水,进食固体食物时必须伴流质送下等。②猖獗性龋齿,即出现多个难以控制发展的龋齿,表现为牙齿逐渐变黑继而小片脱落,最终只留残根,见于约 50%的患者,是本病的特征之一。③成人腮腺炎,40%的患者唾液腺对称性肿大且反复发作,累及单侧或双侧,10 天左右可自行消退,少有持续性肿大。对部分有腮腺持续性肿大者,应警惕有恶性淋巴瘤的可能。④舌可表现为舌痛,舌面干、裂,舌乳头萎缩而光滑,口腔可出现溃疡或继发感染。

2.干燥性角结膜炎

因泪腺分泌的黏蛋白减少而出现眼干涩、异物感、少泪等症状,甚至哭时无泪,部分患者有眼睑反复化脓性感染、结膜炎、角膜炎等。严重者可致角膜溃疡,甚至穿孔、失明。

3.其他浅表部位

如鼻、硬腭、气管及其分支、消化道黏膜、阴道黏膜的外分泌腺体均可受累,使其分泌减少而出现相应症状。

(二)系统表现

除口眼干燥表现外,患者还可出现全身症状,如乏力、低热等。约有 2/3 患者出现外分泌腺体外的系统损害。表现如下。

1.皮肤

约 1/4 患者有不同皮疹,病理基础为局部血管的受损。特征性表现为紫癜样皮疹,多见于下肢,为米粒大小边界清楚的红丘疹,压之不褪色,分批出现,每批持续时间约为 10 天,可自行消退而遗有褐色色素沉着。还可有荨麻疹样皮疹、结节红斑等。

2.骨骼肌肉

70%～80%的患者有关节痛,10%发生关节炎;但关节破坏非本病的特点。肌炎见于约 5%的患者,可有肌无力、肌酶谱升高和肌电图的改变。

3.肾

据国内报道有 30%～50%患者有肾损害,其中 35%为远端肾小管受累,引起Ⅰ型肾小管酸中毒,表现为低血钾性周期性瘫痪、肾性软骨病、肾钙化、肾结石、肾性尿崩症。通过氯化铵负荷试验可见到约 50%患者有亚临床型肾小管性酸中毒。近端肾小管损害较少见。部分患者的肾小球损害较明显,出现大量蛋白尿、低白蛋白血症甚至肾功能不全。

4.肺

呼吸系统损害主要为肺功能异常,约 50%患者有肺泡炎症,部分患者发生肺间质纤维化。临床上,大部分无症状,重者出现干咳、气短,少数患者可因呼吸衰竭死亡。

5.消化系统

胃肠道可因其黏膜层的外分泌腺体病变而出现萎缩性胃炎、胃酸减少、慢性腹泻等非特异性症状。肝脏损害见约 25%的患者,临床上可无相关症状或出现肝功能损害等不同表现。肝脏病理以肝内小胆管壁及其周围淋巴细胞浸润、界板破坏等慢性活动性肝炎的改变较为突出。另有部分患者可并发免疫性肝病,其中以原发性胆汁性肝硬化多见。慢性胰腺炎亦非罕见。

6.神经系统

10%患者可因血管炎累及神经系统。以周围神经损害为多见,主要损伤三叉神经及其他感觉纤维,也可累及运动神经。中枢神经发病率低,多为暂时性功能障碍。

7.血液系统

本病可出现白细胞减少和/或血小板减少,严重者可有出血现象。本病出现淋巴瘤显著高于正常人群,发病率要比正常人高 44 倍,因此在 SS 患者出现淋巴组织增生时应警惕恶变的可能。

四、实验室和辅助检查

(一)血清学检查

1.自身抗体

本病患者血清中可检测到多种自身抗体。抗核抗体(ANA)的阳性率为 50%～80%,以抗SSA 和抗 SSB 抗体为主,两者阳性率分别为 70% 和 40%,尤其是后者有较高的诊断特异性。70%～90% 类风湿因子阳性,5%～10% 分别出现抗 RNP 抗体和抗着丝点抗体。约 20% 的患者出现抗心磷脂抗体。

2.高球蛋白血症

90% 以上的患者有高丙球蛋白血症,其特点是多克隆性且滴度高,可引起临床紫癜、红细胞沉降率快等症状。少数患者出现巨球蛋白血症或单克隆性高丙球蛋白血症,出现这些情况须警惕淋巴瘤的可能。

(二)口腔科检查

1.唾液流率

唾液流率作为评价口干燥症的敏感指标之一,是指非刺激情况下,在一定时间内受检者舌下口底唾液积聚的总量(unstimulatory whole saliva,UWS)。SS 的阳性标准为 UWS≤1 mL/10 min。

2.腮腺造影或核素显像

腮腺造影是在腮腺导管内注入造影剂(40% 碘油)后观察各级导管的影像。SS 患者各级导管不规则、僵硬,有不同程度的狭窄和扩张,碘液可淤积于末端导管腺体呈点球状。腮腺核素显像是静脉注射放射性核素锝(^{99m}Tc)后,观察腮腺、颌下腺显影。SS 患者存在唾液腺摄取及排泌的功能障碍,因而出现异常的显像。

3.唇腺活检

唾液腺病理用于诊断 SS 具有较高的敏感性和特异性,其灶性淋巴细胞浸润是目前诊断 SS 必备的指标之一。由于小唾液腺如唇、硬腭、鼻黏膜等处的腺体与腮腺、颌下腺相似,且操作简易、损伤性小,因此临床上通常以小唾液腺,尤其是唇腺活检来反映主要唾液腺的病理情况。SS 患者可见成簇的淋巴细胞、浆细胞浸润,腺泡组织内淋巴细胞聚集数在 50 个以上记为一个病灶,若在 4 mm² 唇黏膜组织内能见到 1 个以上的病灶即为阳性。此外,病理还可见到腺泡萎缩、导管狭窄等。

(三)眼科检查

1.泪液流率

泪液流率即 Schirmer 检查,是指不使用眼部麻醉剂的情况下,在一定时间内泪液浸湿滤纸的长度,临床上通常以此来反映泪腺分泌泪液的能力。SS 患者的阳性标准为 Schirmer≤5 mm/5 min。

2.泪膜破碎时间

泪膜破碎时间即 BUT(tear Break-up Time),指不眨眼情况下泪膜发生破裂的时间,临床上通常以此来反映泪膜的不稳定性。SS 患者泪膜容易破裂,泪膜破碎时间明显缩短,阳性标准为

BUT≤10秒。

3.角结膜染色

角结膜染色即眼表染色,是指由于泪液质或者量发生异常,角膜和结膜会发生损伤,而通过某些染色剂能够进行检测。目前观察角膜损伤用荧光素钠,观察结膜损伤用孟加拉红或丽丝胺绿。眼表染色达到一定严重程度时可提示SS的诊断。

(四)其他检查

目前对于唾液腺形态和功能的评价还有超声、CT、MRI等影像学检查。而心电图、超声心动图检查用于心脏评估,肺功能、肺部高分辨CT检查用于肺脏评估,超声、CT检查乃至病理活检用于消化系统的评估等都已逐渐得到了临床医师的重视。

五、分类诊断标准

(一)口腔症状

下述3项中有1项或1项以上。

(1)口干持续3个月以上。

(2)成年后腮腺反复肿大或持续肿大。

(3)吞咽干性食物需要用水帮助。

(二)眼部症状

下述3项中有1项或1项以上。

(1)感到不能忍受的眼干持续3个月以上。

(2)有反复眼部磨砂感。

(3)每天需用人工泪液3次或以上。

(三)眼部特征

下述检查任意1项或1项以上阳性。

(1)Schirmer I试验(+)(≤5 mm/5 min)。

(2)角膜染色(+)(≥4 van Bijsterveld计分法)。

(四)组织学检查

唇腺病理示淋巴细胞灶≥1(指4 mm2组织内至少有50个淋巴细胞聚集于唇腺间质者为一个灶)。

(五)唾液腺受损

下述检查任意1项或1项以上阳性。

(1)唾液流率(+)(≤1.5 mL/15 min)。

(2)腮腺造影(+)。

(3)唾液腺放射性核素检查(+)。

(六)自身抗体

抗SSA抗体/抗SSB抗体(+)。

上述条目的具体判定标准如下。

(1)原发性干燥综合征:无任何潜在疾病情况下,根据下述两条标准诊断。①符合上述5条中的4条或4条以上,但组织学检查和自身抗体需至少有一项阳性;②条目(三)、(四)、(五)、(六)4条中任意3条阳性。

(2)继发性干燥综合征:患者有潜在的疾病(如结缔组织病),符合(一)、(二)中任意1条,同时符合(三)、(四)、(五)中任意2条。明确诊断需除外:头颈面部放疗史、丙型肝炎病毒感染、艾滋病、淋巴瘤、结节病、移植物抗宿主病、抗乙酰胆碱药的应用(如阿托品、莨菪碱、溴丙胺太林、颠茄等)。

六、鉴别诊断

鉴于本病易于误诊为类风湿关节炎、系统性红斑狼疮、混合性结缔组织病、慢性肝炎、肺纤维化、肾小管性酸中毒、过敏性紫癜等,因此对一些以系统损害为早期或重要表现者应考虑到有本病的可能性,应进行相关检查以期得到早期正确的诊断。继发性SS的症状往往不严重,且被另一结缔组织病临床症状所覆盖。

另外,本病还需要与口眼干燥症鉴别。临床上口干还可见于内分泌疾病(如糖尿病、甲减、尿崩症等)、特殊感染(如 HIV、丙肝病毒等)、特殊药物(如糖皮质激素、抗焦虑药物、利尿药等)、特殊治疗(如头颈手术或放疗等)、吸烟、张口呼吸等情况;而眼干则可见于蒸发过快(如佩戴隐形眼镜、甲亢眼病、重症肌无力等),或其他导致泪液分泌减少的疾病(如病毒感染)。

七、治疗

目前本病尚无根治方法,主要是替代和对症治疗。治疗目的是预防因长期口、眼干燥造成局部损伤,密切随诊观察病情变化,防治本病的系统损害。

(一)一般治疗

1.人工唾液以及人工泪液

改善口干和眼干症状相当困难,最基本的手段就是采用近似唾液和泪液的制剂进行替代治疗。

2.刺激唾液和泪腺的功能

近来新方法是口服乙酰胆碱类似物。

(1)毛果芸香碱:每天剂量为 10～20 mg,分 4 次,根据病情可酌情加量,其最常见的不良反应是出汗增加和胃肠不耐受,可以通过减少剂量来控制。

(2)新药西维美林可特异性的刺激 M3 受体,促泪腺和唾液腺水流分泌增加,有效地解决口干和眼干,因此选择性刺激 M3 受体成为治疗 SS 的新选择。但是 SS 造成外分泌腺损伤严重者对此类治疗效果不佳。

3.其他

对症处理还包括非甾体抗炎药减轻肌肉、关节症状。对于低血钾性周期性瘫痪者则应静脉补钾,有的患者需终身口服补钾,以防低血钾再次发生。

(二)免疫抑制治疗

对于出现系统损害的患者,应予糖皮质激素、免疫抑制剂等积极治疗。

1.糖皮质激素及免疫抑制剂

合并有神经系统损害、肾小球肾炎、间质性肺炎、肝损害、血细胞降低、球蛋白明显增高、肌炎等要考虑用糖皮质激素,根据情况决定激素的用量,泼尼松 10～60 mg/d。同时也可联合用免疫抑制剂,用药原则与系统性红斑狼疮基本相同。常用的药物有甲氨蝶呤(每周 7.5～15.0 mg)、羟基氯喹[5～7 mg(/kg・d)]、硫唑嘌呤、环磷酰胺、来氟米特等。

2.生物制剂

肿瘤坏死因子(TNF)α拮抗剂英夫利昔单抗和依那西普对 pSS 的疗效并不肯定,而 B 淋巴细胞靶向治疗,主要是抗 CD20 单克隆抗体——利妥昔单抗对 pSS 的治疗前景值得期待。

3.其他

高球蛋白血症和近期出现或加重的肾小管酸中毒可行血浆置换。干细胞移植也在试行之中,其疗效有待进一步观察。

八、预后

本病预后较好,有内脏损害者经恰当治疗后大多可以控制病情。如治疗不及时,亦可恶化甚至危及生命。病变仅局限于唾液腺、泪腺、皮肤黏膜外分泌腺体者预后好。内脏损害中出现进行性肺纤维化、中枢神经病变、肾功能不全、恶性淋巴瘤者预后较差;其余有系统损害者,经恰当治疗大部分都能使病情缓解,甚至康复到正常生活。

（张 杰）

第四节 系统性硬化症

系统性硬化症(systemic sclerosis,SSc)也称硬皮病,是指结缔组织的异常增生,它不仅在皮肤真皮层内增生造成皮肤肿胀,继以变厚变硬,最终萎缩,还累及血管、肺、消化道、肾、心等器官造成内脏受损的表现。本病女性多见,发病率大概是男性的 4 倍,儿童相对少见。

本病以皮肤受累范围为主要指标分为以下 5 型。①弥漫性硬皮病:除面部、肢体远端和近端受累外,皮肤增厚还累及躯干。②局限性硬皮病:皮肤增厚仅限于肘(膝)的远端,但可累及面部和颈部。③无皮肤硬化的硬皮病:临床无皮肤硬化的表现,但有系统性硬化症特征性的内脏表现和血管、血清学异常。④重叠综合征:上述 3 种情况中的任意一种与诊断明确的类风湿关节炎、系统性红斑狼疮、多发性肌炎/皮肌炎同时出现时。⑤未分化结缔组织病虽无系统性硬化症的皮肤增厚和内脏异常表现,但有雷诺现象伴系统性硬化症的临床和/或血清学特点。

一、病因与发病机制

(一)病因

系统性硬化症的病因尚不明确,可能与多种致病因素有关,包括遗传和环境因素的共同作用。

1.遗传基础

(1)家族史:已有很多研究报道 SSc 的家族聚集现象,表明遗传因素导致疾病的易感性。有报道家族性的 SSc 发生率为 $1.6\%\sim7\%$。尽管 SSc 在一级亲属中的绝对危险因素很小,但阳性家族史的发病相对危险仍是最高的。

(2)种族因素:有研究证实,非洲裔美国女性每年的总发病率约为 22.5%,而在高加索地区女性的发病率约为 $12.8\%(P<0.001)$,而且非洲裔美国人发病后的临床症状似乎更为严重。同样,种族性对疾病的影响是受多种因素的相互作用而决定的。

259

（3）性别：女性发病率高，尤其是育龄期妇女，因此雌激素可能对发病有作用。

2.环境因素

目前已明确某些化学物品和药品（如三氯乙烯等）可以引起硬皮病样皮肤改变，尤其是近年在西班牙出现的因服用掺假的菜籽油和在美国出现的因服用污染的 L-色氨酸食品而出现硬皮样皮肤改变。此外，SSc 的发病率在煤矿、金矿和与硅石尘埃相接触的人群中较高。

（二）发病机制

1.纤维化病变

本病的特异性改变是胶原产生过多及细胞外基质成分如葡氨基多糖、纤维连接蛋白的沉积，提示本病可能与成纤维细胞的异常相关。细胞外基质成分蛋白在调节与免疫反应激活相关的细胞游走和各种基因的表达中起重要作用。SSc 外周血单一核细胞可以在活体内被细胞外基质成分激活，导致促炎症细胞因子的生成，增强纤维化。

2.血管病变

血管损伤是 SSc 最早而且是很关键的病变。SSc 血管的中心病变是内皮细胞，出现肿胀、增生，继以血栓形成造成管腔狭窄，组织缺血。此外，内皮细胞还分泌许多因子［如转化生长因子β（TGF-β）、血小板衍化生长因子（PDGF）等细胞因子，细胞外基质和黏附蛋白，抗凝固因子，血管活性蛋白等］来调节血管的稳定性和渗透性。由于内皮细胞活化，上述因子在 SSc 中出现异常，导致成纤维细胞增殖并加重内皮细胞本身的病变。同时，血管反应性也出现异常。

3.自身免疫性病变

近年来，在 SSc 的血清中发现大量特异性抗体，因此更明确地把 SSc 归类于自身性免疫疾病。这些自身抗体在发病机制中的作用并不完全清楚，但其相应的靶抗原却都是细胞核代谢过程中的重要成分，有些自身抗原和反转录病毒的蛋白间有共同的成分，因此也有人提出本病的发病机制是因分子模拟所致。免疫学检测示血清抗核抗体阳性率达 90% 以上，大部分自身抗体属于抗核抗体谱范围内，包括抗局部异构酶Ⅰ抗体，抗着丝点抗体、抗核仁抗体（包括对不同核仁成分：RNA 多聚酶Ⅲ、U3RNA 蛋白复合体等的抗体）、抗多发性肌炎-硬皮病抗体、抗组蛋白抗体等。其他还有抗Ⅰ型胶原、Ⅳ型胶原、抗板层抗体等。此外，多种细胞因子［TGF-β、结缔组织生长因子（CTGF）、肿瘤坏死因子（TNF）、白细胞介素（IL）家族］也在 SSc 的病程中起作用，并随病程的变化而变化。

二、病理

胶原的增殖、组织的纤维化是 SSc 受损组织中共同而突出的病理改变。如在皮肤的真皮层有增厚，胶原明显增加，附件萎缩，小动脉玻璃样化，而表皮层变薄。淋巴细胞和浆细胞的浸润仅见于疾病的早期。血管的变化明显，尤其是微血管，如通过电子微血管镜检查甲皱，可以看到增大的/巨毛细血管、毛细血管出血、毛细血管排列紊乱、无血管区及分支毛细血管等表现。微小动脉和小动脉有内皮细胞增生，管腔变窄，在 SSc 肾损害者，主要表现为肾入球小动脉和叶间动脉内皮细胞增生及血管壁的纤维性坏死，以致肾皮质缺血坏死。肾小球也可有病变。类似血管病变和纤维化也可见于其他脏器。

三、临床表现

本病起病缓慢。发病年龄在 30～50 岁。

(一)雷诺现象

雷诺现象是 SSc 最多见的初期表现,约 70％的患者首发症状为雷诺现象,可先于 SSc 的其他表现(如关节炎、内脏受累)1～2 年或与其他症状同时出现。临床特点为手指(足趾)端遇冷、情绪激动后出现麻木感和颜色的顺序变化,首先是颜色变白,继以紫,再变红。最初可仅有一个或少数指(趾)端受累,以后逐渐扩大到更多的手指(足趾)。其原理在早期为局部小动脉痉挛,以后可因为血管内皮细胞肿胀导致组织缺血而出现指端溃疡及瘢痕,手(足)末节坏死或软组织及指骨因缺血而被吸收变短。

(二)皮肤改变

皮肤改变是 SSc 标记性症状。皮损依次经历肿胀期、硬化期、萎缩期。几乎所有病例皮肤硬化首先出现在手指逐渐向近端扩展,皮肤发亮、紧绷,皱褶消失,汗毛稀疏,病变皮肤与正常皮肤界限不清。患者胸上部和肩部有紧绷感,颈前出现横向厚条纹,仰头时感颈部皮肤紧绷。面部皮肤受累可表现为面具样面容。口周出现放射性沟纹,口唇变薄,鼻端变尖。手指的皮肤紧绷可逐渐导致指间关节和掌指关节完全伸展受限和屈曲畸形。受累皮肤可有色素沉着或色素脱失,头发毛囊处没有色素,形成黑白相间改变称"椒盐征"。手指、面部、嘴唇、舌和颊黏膜可于数年后出现小的毛细血管扩张,常见于局限性硬皮病,也可见于病程长的弥漫性硬皮病患者。

早期肿胀期,手指呈腊肠样,手背非可凹性肿胀。数周或数月后进入硬化期,皮肤呈蜡样光泽,厚而硬,紧贴于皮下,不易捏起。5 年后进入萎缩期,浅表真皮变薄变脆,表皮松弛。皮下软组织钙化是 SSc 晚期并发症,手指端、肘、膝等易受外伤的部位是钙化好发之处。

(三)骨关节和肌肉

多关节痛和肌肉疼痛常为早期症状,也可出现关节炎,约 29％的患者可出现侵蚀性关节炎。晚期由于腱鞘纤维化,受累关节活动时,尤其是膝关节可触到皮革样摩擦感。腕关节腱鞘广泛纤维性增厚可导致腕管综合征。肌肉无力常见于严重皮肤病变者,多数因失用性萎缩造成。部分患者会出现肌酶的升高。骨质吸收可见于末端指骨、肋骨、锁骨和下颚角。

(四)消化系统

消化道受累是 SSc 的常见表现,约 70％的患者出现,任何部位均可累及,其中食道受累最常见(90％),肛门、直肠次之(50％～70％),小肠和结肠较少(40％和 10％～50％)。食管受累表现为上腹饱胀、胸骨后烧灼感,以及胃部反流。在平卧或弯腰时明显,是胃食管括约肌压力减低和远端食管扩张所致。消化性食管炎可导致食管下段狭窄。1/3 的 SSc 患者可有 Barrett 食管化生,这些患者发展为腺癌等并发症的危险性增高。吞咽困难可单独出现,是神经肌肉功能失调性食管动力丧失所致。食管测压和食管造影显示下 2/3 食管蠕动幅度下降或消失。胃部和肠道可出现毛细血管扩张,引起消化道出血。胃部扩张的黏膜下毛细血管在内镜下呈宽条带,被称为"西瓜胃"。

小肠蠕动减弱可导致肠胀气和腹痛,偶可出现假性肠梗阻。吸收不良综合征伴体重下降、腹泻和贫血,是由于肠道无张力或纤维化导致淋巴管阻塞引起的细菌过度滋生。肠壁黏膜肌层变性,空气进入肠壁黏膜下面,可出现肠壁囊样积气征,表现为小肠壁的透 X 线囊肿或线性条带。

大肠受累导致慢性便秘,节段性肠道无力可导致肠套叠。大肠钡灌肠显示扩张和大口憩室。肛门括约肌松弛可导致大便失禁,偶有肛门脱垂。

(五)肺部

2/3 以上的 SSc 患者有肺部受累,成为目前 SSc 最主要的致死原因。最常见的症状是运动时气短,活动耐力减低,常伴干咳。

肺间质纤维化和肺动脉血管病变常同时存在,但往往以一个病理过程占主导地位。在弥漫性硬皮病伴抗 Scl-70 阳性的患者中,肺间质纤维化常较重;在 CREST 综合征中,肺动脉高压常较明显。肺间质纤维化常以嗜酸性肺泡炎为先导。在肺泡炎期,高分辨 CT 扫描可显示肺部呈毛玻璃样改变,支气管肺泡灌洗可发现灌洗液中细胞数增多,大多是肺泡巨噬细胞,可见到中性粒细胞或嗜酸性粒细胞。胸片改变示肺间质纹理增粗,严重时呈网状结节样改变,主要累及肺部的下 2/3。肺功能显示限制性通气障碍,肺活量降低,肺顺应性降低,气体弥散量减少。体检可闻及肺底细小爆裂音。肺间质纤维化患者肺泡细胞和支气管癌的发生率增高。

肺动脉高压是 SSc 的另一种严重肺部病变,是由于肺动脉和微动脉内膜纤维化和中膜肥厚导致狭窄和闭塞。肺动脉高压首先表现为劳力性呼吸困难,最终进展为右心功能衰竭。无创性超声心动检查可发现早期肺动脉高压。心导管检查发现 33%的患者有肺动脉高压。其预后非常差,平均生存期不到 2 年。

(六)心脏

主要表现为心包炎,伴或不伴有心包积液、心力衰竭和不同程度的传导阻滞或心律失常。病理检查 80%的患者有片状心肌纤维化。临床表现为气短、胸闷、心悸和水肿。超声心动图检查显示约半数患者有心包肥厚或积液,但临床心肌炎和心脏压塞不多见。

(七)肾脏

硬皮病肾病变以叶间动脉、弓形动脉及小动脉为著,其中最主要为小叶间动脉。临床表现不一,部分患者有多年皮肤及其他内脏受累而无肾损害的临床表现;有些在病程中出现肾危象,即突然发生严重高血压、急进性肾衰竭。如不及时处理,常于数周内死于心力衰竭和尿毒症。患者可出现乏力加重,气促、严重头痛、视力模糊、抽搐、神志不清等症状。实验室检查发现肌酐正常或增高、蛋白尿和/或镜下血尿,可有微血管溶血性贫血和血小板计数减少。少数患者可在没有高血压的情况下发生肾危象。肾危象的预测因素有:①系统性硬皮病;②病程小于 4 年;③疾病进展快;④抗RNA 多聚酶Ⅲ抗体阳性;⑤服用大剂量激素或小剂量环孢素;⑥血清肾素水平突然升高。

(八)其他

SSc 患者常伴眼干和/或口干症状。部分患者可出现甲状腺功能减低,可见甲状腺纤维化。可有三叉神经痛和男性阳痿。局限性 SSc 偶见胆汁性肝硬化。

四、实验室与辅助检查

(一)一般检查

红细胞沉降率可正常或轻度增快。偶有贫血,多为与慢性炎症有关的低增生性贫血,可有轻度血白蛋白降低,球蛋白升高,主要是 IgG。

(二)免疫学检查

血清 ANA 阳性率达 90%以上,核型为斑点型和核仁型。在 CREST 综合征患者中,50%～90%抗着丝点抗体(ACA)阳性,在弥漫性硬皮病中仅 10%阳性。ACA 阳性患者常倾向于出现皮肤毛细血管扩张、皮下钙质沉积及肺动脉高压,较 ACA 阴性患者出现限制性肺部病变少,其滴度不随时间和病程变化。抗拓扑异构酶Ⅰ(Scl-70)抗体是 SSc 的特异性抗体,阳性率为15%～20%,该抗体阳性与弥漫性皮肤硬化,肺间质纤维化等相关,抗 Scl-70 抗体阳性患者死亡率增加。此外,抗核仁抗体对 SSc 相对特异,常见的有几种:抗 RNA 聚合酶Ⅰ/Ⅲ抗体常与肾危象、心脏受累相关;抗纤维蛋白 Th/To 抗体见于局限性硬皮病患者;抗 PM-Scl 抗体和抗 Ku 抗体见于局限性 SSc 重叠多发性肌炎的患者。抗 U3RNP 抗体与肌病、肠道受累和肺动脉高压相关。抗 SS-A 和/或抗 SS-B 抗体存在于 SSc 与干燥综合征重叠的患者。约 30% 病例 RF 阳性。

(三)病理及甲皱检查

硬变皮肤活检见网状真皮致密胶原纤维增多,表皮变薄,表皮突消失,皮肤附属器萎缩。真皮和皮下组织内(也可在广泛纤维化部位)可见 T 淋巴细胞大量聚集。电子甲皱毛细血管镜(nailfold video capillaroscopy,NVC)作为一种非创伤性的微血管检查方法已越来越广泛地用于 SSc 患者的微血管病变评估、病情监测和疗效评估。有学者将 SSc 患者的微血管病表现通过 NVC 分为 3 种形式,早期、活动期和晚期。其中,早期 NVC 表现为可见扩张/巨毛细血管,可见毛细血管出血,相对保留完好的毛细血管分布,以及没有毛细血管的缺失;活动期 NVC 表现为巨毛细血管常见,毛细血管出血常见,毛细血管中度缺失,轻度毛细血管结构紊乱,没有或轻度分支毛细血管,存在水肿;晚期 NVC 表现为不规则毛细血管扩张,少有或没有巨毛细血管和出血,严重的毛细血管缺失伴广泛的无血管区,正常毛细血管排列的紊乱,以及分支或灌木丛样毛细血管的存在。

(四)影像学及肺功能检查

胸部 X 线检查可有肺纹理增粗,严重时呈网状结节样改变,以肺底为著,或有小的囊状改变。高分辨 CT 和肺功能检查是检测和随访间质性肺病的主要手段。钡餐检查可显示食管、胃肠道蠕动减弱或消失,下端狭窄,近侧增宽,小肠蠕动也减少,近侧小肠扩张,结肠袋可呈球形改变。双手 X 线检查可见双手指端骨质吸收,软组织内有钙盐沉积。

(五)超声心动图和右心漂浮导管检查

超声心动检查作为无创性的检查方法,是早期发现肺动脉高压的首选检查。但其敏感性和特异性较差。右心漂浮导管仍是诊断肺动脉高压的金标准。其可以测定肺血管阻力、心排血量,同时进行急性血管扩张试验和选择性肺动脉造影。

五、诊断和鉴别诊断

(一)诊断标准

目前以美国风湿病学会(ACR)提出的系统性硬化症分类标准作为诊断标准。

1.主要条件

近端皮肤硬化:手指及掌指(跖趾)关节近端皮肤增厚、紧绷、肿胀。这种改变可累及整个肢体、面部、颈部和躯干(胸部、腹部)。

2.次要条件

(1)指硬化:上述皮肤改变仅限手指。

(2)指尖凹陷性瘢痕,或指垫消失:缺血导致指尖凹陷性瘢痕,或指垫消失。

(3)双肺基底部纤维化:在立位胸片上,可见条状或结节状致密影,以双肺底为著,也可呈弥漫斑点或蜂窝状肺。要除外原发性肺病所引起的这种改变。

判定:具有主要条件或两个以上次要条件者,可诊为系统性硬化症。此外,雷诺现象,多发性关节炎或关节痛,食管蠕动异常,皮肤活检示胶原纤维肿胀和纤维化,血清有 ANA、抗 Scl-70 抗体和抗着丝点抗体均有助于诊断。

(二)鉴别诊断

本病应与假性硬皮病如硬肿病、硬化性黏液水肿、嗜酸性筋膜炎及肾源性系统纤维化/肾源性纤维性皮病相鉴别。

六、治疗

本病尚无特效药物。早期治疗的目的在于阻止新的皮肤和脏器受累,而晚期治疗的目的在于改善已有的症状。

(一)一般治疗

戒烟,加强营养,注意手足保暖和避免精神刺激。

(二)SSc 相关指端血管病变(雷诺现象和指端溃疡)的治疗

二氢吡啶类钙通道阻滞剂,通常口服硝苯地平(每次 10～20 mg,每天 3 次)可以用于 SSc 相关的雷诺现象的一线治疗。静脉注射伊洛前列素或其他适合的前列环素类似物可用于治疗 SSc 相关的严重的雷诺现象和局部缺血。口服波生坦也对治疗指端溃疡有效。

(三)SSc 相关肺动脉高压的治疗

1.一般治疗

氧疗、使用利尿剂和强心剂及抗凝治疗。

2.肺动脉血管扩张剂

目前临床上应用的血管扩张剂有钙通道阻滞剂,前列环素及其类似物,内皮素-1 受体拮抗剂及 5 型磷酸二酯酶抑制剂等。

(1)钙通道阻滞剂:仅有 10%～15% 的肺动脉高压患者对钙通道阻滞剂敏感,只有急性血管扩张药物试验结果阳性的患者才能应用钙通道阻滞剂治疗。多选用地尔硫草,从小剂量开始应用,逐渐递增,争取数周内达到最大耐受剂量,然后维持应用。应用 1 年还应再次进行急性血管扩张药物试验重新评价患者是否持续敏感,只有长期敏感者才能继续应用。

(2)前列环素类药物:前列环素类似物是人工合成制剂,前列环素缺乏可导致肺动脉高压。依前列醇、伊洛前列素、曲前列环素、贝前列环素等可用于治疗肺动脉高压。目前,在我国只有吸入性伊洛前列素,每天吸入治疗次数为 6～9 次,每次吸入剂量至少在 5～20 μg。长期应用该药,可降低肺动脉压力和肺血管阻力,提高运动耐量,改善生活质量。

(3)内皮素-1 受体拮抗剂:内皮素-1 主要由内皮细胞分泌,是一种强的内源性血管收缩剂,并可促血管平滑肌细胞增生,研究表明内皮素-1 表达增加与肺动脉高压严重度和预后密切相关。波生坦、西他生坦被推荐用于治疗 SSc 相关的肺动脉高压。波生坦(全可利)初始剂量 62.5 mg,每天 2 次,连续 4 周,后续125 mg,每天 2 次维持治疗。其为治疗心功能Ⅲ级肺动脉高压首选治疗。不良反应主要表现为肝损害。

(4)5 型磷酸二酯酶抑制剂:西地那非是一种强效、高选择性 5 型磷酸二酯酶抑制剂,推荐初始口服剂量 20 mg,每天 3 次。常见不良反应包括头痛、面部潮红等,但均可耐受。

(5)其他:一氧化氮(NO)是血管内皮释放的血管舒张因子,具有调节血管张力、血流、炎症反应和神经传导等广泛的生物学作用。吸入 NO 已成为治疗肺动脉高压的新型方法,但仍需要进一步随机对照试验以评估其安全性和有效性。

3.侵入性治疗

房间隔造口术,肺心联合移植和肺移植,肺血栓动脉内膜切除术,右心室辅助装置等。

4.基因治疗

严重病例可考虑自体或异体干细胞移植。

(四)SSc 相关肾危象的治疗

肾危象可通过使用 ACEI 来治疗。即使患者已经开始透析治疗,仍应继续使用 ACEI。激素与 SSc 肾危象风险增加相关。使用激素的患者需要仔细的监测血压和肾功能。

(五)SSc 相关皮肤受累的治疗

甲氨蝶呤可改善早期弥漫性 SSc 的皮肤硬化。其他药物如青霉胺、环孢素、他克莫司、松弛素和静脉注射丙种球蛋白对改善皮肤硬化可能有效。

(六)SSc 的间质性肺病的治疗

环磷酰胺被推荐用于治疗 SSc 的间质性肺病。抗胸腺细胞抗体和霉酚酸酯对早期弥漫性病变包括间质性肺病可能有效。

(七)其他脏器的治疗

长效质子泵抑制剂对胃食管反流性疾病,食管溃疡和食管狭窄有效。促动力药物如甲氧氯普胺和多潘立酮可用于治疗 SSc 相关的功能性消化道动力失调如吞咽困难,胃食管反流性疾病,饱腹感等。皮下注射奥曲肽用于假性肠梗阻。胃胀气和腹泻提示小肠细菌过度生长,治疗可使用抗生素,但需经常变换抗生素种类,以避免耐药。

（张 杰）

第九章

急诊科疾病的综合治疗

第一节 中 暑

中暑是在暑热天气、湿度大和无风的环境条件下,以体温调节中枢功能障碍、汗腺功能衰竭和水、电解质丧失过多而出现相关临床表现的疾病。重症中暑依其主要发病机制和临床表现不同常分为 3 型:①热痉挛;②热衰竭;③热射病。该 3 型可顺序发展,也可交叉重叠。热射病是一种致死性疾病,病死率较高(20%~70%)。

一、诊断要点

(一)临床表现特点

根据我国《职业性中暑诊断标准》(GB 11508-89),可将中暑分为先兆中暑、轻症中暑和重症中暑 3 级,其临床特点如下。

1.先兆中暑

在高温环境下工作一定时间后,出现头晕、头痛、口渴、多汗、全身疲乏、心悸、注意力不集中、动作不协调等症状。体温正常或略有升高。如及时将患者转移到阴凉通风处安静休息,补充水、盐,短时间内即可恢复。

2.轻症中暑

除上述症状加重外,体温至 38 ℃以上,出现面色潮红、大量出汗、皮肤灼热等表现;或出现面色苍白、皮肤四肢湿冷、血压下降、脉搏增快等虚脱表现。如进行及时有效的处理,常常于数小时内恢复。

3.重症中暑

包括热痉挛、热衰竭和热射病 3 型。

(1)热痉挛:常发生在高温环境中强体力劳动后。由于出汗过多,口渴,大量饮水而盐分补充不足以致血中氯化钠浓度显著下降,而引起四肢阵发性的强直性痉挛,最多见于下肢双侧腓肠肌,常伴有肌肉疼痛、腹绞痛及呃逆。体温大多正常。实验室检查有血钠和氯化物降低,尿肌酸增高。可为热射病的早期表现。

(2)热衰竭:常发生于老年人、儿童、慢性疾病患者及一时未能适应高温气候及环境者。严重热应激时,由于体液和体钠丢失过多引起循环血容量不足所致。患者先有头痛、头晕、恶心,继而有口渴、胸闷、脸色苍白、冷汗淋漓、脉搏细弱或缓慢、血压偏低。可有晕厥,并有手、足抽搐。体温可轻度升高。重者出现周围循环衰竭。实验室检查有血细胞比容升高、高钠血症、轻度氮质血症和肝功能异常。热衰竭可以是热痉挛和热射病的中介过程,如不治疗可发展成为热射病。

(3)热射病:是一种致命性急症,典型表现为高热(>41 ℃)和意识障碍。根据发病时患者所处的状态和发病机制,临床上分为两种类型:劳力性和非劳力性(或典型性)热射病,前者主要是在高温环境下内源性产热过多;后者主要是在高温环境下体温调节功能障碍引起散热减少。①劳力性热射病:多在高温、湿度大和无风天气进行重体力劳动或剧烈体育运动时发病。患者多为平时健康的年轻人,在从事重体力劳动或剧烈运动数小时后发病,约50%的患者大量出汗,心率可达160~180 次/分,脉压增大。可发生横纹肌溶解、急性肾衰竭、肝衰竭、DIC 或 MODS,病死率较高。②非劳力性热射病:在高温环境下,多见于居住拥挤和通风不良的城市老年体弱居民。其他高危人群包括精神分裂症、帕金森病、慢性乙醇中毒及偏瘫或截瘫患者。表现为皮肤干热和发红,84%~100%的病例无汗,直肠温度常>41 ℃,最高可达 46.5 ℃。病初表现行为异常或癫痫发作,继而出现谵妄、昏迷,严重者出现低血压、休克、心律失常、心力衰竭、肺水肿及脑水肿等。

(二)实验室检查

严重患者常出现肝、肾、胰和横纹肌损伤的实验室参数改变,应急诊行有关生化检查、凝血功能及血气分析,以尽早发现重要器官功能障碍证据。心电图检查有心律失常和心肌损害的表现。疑颅内病变时应行脑 CT/MRI 检查。

(三)诊断注意事项

中暑的诊断可根据在高温环境中劳动和生活时出现体温升高、肌肉痉挛和/或晕厥,并应排除其他疾病后方可诊断。炎热夏季,遇有高热伴昏迷者首先考虑中暑。此外,尚必须与其他疾病鉴别,如热射病必须与脑型疟疾、脑炎、脑膜炎、有机磷农药中毒、中毒性肺炎、菌痢等鉴别,热衰竭应与消化道出血或宫外孕、低血糖等鉴别,热痉挛伴腹痛应与各种急腹症鉴别。

二、治疗要点

(一)先兆中暑与轻症中暑

应立即撤离高温环境,在阴凉处安静休息并补充清凉含盐饮料,即可恢复。疑有循环衰竭倾向时,可酌情给葡萄糖盐水静脉滴注。体温升高者及时行物理降温。

(二)热痉挛与热衰竭

患者应迅速转移到阴凉通风处休息或静卧。口服凉盐水、清凉含盐饮料。静脉补给生理盐水、葡萄糖溶液和氯化钾。一般患者经治疗后 30 分钟到数小时内即可恢复。

(三)热射病

须紧急抢救,降温速度决定预后。应在 30 分钟内使直肠温度降至 40 ℃以下。

1.体外降温

将患者转移到通风良好的低温环境,脱去衣服,按摩四肢皮肤,使皮肤血管扩张和加速血液循环,促进散热。对无循环虚脱的患者,迅速降温的金标准是冷水浸浴(cold water immersion,CWI)或冰水浸浴(ice water immersion,IWI),将患者身体(除头部外)尽可能多地浸入 1.7~14.0 ℃冷水中,不停地搅动水,以保持皮肤表面有冷水,在头顶部周围放置用湿毛巾包裹的冰块。此法能在 20 分钟内将体温由 43.3 ℃降至 40.0 ℃以下。对循环虚脱的患者可用蒸发散热降温,如用 15 ℃冷水反复擦拭皮肤或同时应用电风扇或空气调节器。或在头部、腋窝、腹股沟处放置冰袋,并用电扇吹风,加速散热。农村无上述条件时可用井水或泉水擦洗,促进蒸发降温。体温降至 39 ℃时,停止降温。

2.体内降温

体外降温无效者,用冰盐水进行胃或直肠灌洗,也可用 20 ℃或 9 ℃无菌生理盐水进行血液透析或腹膜透析,或将自体血液体外冷却后回输体内降温。

3.药物降温

常用氯丙嗪。用法:将氯丙嗪 25～50 mg 稀释在 500 mL 葡萄糖盐水或生理盐水中静脉滴注 1～2 小时,病情紧急时可用氯丙嗪及异丙嗪各 25 mg 稀释于 5‰葡萄糖溶液 100～200 mL 中,在 10～20 分钟静脉滴注完毕。如 1 小时内体温仍未下降可重复 1 次。有心血管病史慎用。

4.对症治疗

保持患者呼吸道通畅,并给予吸氧;烦躁不安或抽搐者,可用地西泮(安定)10 mg 或苯巴比妥钠 0.1～0.2 g/次,肌内注射;纠正水、电解质与酸碱平衡失调;应用肾上腺皮质激素对高温引起机体的应激和组织反应,以及防治脑水肿、肺水肿均有一定的效果;应用 B 族维生素和维生素 C,以及脑细胞代谢活化剂;防治心、肾、呼吸功能不全,防治感染等。

(孙亚男)

第二节 冻 僵

冻僵又称意外低体温,是指处在寒冷(-5 ℃)环境中机体中心体温(core body temperature, CBT)<35 ℃并伴有神经和心血管系统损伤为主要表现的全身性疾病,通常暴露寒冷环境后 6 小时内发病。绝大多数冻僵发生在严寒季节。在寒冷地带野外活动时间过长;或因意外事故遭受寒流袭击,风雪中迷途,陷入积雪或浸没在冰水中均可能引起冻僵。老年、婴儿及患有慢性疾病者也偶可在室温过低时发生冻僵。

一、诊断要点

(一)轻度冻僵(CBT 35～32 ℃)
患者表现为疲乏、健忘和多尿,肌肉震颤、心跳和呼吸加快、血压增高。

(二)中度冻僵(CBT 32～28 ℃)
患者表情淡漠、精神错乱、语言障碍、行为异常、运动失调或昏睡。ECG 示心房扑动或颤动、室性期前收缩和出现特征性的 J 波(位于 QRS 波与 ST 段连接处,又称 Osborn 波)。体温在 30 ℃时,寒战停止、意识丧失、瞳孔扩大和心动过缓。ECG 示 PR 间期、QRS 波和 QT 间期延长。

(三)重度冻僵(CBT<28 ℃)
患者出现少尿、瞳孔光反应消失、呼吸减慢和心室颤动;体温降至 24 ℃时,出现僵死样面容;体温≤20 ℃时,皮肤苍白或青紫,心搏和呼吸停止,瞳孔散大固定,四肢肌肉和关节僵硬,ECG

或 EEG 示等电位线。

（四）中心体温测定

中心体温测定可证实诊断，可采用两个部位。①直肠测温：应将温度计探极插入 15 cm 深处测定；②食管测温：将温度计探极插入喉下 24 cm 深处测定。

二、治疗要点

首先使患者脱离寒冷环境，并进行保暖，然后解除寒冷潮湿或紧缩性的衣物，如鞋、手套、袜子等。对于反应迟钝或昏迷者，保持气道通畅，吸入加热的湿化氧气。可以给患者以热饮料、高热量的流质或半流质食物。休克患者复温前要首先恢复有效循环容量。CBT<30 ℃者，对阿托品、电除颤或置入心脏起搏器常无效。心搏呼吸停止者，若体温升至 28 ℃以上仍无脉搏，应行 CPR 及相关药物治疗。体温升至 36 ℃仍未恢复心搏呼吸者，可中止复苏。

迅速复温是急救的关键。①被动复温：即通过机体产热自动复温。适用于轻度冻僵患者。将患者置于温暖环境中，用较厚毛毯或被褥裹好身体，逐渐自行复温，复温速度为 0.3～2.0 ℃/h；②主动复温：即将外源性热传递给患者。适用于体温<32 ℃、心血管功能不稳定、高龄、有中枢神经功能障碍、有内分泌功能低下或疑有继发性低体温等时，可行主动体外复温：应用电热毯、热水袋或 40～42 ℃温水浴升温等，复温速度为 1～2 ℃/h。应将复温热源置于胸部，避免四肢单独加温，否则大量冷血回流，致中心温度下降，损害脏器功能。也可行主动体内复温：静脉输注加热（40～42 ℃）液体或吸入加热（40～45 ℃）湿化氧气，或应用 40～45 ℃灌洗液进行胃、直肠、腹膜腔或胸腔灌洗升温，复温速度为 0.5～1 ℃/h。也可经体外循环快速复温，复温速度为 10 ℃/h。复温以肢体红润、循环恢复良好，皮温达到 36 ℃左右为妥。若无温水，可将伤肢置于救护者怀中复温。以冰雪拭冻伤部位不仅延误复温并会加重组织损伤。有条件时尚可采用血液或腹膜透析，从体外用温暖（37 ℃）的透析液加温内脏和大血管。同时，要加强对症处理措施，例如，抗感染治疗、纠正电解质紊乱、防治脏器功能损伤等。

（王 鑫）

第三节 淹 溺

淹溺又称溺水，是指人淹没于水或其他液体中，水与污泥、杂草等物堵塞呼吸道和肺泡，或因咽喉、气管发生反射性痉挛，引起窒息和缺氧，肺泡失去通气、换气功能，使机体处于危急状态。由此导致呼吸、心跳停止而致死亡称溺死。约 90%淹溺者发生于淡水，其中 50%发生在游泳池。在我国，淹溺是伤害死亡的第 3 位原因，0～14 岁年龄组为第 1 位死因，溺水者多发生于青少年及 4 岁以下的儿童。淹溺最重要最有害的后果是缺氧，所以，必须尽快恢复通气、氧合和灌注，这就要求目击者尽快行 CPR，尽快启动急救医疗救助系统。

一、诊断要点

（一）病史

有淹溺史及目击事故者。淹溺多发生于不会游泳或不慎落水及投水自杀者。意外事故中以洪水灾害、翻船发生淹溺多见。此外,水上运动、潜水、工程意外等,也是发生淹溺原因之一。

(二)临床表现特点

1.轻度淹溺

落水片刻,患者可吸入或吞入少量的液体,有反射性呼吸暂停,神志清楚,血压升高,心率加快。肤色正常或稍苍白。

2.中度淹溺

溺水后1~2分钟,人体因不能耐受缺氧而吸入大量水分,患者有剧烈呛咳呕吐。部分患者因呕吐物被重新吸入或发生反射性喉痉挛而加重窒息和缺氧。患者出现意识模糊或烦躁不安,呼吸不规则或表浅,血压下降,心跳减慢,反射减弱。约有75%溺水者发生肺水肿。

3.重度淹溺

溺水3~4分钟,被救后已处于昏迷状态,由于窒息患者面色青紫或苍白、肿胀、眼球凸出、四肢厥冷,测不到血压,口腔、鼻腔和气管充满血性泡沫,可有抽搐。呼吸、心跳微弱或停止。胃内积水致胃扩张者,可见上腹部膨隆。此外,淹溺患者常合并有脑外伤、脊髓损伤(跳水时)和空气栓塞(深水潜水时),从而出现相应的临床体征。

(三)实验室检查

血气分析显示低氧血症、高碳酸血症和呼吸性酸中毒,可合并代谢性酸中毒。心电图检查常见有窦性心动过速、非特异性ST段和T波改变,出现室性心律失常或完全性心脏传导阻滞时,提示病情严重。肺部X线有肺不张或肺水肿表现。疑有颈椎损伤时,应行颈椎X线或CT检查。

二、治疗要点

(一)溺水的现场与院前急救

1.水中救起

溺水的抢救首先是要帮助溺水者脱离险境,必须立即从水中救起。可用一些运输工具如救生艇、冲浪板或其他漂浮装置,尽快到达患者处,急救人员必须时刻注意自身安全,减少自身及患者危险。最新证据表明,不必常规固定患者颈部,除非引起淹溺的外部环境有导致外伤的可能性,包括潜水、滑水、乙醇中毒或受伤的体征等,如无上述因素,颈部受伤的可能性不大。徒手或用器械固定颈部不但会妨碍气道的充分开放,还耽搁人工呼吸的实施。若受过水中急救的训练,可水中进行人工呼吸。

2.上岸后救助

上岸后应立刻评估溺水者的意识、呼吸和脉搏等生命体征,若无呼吸、心跳,立即CPR;若已出现尸斑、腐烂、尸僵等明显的死亡征象,则应放弃抢救。①畅通呼吸道:立即清除患者口、鼻中的污泥、杂草,保持呼吸道通畅。②立即心肺复苏:对呼吸和/或心跳停止者,立即行心肺复苏。③面罩供氧:立即用面罩给予100%纯氧,有条件时可以使用持续正压通气(CPAP),必要时气管插管,机械通气。④其他措施:建立静脉通道,保暖。迅速将患者转运到医院,疑有颈部外伤时应注意颈椎固定。

(二)溺水的院内急诊处理

即使现场评估无任何异常,所有患者都应该转运到医院急诊进行进一步的观察、评估和处理。院内早期处理的重点是迅速复苏和防治呼吸衰竭;重视相关外伤的早期发现和恰当处理;保持供氧。具体措施：①继续 CPR；②维持水、电解质和酸碱平衡；③防治感染；④头部、颈部与胸部 CT 或 X 线检查；⑤防治脑水肿与脑功能衰竭、ARDS、急性肾损伤、急性心力衰竭、心律失常和 DIC 等。

（刘　斌）

第四节　晕　动　病

乘车、船或飞机时，因摇摆、颠簸、旋转或加速等刺激，主要使前庭功能紊乱而致的一系列自主神经功能失调症状，称晕动病。

一、诊断要点

本病常在乘车、船、飞机和其他运行数分钟至数小时后发生。初时感觉上腹不适，继有恶心、面色苍白、乏力、心跳加速、出冷汗，旋即有眩晕、精神抑郁、唾液分泌增多和呕吐。可有血压下降、呼吸深而慢、眼球震颤。严重呕吐引起失水和电解质紊乱。症状一般在停止运行或减速后数十分钟和数小时内消失或减轻；也有持续数天后才逐渐恢复，并伴有精神萎靡、四肢无力。

高温、高湿、通风不良、噪声、特殊气味、情绪紧张、睡眠不足、过度疲劳、饥饿或过饱、身体虚弱、内耳疾病等均易诱发本病。

本病应与内耳眩晕病、前庭神经炎、椎基底动脉供血不足等疾病相鉴别。

二、治疗要点

（一）一般处理

发病时患者宜闭目仰卧，松解领扣、腰带，指压或针刺内关、合谷等穴位有一定效果。坐位时头部紧靠在固定椅背或物体上，避免较大幅度的摇摆。有呕吐剧烈、脱水和低血压者，应静脉补充液体和电解质。

（二）药物治疗

主要应用抗组胺类和抗胆碱能类药物治疗，可单独应用或联合用药。常用药物：①美可洛嗪：25 mg 口服，每天 1～3 次。②布可利秦：25 mg 口服，每天 3 次。③茶苯海明：25～50 mg 口服，每天 3 次。④赛克力嗪：1 次口服 50 mg，出发前半小时服。⑤异丙嗪：口服每次 12.5～25 mg，每天 2～3 次；肌内注射每次 25～50 mg。⑥苯海拉明：口服每次 25 mg，每天 3～4 次；肌内注射每次 20 mg，每天 1～2 次。⑦氢溴酸东莨菪碱：0.3～0.6 mg 口服，每天 3 次。青光眼患者忌用。⑧甲氧氯普胺：5～10 mg 口服，每天 3 次；肌内注射每次 10～20 mg。⑨多潘立酮：口服每次 10～20 mg，每天 3 次，饭前服；肌内注射每次 10 mg。⑩其他药物：如氯丙嗪、地西泮、苯巴比妥等也可酌情使用。

在旅行前 0.5～1 小时先服用上述药物一次剂量，可减轻症状或避免发病。

（王艳青）

第五节 电 击 伤

　　一定量电流通过人体引起不同程度组织损伤或器官功能障碍,甚至死亡,称电击伤,俗称触电。雷雨闪电时的电击也属于电击伤。

　　电击损伤包括电流对细胞的直接损伤和电阻产热引起的组织和器官损伤,其对人体损伤程度与电流强度、电流种类(直流电、交流电)、电压高低、触电时间长短、人体电阻、电流途径有关。人体组织电阻由小到大依次为神经、血液、黏膜、肌肉、干燥皮肤、肌腱、脂肪和骨骼。电流通过心脏易导致心脏骤停,通过脑干使中枢神经麻痹、呼吸暂停。

一、诊断要点

(一)病史
有明确的触电或被雷、电击伤史。

(二)临床表现特点

1.全身表现
轻度电击者仅出现痛性肌肉收缩、惊恐、头晕、心悸、面色苍白、口唇发绀、四肢乏力等。中度电击者表现为惊恐,面色苍白,表情呆愣,触电肢体麻木感,部分患者甚至昏倒,暂时意识丧失,但瞳孔、血压无明显变化,患者呼吸浅而速,可出现偶发或频发期前收缩,心动过速。重度电击者立即出现意识丧失、呼吸心搏骤停。电击后常出现严重室性心律失常、肺水肿、胃肠道出血、凝血功能障碍、急性肾损伤等。应特别注意伤者有多重损伤的可能性,包括强制性肌肉损伤、内脏器官损伤和体内外烧伤。此外由于肢体的急剧抽搐动作可引起骨折。

2.局部表现(电热灼伤)
一般低电压电流的烧伤面小,直径一般为 0.5~2 cm、呈圆形、椭圆形或蚕豆状,边缘规则整齐,与健康皮肤分界清楚,一般无痛,焦黄色、褐色或灰色干燥创面,偶可见水疱形成。此类烧伤多见于电流进出口处,如手、臂或脚。

高压电流烧伤,面积较大,损伤的深度甚至深达肌肉和骨骼。轻者仅表现为皮肤干燥烧焦的创面,面积较大,损伤较深,可达真皮层或皮下组织;较重者可有大片焦痂,组织坏死,以后脱落、感染和渗出,伤口愈合较为缓慢,形成慢性皮肤溃疡。少数患者体表皮肤烧伤并不严重,甚至无明显皮肤改变,但电流更多地通过血管、淋巴管、肌肉、神经等,造成沿着其行走方向的灼伤,受伤当时可能表现不明显,早期常难以从外表确定损伤范围和程度,24~48 小时周围组织开始发红、肿胀、炎症反应;随病程进展,由于肌肉、神经或血管的凝固或断裂,可在一周或数周后逐渐表现坏死、感染、出血等,甚至发生败血症,后果严重。腹部电热灼伤可导致胆囊坏死、肠穿孔、胰腺炎、肠麻痹、肝脏损害、肾损伤等。电击创面的最突出特点为皮肤的创面很小,而皮肤下的深度组织损伤却很广泛。临床上对深部组织电灼的程度估计不足是诊断普遍存在的问题。

3.并发症及后遗症
电击伤后 24~48 小时常出现并发症及后遗症,如心肌损伤、严重心律失常和心功能障碍,吸入性肺炎或肺水肿,消化道出血或穿孔、麻痹性肠梗阻,DIC 或溶血,肌球蛋白尿或肌红蛋白尿和急性肾损伤,骨折、肩关节脱位或无菌性骨坏死,部分电击伤者有单或双侧鼓膜破裂、听力丧失,烧伤处继发感染。电击伤后数天到数月可出现上升或横断性脊髓炎、多发性神经炎或瘫痪等;角膜烧伤、视网膜剥离、单侧或双侧白内障和视力障碍。孕妇电击伤后常发生流产、死胎或宫内发育迟缓。

　　4.闪电损伤

　　人被闪电击中时,心跳和呼吸常立即停止。皮肤血管收缩呈网状图案,为闪电损伤特征。

　　(三)诊断注意事项

　　根据患者触电史和现场情况,即可做出诊断。应了解有无从高处坠落或被电击抛开的情节,注意颈髓损伤、骨折和内脏损伤的可能性。监测血 LDH、CK-MB、淀粉酶,尿肌红蛋白,肝、肾功能等,可辅助判断组织器官损伤程度。有些严重电击患者当时症状虽不重,1 小时后却可突然恶化。也有电击后呈极微弱的心跳和呼吸的"假死状态"(即人体主要生理功能如心跳呼吸等,处于极微弱情况下的一种状态,外表看来似乎已经死亡),假死并非由心室颤动引起,主要由于延髓受抑制或呼吸肌痉挛所致。要认真鉴别,不可轻易放弃对触电者的抢救。

二、治疗要点

　　(一)切断电源与现场处置

　　首要任务是迅速切断电源。按当时的具体环境和条件采用最快、最安全的办法切断电源或使患者脱离电源,一般有下述几种方法。①关闭电掣:若电掣就在附近,立即关闭电掣是最简单、安全而有效的行动。并尽可能把保险盒打开,总电闸扳开,并派人守护总电掣闸,以防止忙乱中第三者重新合上电闸,导致其他人触电。这是一种十分重要而简便易行的安全措施。②斩断电线:若在野外或远离电掣的地方,尤其是下雨时,不便接近触电者或挑开电源线者用之;或高压输电线断落,可能附近电场效应而会产生跨步电压者,应于 20 m 以外斩断输电线(注意:斩断端的电线又可能触地形成新的中心,形成跨步电压,导致救护者触电)。所用的利器因地制宜选用,如绝缘钳子、干燥锄头、铲子、有干燥木柄的刀、斧等。③挑开电线:对于高处垂落电源线触电,电掣不在附近,可用干燥木棒或竹竿挑开电源线。并注意挑开的电源线要放置好,避免他人触电。④拉开触电者:如上述方法都不易用上,可用干木棒将触电者拨离触电处。如触电者趴在漏电的机器上,可用塑料绳、干绳子或衣服拧成带子,套在患者身上,将其拉出。

　　在使触电者离开电源的整个过程中,应注意以下几点:①必须严格保持救护者与触电者的绝缘,包括不直接接触触电者,选用的器材必须是有可靠的绝缘性能。若对所用器材绝缘性能无把握,则要在操作时,脚下垫放干燥的木板、厚塑料块等绝缘物品,使自己与大地绝缘。②在下雨天气野外抢救触电者时,一切原先有绝缘性能的器材都因淋湿而失去绝缘性能,因此更需注意。③野外高压电线触电,注意跨步电压的可能性并予以防止,最好选择 20 m 以外进行切断电源;确实需要进出危险地带,需保持单脚着地的跨跳步进出,绝对不容许双脚同时着地。

　　(二)立即进行心肺复苏

　　对呼吸、心跳停止者立即行 CPR。因为电击后存在"假死"状态,CPR 必须坚持不懈进行,直至患者清醒或出现尸僵、尸斑为止。不可轻易放弃。

　　(三)复苏后的处理

　　主要是维持呼吸、血压稳定,积极防治脑水肿、急性肾损伤等并发症,早期使用降温疗法,纠正水、电解质和酸碱失调,防治继发感染。这些措施不单是在呼吸、心跳恢复后使用,而应在复苏开始时使用,并贯穿于抢救全过程。

(四)局部电热灼伤处理

创面周围皮肤用碘酒、乙醇处理后,加盖消毒敷料包扎,减少污染。常规注射破伤风抗毒素。已有坏死肢体采用暴露疗法,伤后3~5天坏死分界线清楚后,进行坏死组织清创术。并注意创口继发性出血,并给予相应处理。如有骨折、颅脑外伤等,则在复苏的基础上同时进行积极处理。选用有效抗生素防治继发感染,特别要注意厌氧菌感染的防治。

(五)其他

电击伤后引起机体严重缺氧者较多见,一般氧疗不能奏效者可用高压氧治疗,以提高氧含量,增加氧分压和血氧的弥散,有效纠正缺氧。对神志清楚,伴有乏力、心慌、全身软弱的患者,一般卧床休息数天后即能恢复,必要时对症支持治疗。并应注意深部烧伤及可能的远期并发症。

(徐启兰)

第十章

血液科疾病的中西医结合治疗

第一节　缺铁性贫血的中西医结合治疗

缺铁性贫血是体内贮存铁缺乏,影响血红蛋白合成的低色素性贫血,是典型的小细胞低色素性贫血。

本病归属于中医的虚劳,亦属于"萎黄""虚损""黄胖"等病证范畴。

一、西医

(一)诊断要点

1.病史

(1)现病史:重点询问患者的发病情况,了解其发病是否呈渐进过程,是否经常有头晕、乏力、易疲乏、心悸、气短且活动后加剧等症状。是否有厌食、胃胀气、恶心、吞咽困难或胃部灼热感等表现,是否有便秘等。女性患者应仔细询问月经情况,有无经期不规则,经量如何。如为婴儿,则应询问其母亲相关的妊娠和哺乳情况。如为儿童,则询问有无钩虫病史。

(2)既往史:以往有无萎缩性胃炎、消化性溃疡等病史,是否曾做过胃肠道手术,如有,应询问手术的原因、方式、时间等。有无痔疮出血史。

(3)个人史:女性患者需询问是否有月经过多史。了解其是否有长期偏食或异食癖如嗜食泥土、石灰、生米、灶膛泥或冰块等不良的个人饮食习惯。

(4)家族史:一般无特殊。

2.症状

头晕、头痛、乏力、易倦、心悸、活动后气短、眼花、耳鸣等,可有口角炎、舌炎、食欲减退、恶心、便秘、儿童生长发育迟缓或行为异常、烦躁、易怒等。

3.体征

皮肤、黏膜苍白,毛发干燥,口唇角化,指甲扁平,匙状甲(反甲),脾可轻度增大,可有低于 38 ℃的低热。

4.检查

(1)血常规检查:缺铁性贫血属于小细胞低色素性贫血($MCV < 80$ fL,$MCH < 26$ pg,MCHC

<32%)。血片中红细胞大小不一,红细胞分布宽度(redcell distribution width,RDW)增加,细胞中心淡染区扩大。网织红细胞计数正常或轻度增加。白细胞计数多在正常范围。血小板计数正常或增加。

(2)骨髓检查:红系造血呈轻度或中度活跃,以中晚幼红细胞增生为主。幼红细胞体积较小,外形不规则。胞质量减少且发育滞后。细胞核畸形常见。成熟红细胞变化同外周血。髓细胞系和巨核细胞系无显著改变。骨髓铁染色细胞内外铁均减少,尤以细胞外铁为明显,是诊断缺铁性贫血的可靠指标。

(3)生化检查:血清铁降低,<8.95 μmol/L(50 μg/L)。总铁结合力多升高,>64.44 μmol/L(360 μg/L),但也可正常。运铁蛋白饱和度降低<15%。血红素合成障碍,红细胞游离原卟啉(free erythroeyte protoporphyrin,FEP)升高。红细胞游离原卟啉与血红蛋白的比例亦升高。

(二)治疗原则

1.一般治疗

补充足量铁以补充血液及组织需要的铁,同时需补足贮存铁直至恢复正常。除去缺铁性贫血的原因,病因治疗相当重要。

2.药物治疗

(1)口服铁剂是治疗缺铁性贫血的首选方法。

(2)不能耐受口服铁剂者;有胃肠病患者铁剂吸收障碍者;重度贫血需要在短期内提高血红蛋白者;血液透析或大量自体输血者,选择铁剂肌内注射或静脉注射。

(3)所需铁量=[150-患者血红蛋白(g/L)]×患者体重(kg)×0.33。

(三)治疗方案

1.轻度贫血

(1)硫酸亚铁,0.3 g,3 次/天,餐后口服;维生素 C,0.2 g,3 次/天。

(2)葡萄糖酸亚铁,0.3～0.6 g,3 次/天,口服;维生素 C,0.2 g,3 次/天。

(3)维铁缓释片(福乃得),1 片/天,口服铁剂在血红蛋白升至正常后维持至少 4～6 个月。维生素 C,0.2 g,3 次/天。

(4)右旋糖酐铁注射液:①第 1 天右旋糖酐铁注射液 50 mL 溶于 0.9%氯化钠溶液 100 mL中,静脉滴注。②第 2 天开始每天或隔天。右旋糖酐铁注射液 100 mL 溶于 0.9%氯化钠溶液100 mL 中,静脉滴注;注射前用 0.5 mL 作为试验剂量,观察 1 小时无变态反应,可给予足量治疗。不良反应为局部痉挛和皮肤变色、低血压、头痛、荨麻疹等。

2.重度贫血

重度贫血有症状者应输血治疗。

二、中医

(一)病因病机

1.禀赋不足,肾精亏耗

肾为先天之本,先天不足,肾精亏耗时,不能正常温煦脾阳,血液精微化生受限,故出现本病相关症状。

2.脾胃虚弱,运化失常

脾胃为气血生化之源,饮食不节,或久病体虚,导致脾胃受损,运化失常,气血生化障碍,导致本病的发生。

3.劳倦过度,脾肾不足

若劳倦伤肾,肾阳不足,不能温煦脾阳,或脾阳虚弱,不能运化水谷精微,则肾阳失其充养,从而导致脾肾两虚而发为本病。

4.虫积肠中,扰乱肠胃

虫寄生肠中,吮吸水谷精微,造成胃肠功能紊乱,或崩漏、吐血、便血等反复出血,皆可导致血少气衰而发为本病。

(二)辨证论治

1.肝肾亏虚证

主症:面白无华或萎黄,唇色淡,眩晕,心悸,失眠,手足发麻,或月经量少、延期,闭经,舌淡,脉细无力。

治法:养肝补血。

处方:当归补血汤合四物汤。7剂,每天1剂,分2次煎服。

组成:熟地黄12 g,黄芪30 g,当归6 g,白芍9 g,川芎6 g,制何首乌10 g,黄精10 g,砂仁3 g。

加减:寐差梦多突出,血不养心者,加酸枣仁、茯苓、龙齿。

2.心脾两虚证

主症:疲乏倦怠,面色苍白,头晕目眩,少气懒言,心悸失眠。食欲缺乏,舌淡,苔薄,脉濡细。

治法:益气养血。

处方:归脾汤。7剂,每天1剂,分2次煎服。

组成:黄芪12 g,党参10 g,白术9 g,茯苓9 g,龙眼肉12 g,当归9 g,阿胶10 g,陈皮10 g,甘草3 g。

加减:若气虚偏重、气不摄血而见便血或黑粪者,加三七、白及。

3.脾胃虚弱证

主症:面色萎黄,口唇色淡,爪甲不泽。四肢乏力,食欲缺乏,大便溏薄,恶心呕吐。舌淡,苔薄腻,脉细弱。

治法:健脾和胃,益气养血。

处方:香砂六君子汤。7剂,每天1剂,分2次煎服。

组成:党参10 g,白术6 g,茯苓6 g,制半夏3 g,陈皮3 g,木香2 g,砂仁3 g,甘草2 g。

加减:若见脘腹胀满、嗳气者,加枳实、莱菔子;寐差梦多者,加酸枣仁。

4.肝阴不足证

主症:头晕目眩,耳鸣,两目干涩,面部烘热,胁肋灼痛,五心烦热,口干咽燥,或见手足蠕动。舌红少津,脉细数。

治法:养阴补肝,兼以清热。

处方:补肝汤。7剂,每天1剂,分2次煎服。

组成:当归12 g,白芍12 g,川芎12 g,熟地黄9 g,酸枣仁9 g,木瓜9 g,炙甘草6 g,麦冬10 g。

加减:失眠多梦,加合欢皮、首乌藤、龙齿;筋骨酸痛或肌肉颤动,肢体麻木颤抖者,加伸筋草、天麻;兼心悸、气短等,加人参、黄芪。

5.脾肾亏虚证

主症:面色苍白,畏寒肢冷,神倦耳鸣,腰膝酸软,记忆力减退,久泻久痢,或面浮肢肿,小便不利。舌淡胖,苔白滑,脉沉细。

治法:健脾补肾。

处方:右归丸。7剂,每天1剂,分2次煎服。

组成:鹿角胶12 g,枸杞子9 g,山茱萸9 g,熟地黄24 g,当归9 g,菟丝子12 g,肉桂6 g,山药12 g,杜仲12 g,制附子6 g。

加减:食欲缺乏腹胀者,加鸡内金、木香、砂仁等;面浮肢肿明显者,加泽泻、猪苓;心悸怔忡,合苓桂术甘汤。

6.钩虫寄留证

主症:面色萎黄少华,腹胀,善食易饥,恶心呕吐,或有便溏,嗜食生米、泥土、茶叶等,肢软无力,气短头晕。舌淡,苔白,脉虚弱。

治法:化湿杀虫,补益气血。

处方:榧子杀虫丸合八珍汤。7剂,每天1剂,分2次煎服。

组成:人参9 g,白术9 g,茯苓9 g,甘草5 g,当归9 g,白芍9 g,熟地黄9 g,川芎9 g。

加减:若腹胀明显,可加木香、砂仁等。

7.瘀血内阻证

主症:面色黧黑,或晦暗少华,头晕,疲乏,寐差梦多,胁下痞块,或腹内积聚,舌质暗淡,边有瘀斑或瘀点,脉细涩。

治法:活血化瘀,去瘀生新。

处方:桃红四物汤。7剂,每天1剂,分2次煎服。

组成:桃仁9 g,红花6 g,当归9 g,川芎6 g,赤芍9 g,熟地黄12 g,鸡血藤10 g,益母草10 g,三七3 g,甘草6 g。

加减:腹痛腹胀,兼气机阻滞者。赤芍改白芍,加炒枳壳、木香、蒲黄、五灵脂。

(三)中成药处方

1.益中生血片

1盒,口服,6片/次,3次/天,饭后服。

组成:党参、山药、薏苡仁、陈皮等。

功效:健脾和胃,益气养血。

主治:缺铁性贫血属脾胃虚弱、气血两虚证。

2.健脾生血颗粒

1盒,饭后用开水冲服,1岁以内每次3.5 g;1～3岁每次7 g;4～5岁每次10.5 g;6～12岁每次14 g;成年人每次21 g;3次/天或遵医嘱,4周为1个疗程。

组成:党参、茯苓、白术、甘草、黄芪、山药、鸡内金、龟甲、麦冬、南五味子、龙骨、牡蛎、大枣、硫酸亚铁。

功效:健脾和胃,养血安神。

主治:小儿脾胃虚弱及心脾两虚型缺铁性贫血,成年人气血两虚型缺铁性贫血。

3.归脾丸

1盒,口服,10 g/次,2次/天。

组成:党参、白术、黄芪、甘草、茯苓、远志、酸枣仁、龙眼肉、当归、木香、大枣、生姜。

功效:益气健脾、养血安神。

主治:心脾两虚、气血两虚型缺铁性贫血。

4.驴胶补血冲剂

1盒,口服,20 g/次,4次/天。

组成:阿胶、黄芪、党参、熟地黄、白术、当归。

功效:滋阴补血,健脾益气,调经养血。

主治:久病体虚,血亏气虚,妇女血虚、经闭、经少,气血两虚型缺铁性贫血的治疗。

5.升血灵冲剂

1盒,口服,小儿周岁以内每次5 g;1～3岁每次10 g;3岁以上及成年人每次15 g,3次/天。

组成:绿矾、黄芪、山楂、阿胶、大枣。

功效:补气养血,消积理脾。

主治:缺铁性贫血。

三、中西医结合

(一)思路

一般本病予以西药铁剂治疗疗效肯定。但用铁剂治疗时间应较长,一般在贫血纠正后,还需要坚持服药3个月。以补足体内储存铁,故多伴有胃肠道反应,注射铁剂不良反应多,且不方便。运用中药含铁之药,亦当加用健脾和胃中药,辨证施治,可减轻铁剂的不良反应,提高疗效。

(二)处方

1.处方一

归脾汤7剂,每天1剂,分2次煎服。配合硫酸亚铁,每次300 mg,3次/天,口服。

归脾汤组成:党参10 g,白术10 g,黄芪15 g,当归10 g,茯苓10 g,远志10 g,酸枣仁10 g,木香6 g,龙眼肉6 g,生姜3片,大枣2枚,甘草3 g。

2.处方二

实脾饮合四君子汤7剂,每天1剂,分2次煎服。配合琥珀酸亚铁,每片100 mg,每次1～2片,3次/天,口服。

实脾饮合四君子汤组成:黄芪15 g,白术10 g,茯苓10 g,甘草3 g,附子3 g,大腹皮10 g,厚朴6 g,补骨脂10 g,菟丝子15 g,肉桂1 g,鹿角胶10 g,当归10 g。

四、注意事项

(1)可根据引起原发病因素,在有效控制原发病基础上补充铁剂,如治疗溃疡病时微量补充铁剂;控制慢性失血时适当加用铁剂;老年人、儿童、孕妇适当加用富含铁元素较多的食物等。

(2)辨证论治往往针对本病临床主症治疗,可以较快地改善临床症状恢复患者体力,但贫血纠正较为缓慢。因此,在辨证论治的基础上可适当加用铁剂。

(3)对于严重病例需要快速补充铁剂,首先进行补铁治疗。但补充铁剂可导致胃肠道不良反应,可在补充铁剂治疗基础上进行中医辨证论治以纠正铁剂治疗导致的不良反应。

(4)对于由于慢性失血导致缺铁性贫血,又见急性失血加重贫血者,应紧急采取输血治疗,迅速改善临床症状后再进行中西医结合治疗。

(5)如治疗3周无作用,应检查诊断是否准确、是否按医嘱服药、有无活动性出血、有否铁吸收障碍、有否干扰铁吸收和利用的因素存在。

(梁 颖)

第二节　巨幼细胞贫血的中西医结合治疗

巨幼细胞性贫血是由于体内缺乏叶酸或维生素 B_{12} 或缺乏内因子引起的一种大细胞性贫血,是因 DNA 合成障碍,以致细胞核的分裂发生障碍。以外周血全血细胞减少、骨髓内出现巨幼红细胞和巨幼粒细胞为特征。

本病归属于中医"虚劳""血虚"等范畴。

一、西医

(一)诊断要点

1.病史

(1)现病史:询问起病的缓急,是否逐渐出现消瘦,有无乏力头晕、易疲倦、劳动后心悸气短等贫血的症状,是否出现消化道黏膜上皮细胞 DNA 合成障碍的表现,如口腔炎、食管炎、舌炎、舌巨痛、恶心、呕吐、食欲缺乏、腹胀、腹泻,粪便量多且糊状,有无便秘。是否出现皮肤黏膜出血点、鼻出血。有无神经、精神的异常如精神萎靡、急躁易怒、记忆力减退、手足麻木、肢端刺痛,是否出现步态异常、共济失调与妄想痴呆等(称巨幼细胞性痴呆)。女性患者应询问月经情况,了解有无月经过多现象。婴儿应询问哭声情况,了解是否哭声微弱似羊叫。

(2)既往史:了解有无萎缩性胃炎等病史,是否曾行过胃肠道手术,有无口炎性腹泻,有无应用避孕药、巴比妥类抗惊厥药、抗叶酸制剂甲氨蝶呤史,有无甲状腺功能亢进症、溶血性贫血、肿瘤病史或血液透析史。

(3)个人史:了解其是否为长期素食者,婴儿是否有喂养不当,女性患者要询问是否有妊娠史。

(4)家族史:一般无特殊。

2.症状

乏力,头晕,活动后心悸,气短等,食欲缺乏,腹胀,腹泻,便秘,易激动,烦躁等精神症状。

3.体征

舌面光滑,舌乳头光滑,呈"牛肉样舌"改变,皮肤黏膜苍白,部分患者可有黄疸,合并血小板减少时有皮肤紫癜,约 1/3 患者可有脾大,有精神症状者可有肌肉痉挛,肌张力增加,肌腱反射亢进,肌力减弱,巴氏征可阳性。

4.检查

(1)血常规检查:贫血呈大细胞性(MCV>100 fL),也可为正常细胞正常色素性。血片中可见红细胞大小不均,以大细胞为主,椭圆红细胞和异形红细胞增多,中性粒细胞分叶过多。网织红细胞正常或轻度增多。严重者可呈全血细胞减少。

(2)骨髓检查:增生活跃,以红系细胞增生为主。各系细胞均呈巨幼变特征。胞体增大,细胞核发育落后于细胞质,可见双核或多核巨幼红细胞。巨晚幼粒细胞和巨杆状核粒细胞在发病早期即可出现。巨核细胞胞体巨大,分叶过多,胞质内颗粒稀少。

(3)生化检查。①叶酸和维生素 B_{12} 测定:是诊断的重要依据。血清叶酸<6.81 nmol/L,

红细胞叶酸＜227 nmol/L,可诊断为叶酸缺乏。血清维生素 B_{12}＜74 pmol/L,可诊断为维生素 B_{12} 缺乏。②胆红素代谢:因无效造血,胆红素可轻度升高,尿胆原排出增多。③铁代谢:如不伴有缺铁,多数患者血清铁升高,骨髓内外铁正常或轻度增多。④红细胞酶类:大多数患者的血清乳酸脱氢酶活性升高,其他红细胞酶如苹果酸脱氢酶、葡萄糖-6-磷酸脱氢酶和 α-羟丁酸脱氢酶活性亦升高。⑤其他:Schilling 试验有助于判断维生素 B_{12} 缺乏的原因。脱氧尿核苷抑制试验有助于疑难病例诊断。胃液分析恶性贫血呈真性缺乏,营养性叶酸和维生素 B_{12} 缺乏在有效治疗后胃酸可恢复正常。

(二)治疗原则

1.一般治疗

(1)治疗基础疾病,去除病因。

(2)纠正偏食及不良的烹煮习惯,加强营养知识教育。

(3)补充叶酸、维生素 B_{12} 等造血原料。

2.药物治疗

(1)对于叶酸缺乏性巨幼细胞性贫血,血红蛋白恢复正常即可,不需维持治疗。

(2)对于恶性贫血或胃全部切除的维生素 B_{12} 缺乏性巨幼细胞性贫血者需终身维生素 B_{12} 维持。

(三)治疗方案

1.叶酸缺乏性巨幼细胞性贫血

(1)口服叶酸,每次 5～10 mg,3 次,7 天。

(2)不能口服者予以四氢叶酸钙 5～10 mg,肌内注射,1 次/天。

(3)同时有维生素 B_{12} 缺乏者,肌内注射维生素 B_{12} 500 $\mu g/d$。

(4)血红蛋白恢复正常即可停药,不需维持治疗。

2.维生素 B_{12} 缺乏性巨幼细胞贫血

(1)肌内注射维生素 B_{12} 500 $\mu g/d$,直至血红蛋白恢复正常。

(2)无维生素 B_{12} 吸收障碍者可口服维生素 B_{12} 500 $\mu g/d$。

(3)有神经系统表现,治疗维持半年到 1 年。

(4)需终身维持者 100 $\mu g/d$,肌内注射,1 次/天。

(5)贫血严重合并感染,心功能衰弱者应输血纠正贫血。

二、中医

(一)病因病机

1.脾胃虚弱

脾胃为后天之本,胃主受纳,脾主运化。脾胃虚弱,则运化失常,饮食中精微不能化生为血,久之致成血虚,发为本病。

2.气血亏虚

脾胃亏损,水谷精微不足以生血,致为血虚,血为气之母,气赖血以附,血虚则气无以附,故致气血两虚而致本病。

3.饮食偏嗜

长期偏嗜或饮食习惯不良等,食物营养不充,所含精微之物匮乏,而致营养成分不足,终致本病发生。

(二)辨证论治

1.气血亏虚证

主症:头晕目眩,少气懒言,乏力自汗,心悸怔忡,失眠多梦,食少纳呆,面色淡白或萎黄,唇甲色淡,舌淡而嫩,脉细弱。

治法:益气补血。

处方:八珍汤。7剂,每天1剂,分2次煎服。

组成:人参9g,白术9g,茯苓9g,甘草5g,当归9g,白芍9g,熟地黄9g,川芎9g。

加减:气虚明显者,加黄芪、山药、白扁豆;血虚明显者,加何首乌、阿胶;血虚甚并见阴虚证者,加生地黄、枸杞子、桑椹。

2.脾胃虚弱证

主症:食少纳呆,腹胀泄泻,肢体倦怠。少气懒言,胸脘痞闷,心悸气短,或水肿,或消瘦,面色萎黄或苍白,唇甲色淡苔白,脉缓弱。

治法:益气健脾养血。

处方:参苓白术散。7剂,每天1剂,分2次煎服。

组成:莲子9g,薏苡仁9g,砂仁6g,桔梗6g,白扁豆12g,茯苓15g,人参15g,甘草9g,白术15g,山药15g。

加减:偏于气血亏虚者,加黄芪、何首乌、熟地黄;食欲缺乏,食后腹胀者。加陈皮、莱菔子、焦三仙;伴阴虚火旺者,加牡丹皮、生地黄、银柴胡。

3.心脾两虚证

主症:心悸怔忡,少气懒言,食少纳呆,失眠多梦,眩晕健忘,神倦乏力,腹胀便溏,或皮下出血,妇女月经量少色淡,淋漓不尽等,面色萎黄,唇甲色淡,舌质淡嫩,脉细弱。

治法:益气健脾,养心安神。

处方:归脾汤。7剂,每天1剂,分2次煎服。

组成:黄芪12g,党参10g,白术9g,茯苓9g,龙眼肉12g,当归9g,陈皮10g,甘草3g。

加减:血不养心,心悸明显者加麦冬、天冬、柏子仁;气机不畅,腹部胀满者,加陈皮、砂仁;血虚症状明显者,重用当归或加用熟地黄、何首乌。

4.心肝两虚证

主症:心悸健忘,失眠多梦,眩晕耳鸣,肢体麻木,两目干涩,视物模糊,肢体震颤、拘挛,妇女月经量少,面色不华,唇甲色淡,舌淡苔白,脉细弱。

治法:补血安神养肝。

处方:四物汤。7剂,每天1剂,分2次煎服。

组成:熟地黄12g,当归9g,白芍9g,川芎6g。

加减:若兼气虚,加人参、黄芪;以瘀血为主者,加桃仁、红花;血虚有热者,加黄芩、牡丹皮;肝血不足,视物模糊者,加枸杞子、决明子。

(三)中成药处方

1.十全大补丸

1盒,口服,水蜜丸每次6g,大蜜丸1丸/次,2～3次/天。

组成:党参、白术、茯苓、肉桂、甘草、当归、川芎、白芍、熟地黄、黄芪。

功效:温补气血。

主治:气血两虚型巨幼细胞性贫血。

2.参苓白术散

1盒,冲服,每次6～9 g,2～3次/天。

组成:人参、茯苓、白术、山药、白扁豆、莲子、薏苡仁、砂仁、桔梗、甘草。

功效:补脾胃,益肺气。

主治:巨幼细胞性贫血的脾虚夹湿证。

三、中西医结合

(一)思路

由于本病多由叶酸、维生素B_{12}缺乏所致,故与患者的饮食习惯有密切关系,在用西药补充治疗的同时,配合中药汤剂治疗及药膳调理,可起到事半功倍的效果。

(二)处方

1.处方一

八珍汤7剂,每天1剂,分2次煎服。配合叶酸5～10 mg,3次/天,口服。

八珍汤组成:党参15 g,白术10 g,茯苓15 g,甘草6 g,当归10 g,熟地黄10 g,白芍10 g,川芎15 g,五味子6 g,陈皮6 g,大枣5枚。

2.处方二

十四味建中汤7剂,每天1剂,分2次煎服。配合维生素B_{12} 100 μg。肌内注射,1次/天。

十四味建中汤组成:党参15 g,白术10 g,茯苓15 g,黄芪15 g,白芍10 g,麦冬10 g,肉桂3 g,川芎10 g,附片6 g,肉苁蓉10 g,制半夏10 g,甘草6 g。

四、注意事项

(1)如合并感染者应给予必要的抗生素,中医宜在补益气血,培护正气的同时配合清热解毒,清热祛湿等法治疗,并与抗生素联合应用。若因血小板减少而见出血者,中医宜用清热凉血止血,滋阴凉血,或益气摄血等法治疗,同时应用提升血小板的药物,贫血严重者可配合输血,由本病引发心力衰竭者,可输注浓缩红细胞并加服利尿药。

(2)对于轻、中度贫血者,经及时有效的治疗可痊愈,对于中度贫血者,可分次小量输入全血或浓缩红细胞,缺铁者应同时补铁。还可配合促进消化的药物及维生素等。

(3)当经中西医结合治疗,血常规好转,贫血得到改善并稳定好转时,可用中药巩固调理。

(梁　颖)

第三节　急性白血病的中西医结合治疗

急性白血病(AL)是造血干细胞的恶性克隆性疾病。主要表现为贫血、出血、感染和浸润等征象。发病时骨髓中异常的原始细胞及幼稚细胞(白血病细胞)大量增殖并广泛浸润肝、脾、淋巴结等各种脏器,抑制正常造血。急性白血病分为急性淋巴细胞白血病(ALL)和急性非淋巴细胞白血病(ANLL)。

本病属于中医"急劳"范畴,亦属于热劳、虚劳、血证、温病等范畴。

一、西医

(一)诊断要点

1.病史

(1)现病史:询问患者有无进行性加重的头晕乏力,有无活动后气急、胸闷和心慌,有无发热,如有,应询问是低热还是高热,有无多汗,有无扁桃体炎、咽峡炎、牙周炎和肺炎的症状,有无肛周炎和肛周脓肿的表现。有无出血征象,如皮肤瘀点瘀斑、鼻出血、牙龈渗血等,女性有无月经增多或淋漓不尽。有无头痛、恶心、呕吐、肢体瘫痪或神志不清的表现。有无牙龈肿胀。注意询问患者有无肋骨、眼眶、胸骨肿块,有无睾丸肿大。

(2)既往史:尽管绝大部分患者既往体健,但就诊时应详细询问是否有不明原因的或经久不愈的贫血,以及反复感染、发热、骨关节疼痛史;是否有银屑病史,如有,是否曾长期使用过乙双吗啉治疗;是否曾使用过氯霉素、保泰松或抗肿瘤药物,是否曾接触过电离辐射。

(3)个人史:是否有长期接触含苯化合物的职业史。

(4)家族史:患者家族中有无恶性肿瘤及白血病病史,是否有近亲结婚史,是否有先天愚型史,如有,则易患本病。

2.症状

各种类型的急性白血病共同的症状均有发热、感染、出血、贫血;同时有白血病细胞浸润组织器官的相应症状,如骨痛等。

3.体征

本病体征多见肝、脾、淋巴结大,胸骨压痛,牙龈增生,巨舌,浸润皮肤可有结节、溃疡等。

4.检查

(1)血常规检查:绝大多数初诊患者已有不同程度的血红蛋白或红细胞计数减少,呈正常细胞性贫血。发病早期血小板数可正常或稍低,但随着病情发展,血小板均有明显减少。白细胞数量变异较大,大多数患者增高,超过$10×10^9/L$者称为白细胞增多性白血病。也有白细胞计数正常或减少,低者可$<1.0×10^9/L$,称为白细胞不增多性白血病。外周血出现较多的各系列的白血病细胞(原始细胞和早幼粒细胞/幼稚细胞)是诊断急性白血病的重要依据之一,但白细胞不增多型患者的血片上很难找到原始细胞。

(2)骨髓检查:是诊断AL的主要依据和必做检查。FAB协作组提出原始细胞占全部骨髓有核细胞≥30%为AL的诊断标准。多数病例骨髓检查有核细胞显著增多,主要是白血病性的原幼细胞。因较成熟中间阶段细胞缺如,并残留少量成熟粒细胞,形成所谓"裂孔"现象。正常的幼红细胞和巨核细胞减少。约有10%急性非淋巴细胞白血病骨髓增生低下称为低增生性急性白血病。白血病性原始细胞形态常有异常改变,例如胞体较大,核浆比例增加,核的形态异常(如切迹、凹陷、分叶等),染色质粗糙,排列紊乱,核仁明显,分裂象易见等。Auer小体较常见于急性粒细胞白血病细胞质中,急性单核细胞白血病和急性粒-单核细胞白血病细胞质中有时亦可见到,但不见于急性淋巴细胞白血病。因而Auer小体有助于鉴别急淋和急性非淋巴细胞白血病。

(3)免疫分型:ML-M₅型ANLL中CD13和CD33大多阳性,M₄和M₅型ANLL中,CD14

可表达阳性,CD41 阳性者仅见于 M$_7$ 型。T 细胞性 ALL 中,一般可见 CD2 和 CD7 表达阳性,B 细胞性 ALL 中,一般可见 CD19 和 HLA-DR 表达阳性,CD33 在两种不同细胞类型的 ALL 中均不表达。

(4)染色体核型分析:常伴有特异性染色体核型改变。M$_2$ 型可见 t(8;21)(q22;q22);M$_3$ 型可见 t(15;17)(q22;q21);M$_{4EO}$可见 inv/del(16)(q22)等。5%～20%ALL 患者可见 Ph 染色体,即 t(9;22)(q34;q11);L$_3$ 型的 B 细胞 ALL 中,易见 t(8;14)(q24;q32)核型改变。

(5)融合基因检测:M$_2$ 型可见 AML/ETO,M$_3$ 型可见 PML/RARα,M$_{4EO}$可见 CBFB/MYHll,M$_5$ 型可见 MLL/ENL 等。Ph 阳性的 ALL 患者融合基因检测可见 Bcr/Abl 表达,L$_3$ 型(B 细胞)ALL 上可见 MYC 与 IgH 并列。

(6)血液生化检查:乳酸脱氢酶和尿酸可升高,部分患者可见肝、肾功能损害,低蛋白、血糖增高,凝血酶原时间(PT)、凝血酶时间(TT)、部分凝血活酶时间(APTT)也可有不同的改变。

(二)治疗原则

1.一般治疗

(1)早期、足量、联合、强化、髓外白血病的预防和治疗以及个体化治疗。

(2)治疗步骤包括:诱导化疗、缓解后化疗、根治性化疗。

2.药物治疗

(1)针对患者的具体情况设计化疗方案,药物剂量和适宜的化疗间歇时间,尽量选择不良反应小,疗效好的药物。

(2)应根据白血病细胞体外药敏试验,血药浓度和药物动力学指导化疗。

(三)治疗方案

1.一般治疗

(1)抗感染治疗:对怀疑有感染发热的患者应千方百计地寻找病原菌以及敏感药物。在细菌培养获得阳性结果前立即按照早期应用广谱高效抗生素,以后再根据病原学检查及药敏试验结果调整用药。最好静脉内给药,剂量要充分。三阶段用药:①哌拉西林 6 g,阿米卡星 0.4 g,各溶于 5%葡萄糖注射液 250 mL 中,静脉滴注,1 次/12 小时;或氧氟沙星 0.4 g,2 次/天及阿米卡星 0.4 g。②如 72 小时病情未好转,阿米卡星改为万古霉素 1 g,溶于 5%葡萄糖注射液 200 mL 中,静脉滴注,1 次/12 小时。③如再经 72 小时仍无效且病原还不明确,改为头孢他啶或头孢哌酮联合其他药物治疗,剂量均各为 2 g 溶于 5%葡萄糖注射液 250 mL 中,静脉滴注,(8～12)小时一次。

如以上三阶段治疗均无效,则考虑抗真菌药物。当中性粒细胞<0.5×10^9/L 时,根据 2002 年美国 IDSA 颁布的"中性粒细胞减少的癌症患者抗生素应用指南",经验用药时可以首选单药头孢吡肟或碳青霉烯类或头孢他啶,也可以上述药物联合氨基苷类或万古霉素。如亚胺培南-西司他丁 1 g 溶于 5%葡萄糖注射液 100 mL 中,静脉滴注,1 次/8 小时,或头孢吡肟 2 g,静脉滴注,1 次/12 小时,或与氨基苷类抗生素联合应用。一旦病原菌明确,应立即调换敏感药物积极治疗。如果是真菌感染,局限在口腔或咽部,可涂搽制霉菌素,50 万 U,3 次/天。全身性念珠菌病或隐球菌病等可予以静脉注射氟康唑,第 1 天 400 mg,以后每天加 200 mg,疗程视临床反应而定。也可用两性霉素 B 或其脂质体,为深部真菌感染疗效较为肯定的药物,前者剂量开始小,以后 0.5～1.0 mg/(kg·d)静脉滴注。治疗深部真菌感染时两性霉素 B 的疗效优于氟康唑,但不良反应较大。为预防患者在化学药物治疗时发生真菌感染,可给予氟康唑口服每次 50 mg,1 次/天。

病毒感染如带状疱疹可用阿昔洛韦 200～400 mg,5 次/天,口服,连续 7 天,严重者可 5 mg/kg,3 次/天,静脉滴注,连用 7～14 天,或肌内注射 α 干扰素。疑有其他病原菌如奴卡菌病用磺胺嘧啶口服,4～8 g/d,疗程要长。肺孢子虫病用复方磺胺甲噁唑每次 2 片,3 次/天,共 21 天,或喷他脒 3～5 mg/kg,深部肌内注射,1 次/天,12～14 天为 1 个疗程,或口服乙胺嘧啶 25 mg,4 次/天。弓形虫病可并用乙胺嘧啶(第 1 天 50 mg 口服,2 次/天,第 2 天起 25 mg,2 次/天)和磺胺嘧啶(1 g/次,4 次/天和叶酸每次 10 mg,1 次/天,口服)。

(2)贫血与出血:急性白血病患者当血红蛋白<50 g/L 时,可输浓缩红细胞或全血。当血小板<20×10⁹/L,有出血倾向时,宜输注浓缩血小板。若出血为弥散性血管内凝血(DIC)所引起者,应及时给予适当的抗凝治疗,局部(鼻或牙龈)出血可用填塞或吸收性明胶海绵止血。

(3)防治高尿酸血症:由于白血病细胞大量破坏,尤其是化学药物治疗后,血清和尿中尿酸浓度明显升高,有时尿路为尿酸结石所梗阻,发生少尿乃至急性肾衰竭。因此,应嘱患者多饮水,碱化尿液。同时给予别嘌醇,100 mg/次,3 次/天。

2.急性髓细胞白血病(AML)的化学药物治疗

(1)诱导缓解治疗。①DNR＋Ara-c 方案:DNR 45 mg/(m²·d),静脉注射 3 天,Ara-c 100 mg/(m²·d)持续静脉滴注 7 天,为现今较肯定的经典标准诱导缓解方案,50%～75%的患者可以获得 CR。若改成 DA2-7 方案或 DNR 剂量减为 30 mg/m²,则效果较差,剂量增至 70 mg/m²对 CR 率并无明显提高作用。Ara-c 持续静脉滴注比分次静脉注射效果为佳,剂量增至 200 mg/m²以上或者延长治疗时间至 10 天并不提高疗效。在 DA 方案中加依托泊苷(VP-16)75 mg/(m²·d),静脉滴注共 7 天,即 DAE 方案也不能提高 CR 率,但对<55 岁的年轻患者可以延长中位缓解时间,DA 方案和 DAE 方案的中位缓解时间分别为 12 个月和 27 个月,但在老年患者只是增加不良反应,而且加用 VP-16 会增加继发性白血病的发生率,所以是否该加 VP-16 需要视患者的情况而定。②IA 方案:去甲氧柔红霉素(IDA)12～13 mg/m²,静脉注射滴注 3 天,Ara-c 100～200 mg/(m²·d),静脉滴注 7 天,对 50 岁以下成年人 AML 的疗效优于经典 DA 方案,而且1 个疗程的 CR 率更高,IDA 脑脊液浓度较高,心脏毒性较轻,并能抑制多药耐药 PgP 的表现,但价格昂贵。③MA 方案:米托蒽醌(MIT)10 mg/m²,静脉滴注,1 次/天,第 1～3 天,Ara-c100 mg/(m²·d),持续静脉滴注 7 天,对心脏毒性小,适宜年老患者。④ID/HD Ara-c 方案:中等或大剂量阿糖胞苷(ID/HD Ara-c),中等剂量指 0.5～1.0 g/m²,1 次/12 小时,静脉滴注 1～3 小时;大剂量指 1.5～8 g/m²,1 次/12 小时,静脉滴注 1～3 小时。ID/HDAra-c 单独或联合其他药物组成联合化学药物治疗方案主要适用于难治和复发的病例,作为 AML 初治诱导缓解治疗并不比标准剂量 Ara-c 组成的方案疗效高,而且增加了早期病死率。因此不适用于初治诱导缓解治疗方案。⑤HA 方案:三尖杉碱 2～4 mg/d,第 1～7 天,Ara-c 100 mg/m²,静脉滴注,第 1～7 天 CR 率为 65%,可作为初治诱导缓解的第一线治疗方案。在 HA 基础上加长春新碱和泼尼松即组成 HOAP 方案,并不提高疗效。⑥CAG 方案:Ara-c 10 mg/(m²·d),皮下注射,1 次/12 小时,第 1～14 天;Acla 10～14 mg/(m²·d),静脉注射,第 1～4 天;或 6 mg/(m²·d),静脉注射,第 1～8 天;G-CSF 200 μg/(m²·d),皮下注射,第 1～14 天。在第 1 次注射 Ara-c 之前予以 G-CSF,在最后一次注射 Ara-c 前 12 小时停用。不良反应显著减少,几乎无非血液学毒性,但仍有骨髓抑制出现。该方案不仅适宜难治复发和继发 ANL 的治疗,并且适宜老年患者及低增生 AML 的治疗。

(2)缓解后治疗:AML 第一次 CR 后需要用各种治疗方法防止复发,延长 CR 持续时间,提高生存率,所以缓解后治疗要比诱导缓解更重要,所采用的化学药物治疗剂量将更强烈。方法是设计一些与原诱导方案无交叉耐药的新方案,连同原诱导方案进行反复序贯或交替治疗,如由DA方案达CR者,可用DA、HA和中剂量Ara-c三种方案序贯治疗,通常第1年每月1次,第2年每2月1次,第3年每3个月1次。也可达CR后再用原诱导方案巩固2个疗程,再进行上述强化治疗。缓解后治疗方案中以中等或大剂量Ara-c(ID/HD Ara-c)最为重要,可以延长无病生存率,特别对于年轻患者更是重要,老年患者往往不能耐受大剂量Ara-c。

(3)难治或复发性AML的治疗。①中等剂量阿糖胞苷:0.5 g/m²,半量静脉注射,15分钟后余下半量持续静脉滴注,及米托蒽醌5 mg/m²,静脉滴注,在阿糖胞苷后6小时注射。每1个疗程重复4~6次(共44~68天),患者易耐受,尤适用于老年患者。②中等剂量阿糖胞苷:1 g/m²,静脉滴注,6小时滴完,共6天,米托蒽醌6 mg/m²,静脉滴注,第1天。依托泊苷80 mg/m²,静脉滴注,1小时滴完,不但缓解率较高,而且不良反应少,几乎没有严重的心脏及神经毒性,对老年患者也可用。③中等剂量阿糖胞苷:0.5 g/(m²·d),第1~3天及第8~10天,米托蒽醌12 mg/m²,静脉滴注,第1~3天,依托泊苷200 mg/(m²·d),持续静脉滴注,第8~10天,治疗缓解率相对较高,可作为年轻难治性患者的第一线治疗方案。④阿糖胞苷:2 g/m²,1次/12小时;依托泊苷100 mg/(m²·d),均静脉滴注,连用5天。⑤去甲氧柔红霉素:12 mg/m²,静脉滴注,第1~3天,阿糖胞苷1 g/m²,1次/12小时,静脉滴注,连用4天。⑥安吖啶:100 mg/m²,静脉滴注,第7~9天,大剂量Ara-c 3 g/m²,1次/12天,第1~6天,适用于年轻患者。⑦米托蒽醌:12 mg/m²。静脉滴注,第1~5天;依托泊苷100 mg/m²,静脉滴注,第1~5天。⑧表柔比星:15 mg/(m²·d),持续静脉滴注,第1~4天,长春新碱0.5 mg/d,持续静脉滴注,第5~8天,其联合方案在15~28天后可用第2个疗程,与柔红霉素无交叉耐药,不良反应少,可适用于体弱及老年患者,但缓解率不高。

3.急性早幼粒细胞白血病的治疗

(1)诱导缓解治疗。①全反式维A酸:常用剂量为45 mg/(m²·d),近来国内外推荐小剂量治疗25 mg/(m²·d),也可取得同样疗效。ATRA的优点是疗效高、安全。一般不诱发DIC,缺点是仅对APL有效,且不能用于维持治疗,因此应用ATRA取得CR后必须加用其他联合化学药物治疗,或应用ATRA和联合化学药物治疗交替维持巩固,否则3个月后几乎都复发。主要不良反应为皮肤黏膜干燥、脱屑、口干、口角皲裂、皮疹、黏膜溃疡、高三酰甘油血症、肝功能损害、骨关节肌肉疼痛等。严重的可引起维A酸综合征,表现为高热、水潴留、肺部阴影、呼吸困难、胸腔和心包积液、肾衰竭等。少数病例还能引起头痛、颅内压增高等不良反应。APL伴白细胞增多者,宜和高三尖杉碱或其他化学药物治疗方案合用。②三氧化二砷:0.1%三氧化二砷注射液10 mL稀释于5%葡萄糖或0.9%氯化钠注射液250~500 mL内,静脉滴注3~4小时,1次/天,4周为1个疗程。主要适用于ATRA治疗无效的难治和复发APL,再CR率可达87%。必须注意砷剂的不良反应,可引起胃肠道反应、手足麻木及肝功能损害等。

(2)缓解后治疗。①单用化学药物治疗方式:较好的DA、HA化学药物治疗方案。②ATRA与化学药物治疗交替治疗方式:如HA(或DA)、硫基嘌呤、甲氨蝶呤。③三氧化二砷与化学药物治疗交替,三氧化二砷与HA或DA方案交替:在目前的治疗条件下,APL完全缓解后的巩固与维持治疗,化学药物治疗方案不宜单一,疗程最好不少于3年,以最大限度地消灭微小残余白血病细胞。④骨髓移植疗法:尽管积极采用上述巩固与维持治疗方式,APL的复发率仍可高达45%。而骨髓移植是目前减少复发,提高长期无病生存甚至治愈的最好方法。

4.急性淋巴细胞白血病(ALL)的化疗

(1)诱导缓解治疗。①VP方案:长春新碱于每周第1天静脉注射,每次1~2 mg,泼尼松40~60 mg,每天分次口服,若2周后无效,改用其他方案。②VDP方案:长春新碱于每周第1天静脉注射,每次(1~2)mg,柔红霉素于每周第1~3天各静脉注射(30~40)mg/m²,泼尼松40~60 mg,每天分次口服。③VDLP方案:长春新碱第1天、第8天、第15天、第21天各静脉注射1.5 mg/m²,柔红霉素第1~3天、第15~17天静脉注射,(30~40)mg/m²,泼尼松40~60 mg,分次口服。第1~14天,第15天起渐减,天冬酰胺酶第17~28天用5 000~10 000 U/d。静脉滴注。为ALL标准诱导缓解方案。④VAP方案:长春新碱于每周第1天,静脉注射,每次1~2 mg,多柔比星于每周第1~2天,各静脉注射40~60 mg,泼尼松40~60 mg,每天分次口服。

(2)巩固强化治疗:贵阳全国血液学术讨论会曾建议巩固治疗应从完全缓解后第2周开始,6个疗程强化治疗,每疗程间隔2~3周,第1个疗程、第4个疗程同原诱导方案,第2个疗程、第5个疗程用VP-16 75 mg/m²,静脉滴注,第1~3天,Arc-a(100~150)mg/m²,静脉滴注,第1~7天,第3个疗程、第6个疗程用大剂量MTX 1~1.5 mg/m²,第1天静脉滴注,维持24小时,停药后12小时以四氢叶酸钙1.5 mg/m²解救,1次/6小时,共8次。目前巩固强化治疗中十分强调大剂量MTX和大剂量Arc-a的应用,可以克服多耐药,预防中枢神经系统白血病的发生。

(3)维持治疗:甲氨蝶呤20 mg/m²,口服,1次/周;6-硫嘌呤75 mg/m²,口服,1次/天。以上两药联合治疗。维持治疗时间最短3年。

(4)中枢神经系统白血病的防治措施:甲氨蝶呤(或阿糖胞苷)5~10 mg/m²,加地塞米松5 mg鞘内注射,2次/周,共5次。大剂量或中等剂量甲氨蝶呤或阿糖胞苷静脉滴注。

(5)难治或复发病例的治疗。①中等剂量或大剂量甲氨蝶呤:中等剂量为(500~1 500)mg/m²,大剂量为(1 500~2 500)mg/m²,一般将总量的20%在1小时内滴完,其余剂量持续静脉滴注24小时,同时要碱化和水化尿液,于甲氨蝶呤应用后12小时开始用四氢叶酸钙解救,(12~20)mg/次,1次/6小时,共8次。②大剂量阿糖胞苷:单用疗效不如AML。阿糖胞苷每次2 g/m²,1次/12小时,共8次;再加用米托蒽醌12 mg/(m²·d),连续3天,CR率达80%。③氟达拉滨:30 mg/(m²·d),静脉滴注30分钟,阿糖胞苷1 g/m²,静脉滴注,2h/d,共6天。

二、中医

(一)病因病机

1.热毒炽盛

热毒内侵或毒白内发,弥漫三焦,脏腑壅滞,气分热盛。毒邪深入营血分,耗伤阴液,灼伤血络,迫血妄行。

2.痰热瘀阻

温热毒邪,内侵机体,一方面炼津成痰,另一方面灼伤阴血,血热搏结而成瘀,痰瘀阻滞,气机不畅;瘀阻血络,迫血妄行。

3.阴虚火旺

劳烦过度,精神过用,伤血失精或久病体虚。导致阴血不足,阴虚则阳盛,虚火内生。

4.气阴两虚

素体正虚,或久病失治,或病后失调,致元气生成匮乏,脏腑功能衰退,以致气阴两虚。

5.湿热内蕴

饮食不节,忧思过度,损伤脾胃,脾失健运,湿浊内阻,瘀久化热,湿热交阻,蕴结中焦。

(二)辨证论治

临证时,急性白血病一般病初以邪盛为突出,治疗应以祛邪为主,兼以扶正;化疗取得缓解后的早期阶段为邪消正伤,应以扶正培本为主,辅以驱邪;晚期以正气衰败为主要临床表现,重点应调节气血阴阳。根据不同的时期和临床表现治疗应有所侧重。

1.热毒炽盛证

主症:壮热,口渴多汗,烦躁,头痛面赤,身痛,口舌生疮,咽喉肿痛,脸颊肿胀疼痛,或咳嗽、咳黄痰,皮肤、肛门疖肿,便秘尿赤,或见吐血、衄血、便血、尿血、斑疹,或神昏谵语,舌质红绛,苔黄,脉大。

治法:清热解毒,凉血止血。

处方:黄连解毒汤合清营汤。7剂,每天1剂,分2次煎服。

组成:黄连9g,黄芩6g,栀子9g,犀角(水牛角代替)30g,生地黄15g,赤芍12g,牡丹皮9g,玄参9g,麦冬9g,金银花9g,连翘6g,淡竹叶3g。

加减:夹湿者可加茵陈、藿香、薏苡仁;骨、关节疼痛甚加五灵脂、乳香、没药、蒲黄;出血甚加仙鹤草、侧柏叶、小蓟。另外,在上方中常规加入白花蛇舌草、蒲公英等清热解毒之品,则效果更佳。

2.痰热瘀阻证

主症:痰多,胸闷,头重,纳呆,发热,肢体困倦,腹部痞积。颌下、腋下、颈部有痰核单个或成串,心烦口苦,目眩,骨痛,胸部刺痛,口渴而不欲饮,舌质紫暗,或有瘀斑,舌苔黄腻,脉滑数或沉细而涩。

治法:清热化痰,活血散结。

处方:温胆汤合桃红四物汤。7剂,每天1剂,分2次煎服。

组成:半夏8g,竹茹6g,枳实6g,陈皮9g,茯苓5g,甘草3g,桃仁9g,红花6g,干生地黄12g,白芍9g,当归9g,川芎6g。

加减:若腹部结块坚硬,可选用鳖甲、穿山甲、昆布、海藻、三棱、莪术等化瘀软坚之品。

3.阴虚火旺证

主症:发热或五心烦热,口苦口干,渴喜饮水,盗汗,乏力,体倦,面色晦滞皮肤瘀斑,鼻衄,牙龈出血,舌质红,苔黄,脉细数。

治法:滋阴降火。

处方:知柏地黄汤合二至九。7剂,每天1剂,分2次煎服。

组成:熟地黄20g,知母6g,黄柏6g,山茱萸12g,山药12g,茯苓9g,泽泻9g,牡丹皮9g,墨旱莲15g,女贞子15g。

加减:若火毒较甚加白花蛇舌草、半枝莲、蒲公英;虚火灼络,迫血妄行加石膏、知母、仙鹤草、小蓟。

4.气阴两虚证

主症:低热,自汗,盗汗,气短,乏力,脸色不华。头晕,腰膝酸软,口干喜饮,手足心热,皮肤瘀点、瘀斑、鼻衄、齿衄,舌淡,有齿痕,脉沉细。

治法:益气养阴,清热解毒。

处方:五阴煎。7剂,每天1剂,分2次煎服。

组成:熟地黄20 g,白扁豆9 g,白术6 g,白芍6 g,莲子肉10 g,茯苓5 g,人参10 g,五味子20粒,炙甘草6 g,浮小麦8 g,麦冬10 g,沙参10 g。

加减:如兼夹瘀血、骨痛、胸痛、腹部瘕块,可加桃仁、红花、三棱、莪术、鳖甲、当归尾;若兼有痰核者,加入贝母、山慈菇、黄药子、海藻、生牡蛎、海蛤壳;若热毒甚加白花蛇舌草、半枝莲、蒲公英。

5.湿热内蕴证

主症:发热,有汗而热不解,头身困重,腹胀纳呆,大便不爽或下利不止,肛门灼热。小便黄赤而不利,关节酸痛。舌红,苔黄腻,脉滑数。

治法:清热解毒,利湿化浊。

处方:葛根芩连汤加味。7剂,每天1剂,分2次煎服。

组成:葛根15 g,黄芩9 g,黄连9 g,白头翁10 g,茯苓10 g,泽泻9 g,白花蛇舌草15 g。

加减:如三焦热甚,高热不退,加栀子、龙胆;如表湿不解,肢体酸楚加羌活、桑寄生、藿香;若小便不利,淋漓涩痛加车前草、木通。可在上方中酌加入白花蛇舌草、黄药子。

(三)中成药处方

1.苦参注射液

1盒,肌内注射,每次2~4 mL,1~2次/天;或静脉滴注,每次12 mL,加入250 mL 0.9%氯化钠注射液或5%葡萄糖注射液中,1次/天。

组成:苦参、白土苓。

功效:清热利湿,凉血解毒,散结止痛。

主治:癌性疼痛,尤其伴有癌肿部位灼热疼痛,红肿溃烂,出血血色鲜红或紫红等火毒症状者。

2.六神丸

1盒,口服,30~50丸/次,3次/天。

组成:牛黄、珍珠、麝香、冰片、蟾蜍、雄黄。

功效:清热解毒,消肿止痛。

主治:烂喉丹痧,咽喉肿痛,乳蛾,痈疽疮疖等。临床还用于治疗白血病。

3.三品一条枪

1盒,可作为外用药,也可作为内服药。内服时可取以下药物各等份,研细末装胶囊,每次0.06 g,2次/天,口服。

组成:砒霜、白矾、雄黄、乳香。

功效:解毒去腐,抗肿瘤。

主治:急性早幼粒细胞白血病。

4.癌灵一号注射液

1盒,诱导缓解期8~10 mL,以10%葡萄糖注射液20 mL稀释后静脉推注,1~2次/天,直至临床缓解;维持缓解期2~4 mL,肌内注射,能用1~2个月。

组成:砒霜、轻粉。

功效:解毒去腐,抗肿瘤。

主治:急性早幼粒细胞白血病。

5.牛黄解毒丸（片）

1盒,口服,丸剂1丸/次,2次/天;片剂3片/次,3次/天。

组成:牛黄、雄黄、石膏、大黄、黄芩、桔梗、冰片、甘草。

功效:清热解毒。

主治:火热内盛,咽喉肿痛,牙龈肿痛,口舌生疮,目赤肿痛,可用于急性白血病的治疗。

6.犀黄丸

1盒,口服,3 g/次,2次/天。

组成:牛黄、麝香、没药、乳香。

功效:解毒散结,消肿止痛。

主治:痈疽疮疡、多发性脓肿、淋巴结炎、寒性脓肿。现代可应用于治疗急、慢性白血病。

7.贞芪扶正胶囊

1盒,口服,6粒/次,3次/天。

组成:黄芪、女贞子。

功效:益气养阴,扶助正气。

主治:气阴两虚之头晕目眩,耳鸣,心悸气短,汗出,神疲乏力,腰酸,舌淡苔白,脉沉细等病症。临床主要用于治疗各种肿瘤、慢性萎缩性胃炎、贫血、白细胞减少症等属气阴两虚者。

三、中西医结合

(一)思路

急性白血病为恶性血液病,化疗为目前治疗本病的主要手段,但仍有20%～50%的患者由于诱导期的骨髓抑制而死亡;或因原发性耐药而不能取得完全缓解。即使取得完全缓解的患者多数终因对化疗药物的耐药而复发终致死亡。化疗药物的细胞毒作用无特异性,用药的剂量受到限制,对肿瘤细胞呈对数级杀伤,因此很难彻底杀死肿瘤细胞。所以,采用中西医结合治疗有较大的优势,可以提高急性白血病的完全缓解率及长期无病生存率,延长无病生存期,争取治愈。

1.诱导期以化疗为主,中药为辅

除 ANLL-M$_3$ 型以外,其他类型急性白血病初发者均以化疗为主要治疗手段。在化疗过程中必将经过骨髓抑制期,致使全血细胞进一步减少,因此,在此阶段中药应以补益气血、滋肾填精为主以减少化疗的不良反应,增强机体对化疗的耐受性,促进造血功能的恢复。

2.诱导期以中药为主,西药为辅

ANLL-M$_3$ 型单纯中医药砷制剂治疗本病疗效确切,与维A酸相比不良反应小。但由于急性白血病来势凶猛,出血及感染突出,易并发弥散性血管内凝血,故在应用中药的同时,积极配合西医的支持疗法,控制出血和强有力的抗感染治疗。

3.并发症的中西医结合治疗

急性白血病由于白血病细胞的骨髓浸润,加之化疗对骨髓的抑制,常导致因中性粒细胞减少出现的感染和因血小板减少出现的出血。在辨证分型的基础上,适当加用虎杖、鸡血藤、石韦、大枣以对抗化疗所致的严重粒细胞减少,加用茜草、鸡血藤、土大黄促进血小板恢复和加强止血功能。

4.缓解后的中西医结合治疗

中医药治疗急性白血病重点放在缓解后的治疗上。在患者取得完全缓解或在骨髓移植后应以扶正培本为主,增强机体的免疫功能,间接杀伤残留白血病细胞。

(二)处方

1.处方一

补气养血方7剂,每天1剂,分2次煎服。

配合化疗方案:ANLL选用DA方案(柔红霉素每次40~60 mg,每周1~3天,静脉注射1次;阿糖胞苷150 mg,1次/天,静脉注射,第1~7天,间隔7~14天,开始第二阶段治疗);ALL选用VP方案(长春新碱每次2 mg,每周的第1天,静脉注射1次;泼尼松40~60 mg,每天分次口服)。

补气养血方组成:黄芪30 g,党参30 g,小蓟30 g,白花蛇舌草30 g,半枝莲30 g,当归24 g,补骨脂24 g,何首乌24 g,枸杞子18 g,白术12 g,茯苓12 g,阿胶(烊化)12 g,甘草6 g。

2.处方二

龙胆泻肝汤7剂,每天1剂,分2次煎服。

配合化疗方案:ANLL采用HOAP方案(高三尖杉碱每次4~6 mg,第1~5天或7天,静脉滴注;长春新碱每次2 mg,每周的第1天,静脉注射1次;阿糖胞苷每次150 mg,1次/天,静脉滴注,第1~5天;泼尼松,10~60 mg,每天分次口服);ALL采用VDP方案(长春新碱每次2 mg,每周的第1天,静脉注射1次;柔红霉素每次40~60 mg,每周的第1~2天,静脉注射1次;泼尼松40~60 mg,每天分次口服)。

龙胆泻肝汤组成:龙胆草10 g,黄芩10 g,柴胡10 g,栀子10 g,泽泻12 g,木通9 g,当归10 g,车前子10 g,生地黄15 g,生甘草6 g。

四、注意事项

(1)急性白血病来势凶猛。出血及感染突出,易并发弥散性血管内凝血。在应用中药的同时,积极配合西医的支持疗法,发挥西医药的优势,控制出血和强有力的抗感染治疗,为中医药治疗本病保驾护航。

(2)在化学药物治疗过程中必将经过骨髓抑制期,致使全血细胞进一步减少,因此,在此阶段中药应以补益气血,滋肾填精为主,以减少化学药物治疗不良反应,增强机体对化学药物治疗耐受性,促进造血功能恢复。现代药理研究证明某些补益类中药有促进造血干细胞生长作用,还具有增强机体免疫功能的效用,同时可增加白血病细胞对化学药物治疗药物敏感性。

(3)由于白血病细胞的骨髓浸润,加之化学药物治疗对骨髓抑制,常导致因中性粒细胞减少出现感染,或因血小板减少出现出血,而感染及出血是急性白血病早期死亡的主要原因。在辨证治疗的基础上适当加用虎杖、鸡血藤、石韦、大枣等以对抗化学药物治疗所致的严重粒细胞减少;还可加入土大黄、茜草、仙鹤草等促进血小板恢复及加强止血功能。

(4)化学药物治疗药物使患者机体免疫功能进一步降低,从而不利于免疫监视系统消灭白血病细胞。因此,在患者取得完全缓解或在骨髓移植后应以扶正培本为主,并可适当加用解毒抗癌之品以祛邪,如白花蛇舌草、重楼、半枝莲、山慈菇、苦参等。

(梁　颖)

第四节 慢性粒细胞白血病的中西医结合治疗

慢性粒细胞白血病(CML)是一种发生在早期多能造血干细胞上的恶性骨髓增生性疾病(获得性造血干细胞恶性克隆性疾病)。病程发生较慢,临床症状轻微,可有明显脾大,甚至巨脾,周围血的中性粒细胞显著增多。大多数患者因急变而死亡。

一、西医

(一)诊断要点

1.病史

(1)现病史:询问患者有无怕热、消瘦、盗汗及心慌等代谢增强的症状,有无发热,有无骨痛,有无头晕、乏力、面色苍白等贫血症状,有无出血的表现,注意有无腹胀、腹痛,以及脾大引起的压迫症状、程度和时间。

(2)既往史:有无原发性血小板增多症、真性红细胞增多症及其他恶性肿瘤病史,是否接受过放射性核素和抗肿瘤药物治疗,是否曾使用过氯霉素、保泰松等药物,是否接触过电离辐射。

(3)个人史:了解是否有长期接触含苯化合物的职业史。

(4)家族史:患者家族成员中有无恶性肿瘤及白血病病史,是否有先天愚型史,如有,则患者易患本病。

2.症状

慢性粒细胞白血病可分为三期:慢性期(稳定期)、加速期(活动期)和急变期。起病缓慢,早期常无自觉症状。患者可因健康检查或因其他疾病就医时才发现血常规异常或脾大而被确诊。随着病情发展,可出现乏力、低热、多汗或盗汗、体重减轻等表现。

3.体征

由于脾大而感觉左上腹坠胀。常以脾大为最显著的体征,就医时可达脐或脐以下,质地坚实、平滑,无压痛。如果发生脾梗死则压痛明显,并有摩擦音。治疗后病情缓解时,脾往往缩小,但病变发展会再度肿大。约10%患者有肝大。部分患者有胸骨中下段压痛。当白细胞显著增高时可有眼底静脉充血及出血。

4.检查

(1)血常规检查:白细胞数明显增高,常超过 $20 \times 10^9/L$,疾病早期多在 $50 \times 10^9/L$ 以下,晚期增高明显,可达 $100 \times 10^9/L$ 以上。血片中性粒细胞显著增多,可见各阶段粒细胞,以中性中幼粒细胞、晚幼粒细胞和杆状核粒细胞居多;原始细胞一般为 $1\% \sim 3\%$,不超过 10%。嗜酸性、嗜碱性粒细胞增多,后者有助于诊断。疾病早期血小板多在正常水平,部分患者增多。晚期血小板渐减少,并可出现贫血。

(2)骨髓检查:骨髓增生明显至极度活跃,以粒细胞为主,粒细胞红细胞之比可增至(10~50):1,其中中性中幼细胞、晚幼细胞及杆状粒细胞明显增多。原粒细胞不超过 10%。嗜酸性、嗜碱性粒细胞增多。红系细胞相对减少。巨核细胞正常或增多,晚期减少。偶见 Gaucher 样细胞(系吞噬细胞吞噬大量粒细胞膜而形成的)。

(3)血液生化检查:①中性粒细胞碱性磷酸酶(NAP)活性降低或呈阴性反应。治疗有效时NAP活性可以恢复,疾病复发时又下降;合并细菌性感染时可稍升高。②血清及尿中尿酸浓度增高。血清乳酸脱氢酶增高。

(4)细胞遗传学及分子生物学检测:90%以上的慢性粒细胞白血病患者的血细胞中出现Ph染色体即t(9;22)(q34;q11),因9号染色体长臂上c-abl原癌基因易位至22号染色体长臂的断裂点集中区(bcr),形成bcr/abl融合基因。Ph染色体可见于粒、红、单核及巨核等细胞中。PCR查bcr/abl融合基因灵敏度达1/106,对微小残留病灶的检测很有帮助。慢性粒细胞白血病急变过程中,尚可有其他染色体畸变,例如+8、额外的Ph染色体或17号染色体长臂的等臂染色体等。

实验室检查有以下改变时提示进入加速期:①血或骨髓原始细胞>10%。②外周血嗜碱性粒细胞>20%。③不明原因的血小板进行性减少或增高。④除Ph染色体外又出现其他染色体异常。⑤粒-单核祖细胞(CFU-GM)培养,出现增殖分化异常,集簇增加而集落减少。急变期可有下列一项或几项异常:①骨髓或血中原始细胞或原淋+幼淋或原单+幼单≥20%,一般为30%~80%。②外周血中原始粒+早幼粒细胞>30%。③骨髓中原始粒+早幼粒细胞>50%。④出现髓外原始细胞浸润的病理证据。

(二)治疗原则

1.一般治疗

(1)根据患者分期及具体病情选择最适当的治疗方案。

(2)不必使白细胞降低太快,除非患者出现瘀滞综合征危及生命。

2.药物治疗

(1)伊马替尼适用于慢性期、加速期及部分急变期患者。

(2)急变期的联合化疗与急性白血病相同,但一般不主张与急性白血病相同的强力化疗方案。

(三)治疗方案

1.慢性期的治疗

(1)异基因造血干细胞移植:是唯一有可能治愈本病的方法。

(2)甲磺酸伊马替尼:400 mg/d,连续口服,价格较贵。

(3)α干扰素:每次300万~500万U,每周3次,皮下注射,连续使用。

(4)无条件使用甲磺酸伊马替尼的患者。①白消安:开始4~8 mg/d,白细胞降至20×10^9/L时减量,改为1~2 mg/d维持。②羟基脲:2~4 g/d。分次口服,白细胞降至20×10^9/L时剂量减半,白细胞降至10×10^9/L时剂量改为0.5~1 g/d维持。③小剂量阿糖胞苷:25~30 mg/d,肌内注射,每个月7~10天,疗程6个月以上。

2.加速期的治疗

(1)异基因造血干细胞移植。

(2)无合适供者首选甲磺酸伊马替尼600 mg/d,连续口服,部分患者重回慢性期。对伊马替尼耐药的患者,可使用达沙替尼70 mg,口服,2次/天。

(3)无条件使用甲磺酸伊马替尼的患者:羟基脲或小剂量阿糖胞苷15 mg/m²,连续静脉滴注。

3.急变期的治疗

(1)甲磺酸伊马替尼:600 mg/d,连续口服,约20%患者重回慢性期。

(2)联合化疗。小剂量VP方案:长春新碱1.3 mg/m²,静脉注射,每周1次;泼尼松

40 mg/(m² · d),连续口服。或甲氨蝶呤 20 mg/m²,静脉注射,每周 1 次。

(3)异基因造血干细胞移植。

二、中医

(一)病因病机

1.阴血亏虚

饮食不节,情志过极,损伤脾胃,气血化生无源;热毒内侵,灼伤阴血,导致阴血亏虚。

2.瘀血内阻

久病多瘀,瘀阻血络,迫血妄行;瘀血不去,新血不生;血为气母,瘀血内阻,气机不畅。

3.气血两虚

素体正虚,或久病失治,或病后失调,致元气生成匮乏,脏腑功能衰退。气为血帅,血为气母,以致气血两虚。

4.热毒壅盛

热毒内侵或毒自内发,弥漫三焦,脏腑壅滞,气分热盛。毒邪深入营血分,耗伤阴液,灼伤血络,迫血妄行。

(二)辨证论治

临证时,本病的发病隐匿缓慢,临床表现中往往虚中有实,实中有虚,虚实夹杂,且病情进展快慢不一,因此在疾病的发生和发展过程中,要根据疾病的各阶段辨明正邪的盛衰,辨别标本所在。治疗中,自始至终贯穿"解毒""祛瘀"原则。

1.阴血亏虚证

主症:低热,多汗或盗汗,头晕目眩。虚烦,面部潮红,口干口苦,消瘦,手足心热,皮肤瘀斑或鼻衄、齿衄。舌质光红,苔少,脉细数。

治法:滋阴补血。

处方:补肝汤。7 剂,每天 1 剂,分 2 次煎服。

组成:当归 12 g,白芍 12 g,川芎 12 g,熟地黄 9 g,酸枣仁 9 g,炙甘草 6 g,麦冬 10 g。

加减:若低热明显,加鳖甲、地骨皮、银柴胡;出血加牡丹皮、茜草根、小蓟、仙鹤草。

2.瘀血内阻证

主症:形体消瘦,面色晦暗,胸骨按痛,胁下肿块按之坚硬、刺痛或胀痛,皮肤瘀斑,鼻衄、齿衄,尿血或便血。舌质紫黯,脉细涩。

治法:活血化瘀。

处方:膈下逐瘀汤。7 剂,每天 1 剂,分 2 次煎服。

组成:五灵脂 6 g,当归 9 g,川芎 9 g,桃仁 9 g,牡丹皮 6 g,赤芍 6 g,乌药 6 g,延胡索 3 g,香附 5 g,红花 9 g,枳壳 5 g,甘草 9 g。

加减:若气滞不甚,可去香附,加土鳖虫;胁下肿块甚者可加鳖甲、穿山甲、生牡蛎;出血明显加三七粉。

3.气血两虚证

主症:面色萎黄或苍白,头晕眼花,心悸,心慌,疲乏无力,气短懒言,自汗,食欲减退,舌质淡,苔薄白,脉细弱。

治法:补益气血。

处方:八珍汤。7剂,每天1剂,分2次煎服。

组成:人参9 g,白术9 g,茯苓9 g,甘草5 g,当归9 g,白芍9 g,熟地黄9 g,川芎9 g。

加减:若气血亏虚、气不摄血而鼻衄、肌衄,可加黄芪、茜草根、仙鹤草、阿胶珠;若有低热及口干者属阴液不足,可加墨旱莲、麦冬。

4.热毒壅盛证

主症:发热甚或壮热,汗出,口渴喜冷饮,衄血发斑或便血,尿血,身痛骨痛,左胁下积块进行性增大,硬痛不移,倦怠神疲,消瘦。舌红苔黄,脉数。

治法:清热解毒为主,佐以扶正祛邪。

处方:清营汤合犀角地黄汤。7剂,每天1剂,分2次煎服。

组成:犀角(用水牛角代替)30 g,生地黄15 g,牡丹皮9 g,赤芍12 g,栀子10 g,金银花9 g,连翘6 g,淡竹叶3 g。

加减:若壮热不退加生石膏、知母;出血甚者加紫草、白茅根、仙鹤草、大蓟、小蓟。

(三)中成药处方

1.六神丸

1盒,口服,30~50丸/次,3次/天。

组成:牛黄、珍珠、麝香、冰片、蟾酥、雄黄。

功效:清热解毒,消肿止痛。

主治:烂喉丹痧,咽喉肿痛,乳蛾,痈疽疮疖等。临床还用于治疗白血病。

2.牛黄解毒丸(片)

1盒,口服,丸剂,1丸/次,2次/天;片剂3片/次,3次/天。

组成:牛黄、雄黄、石膏、大黄、黄芩、桔梗、冰片、甘草。

功效:清热解毒。

主治:火热内盛,咽喉肿痛,牙龈肿痛,口舌生疮,目赤肿痛,可用于急性白血病的治疗。

3.当归龙荟丸

1盒,口服,6 g/次,2次/天。

组成:当归、芦荟、青黛、龙胆、栀子、黄连、黄芩、黄柏、大黄、木香、麝香。

功效:泻火通便。

主治:肝胆火旺,心烦不宁,头晕目眩,耳鸣耳聋,胁肋疼痛,大便秘结。近年来作为慢性粒细胞白血病慢性期的治疗用药。

4.归脾丸

1盒,口服,10 g/次,2次/天。

组成:党参、白术、黄芪、甘草、茯苓、远志、酸枣仁、龙眼肉、当归、木香、大枣、生姜。

功效:益气健脾,养血安神。

主治:心脾两虚。气短心悸,失眠多梦,头晕头昏,食欲缺乏,崩漏便血。临床可用于缺铁性贫血气血两虚证的治疗。

三、中西医结合

(一)思路

本病为难治性疾病,生存期有限,治疗时先辨别标本所在,再进行中西医结合治疗。

1.疾病的不同阶段的治疗

在疾病的早、中期,正气仍存,瘀毒尤甚时,当祛其标实,解毒祛瘀,用化疗西药的同时加用青黄散等中药控制病情。晚期,人体正气已伤,尽管瘀毒强盛,不宜强攻强泻,宜攻补兼施。

2.中西医治疗的适宜时机

在慢性粒细胞白血病慢性期阶段一般单用中药或单用西药,基本可获得缓解,但在加速期和急变期,或重症而合并严重感染、出血、贫血时,应积极采取中西医结合方法进行救治。

3.维持缓解

延长慢性粒细胞白血病生存期关键在于延缓急变。因此在缓解期应根据患者的外周血常规,选择最小药物剂量维持血常规在正常范围,以有效的中药和西药交替轮换使用。

(二)处方

1.处方一

清肝化瘀方7剂,每天1剂,分2次煎服。配合靛玉红50 mg,4次/天(白细胞在100×10^9/L以上);靛玉红50 mg,3次/天[白细胞在$(50\sim100)\times10^9$/L],靛玉红50 mg,2次天[白细胞在$(10\sim50)\times10^9$/L],靛玉红50 mg,1次/天(白细胞在10×10^9/L)。

清肝化瘀方组成:青蒿12 g,地骨皮15 g,赤芍15 g,牡丹皮15 g,狗舌草15 g,三棱15 g,莪术15 g,栀子12 g,益母草30 g,白毛藤15 g,丹参15 g,白花蛇舌草30 g。

2.处方二

大黄䗪虫丸2~3丸/天,配合白消安4~8 mg/d。

大黄䗪虫丸组成:熟大黄、土鳖虫、水蛭、干漆、苦杏仁、地黄、白芍、黄芩、桃仁、甘草、虻虫。

四、注意事项

(1)临床上使用白消安、羟基脲等可导致骨髓功能抑制,肝脏功能损害,胃肠道不良反应等。如果这些不良反应症状较轻者,可自行缓解,不影响继续用药;如果不良反应严重者,需要加大处理力度。一般在化学药物治疗药物使用期间应用中药,其目的就是预防或治疗这些严重的不良反应,使患者能够顺利完成化学药物治疗。

(2)长期使用白消安、羟基脲等可产生白血病细胞多耐药性,使化学药物治疗失败。中西医结合方案在确定白血病细胞具有多药耐药性基础上,可以用浙贝母、汉防己等治疗。亦可以川芎嗪注射液静脉滴注治疗。

(3)临床上,对于骨髓功能抑制可采用先期干预治疗,即可在化学药物治疗应用的同时,口服六味地黄丸,亦可以丹参注射液或生脉注射液静脉滴注。

(梁　颖)

第五节　慢性淋巴细胞白血病的中西医结合治疗

慢性淋巴细胞白血病(CLL)是因淋巴细胞克隆性蓄积,浸润骨髓、血液、淋巴结和其他器官,最终导致正常造血功能衰竭的低度恶性血液病。这类细胞形态上类似成熟淋巴细胞,然而是一种免疫功能不全的细胞。大多处于G_0期,增生指数甚低,凋亡受抑,生存时间延长而引起细胞大量积聚。慢性淋巴细胞白血病绝大多数为 B 细胞型,T 细胞型者较少。

一、西医

(一)诊断要点

1.病史

(1)现病史:询问患者起病的快慢,有无乏力困倦、食欲不佳,有无低热、盗汗、消瘦,有无贫血与出血症状。有无继发感染,如有,则应询问感染的症状、部位及时间。尤其应询问有无淋巴结肿大的症状,如有,应了解淋巴结肿大的部位和出现时间,有无疼痛,移动度如何。

(2)既往史:询问有无特殊服药史,是否有其他恶性肿瘤病史及皮肤增厚结节和红皮病史,是否有反复感染病史。

(3)个人史:了解是否有长期接触含苯化合物的职业史。

(4)家族史:了解有无家族遗传倾向。

2.症状

患者多系老年人,男性略多于女性。90%的患者在 50 岁以上发病。起病十分缓慢,往往无自觉症状。许多患者因其他疾病到医院就诊,才被确诊。早期症状可能有乏力疲倦,后期出现食欲减退、消瘦、低热、盗汗及贫血等症状。

3.体征

本病常首先因淋巴结肿大引起注意,以颈部、腋部、腹股沟等处淋巴结肿大为主。肿大的淋巴结无压痛,较坚实,可移动。CT 扫描可发现腹膜后、肠系膜淋巴结肿大。偶因肿大的淋巴结压迫胆道或输尿管而出现阻塞症状。50%~70%患者有轻至中度脾大。晚期患者可出现贫血、血小板减少、皮肤黏膜紫癜。T 细胞性慢性淋巴细胞白血病可出现皮肤增厚、结节以至全身红皮病等。

4.检查

(1)血常规检查:白细胞>10×10⁹/L,超过 100×10⁹/L 者不少。淋巴细胞占 50%以上,绝对值≥5×10⁹/L(持续 4 周以上),以小淋巴细胞增多为主。可见少数幼淋巴细胞或不典型淋巴细胞,破碎细胞易见。中性粒细胞比值降低。随病情发展,血小板减少,贫血逐渐明显。如有自身免疫性溶血性贫血,抗人球蛋白试验往往呈阳性。

(2)骨髓检查:显示有核细胞增生活跃,淋巴细胞≥40%,以成熟淋巴细胞为主。红系、粒系及巨核系细胞均减少,有溶血时,幼红细胞可代偿性增生。

(3)免疫分型:淋巴细胞具有单克隆性。B 淋巴细胞者,其轻链只有 κ 或 λ 链中的一种,小鼠玫瑰花结试验阳性,SIg 弱阳性,CD5、CD19、CD20 阳性;CD10、CD22 阴性。T 淋巴细胞慢性淋巴细胞白血病的绵羊玫瑰花结试验阳性;CD2、CD3、CD8(或 CD4)阳性,CD5 阴性。20%患者抗人球蛋白试验阳性,但明显溶血性贫血者仅 8%。

(4)染色体检查:约 10%患者有染色体异常。B 细胞慢性淋巴细胞白血病以+12、14q+等常见,T 细胞慢性淋巴细胞白血病以 inv(14)等常见。

(二)治疗原则

1.一般治疗

早期患者病情稳定,以定期观察,对症治疗为主。进展期症状明显者,应积极治疗。

2.药物治疗

(1)化疗指征:①贫血和/或血小板减少。②有明显症状。③脾明显肿大伴疼痛。④淋巴结明显肿大或伴压迫症状。⑤淋巴细胞倍增时间＜6个月。⑥转为幼淋巴细胞白血病或 Richter 综合征。

(2)氟达拉滨是目前治疗 CLL 最有效的单剂治疗药物。

(3)联合治疗适用于进展期患者。

(三)治疗方案

1.化疗

(1)肾上腺皮质激素:适用于合并自身免疫性溶血状贫血和血小板减少者。①泼尼松:40～60 mg/d,连用1周,逐渐减量至停药。②甲泼尼龙冲击疗法:1 g/(m^2·d),连用5天,逐渐减量至停药。每月1次,连用7个月。

(2)烷化剂。①苯丁酸氮芥:对进展期患者有效。用法:口服,2～4 mg/d,逐渐加量至6～8 mg/d,至出现疗效减量或 0.100～0.175 mg/(kg·d),连用4天。每2～4周为1个疗程。②环磷酰胺:适用于合并血小板减少患者。用法:50～100 mg/d,清晨顿服,连续口服,至出现疗效减量,亦可用 500～700 mg/m^2,静脉注射或口服,每3～4周1次。

(3)核苷酸类化合物:氟达拉滨是目前最有效的单剂治疗药物。用法:25 mg/(m^2·d),静脉滴注,连用5天,每4周为1个疗程,如2个疗程未获效不宜再用。

(4)联合化疗。①苯丁酸氮芥联合泼尼松方案:苯丁酸氮芥2～6 mg/d,口服,第1～4天;泼尼松80 mg/d,口服,第1～5天;每2～4周为1个疗程。②COP 方案:环磷酰胺 300～400 mg/(m^2·d),口服,第1～5天;长春新碱2 mg/d,静脉注射,第1天;泼尼松 40 mg/(m^2·d),口服,第1～5天;每3～4周为1个疗程,连用12～18个月。③CHOP 方案:COP 方案加多柔比星 25 mg/m^2,静脉注射,第1天,适用于进展期患者。

2.生物治疗

(1)阿伦单抗:30 mg,每周3次,静脉滴注,共用12周。可用于氟达拉滨和烷化剂耐药的患者。

(2)利妥昔单抗:每周375 mg,静脉滴注,连用4周。

(3)化学免疫治疗。①第1个疗程:利妥昔单抗375 mg/(m^2·d),静脉滴注,第1天;氟达拉滨25 mg/(m^2·d),静脉滴注,第2～4天;环磷酰胺 250 mg/(m^2·d),静脉注射,第2～4天。②第2～6个疗程:利妥昔单抗500 mg/(m^2·d),静脉滴注,第1天;氟达拉滨25 mg/(m^2·d),静脉滴注,第1～3天;环磷酰胺 250 mg/(m^2·d),静脉注射,第1～3天。每4周为1个疗程。

二、中医

(一)病因病机

1.痰瘀互阻

嗜食膏粱。酗酒过度,损伤脾胃,脾失健运,痰湿内生;温热毒邪,内侵机体,一方面炼津成痰,另一方面灼伤阴血,血热搏结而成瘀,痰瘀阻止,气机不畅;瘀阻血络,迫血妄行。

2.气阴两虚

素体正虚,或久病失治,或病后失调,致元气生成匮乏,脏腑功能衰退,以致气阴两虚。

(二)辨证论治

临证时,应根据患者的证候进行综合分析,以辨明是寒是热。是虚是实。治疗上要依据邪正的盛衰,互相的消长,把"扶正"和"祛邪"辨证地结合起来进行治疗。在补益正气之中,注意消减痰瘀之毒邪。

1.痰瘀互阻证

主症:面色暗滞,颈部、腋下、腹股沟内痰核单个或成串状。坚实、固定或可移动的腹部癥块,痛或不痛,低热,乏力。皮肤瘀斑或有鼻衄。舌质紫黯,或有瘀点、瘀斑,舌苔厚腻,脉沉细涩。

治法:化痰祛瘀,软坚散结。

处方:桃红四物汤。7剂,每天1剂,分2次煎服。

组成:桃仁9 g,红花6 g,当归9 g,川芎6 g,赤芍9 g,熟地黄12 g,贝母5 g,瓜蒌6 g,胆南星9 g,甘草5 g。

2.气阴两虚证

主症:低热,乏力,气短懒言,面色不华,手足心热,皮肤瘀点、瘀斑,腰膝酸软,食欲减退,口干欲饮,舌淡,脉沉细。

治法:益气养阴。

处方:四君子汤合沙参麦冬汤。7剂,每天1剂,分2次煎服。组成:党参9 g,茯苓9 g,白术9 g,炙甘草6 g,沙参9 g,麦冬9 g,玉竹6 g,冬桑叶4 g,天花粉5 g。

加减:若气虚甚加黄芪、黄精、山药。

(三)中成药处方

1.犀黄丸

1盒,口服,每次3 g,2次/天。

组成:牛黄、麝香、没药、乳香。

功效:解毒散结,消肿止痛。

主治:痈疽疮疡、多发性脓肿、淋巴结炎、寒性脓肿。可用于治疗急、慢性白血病。

2.小金丸

1盒,打碎后口服,2～5丸/次,2次/天,小儿酌减。

组成:麝香、没药、乳香、枫香脂、制草乌、当归、地龙、香墨、五灵脂、土鳖虫。

功效:散结消肿,化瘀止痛。

主治:阴疽初起,皮色不变,肿硬作痛,多发性脓肿,瘿瘤,瘰疬,乳岩,乳癣。可用于治疗慢性淋巴细胞白血病。

三、中西医结合

(一)思路

慢性淋巴细胞白血病是老年人比较常见的白血病,病程悬殊不一,一般年龄偏大,生存期较长,预后较好。根据不同的时期采取中西医结合治疗。

1.早期治疗

在早期阶段,患者无明显不适,此时不宜用西药化疗,而用中药扶正为主,辅以软坚散结。

2.中、晚期治疗

在中、晚期阶段,患者往往白细胞过高或合并淋巴结肿大和肝脾大,此时宜采用中西医结合进行治疗,用西药化疗以祛邪,中药扶正培本,标本兼治。对抵抗力下降经常反复感染,甚至发生严重败血症患者,选用强有力的广谱抗生素的同时,加强对症支持治疗。经治疗取得缓解后,尤其初期患者,病情不重,一般不主张以化疗做维持治疗,而采用中药巩固治疗,提高机体的免疫功能。

(二)处方

1.处方一

参苓白术散 7 剂,每天 1 剂,分 2 次煎服。配合环磷酰胺 2~5 mg/(kg·d),或成年人 100~200 mg/d,分次口服。

参苓白术散组成:人参 10 g,白术 10 g,茯苓 10 g,山药 15 g,莲子肉 6 g,白扁豆 10 g,薏苡仁 10 g,砂仁 6 g,桔梗 6 g,甘草 3 g。

2.处方二

柴胡疏肝散合消瘰丸 7 剂,每天 1 剂,分 2 次煎服。配合泼尼松 30~60 mg/d。

柴胡疏肝散合消瘰丸组成:柴胡 10 g,香附 10 g,川芎 10 g,枳壳 10 g,白芍 10 g,赤芍 10 g,陈皮 10 g,生牡蛎 30 g,贝母 10 g,夏枯草 12 g,昆布 10 g,胆南星 10 g,黄药子 10 g,郁金 12 g,丹参 15 g,莪术 15 g。

四、注意事项

(1)注意免疫抑制药引起的骨髓抑制和免疫抑制所致的感染、出血和贫血,以及血清病样的变态反应。如果这些不良反应症状较轻者,可自行缓解,不影响继续用药;如果不良反应严重者,需要加大处理力度。一般在化学药物治疗药物使用期间应用中药,其目的是预防或治疗这些严重的不良反应,使患者能够顺利完成化学药物治疗。

(2)患者在治疗过程中有明显出血及贫血现象者,应及时输注血小板及红细胞。

(梁 颖)

参考文献

[1] 陈曦.消化系统疾病内科诊治要点[M].北京:科学技术文献出版社,2021.

[2] 王福军.心血管内科查房思维[M].长沙:中南大学出版社,2021.

[3] 赵庆厚.现代呼吸病的诊断治疗进[M].北京:中国纺织出版社,2020.

[4] 张超.消化系统疾病诊治[M].北京:科学技术文献出版社,2020.

[5] 马路.实用内科疾病诊疗[M].济南:山东大学出版社,2022.

[6] 樊书领.神经内科疾病诊疗与康复[M].郑州:河南大学出版社,2021.

[7] 孙雪茜,梁松岚,孙责.内科常见病治疗精要[M].北京:中国纺织出版社,2022.

[8] 陈晓庆.临床内科诊治技术[M].长春:吉林科学技术出版社,2020.

[9] 倪青.内分泌代谢病中医诊疗指南[M].北京:科学技术文献出版社,2021.

[10] 刘伟霞,孙晓梅,贾安海,等.内科疾病临床治疗[M].哈尔滨:黑龙江科学技术出版社,2022.

[11] 玄进,边振,孙权.现代内科临床诊疗实践[M].北京:中国纺织出版社,2020.

[12] 王玉梅,刘建林,丁召磊,等.临床内科诊疗与康复[M].汕头:汕头大学出版社,2022.

[13] 黄峰.实用内科诊断治疗学[M].济南:山东大学出版社,2021.

[14] 袁鹏.常见心血管内科疾病的诊断与防治[M].郑州:河南大学出版社,2021.

[15] 金琦.内科临床诊断与治疗要点[M].北京:中国纺织出版社,2021.

[16] 冯忠华.新编消化与血液内科疾病诊疗学[M].西安:陕西科学技术出版社,2020.

[17] 王秀萍.临床内科疾病诊治与护理[M].西安:西安交通大学出版社,2022.

[18] 李雅慧.实用临床内科诊疗[M].北京:科学技术文献出版社,2020.

[19] 戎靖枫,王岩,杨茂.临床心血管内科疾病诊断与治疗[M].北京:化学工业出版社,2021.

[20] 张晓立,刘慧慧,宫霖.临床内科诊疗学[M].天津:天津科学技术出版社,2020.

[21] 黄忠.现代内科诊疗新进展[M].济南:山东大学出版社,2022.

[22] 王为光.现代内科疾病临床诊疗[M].北京:中国纺织出版社,2021.

[23] 李晓明.内科疾病及相关诊疗技术进展 第2版[M].北京:北京大学医学出版社,2020.

[24] 李欣吉,郭小庆,宋洁,等.实用内科疾病诊疗常规[M].青岛:中国海洋大学出版社,2020.

[25] 邹琼辉.常见内科疾病诊疗与预防[M].汕头:汕头大学出版社,2021.

[26] 费秀斌,张承巍,任芳兰,等.内科疾病检查与治疗方法[M].北京:中国纺织出版社,2022.

[27] 张鸣青.内科诊疗精粹[M].济南:山东大学出版社,2021.

［28］黄佳滨.实用内科疾病诊治实践［M］.北京:中国纺织出版社,2021.

［29］邹春波.肾脏内科疾病诊治学［M］.天津:天津科学技术出版社,2020.

［30］赵晓宁.内科疾病诊断与治疗精要［M］.郑州:河南大学出版社,2021.

［31］陈强,李帅,赵晶,等.实用内科疾病诊治精要［M］.青岛:中国海洋大学出版社,2022.

［32］徐化高.现代实用内科疾病诊疗学［M］.北京:中国纺织出版社,2021.

［33］刘兵.临床内科疾病诊断与治疗［M］.北京:科学技术文献出版社,2020.

［34］师改英.内科常见疾病诊治技术［M］.长春:吉林科学技术出版社,2020.

［35］郭素峡,陈炎.心血管内科会诊纪要［M］.北京:清华大学出版社,2021.

［36］陈威,易佳.依达拉奉和阿加曲班治疗脑栓塞合并房颤患者的临床研究［J］.中国社区医师,
2021,37(35):50-52.

［37］王苏亮,包晓琳,魏金龙,等.Ku蛋白质在急、慢性骨髓系白血病的表达及其意义［J］.系统医
学,2022,7(21):37-41.

［38］杜洪彬.中重度脑白质疏松与急性腔隙性脑梗死患者CMBs进展的相关性［J］.中国医学创
新,2021,18(21):160-163.

［39］宫健,周新玲,高新英,等.不同剂量生长抑素治疗消化性溃疡出血的疗效及其对胃肠功能
的影响研究［J］.中国现代医生,2021,59(10):53-56.

［40］李艳清,邓苹.肾内科连续性血液净化患者的护理管理要点及临床效果体会［J］.中文科技期
刊数据库医药卫生,2022(6):0034-0037.

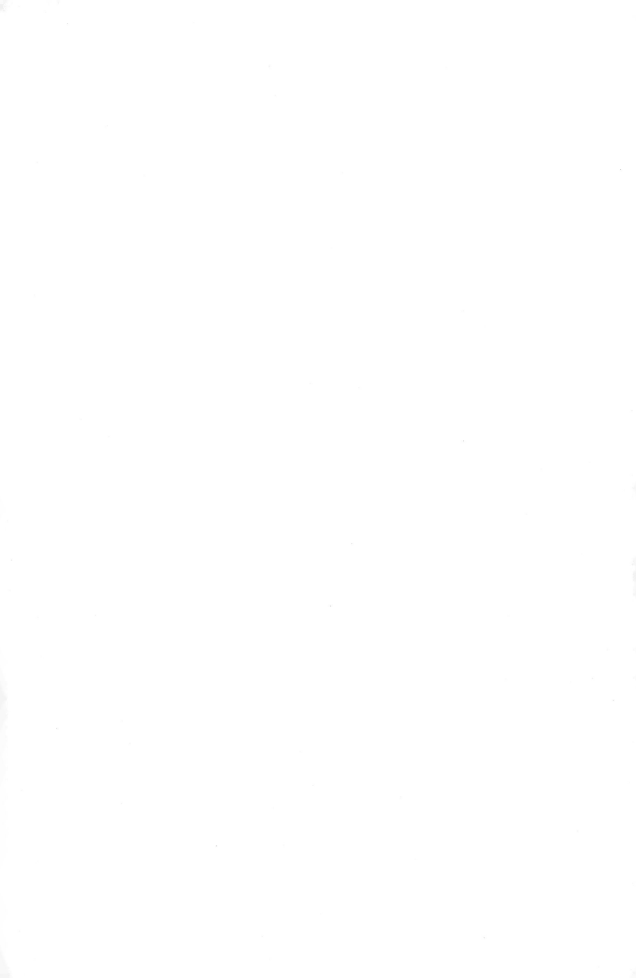